全国中医药行业高等教育"十三五"规划教材

全国高等中医药院校规划教材（第十版）

医学科研思路与方法

（供中医学、中西医临床医学、针灸推拿学等专业研究生用）

主　编

申　杰（河南中医药大学）　　　　王净净（湖南中医药大学）

副主编

傅春华（成都中医药大学）　　　　王瑞辉（陕西中医药大学）

潘华峰（广州中医药大学）　　　　徐宗佩（天津中医药大学）

刘　涛（南京中医药大学）　　　　赵宗江（北京中医药大学）

编　委（以姓氏笔画为序）

王净净（湖南中医药大学）　　　　王瑞辉（陕西中医药大学）

孔丽娅（浙江中医药大学）　　　　石　晶（河北中医学院）

申　杰（河南中医药大学）　　　　刘　涛（南京中医药大学）

刘黎青（山东中医药大学）　　　　李　璐（长春中医药大学）

杨　芳（辽宁中医药大学）　　　　杨联河（河南中医药大学）

张　腾（上海中医药大学）　　　　张雪飞（湖北中医药大学）

陈　飞（黑龙江中医药大学）　　　郑国华（福建中医药大学）

赵立春（广西中医药大学）　　　　赵宗江（北京中医药大学）

胡建鹏（安徽中医药大学）　　　　徐　刚（江西中医药大学）

徐宗佩（天津中医药大学）　　　　唐成林（重庆医科大学）

黄友良（北京中医药大学）　　　　傅春华（成都中医药大学）

潘华峰（广州中医药大学）　　　　魏高文（湖南中医药大学）

中国中医药出版社

·北京·

图书在版编目（CIP）数据

医学科研思路与方法 / 申杰，王净净主编 . —北京：中国中医药
出版社，2016.7

全国中医药行业高等教育"十三五"规划教材

ISBN 978 – 7 – 5132 – 2157 – 3

Ⅰ . ①医… Ⅱ . ①申… ②王… Ⅲ . ①医学 – 科学研究 – 研究
方法 – 中医药院校 – 教材 Ⅳ . ① R–3

中国版本图书馆 CIP 数据核字（2014）第 290398 号

中国中医药出版社出版

北京市朝阳区北三环东路 28 号易亨大厦 16 层
邮政编码 100013
传真 010 64405750
河北省欣航测绘院印刷厂印刷
各地新华书店经销

开本 850×1168 1/16 印张 21.25 字数 525 千字
2016 年 7 月第 1 版 2016 年 7 月第 1 次印刷
书号 ISBN 978 – 7 – 5132 – 2157 – 3

定价 48.00 元
网址 www.cptcm.com

如有印装质量问题请与本社出版部调换
版权专有 侵权必究

社长热线 010 64405720
购书热线 010 64065415 010 64065413
微信服务号 zgzyycbs

书店网址 csln.net/qksd/
官方微博 http：//e.weibo.com/cptcm

淘宝天猫网址 http：//zgzyycbs.tmall.com

编写说明

　　全国中医药行业高等教育"十三五"规划教材《医学科研思路与方法》是由国家中医药管理局教材建设工作委员会宏观指导，由国家中医药管理局教材建设工作委员会办公室组织建设的，全国高等中医药院校（含综合院校及西医院校的中医学院）联合编写的供中医药高等教育研究生教学使用的系列教材之一。

　　敏于思辨，成于方略。科学发展史证明，在世界的进步中，起作用的不是才能，而是如何运用才能。当代人才的知识、能力与素质集中体现为求实态度与创新能力。因此，着力培养学生的研究与创新能力已经成为高等教育的普遍共识，要求医学生和医学科技工作者不但具有广博的人文科学与自然科学知识与技能，更应具备足够的科学知识与科学素养，理解科学的本质，具有好奇心、探求真理的精神、怀疑精神、创新意识与原创能力、参与决策的意识与能力等基本的科学精神，能够维护科学的纯洁，把握中医学的方向。需要在了解古今科学体系及其内容的基础上，通过去粗取精、去伪存真、习古纳新、拓古创新构建中医科研方法体系，以"开放兼容，格物致知"的理念与精神发展中医科研方法体系，从而丰富现代中医学的内涵与外延，为中医学的发掘与提高做出贡献。

　　现代研究生教育更多的是掌握学习方法、研究方法，进行思想碰撞交流。因此，本教材在内容上紧扣研究生培养目标，着眼于获取知识、挖掘知识和创新思维等能力的培养。本教材内容结构分为科学研究的基础知识（1~4章）、科学研究的基本技术与方法（5~9章）、科学研究基本程序（10~17章）和科学研究的基本标准与规范（附录）四个方面，以彰显本教材突出"导向性、实用性"的编写宗旨。

　　本教材的编写从相关文献及网络信息资源中得到的许多宝贵资源及启悟未在主要参考文献中逐一标注，在此，谨向所引用文献的前辈、同行和编著者表示由衷的敬意和真挚的谢意。此外，河南中医药大学、陕西中医药大学等参编院校的领导对本教材的编写出版给予了大力支持，一并致以深切的谢意！

　　为了体现医学科研思路与方法固有的探索性与创新性的特点，本教材在编写体例、内容及理论与方法的表述等方面进行了一些尝试，难免有不足之处，诚请斧正，特驰惠意。

《医学科研思路与方法》编委会

2016 年 5 月

目 录

第一章　绪　论

科学随着研究方法所获得的成就前进。卡尔·皮尔逊（Karl Pearson，1857—1936）指出：
"形成科学的，不是事实本身，而是用来处理事实的方法。"

第一节　科学技术与科学研究

科学技术是通过研究和利用客观事物存在及其相关规律，达到准确、有效、便捷、低消耗、高产出等特定目的的方法和手段。科学技术有科学精神、科学思想、科学方法、科学知识四个方面的基本内容。科学与技术是辩证统一体，技术提出课题，科学完成课题。科学是发现，是技术的理论指导；技术是发明，是科学的实际运用。

一、科学与技术的相关概念

（一）科学的概念

1. 科学的定义　《简明牛津字典》中科学的定义是：系统的、有条理的知识。辞海的定义是：关于自然、社会和思维的知识体系。可见，科学是知识发展到一定程度的产物，科学的主要成果是理论。

2. 科学的特征　①严肃性、严谨性、客观性；②可重复验证，可证伪，自身没有矛盾。就自然科学研究而言，它所提出的所有结论或定律都是有限的，而不是完全普适的，都存在被证伪的可能。

3. 科学的功能　①批判功能：破除迷信和教条；②社会功能：帮助解决社会问题；③政治功能：促进社会民主、自由；④文化功能：塑造世界观和智力氛围；⑤认知功能：认识自然界和人本身；⑥方法功能：提供解决问题的方法和思维方式；⑦审美功能：给人以美感和美的愉悦；⑧教育功能：训练人的心智和提升人的思想境界。

4. 科学的类型　根据研究对象的不同，科学分为下述三类：

（1）自然科学（natural science）　指研究自然界的物质形态、结构、性质和运动规律的科学，研究对象是自然界中无生命的与有生命的所有物体及其客观现象、变化与规律。

（2）社会科学（social science）　指关于社会事物的本质及其规律的科学，研究对象是由人组成的社会现象与社会运动。

（3）人文科学（humanities）　指以人的社会存在为研究对象，以揭示人的本质和人类社会发展规律为目的的科学。

5. 科学创造（scientific creations）　指贯穿于科学发现和发明过程中的创新活动，如设计新的观察和实验，建立新的科学模型，提出新的概念、假说和研制新的产品等。科学创造是一个复杂的思维过程，它最能充分地体现出人的主观能动作用。原创性的科学研究或知识创新是提出新观点（包括新概念、新思想、新理论、新方法、新发现和新假设）的科学研究活动，并涵盖开辟新的研究领域、以新的视角来重新认识已知事物等。

科学创造包括下述三个缺一不可的基本特性：

（1）创新性（innovative）　亦称首创性，指具有生成、建立、产生或制造出世界上前所未有之物的意思。如科学活动中发现新事物、新现象、新特性，探索到新规律，提出新概念、新原理或新定律，建立新模型、新假说或新理论；技术活动中开发新产品、新工艺，提出新的设计思想、设计方案，做出新的改进或改革等。创新性是科学创造或创造成果的最根本特性，离开这一特性，其他两个特性则无从谈起。确定是否具备这一特性有两条基本原则：首先要判定它是否为"真"，即要看它是否正确反映客观规律或为社会提供了符合规律的物质产品；其次要判定它是否为"新"，即是否为"首创"。

（2）独创性（ingenuity）　指科学的精神产品和物质产品都必定表现出创造者独有的个性品格，这与首创性或创新性是一致的。其机理在于：任何创造，即使以某种集体创造的形式表现出来，实际上都是一些个人发挥独特创造力的结果，因而必然反映出个人的独特风格。

（3）现实性（feasibility）　指包含内在根据的、合乎必然性的存在，是客观事物和现象种种联系的综合，体现着事物联系和发展纵横两方面的整体性质。

6. 科学活动及科学活动过程　传统观点认为科学始于观察。但由于科学活动是人们有目的和计划性的认识活动，因而如果被观察到的某一事实并未引出科学问题，那么，这种事实即使是前人所未观察到的新事实，也不会被纳入到科学研究的范围。因此，科学始于问题而非观察。故科学活动的一般过程为：提出科学问题→获取科学事实→提出科学假说→检验假说→形成科学理论。此外，科研活动常常被分为科学发现和科学证明两个相关部分。前者是由问题到理论的上行过程，后者是由理论到事实的下行过程，参见图1-1。

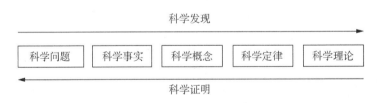

图1-1　科学研究活动的过程

2011年，英国科学与技术设施研究理事会（Science and Technology Facilities Council, STFC）提出数字科研环境下科研活动的生命周期模型，其研究过程描述为：熟悉相关研究领域的发展情况，产生新的研究思路，设计解决方案，进行实验或模拟，收集数据，分析数据，发布成果。

7. 现代科学发展的特征　现代科学具有如下的认识论特征：

（1）**研究的完整性**　现代科学的认识正在向自然界微观的各层次和宏观的各层次两个方面延伸，对自然界的层次的认识更加清晰，而且对自然界的认识深入到过程的动力学机制及与此相联系的结构功能。从层次、过程、结构和功能诸多方面揭示自然界的规律，人类获得了对自然界越来越完整的认识。而任何成熟的科学理论知识本身就转化为进一步研究的方法论。层次理论、过程的动力学理论、结构功能理论正在转化为当代的普遍的科学认识方法。

（2）研究对象的多学科性 采用多种学科的方法研究某一物质客体或某一课题是当代科学研究的一大特点，特别是在高科技领域，研究的对象和课题大都具有多学科的特点。组织多学科的联合攻关是高科技研究取得突破性进展的主要形式。综合运用各种科学方法研究某一特定对象，是当代科学发展的方向。

（3）学科的多对象性 反映了各门学科之间横向联系越来越紧密。现代科学研究向横向和纵向两个方面延伸，各门科学不断扩展自己的研究领域，特别是在高科技领域，各门科学的研究需要紧密配合。如计算机科学技术的研究，离不开材料科学的配合；人工智能的研究，必然要向认知科学、心理学、脑科学等领域延伸。当代科学研究具有高度的综合性质，必须是学科配套，同步前进，整体突破。当代科学的发展呈现综合性课题领先而不是学科领先的新趋势，综合性课题的解决带动了学科的发展。

（4）科学研究的信息化 信息处理系统的进步和换代是当代科学革命过程的核心。现代科学研究从立项到实施的整个过程中，信息处理技术系统是当代科学研究的重要手段。

（二）技术的相关概念与特征

1. 技术的概念与特征 技术（technology）一词的希腊文词根是"tech"，指技能、技巧，是将科学理论转换成社会生产力的方法或过程。技术的成果主要是应用。技术的特征为：①客观的物质因素和主观的精神因素相互作用的产物；②直接的生产力；③人们控制、利用和保护自然的动态过程；④总技术并不是100%可靠，技术总有副作用。故可将技术创新活动过程概括为：提出创意或创新→寻求科学原理或技术路线→反复试验或试制→投放市场获取反馈→技术的修正、发展和创新。

2. 科技创新（science and technology innovation） 是原创性科学研究和技术创新的总称，指创造和应用新知识和新技术、新工艺，采用新的生产方式和经营管理模式，开发新产品，提高产品质量，提供新服务的过程。科技创新可以被分成三种类型：知识创新、技术创新和现代科技引领科技创新的管理创新。

3. 科学发现与技术发明（scientific discovery and technological creation） 从科学方法论的角度看，科学发现主要以探索未知或揭示自然规律为目标；技术发明则将科学发现的成果运用于生产实践，并且直接转化为生产力。但是，在现代科学技术愈益一体化的情况下，所谓发现或发明已经很难严格区分，在高科技领域中尤其如此。

4. 科学与技术的比较 科学与技术的比较参见表1-1。

表1-1 科学与技术的比较

	目的和任务	社会功能	过程和特点	成果形式
科学	认识世界，目的是探索和揭示未知事物规律，侧重回答客观事物"是什么""为什么""将是什么"	具有认识、文化、教育和哲学等多方面的理论价值和学术价值	创造知识的探索性活动，其目标相对不确定，自由度较大，具有局限性	新现象、新事物、新规律、新法则等
技术	利用客观规律，更有效地控制和改造客观世界，提供方法和物质手段；回答"做什么""怎么做""做出来有什么用"	直接追求经济、社会或军事的实际效益	综合利用知识，具有相对确定的目标、方向和步骤，计划性强，具有副作用	新工具、新设备、新工艺、新方法的发明创造等

二、科学研究的相关概念

科学是对待世界的一种态度，其宗旨在于发现各种现象背后的根源，追寻世界的必然性，其目标是求知和超越。研究是一门艺术，也是一种科学。研究的艺术性与科学性很大程度上取决于研究方法。研究方法的进步是一门学科进展的直接证据。

（一）科研的概念

科学研究（scientific research）简称科研，是通过提出科学问题、建立科学假说、运用科学方法，从事有目的、有计划、系统地认识客观世界，探索客观真理的科学活动过程。其内涵是挖掘（整理、继承）与提高（创新、发展）知识，基本任务是认识未知，目的是探索与创新。

1. 科研对象（scientific subjects）　广义的科研对象指客观世界（指自然界、社会和人类思维）；狭义的科研对象主要指某一具体学科的科学问题。

2. 科研要素（research factors）　德国逻辑学家阿尔伯特·迈纳（Albert Menne）在《方法论导论》中把科学研究（F）描述为七个自变量关系：$F(C, B, M, I, H, S, G)$。其中，C 为研究者，B 为研究范围与对象，M 为研究方法，I 为研究机构，H 为物质辅助手段，S 为科学研究的已有成果，G 为社会背景，这七个自变量是科学研究的基本要素。

3. 科研的特点（characteristics of scientific research）　分为下述两个方面：

（1）工作特点　做什么？（What to do?）怎么做？（How to do?）如何做？（How well you do?）

（2）学术特点　①创新性（innovative），科学研究的生命在于创新，创新是科学发展的前提；②继承性（inheritance），指传承、连续、终身学习的不断认识过程。

4. 科研程序（scientific research program）　分为"问题→假设→检验→结论"四个基本阶段。但是，有人认可"选择科学问题→获得科学事实→提出科学假说→建立科学理论"四个基本阶段。有学者提出"问题→筛选→立题→积累（观察、实验、调查、分析等）→抽象→假说→验证→修正→再验证→下一个问题→……，周而复始，循环往复地进行"。

5. 科研原则（scientific principles）　即科研的行为准则及价值观念，可简要概括为表 1-2。

表 1-2　科研原则

科研原则	思维方式	基本哲学观念	科学观
客观性	客体化思维	唯物论/主客体的严格区分	科学研究的发现性
普遍性	普遍性思维、抽象性思维	世界的统一性/本质主义	科学的统一性/科学研究的解释性
实证性	肯定性思维	经验主义	科学恒等于真理
理性	两极化思维	基础主义、还原主义	科学活动的合理性

6. 研究与开发（research and development，R&D）　亦称研究与开发活动，指增加已有的科学知识，并予以实际应用的系统性、创造性的活动，是人们不断探索、发现和应用新知识的连续过程。研究（research）指探求事物的本质、性质、规律等；开发（development）指运用科学知识对基本思想、基本原理作进一步的发展，以产生一种新的物质形态。

7. 科学共同体（scientific community） 是由一系列共同要素凝聚在一起形成的研究者群体，而范式是凝聚这个群体的一系列共同要素。

（1）科学共同体的功能　科学共同体有多种功能，其中较重要的事项包括科学交流、出版刊物、维护竞争和协作、把个人知识和地方知识变成公共知识、承认和奖励、塑造科学规范和方法、守门把关、培育科学新人、争取和分配资源、与社会的适应和互动、科学普及或科学传播等。

（2）科学共同体中的马太效应（matthew effect）　指强者愈强、弱者愈弱的现象，具有积极（如"棘轮效应"、促进信息交流、促进人才集中和培养等）和消极（如合作研究成果发表的不公正、科学发现优先权承认的不公正、无名氏成果认可的不公正等）的双重效应。马太效应的启示是：①无论有怎样的优势积累效应，都应该对马太效应有足够的重视，扬长避短，促进科学研究的进行；②弱者要想用较小的投入进入强者之林，关键是要有一个好的思路加上不懈的努力；③在目标领域有强大对手的情况下，就要另辟蹊径，找准对手的弱项和自己的优势，确定自己的核心竞争力。若无实力在某个领域迅速领先，则寻找新的发展领域；④模仿是一个捷径，但是要想超越，就应在模仿和学习的基础上进行创新，这种"拿来主义"的实质是拿来前者的思想和理念。

8. 框架、模型与模式 是科研及研究性论文常用的三个概念，参见下文。

（1）框架（framework）　指解决某一个问题的认知结构或处理流程，是用以帮助人们解释并了解医学问题的大体方案。

（2）模式（pattern）　是一种认识论意义上的确定思维方式，指某种事物的标准形式或使人可以照着做的标准样式，是对在某种环境中反复出现的问题以及解决该问题的方案的描述，它比框架更抽象。简单地说，就是从不断重复出现的事件中发现和抽象出的规律，是解决问题形成经验的高度归纳和总结。只要是一再重复出现的事物，就可能存在某种模式。

（3）模型（model）　是解决某一类问题的方法论，是一种描述问题的工具，用以帮助人们记录和分析问题。把解决某类问题的方法总结归纳到理论高度，那就是模型。例如，科学模型、图像模型、数学模型、模拟模型和仿真模型等。

第二节　医学科研概述

医学科学研究（medical science research）是有目的、有计划、系统地采用科学方法揭示人体生命的本质及规律，了解影响人群健康的环境因素，探索疾病的发生机理与防治疾病的措施，提高生命质量的创造性活动。其目的是推动医学事业的发展与提高人类的健康水平。

一、医学科研的特征与类型

（一）医学科研的特征

1. 创新和发展 创新指创造和发现新的事物，包括科学与技术的发现和发明；发展即新事物代替旧事物。如果仅仅是重复已被公认的前人或别人的研究，没有新的见解或新的发现，那只能算是新技术或新方法的引进。

2. 复杂和困难　医学研究的对象主要是人体，人体的生命现象和疾病现象不能简单地用一般物理、化学运动规律来解释，也不能简单笼统地用一般生物学规律来认识。此外，医学实验需要采取模拟的方法（如建立实验动物模型）。这不但增加了医学研究的复杂性，而且对方法学也提出了更高的要求。

3. 变异与规律　即个体间的差异性和总体中的概率性。医学研究的任务就是透过偶然现象，揭示同质事物的特征和规律。

4. 不确定性　由于生物现象的变异性（variability）和各种因素的复杂性，无法准确地预测各种决策的结局，故这些结局伴有不确定性（即医学科研结果的概率性）。其主要来源是：生物学因素；环境因素；方法学因素；研究工具不完备；偶然因素及未知因素；个人或患者的信息不完整；对治疗方案的依从性差和医学知识不完善等。

（二）医学科研的类型

医学科研可以采用多种方式分类，参见表1-3。

表1-3　医学科研的类型及其特点

分类方法		特　点	目　的	成果形式
研究内容	基础研究	探索性强，对研究手段要求高	认识现象，获取关于现象和事实的基本原理的知识	论文、专著、报告
	应用研究	特异性和针对性较强	发展研究成果，确定其可能用途	论文、样品、报告
	开发研究	推广新的应用	推广应用新技术、新产品	论文、技术文件
研究目的	探索性	主观定性研究；设计简单，形式自由	提供一些资料以帮助调研者认识和理解所面对的问题	论文、专著、报告
	描述性	准确和精密	回答"是什么""怎么样"	论文、报告
	解释性	系统性、周密性、针对性	探索假设与条件之间的因果关系	论文、报告
研究性质	定量	依赖于对事物的测量和计算	解决"是什么"的问题	论文、专著、报告
	定性	依据一定的理论与经验	解决"为什么"的问题	论文、专著、报告
创新程度	探索性	思维活动水平较高，有创新	帮助认识和理解所面对的问题	论文、专著、报告
	发展性	有前人的研究基础，缺乏创新	验证、巩固、发展和扩大成果	论文、报告、技术文件
认识深度	描述性	收集与积累事实材料	提供现象与事实	论文、报告
	分析性	以果求因；以因求果	建立假说	论文、报告
	实验性	干预、对照、随机	验证假说	论文、报告
研究方法	观察性	描述性研究、分析性研究	描述现象特征，搜集事实资料	论文、报告
	试验性	动物实验，临床和社区试验	验证试验结果	论文、专著、报告
	理论性	数学模型构造	得出理论结论	论文、专著、报告
研究方式	经验性	重在实践，结论可靠	获取经验心得及事实资料	论文、报告
	理论性	以推论为主	揭示客观真理；继承和创新	论文、专著、报告
试验场所	实验研究	研究对象为动物、组织、细胞	得出实验结论	论文、专著、报告
	临床研究	研究对象是患者	得出临床报告	论文、专著、报告
	人群研究	研究对象是社区人群	得出社区干预方案	论文、专著、报告

（三）医学科研的层次

1. 认识层次（cognitive level）　医学研究都是从问题开始的，其目的都是解答特定的问题。"问题"一般有三个认识层次：①发现问题：发现那些不了解却感兴趣的问题；②梳理问题：把问题逻辑化并从中梳理出具有可供科学研究的一些问题；③提炼问题：提炼出具有研究价值并可能解决的"科学问题"。

2. 研究层次（research level）　①整体水平；②器官组织水平；③细胞分子水平。

（四）医学科研的一般过程

1. 确定研究课题　解决研究什么问题，并且对问题可能的答案作出猜想与假设。

2. 设计研究方案　解决怎样研究的问题，如提出验证猜想或假设的活动方案。

3. 实施研究方案　按研究方案进行具体操作，收集实验数据和材料。

4. 总结研究成果　对探究结果的可靠性进行评价，对探究活动进行反思，发现自己和他人的长处和不足，并提出改进措施和研究结论。

二、中医科研应思考的问题

充分利用现代科学技术推进中医药自主创新、推动中医学可持续发展，以满足时代发展和民众日益增长的医疗保健需求，是历史赋予中医药科研工作者的责任。

（一）对研究方法的认识

一门学科是否具有比较系统的研究方法与完整的学术研究规范并得到恰当的运用，是学科成熟与否的重要标志之一。中医学作为一门独立学科，必然有其自身的研究方法。因此，强调研究方法的规范性和对各种研究方法的反思，应该成为中医关注的话题。首先，中医学理论越是受重视，越是向更高的研究层次迈进，就越易暴露出中医学理论研究的方法问题。目前，如何看待自然科学方法应用于中医研究是一个有争论的问题，表现为三种不同的主张：①认为中医学应逐渐转变为实证科学，应努力运用自然科学方法；②认为中医学与自然科学的研究对象有根本的区别，所以自然科学的研究方法原则上不适用于中医学；③认为自然科学的研究方法对于中医学研究是有参考价值的，应该具体探究和尝试怎样在中医研究中适度地引进某些自然科学方法或某些方法的原则和精神，走"临床实验-知识挖掘-中医理论与理论技术构建"的道路，开创适合中医科学研究的方法并对中医学理论特质进行深刻分析、预测与评价。一味对西方的研究方法采用拿来主义，不利于建立有中医特色的中医学理论与方法体系。其次，目前普遍存在一种认识——只有那些以数理统计和数学模型为基础的研究及运用现代研究技术的实验/试验才是"真正意义"上的实证研究，导致实证研究中的描述性研究、分析研究以及问卷调查、案例研究等被忽略。例如，在各类中医临床医学教材介绍某一病证时，常常忽视该病证的"三间分布"——时间（天时）、空间（地利）、人间（人和）的描述。但是，从方法学的角度看，没有调查，何以发现问题、何以提出科学问题、何以建立与验证假说、何以形成新的理论与方法。再如，试图在理论上以现代科技手段证明中医理论中的一些诸如阴阳、气血、经络等概念的独立存在；在病因病机研究中试图用一因一果的简单的线性关系来替代疾病发生发展的复杂过程，或试图寻找导致某一疾病的"金标准"，使得"重道轻器"的传统中医滑入"重器轻道"的自我否定误区。再者，从中医研究方法和成果的回顾中可见，中医研究的方法很多，但研究论文大多只是对几种常见研究方法进行简单介绍，缺乏对各种研究方法进行系统详细的研究。

（二）研究方法的运用

近年来，尽管中医研究方法由单一走向多元，但整体而言，研究者的方法学意识不强，在相当程度上影响了中医研究的深度和研究结论的可靠性。因此，需要提升多学科交叉意识，以新的研究视角、新的研究方法、新的解决问题的方法和手段，从更高或更深的层次认识生命、认识中医学。例如，一些学者指出，临床研究是临床实践的重要依据之一，但在方法设计与报告质量方面存在的问题大大降低了中医药临床研究的可靠性和真实性，导致其研究成果的利用率和转化率低下。随着循证医学在国内的引入、推广和普及，越来越多的科研人员开始意识到，只有高质量的研究才能为临床实践提供可靠的、科学的依据。例如，统计方法对医学研究的贡献已经越来越明显，极大地推动了医学研究的深度发展。在数据日益成为一种重要信息的信息社会里，统计学不仅是专业知识的讲授与运用，更重要的是学会如何正确地进行统计思维，形成用数据说话的科学态度。因为从定性研究到定量分析的发展，是中医学更精密、更科学的表现，也是现代中医学的基本特征。

（三） 传统文化素养的扬弃

中医学是一门涉及多学科、多领域的学科，其理论"上极天文，下穷地纪，中悉人事"，涵盖了天文历法、地理气象、哲学、农业、社会学等学科知识，是依赖传统文化而产生、发展壮大，是科学、人文、艺术相结合的奇葩。因此，研究中医学，应充分认识、理解产生中医的传统文化，不断提升中国传统文化素养，积蓄厚实的中医文化底蕴，以探索中医"重道轻器""重功能轻形态"的理论渊源。其次，认真学习前辈的学术思想和临证经验。中医学传统的经验总结大体有两种形式：①个体临床经验积累；②群体临床经验总结。与个体经验相比，后者是医生群体对疾病及其防治认识的普遍经验意向，更加客观，具有认知意义上的共同性和普遍性，是中医理论（如"四大经典"）的基础。在当代，运用和创新中医传统经验总结形式，借鉴新的理念与方法（如循证医学理念与临床流行病学方法）进行中医临床经验总结与分析是中医发展与提高的重要途径。因此，对中医证候疗效评价方法、评价体系和操作规范等的研究，不应局限于生物学发病指标的改变，更应重视其自身功能调节所致的生命质量的改善及对于社会环境和自然环境的适应能力的提高。

（四） 多学科交叉的意识

中医学虽然是传统医学，但近年来随着中医药现代化的蓬勃开展，用现代语言的表述和现代科学的阐述，利用现代科学技术手段，让中医学具有时代特征与现代科学品格，形成中医理论和临床诊疗体系的开放系统，实现多学科兼容，在确定自我主体的前提下，进行宏观和微观、传统与现代的渗透与互补，以科学技术为依托，吸收利用现代科学技术成果发展中医，已成为中医界的共识。例如，现代医学提出预测性（predictive）、预防性（preventive）、个体化（personalized）和参与性（participatory）的 4P 医学模式，中医体质学则提出"体质可分""体病相关""体质可调"3 个科学问题。王琦教授的研究团队采用文献信息学、流行病学、发展史文献、免疫遗传学、社会医学等多学科交叉方法对中医体质学进行研究，研究成果获得 2007年度国家科学技术进步二等奖，并且得到国际的认可。2009 年，该课题组在此基础上制定了我国第一部《中医体质分类与判定》标准，已被认定为中华中医药学会标准，使体质分类科学化、规范化，为实施个体化诊疗提供理论和实践支持。中医体质的多学科交叉研究体现了4P 医学模式的实践和运用，为其他学科在当今医学模式下的研究和发展提供了参考。在当代两种医学、两种研究范式并存的情况下，如果中医学不能在研究方法与思维方式上有所继承与创新，则不能在证候体系规范化、辨证施治标准化方面有所创新与发展，更不能在未来的"生态-社会-心理医学模式"下研究评价中医理论与实践所面临的问题，更无从解决怎样发挥中医特色与优势的问题。

（五）正视尚待解决的问题

尽管很多中医疗法已在多个国家和地区得到应用，但尚未得到西方医学界的完全认可，并被归类为"缺乏有效科学证据的医学技术或方法"。从循证医学的基本原理及提供临床科学证据的角度看，中医药的应用实践中的确存在一些尚待解决的问题，例如：中药的有效性、安全性缺乏足够的实验数据；中医药的临床试验缺少大样本随机对照资料，特别是缺少既符合中医药防治疾病特点又得到学术界认可的评价指标体系与评价方法。再者，虽然中医药辨证论治原则有利于临床个体化治疗，却因其难以标准化而限制了普遍应用。因此，中医药临床研究应该遵循临床研究质量管理规范（good clinical practice，GCP）的两个基本原则——科学性、伦理合理性。不科学的临床研究必然是不符合伦理的，不符合伦理的研究也必然失去其科学性。

第二章　科学文化

科学发展不仅要靠科学技术的支撑，还需要科学文化的引领。对科学文化的基本认识是人类在探索自然奥秘、追求真理、改造自然的科技创新活动中，形成的共同价值理念、行为规范和工作方式的集合。从本质上来讲，科学文化的核心就是科学精神和气质，科学精神的特质是唯实、求真、创新，或者说是理性质疑，真理至上，开拓创新。

第一节　科学文化的相关概念

追求真理、实事求是是科学文化、科学精神的精髓。医学科学的发展不仅要靠科学技术的支撑，还需要科学文化的引领。故弘扬科学精神，发展科学文化，是时代赋予医学科技工作者的命题。

一、经验、知识及信息

（一）经验

在科学范畴内，经验（experience）一词有三层含义：①主体从多次实践中得到的知识或技能；②主体直接观察或亲身参与，并强调通过这种观察或参与获得知识、技能；③经验包含情感、感觉、情绪、思维等的意识活动。

（二）知识

知识（knowledge）是人类在实践中认识世界所得到的信息、技艺、诀窍、真理、原则等及其集合。在哲学中，关于知识的研究叫作认识论（epistemology）。

1. 知识的定义（definition）　一条陈述能称得上是知识应满足三个条件：①一定是被验证过的；②正确的；③被人们相信的。现代知识观认为知识源于经验，是对外界事物客观规律的揭示。真正的知识具有真理性、普遍性和永恒性，强调知识的社会价值和经济价值，即知识的外在意义；后现代知识观强调知识的主观体验和个体对知识意义的动态建构，认为公共知识建构于个体的假设和解释之上，因此，一切知识都是可以质疑、修正甚至推翻的。

2. 知识的分类（classification）　学术界对知识的分类有多种，通常分为下述两类：

（1）显性知识（explicit knowledge）　指有形媒体所携带的知识，它可用正式的系统语言来表述，可以用数据、科学式、说明书和手册形式来共享，它容易被识别、分类、传递、储存和处理，具体包括一切以文件、手册、报告、地图、程序、图片、声音、影像等方式所呈现的知识。

（2）隐性知识（implicit knowledge）　源于经验和行动，存在于理想和价值观念中，指未经正式化的、高度个人化的、主观的、基于长期经验积累的知识，属于个人经验与直觉的知识，它很难被形式化或规范化，也无法被具体化，因此难以传递给别人，具体体现为信仰、隐喻、直觉、思维模式、诀窍、技术、文化习惯等。这类知识不但难以表达，有时甚至不知道它的存在。

显性知识和隐性知识的划分并非截然分明，很多知识都是同时具备两种特性，一般我们将显性特征多的知识称为显性知识，隐性特征多的知识归为隐性知识。

3. 科学知识（scientific knowledge）　指人对自然事物、自然现象和科学技术知识的理解，包括对具体的事实、概念、原理或规则的理解。科学知识以概念为核心。以科学原则筛选出的知识称为科学知识，这些原则包括：

（1）求真建构原则　科学知识应以经验为其唯一化的建构材料，且主体认知与客体存在一致性。

（2）逻辑自洽原则　科学知识内部不允许有逻辑矛盾。

（3）经验全释原则　虽然能解释全部既有相关经验的知识建构不一定都是科学知识（如占星术），但科学知识应对既有相关经验给予尽可能的全部解释。

（4）形成预见原则　科学知识能更好地预见一些新经验，且这种预测中至少有一种已是被实践所验证为有效的。

（5）实践验证原则　库恩认为科学知识与真理无关，甚至用"信念"替代"知识"，以弱化"知识"的传统"真理"形象。科学知识虽非"真理"，只可以被证伪而无法得到证实，但应具有指导主体实践的有效性。

（6）节约建构原则　在诸多知识建构中，最简洁的那种是科学知识。

4. 知识生命周期（lifespan of knowledge）　2005 年，中国科学院国家科学图书馆馆长张晓林教授提出科研环境中存在知识生命周期的理论，这个周期至少涉及以下过程：把握学科发展的趋势和重点；寻求研究问题的知识框架和解决路径；构造解决方案和获取相关信息；知识组织与交流。

（三）信息

信息（information），指被组织起来的数据，格式化的数据，一种主观的知识；消息，指有意义的消息流；逻辑存储数据，指具有更确切含义的数据，经过处理并赋予明确意义的数据，是不同主体间在转移知识的过程中被调制的知识。

1. 信息技术及其层次　信息技术（information technology，IT）是主要用于管理和处理信息所采用的各种技术的总称，有下述三个层次：

（1）硬件（hardware）　主要指数据存储、处理和传输的主机和网络通信设备。

（2）软件（software）　包括可用来搜集、存储、检索、分析、评估信息的各种软件。

（3）应用（application）　指搜集、存储、检索、分析、应用、评估、使用各种信息。

2. 科研信息化（e-science）　指充分利用信息技术，促进科技资源交流、汇集与共享。e-science 将为科研手段与方法带来革命性进步，唯有当信息得到有效应用时，IT 的价值才能得到充分发挥，才能够真正实现科研信息化的目标。

二、科学事实和科学问题

（一）事实及科学事实

事实指事情的真相和事情的确实存在。根据事实与人的生存性状的关系，通常分为自然事实、客观事实、经验事实、科学事实。

1. 事实的类型

（1）自然事实（nature fact）　自然事实又称天然事实，与客观存在或客观实在属于同一范畴，是时间和空间存在的，独立于人的意识之外的事件、现象和过程。它是客观事物本身或者人的非本真存在，既是先在的又是外在的。自然事实强调自存自在的"物自身"，包括被人认识的和未被人认识的客观存在。

（2）客观事实（objective fact）　当纯然外在的自然事物进入人的认识-实践领域，即与主体发生认识-实践关系时，自在之物转化为"为我之物"，具有认识对象或者实践客体的意义，成为认识-实践系统中与人的主观认识因素或思维无关，本身不存在正误之分、纯客观的客观事实。在人类认识-实践发展的历史上，自然事实只是部分能够进入人们的认识-实践领域，成为人们认识-实践的客体。随着人类认识-实践能力的提高和客观性的社会实践活动增加，自然事实越来越多地向客观事实转化。

（3）经验事实（empirical fact）　指人们通过感官或借助仪器所观察到的客观事实，以及用某种语言或文字对观察到的客观事实所作的陈述或判断。由于观察客观事实条件的限制，信息水平的差异以及所运用的描述语言、概念系统不同，不同的人对同一客体可能得到不同的经验事实。人们认识过程的复杂性，导致观察陈述不可避免地要受到各种主观因素的"污染"，使得经验事实可能掺杂着虚假的描述。

（4）科学事实（scientific fact）　是科学研究中由观察和实验获得的，并经过鉴定的经验事实。只有经过科学共同体系统鉴定的经验事实，才能成为公认的科学事实。科学事实既是科学抽象的基础，又是提出科学假说和进行理论概括的前提，同时又是检验假说和理论客观性的依据。

2. 各类事实的区别与联系　自然事实是一切事实的源泉。客观事实是经验事实、科学事实存在的基础；经验事实、科学事实由客观事实转化而来。客观事实转化为科学事实受到认识能力和社会实践条件的制约。客观事实先转化为经验事实，再转化为科学事实。经验事实只有纳入科学研究的领域得到验证并发现其内在的本质和机制后，才可以转化为科学事实。但是，只有被经验或实验检验过的，被公认能够反映客观事实的观察、陈述和判断，才称得上是科学事实。例如，对于巩膜黄染的陈述如下：

（1）自然陈述　发热，腹痛，食欲降低，上腹饱胀，尿和粪便颜色改变。

（2）事实陈述　眼睛发黄，白眼发黄，白眼球发黄，巩膜发黄。

（3）经验陈述　黄疸，又名黄病，指由于感受湿热疫毒等外邪，导致湿热阻滞，肝胆功能失疏，胆汁不循常道而引起的以目黄、身黄、尿黄为主要临床表现的病证。

（4）科学陈述　黄疸（jaundice）是由于胆红素代谢障碍而引起血清胆红素浓度升高所致的常见体征，表现为巩膜、黏膜、皮肤及其他组织被染成黄色。因巩膜含有较多的弹性硬蛋白（elastin），与胆红素有较强的亲和力，故黄疸患者巩膜黄染常先于黏膜、皮肤而首先被察觉。当血清总胆红素在 $17.1 \sim 34.2 \mu mol/L$，而肉眼看不出黄疸时，称为隐性黄疸或亚临床黄疸；当血清总胆红素浓度超过 $34.2 \mu mol/L$ 时，临床上即可发现黄疸，称为显性黄疸。

3. 科学事实的特点

（1）经验性（empirical）　强调认识特殊事物的感性活动而不是理性抽象活动。

（2）公认性（recognized）　通过观察的直接检验，或是经过实验检验，或是在观察、实验的基础上，通过判断和推理等逻辑证明间接地进行检验，被公认的经验事实是在相同的条件下可复核、可重现的。

（3）渗透性（permeability）　科学事实的发现、确定和解释都有依赖于既有的科学理论，同时又是科学理论的基础。这是科学事实区别于经验事实的重要特点。

（4）可错性（fallibility）　科学事实作为一种经验事实，内容虽然是客观的，形式却是主观的，科学共同体的认识能力与水平也必然受到历史和环境的制约。

4. 科学事实的功能　①为构建科学理论提供启示和支持，是形成科学理论的经验基础；②确证或否证科学假说和科学理论的基本手段和主要依据；③修正、补充、完善科学假说和科学理论的重要途径。

5. 科学事实与科学假说及科学理论之间的关系　科学事实、科学假说、科学理论并非孤立存在和一成不变的，它们互相作用形成科学知识构成的体系。

（1）科学事实是科学知识体系的出发点和归宿　科学事实是对客观事实的公认经验，是建立科学假说和理论的前提和基础，没有科学事实，科学假说将停留于假说，不能产生理论。

（2）科学假说是科学理论的过渡形式　科学假说是通过科学思维，对已存在和发现的科学事实作出的假定性解释、说明和推测，是形成科学理论的基础。科学假说应具有预见功能，这是科学假说能否转化为科学理论的一个关键性标志。

（3）科学理论是科学成果的系统体现　从基本的科学事实、概念、定律开始，借助于推理规则和辅助假设，可以推演出由一系列定律构成的严密的逻辑体系——科学理论。科学理论既是科学假说提出、纯化、修正和证明的依据，又是假说经过证明之后转化而成的成果。

6. 保证科学事实客观性的方法　保证科学事实的客观性，应要理解科学事实的概念，并理解科学事实与客观事实的差别，再通过客观的观察、科学的实验以及客观的验证手段来保证科学事实的客观性。

（1）承认科学事实与客观实际之间存在误差　引起科学事实与客观实际之间存在误差的原因主要是实验的方法、思维的方式和环境的制约。在哲学原理中，真理是对客观规律的正确认识，它在一定条件下是正确的，是对客观规律的近似。

（2）通过科学的观察方法与实验获取科学事实　遵循下述四个原则。

1）客观性（objectivity）　如实地反映研究对象，既不夸大，也不缩小，更不能臆造一些不存在的事实。观察时要避免先入为主的成见，并注意排除错觉的干扰。

2）全面性（comprehensiveness）　在时空两个角度把握对象的各种属性、规定以及它们之间的联系，以获得广泛而有联系的、完整而又系统的可靠材料，如实地反映客观事物的全貌。

3）典型性（typical）　在全面性的基础上坚持典型性，即选择典型的、有代表的观察对象和条件，避免次要因素的干扰，从而使获得的观察资料更可靠。

4）辨证性（dialectics）　观察问题和分析问题时，以动态发展的眼光来看问题。

（3）用客观的手段来验证科学事实　应用"实践是检验真理的唯一标准"这一哲学基本原理，用客观手段验证科学事实的客观性。

（4）挑战权威，勇于创新　现在的知识是在前人不断探索、不断努力的基础上产生的科学事实。但不可墨守成规，要敢于挑战权威，勇于创新，保证科学事实的客观性。

（二）科学问题 （scientific problems）

科学哲学家卡尔·波普尔（Karl Popper，1902—1994）指出："科学和知识的增长永远始于问题，终于问题——愈来愈深化的问题，愈来愈能启发新问题的问题。"因此，科学进化的逻辑是一个"问题"逻辑，从问题开始，又回到问题。它不是起始于观察，也不是起始于单纯的理论，而是起始于理论性的或理论境域中的问题。

1. 问题和问题解决能力

（1）问题（problem）　指在目标确定的情况下却不明确达到目标的途径或手段。问题强调背景、意义、意图、用途四要素。要理解问题，应了解提出这个问题的背景，它针对哪类实际问题，要做什么，目的是什么，意图何在，达到什么目标，取得什么效果，结果要派什么用场，怎么被用，有什么条件，已知什么，什么是未知，目的和已知之间的关系是什么等。

（2）问题解决能力（problem solving ability）　问题解决的过程包括整个认识过程、情绪和意志过程，其中关键性的便是思维活动。故问题解决能力是一种面对问题的习惯和处理问题的能力，体现在遇到问题时，能自主地、主动地谋求解决，能有规划、有方法、有步骤地处理问题，并能适宜地、合理地、有效地解决问题。

2. 问题的类型　参见表2-1。

（1）科学问题与无知性问题　无知性问题指不是产生于对知识的分析，而是由于对科学背景知识的无知而提出的问题。比如，太阳为什么会东升西落，鸟站在电线上为什么不触电等。科学研究的对象应当是科学问题，要防止把无知性问题作为科学研究的起点，因为无知性问题大多通过学习已有的知识即可获得解决。

表2-1　问题的类型

分类	概念	表现类型及特点
问题 （problem）	指不一致或冲突	主要表现为两种类型：①理想与现实的不一致或冲突；②已经把握的与需要把握的不一致或冲突。因此，有无不一致或冲突决定是否有问题，或者决定所谓问题是伪是真
伪问题 （pseudo-problem）	指非客观存在的、自己假设的问题	可分为三类：①假大空，譬如历史的可能、神之义等，其特点是外延大、内涵小；②在根本没有弄清楚语词或者具体事实的情况下发问，而回答则是牛头不对马嘴；③伪装得比较好的问题，看起来似乎真是问题。例如，有人认为"中医不科学"
常识性问题 （common-sense）	指普通的、一般的知识性问题	
科学问题 （scientific question）		指在一定时代和特定的知识背景下，科学认识主体与科学认识客体之间的差距，是在科学认识中需要探讨和解决的疑难和课题。科学问题的结构应包含一定的求解目标和应答域，但尚无确定的答案

（2）科学问题和虚假问题　科学问题是可被经验事实证实或证伪而能给予回答的问题，亦称真实问题。虚假问题或伪科学问题都是既不能证实，又不能证伪，不能由经验事实回答的问题，不属于科学研究的范畴。

3. 科学问题的分类　参见表2-2。

表2-2　科学问题的基本类型

分类标志	类型	概念、类型及特征
研究功能	基础研究	以认识自然现象、探索自然规律为主要目的
	应用研究	把基础研究成果用于专业技术，或总结专业技术的实践经验以推动基础研究
	开发研究	具有明确、具体、实用目的的研究活动，运用基础研究、应用研究成果直接解决生产中的实际科技问题的创造性活动
问题的层次结构	母问题	所要研究的基本问题
	子问题	从基本问题中分解出来、派生出来的问题
认识层次	经验问题	①未解决的问题，即未被任何理论恰当解决的问题；②已解决的问题，即已被同一领域中所有理论都认为解决了的问题；③反常问题，即未被某一理论解决，但被同一领域其他理论解决了的问题
	概念问题	①内部概念问题：是由理论内部的逻辑矛盾产生的，反映了理论内部的某些概念之间的不自洽性，是一种理论不完备的表现；②外部概念问题：指同一领域不同理论之间的矛盾，或者理论与外部的哲学思想、文化传统等不一致所产生的问题
研究角度	解释性问题	特征是"已知某个现象（或结果等），寻求一个能够（合理地或正确地）解释它的假说或理论"
	协调性问题	特征为"已知一个明显的冲突（不一致等）存在于A与B之间，找出一个消除它的途径"
	测定性问题	特征为"已知一个可测定项，找出一个对它的（合理地或正确地）测定"。测定项可以是简单的，也可以是复杂的具有等级结构的
问题与理论的融洽性	常规问题	指在维持原有理论框架的前提下提出的有待解决的疑难问题。这些问题的解决将使原有的理论体系更加充实、完善和系统化，使科学知识逐步地扩大和精确化
	反常问题	是在拒斥已有理论框架的前提下提出的与原有理论不相容的有待解决的疑难问题。这些疑难问题的解决意味着一种新理论的出现

（三）科学问题的特性

1. 科学始于问题　从科学理论发展的总体过程看，只有发现了原有理论不能解决的问题时，人们才会去修正、补充它，或着手建立新理论。

2. 科学问题是一定历史时代的产物　只有从当时的科学认识和科学实践的水平出发，才能提出有价值的科学问题。如果脱离时代的科学认识和科学实践水平，提出的问题则可能是虚幻的或无知的。

3. 科学问题具有结构　科学问题的结构中包含了问题的求解目标、预设的求解范围和方法。尽管这种预设是一种猜测，是可错的，但在科学探索过程中却能起定向和指导作用。其原因在于，这种包含应答域的科学问题，排除了许多因素，能对解决问题提供明确的指向，有利于科学探索。

4. 科学研究是创造性的探索活动　基础研究或应用研究都是解决尚未解决的问题、探索未知的过程。

（四）科学问题的特点

1. 范域性（domain）　科学问题是科学实践领域内产生的问题，其他领域的问题，如政治问题、民族问题、宗教问题、哲学问题等，是非科学问题。

2. 指向性（directionless） 即有一定的求解目标和方向。不求解决的问题尽管还是问题，但不会成为科学研究的起点。

3. 可证性（provability） 即以一定的求解手段，可在应答范围内被证实或证伪。凡是其解可验证的问题，就是一个真问题。例如，"利用 X 射线的穿透力能否拍摄人体内部结构照片，从而为患者诊断疾病？"再如，"上帝有多大气力"是一个无法验证的问题，因而是假问题，不是科学问题。

4. 中立性（neutrality） 科学问题不以任何人、阶级、社会集团等的意志为转移。

5. 探索性（exploratory） 科学问题源于科学主体的理性与经验的差距。科学问题的提出是科学主体对未解疑难的猜测性陈述，其本身具有多元性、试错性和可变性，是科学主体探索性的表现。

（五） 科学问题的来源

科学问题产生的本源是已知与未知之间的矛盾，通常在无法给事实以理论的解释时提出。基于理论与事实间的矛盾关系，科学问题的主要来源如下：

1. 从科学实践与已有科学理论的矛盾中产生 在科学实践中发现的新事实，已有理论解释不了，或与原有理论不相容，这就使得已有的理论面临难题或危机，或暴露出它的局限性，于是就会产生问题。

2. 从科学理论内部的逻辑矛盾中产生 一种理论或一个概念，如果能从中推出逻辑矛盾，那就表明其中存在着需要进一步探讨的问题。一个理论，如果看上去没有问题，但在推论中却证明了两个互相矛盾的命题的等价式，那么这个理论就包含有悖论。悖论所提出的问题往往有助于新概念或新理论的产生。

3. 从不同理论之间的矛盾中产生 有三种情形：①从对同一事物的不同理论的矛盾中来，从对同一事物的相互对立的假说中引出问题即属于这种情形；②从同一学科内不同理论之间的矛盾中引出问题；③从不同学科理论之间的矛盾中发现问题。在科学发展中存在这样一种情况，即不同领域中的理论各自解释了一大类现象，但它们相互之间却存在着矛盾。

4. 从寻求经验事实相互协调统一的矛盾中产生 当某一科学领域的经验事实积累到一定的数量时，由于科学本身发展的需要，要求对它们进行整理和概括，寻求这些经验事实之间的联系和统一解释时会产生大量的科学问题。

5. 从各个知识领域的空白区产生 各学科的交叉渗透正成为科学发展的新趋势。如学科内各分支学科的交叉和结合，各门学科之间的交叉结合，自然科学与社会科学的交叉结合，科学与技术、科学技术与艺术的日益结合，以及数学向其他学科领域的渗透等，使得在各种知识领域交叉和渗透的空白地带成为新的科学问题的密集区域。

6. 从社会生产和实际生活的需要中产生 根据社会生产和实际生活的需要，提出种种实用性或技术性的问题，是应用研究和发展研究课题的基本来源。

（六） 提出科学问题的基本方法

1. 经验归纳法 当理论与经验产生矛盾，已有理论不能对诸多经验作出统一的理论解释时，就需要科学主体探索性地对大量经验事实进行归纳、概括或比较、类比，通过归纳法提出具有完整结构的科学问题。

2. 理论演绎法　当理论内部和不同理论之间产生矛盾时，以某一理论的定义、理论或定律为依据，经过严密的演绎推理，提出科学问题。

（七）　研究问题的类型

对研究目的和研究问题类型的分类参见表2-3。

表 2-3　研究问题类型

研究目的	研究问题
探索性 调查不易理解的现象 识别/发现重要的变量 产生假设以便将来研究	这里发生了什么？ 在参与者有意义的建构中，显著的主题、类型、类别是什么？ 这些类型的相互关联是什么？
解释性 解释问题中导致现象的作用力 识别导致现象发生的可能因果关系	什么事件、信念、态度和政策在影响该现象？ 这些力量如何导致现象的产生？
批判性 发现占主导地位的论证（叙述）所依赖的内在假设和偏见	关于人类属性、社会、现实、知识类型的假设是什么？它们如何影响了对该现象的现有见解？这些见解正确吗？公平吗？
描述性 记录感兴趣的现象	该现象发生过程中显著的行为、事件、信仰、态度、结构和过程是什么？
行动导向 通过教育和调动卷入事件而又受事件影响的群众来改变现象	什么事件、信念、态度和政策在影响该现象？目标集团（需要帮助的人群）如何看待该现象？他们如何改变该现象？
预测性 预测现象的结果 预测现象导致的事件和行为	该现象出现后将要发生什么？ 谁会受到影响？ 以什么方式？

（资料：摘自 Marshall and Rossman，1995：41）

（八）　科学问题在科学研究中的作用

1. 科学问题是科学研究的起点　科学问题是科学研究活动的逻辑起点，具有定向功能。问题选择的好坏，关系到科学研究的方向、目标和内容，直接影响着科学研究的途径、方法和成败，决定着科研成果的大小、水平、价值和发展前途。

2. 科学问题是科学发展的内在动力　科学问题本身暗示了一个可能的研究对象，假定了问题的解决范围，指示了求解的方向。例如，弗莱明提出：葡萄球菌是不是被它周围的绿霉具有的某种作用致死，这个问题实际上预示了一个研究方向，即葡萄球菌被致死的原因。弗莱明正是在这一假定的指引下从事研究并取得成功。

3. 科学问题的新学科、新知识的生长点　解决问题的结果是：根据新事实修正以至推翻现有理论（前驱理论），建立新理论（后继理论），或者修正、排除已有经验事实中的错误，使之适应现有理论，或者二者兼而有之。

三、科学素养及科学精神

国际上普遍将科学素养概括为三个组成部分，即对于科学知识达到基本的了解程度，对科学的研究过程和方法达到基本的了解程度，对于科学技术对社会和个人所产生的影响达到基本的了解程度。具有一定科学素养的人，会对科学产生兴趣并渴望探究，能够发扬质疑、验证的科学精神，运用自己所掌握的科学知识和科学方法去发现问题，或者能够描述、解释和预测自然事物与自然现象。因此，现代社会要求国民的科学素养由过去的让公众了解科学知识转变为使公众具备基本的科学精神——好奇心、探求真理的精神、怀疑精神、参与决策的意识与能力和实证意识。

（一）科学素养

素养（literacy）指一个人在从事某项工作时所具有的品德、知识、才能和体格等诸多方面的素质与修养。科学素养（scientific literacy）是建立在人的素质和科学素质基础上的一种修养，主要包括科学意识、科学的关系观和系统观、科学能力和科学品质等。我国 2006 年发布的《全民科学素质行动计划纲要》对公民科学素质的内涵界定为：公民具备基本科学素质一般指了解必要的科学技术知识，掌握基本的科学方法，树立科学思想，崇尚科学精神，并具有一定的应用它们处理实际问题、参与公共事务的能力。

一般认为，科学素养包括知识、技能和精神三个层面：①知识，指拥有基本的科学技术知识；②技能，指在社会生活中显现出来的处理与科学技术有关的问题的能力；③精神，指人们对科学技术的精神价值的认知。

此外，通常将科学素养分割成三个方面：①概念性地理解科学的主要思想，如什么是原子、什么是牛顿引力、什么是星系、什么是量子不确定性等；②了解科学的发展过程，养成科学的思维习惯，科学是建筑在证据和理性思维基础上的，科学原理本身不是绝对的真理，它们总可能被未来的观察所否定或修正；③理解与科学有关的社会问题，例如能源的明智使用、环境的可持续发展、全球变暖、人口过剩等问题。

（二）科学精神

科学精神（scientific spirit）指人类在进行科学研究和技术开发的过程中所形成的世界观和价值观，是人类精神文明的核心内容之一。人民日报将其概括为：探索求真的理性精神，实验取证的求实精神，开拓创新的进取精神，竞争协作的包容精神和执着敬业的献身精神。科学精神的精神气质可以归纳为四点：①物化原则；②求真；③批判和革新；④求取证明。科学精神的内涵包括下述几个方面：

1. 客观求实的理性精神　在科学实践中坚持客观性，避免主观偏见，坚持科学思考，避免迷信盲从，崇尚逻辑分析，善于独立思考，善于辩证综合和科学抽象。

2. 怀疑批判和开拓创新精神　科学研究活动是探求真理的过程，在这个过程中贯穿着批判思维和创新思维的交互作用，体现着科技工作者的进取精神。科学的批判思维和批判精神表现为不接受任何未经实验检验的理论，也不承认有绝对正确的科学。

3. 敬业奉献的献身精神　只有当科学家认定自己所从事的研究活动是人类最伟大的事业，并愿意为这一事业奋斗终生，甚至献出自己的生命时，他才能够得到前进的最大动因。因此，热爱科学、敬业献身精神就成了科学家首要的职业精神。

4. 互助合作的协作精神　这是科学得以不断承继和发展的重要条件。随着人类的认知领域不断扩大和深入，科学的研究对象日趋复杂，实验手段不断完善，单独依靠个人的能力已经很难完成某项科学研究活动，因而团结合作的精神显得十分重要。

（三）科学精神的特征

1. 实事求是　认识要从"实事"而非"虚事"出发，找出事物发展的规律。

2. 客观真理　认为所认识到的真理，应是可重复的、可检验的客观真理，而不是由少数人所体验、所认可的主观真理。

3. 解放思想　提倡凡事要问一个为什么，问一个其理由何在，其根据何在。

4. 理论与实践一致　求出事物的发展规律并不是认识的终结，还要回到实践中去，由实践来检验理论，由实践不断地提出新问题，不断创新。

第二节　科学方法与科学评价

卡尔·萨根（Carl Sagan，1934—1996）指出：科学方法似乎毫无趣味、很难理解，但是它比科学上的发现要重要得多。科学评价是根据科研目标，通过多种形式系统地搜集各种信息，对科研成果作出价值判断，并对科研活动进行必要调整的过程。科学评价的成果对中医学及其理论体系的发展具有重要意义。

一、科学方法及其相关概念

黑格尔（G. W. Friedrich Hegel，1770—1831）指出："方法并不是外在的形式，而是内容的灵魂和概念。"科学方法（scientific methods）是从事科学研究的思维方式、行为方式以及在研究中发现新现象、新事物，或提出新理论、新观点，揭示事物内在规律的工具和手段，亦称科学方法论（scientific methodology）。

1. 科学方法的概念　方法（methods）是实现目标的途径、完成任务的手段、解决问题的方式。科学方法有广义和狭义之分：①狭义的仅指自然科学方法论，即研究自然科学中的一般方法，如观察法、实验法、数学方法等；②广义的则指所有正确的方法论。从科学角度看，科学方法是解决实际问题的方法，包括科研思路、科研设计、科研写作以及科研仪器操作方法等。从哲学角度看，科学方法是唯物论、方法论、实践论和科学论。从科学发展的历史来看，科学方法有自然哲学方法论、哲学方法论、逻辑方法论和理论方法论四种形态。

方法论（methodology）是关于人们在科学创造活动中相同或相似的行为、途径、规则、方式和方法的学说，或指人们进行科学研究的基本立场、基本假设和基本出发点。科学的方法论体系包括下述三个层次，参见表2-4。

表 2-4　科学方法的层次

划分依据	层次	特点	举例
概括程度	哲学方法	世界观、认识论和方法论；属于认识论和方法论的研究内容	如归纳法、演绎法、矛盾分析法等
	一般方法	科学研究中的普遍方法；属于自然辩证法的研究内容	如假说、分析综合、观察、调查、实验、系统论、信息论、控制论、数学、物理实验、化学实验、生物实验等
	特殊方法	属于各个具体科学和技术门类研究的内容	如文献研究中的训诂法和校勘法；临床望闻问切、视触叩听等

续表

划分依据	层次	特点	举例
适应范围	建立科学理论	无矛盾性、完备性、独立性	归纳法、演绎法、数学方法等
	整理科学事实	比较、分类、分析、综合	统计方法、文献法、数据库等
	获取科学事实	目的性、自然性、主动性、重复性	调查、观察、实验等

2. 科学方法的特点　科学方法是从事科学研究所遵循的有效而科学的研究方式、规则及程序和有效工具，其特点如下：

（1）主体性（subjectivity）　即科学认识主体的主动性、创造性及明显的目的性。

（2）规律性（regularity）　指以合乎理论规律为主体的科学知识程序化。

（3）保真性（fidelity）　是以观察和实验以及与数学方法的有机结合对研究对象进行量的考察，保证所获得的实验事实的客观性和可靠性。

3. 科学方法的类型

（1）经验方法（empirical method）　观察、测量、实验方法等。

（2）理性方法（rationalistic approach）　逻辑、数学、统计方法等。

（3）臻美方法（method of perfection）　直觉、对称、类比方法等。

4. 科学方法的作用　科学研究的发展和深入与其研究方法密切相关，"良好的方法能使我们更好地发挥运用天赋的才能，而拙劣的方法可能阻碍才能的发挥"。

（1）发现作用　科学发现是观察与机遇的成熟，是思索与积累的收获，是自觉或不自觉运用科学方法的结果。德国教育家第斯多惠（Friendrich Adolf Wilhelm Diesterweg，1790—1866）说："一个坏的老师奉送真理，一个好的老师则教人发现真理。"

（2）论证作用　科学假说的验证方法可分为两种：①直接验证：通过科学观察或科学实验，直接观测科学假说所反映的事物和现象，以对科学假说作出直接的证实或否定；②间接验证：通过科学观察和科学实验，直接观测由科学假说所引出的逻辑推论，并以科学假说的逻辑推论的直接观测结果间接地检验和证明科学假说。

（3）纠错作用　科学方法是变歧径为坦途的工具。

5. 科学方法的步骤　概括为下述 ODHTPC 六个步骤。

（1）观察（observation）　对事实和事件的详细记录。

（2）定义（definition）　操作性定义（operational definition）是根据可观察、可测量、可操作的特征来界定变量含义的方法。即从具体的行为、特征、指标上对变量的操作进行描述，将抽象的概念转换成可观测、可检验的项目。在实证研究中，操作性定义尤为重要，它是研究是否有价值的重要前提。

（3）假设（hypothesis）　提出假设是对一种事物或一种关系的暂时性解释。

（4）检验（test）　提供假设所需的客观条件，要找到方法来测量相关参数。

（5）发表（publish）　科学信息应公开，真正的科学关注的是解决问题。

（6）建构（construct）　即建构理论。波普尔认为判断理论（命题）是否科学的标准是可证伪性（fallibility）。科学哲学家卡尔·波普尔在《猜想与反驳》中提出："所有科学命题都要有可证伪性，不可证伪的理论不能成为科学理论。"

6. 科学方法的使用原则

（1）说明使用何种研究方法 在研究计划、研究报告、学位论文、学术论文中明确提及研究方法至少有两个作用：①增加成果的可信度和可行性，以利于读者审核、检验；②为以后做相关课题的研究人员提供参考，进而有利于研究工作的可持续发展。

（2）根据学科及课题的特点、性质、对象选用一定的研究方法 方法有层次性，不同层次的方法有其特定的应用范围和应用对象，应该了解研究课题的特点、性质和研究对象，有针对性地选择适宜的研究方法。

（3）根据研究方法的特点和功能选用一定的研究方法 比如，黑箱方法具有注重整体的功能，兼有抽象方法和模型方法的特征。

（4）根据研究方法和研究内容的一致性程度选用一定的研究方法 在一种具体方法的使用过程中，既要对研究方法的"性能"有充分的认识，也要对研究内容的特点有所把握，以避免研究方法与研究内容的"互斥"。

二、科学评价及其相关概念

科学评价（science evaluation）是一个概念集合的统称。广义的科学评价指"科学地评价"或"评价科学化"。狭义的科学评价是对科研成果的有效性、可靠性、科学性及其价值的评定，如科研项目评价、科研成果评价、科研绩效评价、科研能力评价、科研人员评价、科研管理评价等。评价（evaluation）是对客观事物的状态与价值的判断，与评估、评议、鉴定、评审、审查、审议、咨询、论证、审计、监督等概念既有一定的联系和交叉，又有明显的区别。这些概念各有各的适用范围和条件，不能完全等同，应该明确区分，合理运用。

1. 评价（evaluation） 即明确价值的过程，是进行决策的基础。包括两个基本点：①在评价目标的指导下，对被评对象进行系统分析，确定评价指标体系及相应的权重体系；②对被评对象的有关属性进行测定，并将其转化为评价者的主观效用。

2. 评估（assessment） 即评议估计。"评价"和"评估"两个概念的内涵和外延十分相近，经常被当作同义概念使用，但"评价"与"评估"仍有差别。一般来说，在理论研究特别是方法论研究中，常常使用"评价"一词，如评价指标、评价式、综合评价等；"评估"常与实务相结合，如技术评估、项目评估、资产评估、价值评估等。

3. 评议（comment） 指经过商讨而评定。评议是评价的一种重要形式。如评价中的"同行评议法""专家评议法"就是定性评价的主要形式。即使是定量评价，其评价标准和指标体系，甚至是评价方法的选择，也需要通过同行评议来完成。

4. 评审（review） 即评议审查。评审过程中包含着评价。因为评审过程实质上就是根据事先确定的标准或原则对评审对象进行比较、选择和评价，即评选。或审查对象与标准、原则是否相符。如课题评审、项目评审、成果评审等实质上就是评价。医学研究领域中的论文同行评审机制比较普遍，是促进我国医学研究科学走向世界的必经之路。

5. 审查（scrutiny） 检查核对计划、提案、著作、个人的资历等是否正确、妥当。审查类似于评审，也是根据预定的标准或目标对审查对象进行核查，看是否相符，其中也包含着评价活动。通常用于课题和项目的检查与监督，如课题审查、项目审查、计划审查等。

6. 鉴定（appraisal） 鉴别和评定。鉴定与评价高度相关，评价的本质也就是鉴别一定的人、事、物于主体是否有价值和意义及评定其价值和意义的大小。如技术鉴定、项目鉴定、成果鉴定、产品鉴定等，实质就是要鉴别和评定事物的价值，即评价或评估。

7. 咨询（consultation） 即征求意见。咨询活动，特别是咨询中的科技咨询、技术咨询等都涉及大量论证和评价活动。科技评估是科技咨询的一部分。

8. 论证（argument） 指引用论据证明论题真实性的论述过程。在科学技术活动中通常指可行性论证，即对事物进行分析，弄清事物之间的因果关系。评价离不开论证，评定事物有无价值及价值的大小，应有理有据，进行科学的论证，才能得出科学、准确的评价。

第三节　科研道德与知识产权保护

一、科研道德规范与原则

医学科研道德指科研工作者在科研过程中正确处理个人之间、个人与集体、个人与社会间各种关系所应遵循的行为规范的总和。医学科研应遵循一定的道德原则和规范，坚持科学的发展观，以人为本，确保医学为人类健康服务的方向。

1. 科研道德规范

（1）诚实（honesty） 是科研伦理的核心。诚实原则具体到科研中就是科学家在研究过程中的所有阶段，如数据的采集、记录、分析、解释、共享和贮存，成果的公正和评价等，都应坚持客观、公正、诚实的原则。

（2）严谨（preciseness） 是科研活动中的道德责任要求。科学家在科学研究中应当保持严谨的态度和作风，应当尽可能避免在研究中出差错，特别是应避免在陈述研究结果时出现差错。

（3）理性（nous） 指人对于事物、现象、行为和思想的理解、判断、推理和解释的能力。科研活动中违背科研道德、不理性行为主要表现为"偏见"：①偏见易造成科研中的系统错误，常常会引起高度的争议；②偏见常常渗透着政治、宗教和文化的因素；③科研中的偏见往往导致研究中的自欺。

（4）公开（open） 科学是一项开放的事业，要求科研人员将数据、方法、思想、技巧和工具能够与其他科研人员共享，成果接受其他科研人员的评价。但科学数据存在公开与保密的矛盾，从而产生诸如科研人员应该在什么情况下保密才是合理、符合科学道德的伦理问题。

2. 科研道德原则 ①坚持造福人类的纯正目的的原则；②坚持实事求是、严谨治学的科学态度的原则；③坚持团结合作、平等互助的协作精神的原则；④坚持正确对待保密和资源共享的原则；⑤坚持满足现代需要与防止危害未来相统一的原则。

3. 科研过程中的道德要求

（1）合理地进行科研设计 科研设计是使研究结果满足科学性的重要保障。任何一项研究，在确定研究目的以后，首先该考虑的问题就是如何安排实验，即研究设计。如在实验研究课题设计时遵循"随机、均衡、对照和重复"四项原则。

（2）认真地开展科研 在科研实施阶段，要严格按照设计要求、试验步骤和操作规程进行试验，切实保证试验的数量和质量要求。认真观察试验中的各种反应，真实地记载试验中的阴性、阳性结果，确保试验的真实性、准确性、可靠性和重复性。

（3）准确地进行数据分析　应客观、准确地进行数据分析。在试验过程中，任何"各取所需"、篡改、伪造试验数据的做法都是不道德的，甚至是违法的。

（4）正确对待成功与失败　一个献身科学的科研工作者，应该胜不骄，败不馁，永远保持高尚的科研情操。

（5）客观地估价他人和自己的劳动贡献　①充分认识在研究过程中对前人或他人的成果做了哪些利用、吸收和借鉴，在此基础上以适当的方式给予充分的肯定；②正确对待署名问题；③正确地对待别人对自己成果的鉴定和评价，善于听取不同意见和批评，不应采取不正当的手段来索取别人对自己成果的肯定和赞扬。

二、人体试验与医学伦理

人体试验（human trials）指直接以人体作为受试对象，用人为的实验手段，有控制地对受试对象进行观察和研究，以判断假说真理性的实践活动。其中，受试者既可能是患者，也可能是健康人。医学史表明，中西方医学都发端于人体试验。在人类与疾病作斗争的起始阶段，人们就是通过亲身的尝试、体验来研究各种针药的治病效果。从某种意义上说，没有人体试验，就不会有医学的进步。

1. 人体试验的类型

（1）根据是否以临床为直接目的分类　①临床性试验：直接与治疗疾病有关；②非临床性试验：多为医学基础理论研究。

（2）按受试者是否自愿分类　①自愿试验：是受试者在一定社会和经济目的支配下自愿参加的试验，自体试验是自愿试验的一种特殊形式；②非自愿试验：包括强迫试验和欺骗试验。

（3）按照试验手段的不同分类　①科学的人体试验：指有明确的试验目标、充分的动物试验依据，并且试验程序设计科学，充分估计到潜在的危险，并做好了相应的预防措施；②非科学的人体试验：指草率、不负责任的试验，是应该被坚决禁止的行为。

（4）按得失代价不同分类　①得大于失的试验；②得失不明的试验；③得不偿失的试验。

2. 人体试验的内在道德矛盾　主要表现在下述四个方面。

（1）利与害的矛盾　许多人体试验，尽管目的是为了提高诊疗水平和医治疾病，但试验本身往往利中有弊、弊中有利，处于利与弊的矛盾状态中。许多新疗法和新药物的试用，都存在着利与害的矛盾。

（2）科学利益与受试者利益的矛盾　科学利益与患者利益，从根本上看是一致的，但在实践过程中又是矛盾的。如果是临床性试验，而且试验内容与受试者所患疾病的治疗有关，那么这种冲突一般可以得到缓和；如果是非临床性试验，试验内容与受试者所患疾病的治疗无直接关系，或者受试者是健康人，那么这种冲突就容易激化。

（3）自愿与无奈的矛盾　人体试验是以人体作为受试对象的，因此作为受试的人应是自愿的。但有的自愿者是由于金钱、生活所迫而同意或签字的，有的自愿者是出于对自己疾病救治的企望，这种情况在道德上就会出现自愿与无奈的矛盾。至于非自愿试验，即迫于武力或政治压力，受医师的欺骗、胁迫、诱导而参加的试验更不是真正的自愿。

（4）主动与被动的矛盾   在人体试验中，试验者完全明确试验的目的、要求、途径和方法，在一定程度上对后果的利与害也有所估计，且对可能出现的危害制定了相应的补救措施，所以试验者是主动的。而受试者则对实验的目的、要求和方法大多不了解或不太明确，对可能发生的危害亦无相应的措施，因此是被动的、盲目的。

3. 以人类为研究对象时应遵循的最基本的伦理原则

（1）尊重人的尊严（respect for human dignity）   相互尊重是人际极为重要的处世原则。医学活动中要注重患者（研究对象）的自主（autonomy）权、知情同意（informed consent）权、保密（confidentiality）权和隐私（privacy）权。

（2）有益（beneficence）   指研究结果应对受试者和社会有益，并尽可能地使受试者免于遭受伤害。受益可能包括获得知识的发展，技术和措施的改进，从而促进医学的发展和社会的进步。同时，受试者本人可能从中获得健康相关的知识，从干预措施中获得益处等。当然，由于医疗行为的双重效应（double effect），难免出现一些危害患者身心健康的结果，但这些必须是难以预防的结局，而非人为的疏忽。有利原则要求权衡行动后果能否有益患者，不可避免的伤害是否值得。伤害包括身体、心理、社会和经济等方面。

（3）公正（justice）   指对于患者及研究对象应公平对待，不分性别、相貌、年龄、肤色、种族、政治、经济、身体状况均应一视同仁，切忌歧视。药王孙思邈指出："若有疾厄来求救者，不得问其贵贱贫富，长幼妍媸，怨亲善友，华夷愚智，普同一等，皆如至亲之想。"联合国普通人权宣言中提出"人类生来平等"的原则精神。医疗服务与科研活动中，在患者的受益与负担的分配上尽量体现公正。受试者得到公平治疗的权利，其内容包括公平选择受试者和公平对待受试者两个方面。

（4）知情同意（informed consent）   包括"知情"和"同意"两个方面，即让受试者知晓和明了与研究项目有关的必要信息（知情）后，受试者自主同意参与该项研究（同意）。知情同意权的作用是体现对患者的尊重，增加患者对医师的信任度，有利于患者理解疾病发生、发展和转归中的不可预见性和意外性，有利于发挥医患双方在诊疗中的共同监督作用。在进行医学研究时，原则上要取得书面知情同意书方可开展研究。知情同意书一般应包括以下内容：①研究目的；②研究所使用的方法和步骤；③受试者的参与程序；④需花费的时间；⑤可能给受试者带来的受益和风险；⑥对受试者个人资料保密的承诺；⑦参加或中途退出研究的选择权；⑧研究者的联系方式等，并让受试者签字。

4. 人体试验的道德原则   根据国际上通行的《纽伦堡法典》和《赫尔辛基宣言》，人体试验必须遵循以下道德原则：

（1）有利于医学和社会的发展   这一原则要求人体试验的目的必须正确而明晰，即人体试验的目的只能是为了研究人体的生理机制，探索疾病的病因和发病机制，改进疾病的诊疗、预防和护理措施等，以利于提高人类健康水平以及促进医学科学和整个社会的发展。

（2）受试者知情同意   受试者享有知情同意权，知情同意是人体试验进行的前提。凡是采取欺骗、强迫、经济诱惑等手段使受试者接受的人体试验，都是违背道德或法律的行为。这一原则要求：①首先，必须保证受试者真实、充分地知情，即试验者必须将试验的目的、方法、预期的好处、潜在的危险等信息告知受试者或其代理人，让其理解，并回答对方的质疑；

在知情的基础上，受试者表示自愿同意参加并履行书面的承诺手续后，才能在其身体上进行人体试验。如果受试者缺乏或丧失知情同意能力，则由其家属、监护人或代理人代替行使知情同意权。②正在参与人体试验的受试者，尽管他已经知情同意，但仍享有不需要陈述任何理由而随时退出人体试验的权利；若退出的受试者是患者，则不能因此而影响其正常的治疗和护理。

（3）维护受试者利益　维护受试者的利益是指在人体试验中要保障受试者的身心安全。这一原则要求：①必须以动物实验为基础，在获得了充分的科学根据并且确认对动物无明显毒害作用以后，才可以在人体上进行试验；②在人体试验的全过程中要有充分的安全防护措施，一旦在实验中出现了严重危害受试者利益的情况，无论试验多么重要，都要立即停止，并采取有效措施，使受试者身心上受到的不良影响减少到最低限度；③人体试验必须有医学研究的专家或临床经验丰富的专家共同参与或在其指导下进行，并且运用安全性最优的途径和方法。

（4）严谨的科学态度　严谨是科研道德的基本原则。这一原则要求：①人体试验的全过程都必须遵循医学科学研究的原理，搜集整理采用试验对照和双盲的方法，以确保试验结果的科学性，经得起重复的验证；②在人体试验结束后，必须作出实事求是的科学报告，任何篡改数据、编造材料的行为都是不道德的。

5. 临床研究的伦理要求　尽管知情同意使得临床研究具备了伦理性，但是知情同意不能必然地也不能充分地证明临床研究是否具备伦理性。Ezekiel J. Emanuel 综合了涉及人的研究的伦理学传统的准则、宣言和相关文献资料，构建了一个伦理学框架（见表2-5）。遵守全部七条要求是保证临床研究符合伦理要求的必备和充分条件。

表 2-5　评价临床试验是否符合伦理学标准的要求

要求	解释	评价伦理价值	评价所需专业知识
社会或科学价值	研究必须保证治疗、干预或原理能够改善受众的身心健康或提升认知水平	珍贵的资源，不滥用	科学知识；社会优先权的公民认知
科学性与合理性	研究必须采用普遍认可的科学原理和方法，包括统计技巧，以产生可信有效的数据	珍贵的资源，不滥用	科学和统计学知识；现状和人口学知识有助于顺利实施
公正选择研究对象	选择标准具备科学性，排除缺陷和特权，保证脆弱人群免受危险性研究伤害，保证富人和社会权力高的人群无法从研究中非法获益	公正	科学知识；伦理学和法律知识
合理的风险/收益比例	结合临床研究实际情况和研究条款，将风险程度降为最低，提升潜在的收益程度，参与者个人和社会所承受的风险与其可获得的利益相适应	仁慈、受益以及不滥用	科学知识；公民的社会价值观
独立评审	对研究的设计，目标人群的选定，风险/收益比例的评审、通过、修订或终止，必须由不受外界影响的独立个体进行评审	对公众负责；将潜在的利益冲突影响降为最小	经济和其他各个领域的研究人员；科学和伦理知识
知情同意	将研究目的、过程、潜在风险、收益以及可选择的方式告知受众，了解所要进行的研究并自主决定是否参与或参与后续的研究	尊重受众的自主权	科学知识；伦理和法律知识
尊重潜在参与者和参与者	允许参与者退出试验；坚守保密原则，维护参与者的隐私权；告知参与者研究的新进展；保证参与者的身心健康	尊重受众的自主权和身心健康	科学知识；伦理和法律知识；受试者个人情况的了解

三、学术不端行为

随着社会对科研事业的需求和投入的增加，在科研活动中出现的道德冲突和行为失范等学术不端行为已成为学术界和公众关注的社会现象。

1. 学术不端行为的定义　中文对英文"research misconduct"的译法有"科研不端行为""研究不端（不良）行为""学术不端行为"等。美国科技政策办公室（office of science and technology policy，OSTP）2000 年提出，学术不端行为指在研究计划提交、执行或研究评审或研究结果报告过程中存在的捏造（fabrication）、篡改（falsification）或剽窃（plagiarism）行为，简称为 FFP。中国科学院 2007 年年初制定的《关于加强科研行为规范建设的意见》对"科研不端行为"作了较为明确具体的界定，即"研究和学术领域内的各种编造、作假、剽窃和其他违背科学共同体公认道德的行为；滥用和骗取科研资源等科研活动过程中违背社会道德的行为"。

2. 学术不端行为的认定标准　中国科学院《关于加强科研行为规范建设的意见》中详细列举了六条学术不端行为的认定标准：①在研究和学术领域内有意作出虚假的陈述；②损害他人著作权；③违反职业道德，利用他人重要的学术认识、假设、学说或者研究计划；④研究成果发表或出版中的科学不端行为；⑤故意干扰或妨碍他人的研究活动；⑥在科研活动过程中违背社会道德。对于在研究计划和实施过程中非有意的错误或不足，对评价方法或结果的解释、判断错误，因研究水平和能力原因造成的错误和失误，与科研活动无关的错误等行为，不能认定为学术不端行为。

3. 大学学术不端行为的类型、诱因及后果　湖南理工学院匡促联的观点如下：

（1）类型（type）　主要有权力寻租型、弄虚作假型、重复泡沫型和追名逐利型等。

（2）诱因（incentive）　科研个体主观上的科研价值认识模糊、科研规范意识淡薄、科研荣辱之情缺乏，以及高校管理体制的政学合一、高校学术职称评定的集权操作和科研纠错机制的被动无力等客观原因，是诱发学术不端行为发生的重要因素。

（3）后果（aftermath）　践踏了科研尊严，毁坏了大学声誉，阻碍了科技强国。

四、知识产权保护

1. 知识产权的概念　知识产权（intellectual property）指人们就其智力劳动成果所依法享有的专有权利，通常是国家赋予创造者对其智力成果在一定时期内享有的专有权或独占权（exclusive right）。狭义的知识产权包括工业产权和版权。其中，版权包括著作权及传播权（邻接权）。广义上的知识产权代表了一切智力成果的专有权，目前已为两个主要的知识产权国际公约，即 1967 年《成立世界知识产权组织公约》（the Convention Establishing the World Intellectual Property Organization，WIPO）和 1993 年缔结的世界贸易组织的《与贸易有关的知识产权协议》（Agreement on Trade-Related Aspects of Intellectual Property Rights，TRIPS 协议）所认可。因此，现代意义的知识产权是一个广义的概念，指人们对其创造性的智力活动成果依法所享有的权利。

2. 知识产权的类型

（1）著作权与工业产权　①著作权，又称版权、文学产权，指自然人、法人或者其他组织对文学、艺术和科学作品依法享有的财产权利和精神权利的总称。版权是著作权人对其文学作品享有的署名、发表、使用以及许可他人使用和获得报酬等的权利。②工业产权，也称为产业产权，指工业、商业、农业、林业和其他产业中具有实用经济意义的一种无形财产权，包括发明专利、实用新型专利、外观设计专利、商标、禁止不正当竞争、服务标记、厂商名称、货源名称或原产地名称等的独占权利。

（2）人身权利与财产权利　知识产权由人身权利和财产权利两部分构成，也称为精神权利和经济权利。①人身权利：指权利同取得智力成果者的人身不可分离，是人身关系在法律上的反应。例如，作者在其作品上署名的权利，或对其作品的发表权、修改权等，即为精神权利。②财产权利：指智力成果被法律承认以后，权利人可利用这些智力成果取得报酬或者得到奖励的权利，这种权利也称为经济权利。

3. 知识产权的特点　①是一种无形财产；②具备专有性；③具备时间性；④具备地域性；⑤知识产权的获得需要法定的程序。

第三章　科学思维与中医科研思路

　　科学思维是形成并运用于科学认识活动，对感性认识材料进行加工处理的方式与途径的理论体系。"思路决定出路。"手段单纯、设计巧妙的"简单实验，优秀设计（easy experiments, excellent design）"可使结论更明确。故在研究方法的选择上不必一味追求高精的仪器，应以能使结论明确、说明问题为原则。

第一节　科学思维

　　思维，即思考、思想，是大脑通过对感性材料的分析、概括、综合、比较，以期反映客观事物的本质属性和运动规律的意识活动，具有主动性、创造性、能动性。科学思维是理性思维的最高层次。

一、科学思维及其相关概念

　　1. 思维（thinking） 《辞海》对思维的解释为：①与"感性认识"相对。指理性认识，即思想；或指理性认识的过程，即思考。它是人脑对客观事物间接的和概括的反应。包括逻辑思维和形象思维，通常指逻辑思维。②与"存在"相对。指意识、精神。《逻辑学大辞典》将思维定义为"人脑对现实世界能动的、概括的、间接的反应过程，包括逻辑思维与形象思维，通常指逻辑思维"。因此，思维的最终结果是将感性材料加工为与客观事实相对应的合乎逻辑的理论体系。

　　2. 科学思维（scientific thinking） 指符合认识规律的思维、遵循逻辑规则的思维、能够获得正确认识结果的思维。科学思维是理性思维，理性思维不是科学思维。

　　（1）科学思维的要素　①想象，是人类探索自然规律的一种重要思维形式；②幻想，是思维摆脱现实的束缚去塑造未知的事物；③怀疑，是一种极有价值的思维素质；④好奇心，是科学家的一种重要品格；⑤联想，是由此及彼地推测其他相似的一种思维技巧；⑥类比，是提出科学假说的一条重要途径。

　　（2）科学思维的特点　①追求认识的客观性。科学思维总是从实际出发，力图如实地反映和认识对象。科学思维不盲目崇拜权威，不盲目相信书本结论，它尊重实践检验的结果，注重实事求是的推证，坚持以理服人，努力把握客观规律，遵循客观规律的要求。②追求认识的定量化。科学思维重视分析"是多少""有多少"。③科学思维的结论具有可验证性，以实事求是的态度接受实践检验，修正错误，坚持真理。④科学思维的结果具有预见性，能够把握事物发展的规律，结果具有超前性。

（3）科学思维的原则 ①逻辑性原则：逻辑上要求严密的逻辑性，达到归纳和演绎的统一；②方法论原则：要求辩证地分析和综合两种思维方法；③累积性原则：实现逻辑与历史的一致，达到理论与实践的具体的历史的统一。

3. 思维科学（science of thinking） 即研究思维现象及其规律的科学。就思维而言，思维科学是知识创新的需要，仅研究思维的规律和方法，如研究人类思维规律、逻辑与非逻辑思维、中国的智能机等。思维科学是培养人才的科学，培养人才是思维科学应用领域中不容忽视的重要方面，思维科学与人体科学等的结合，为医学思维奠定了基础。思维科学包含以下三个层次：

（1）基础科学 揭示人脑思维活动的本质和普遍规律的基础理论，包括总结人类思维经验和思维主体（人脑）的生理结构和功能。

（2）技术科学 探索表达思维活动的工具和规律，是基础和应用的中介，为应用技术手段来模拟思维活动提供技术理论的具体指导。

（3）应用技术 创造和运用某种技术手段、工具来模拟、仿生人脑的某些思维功能，如电子计算机和人工智能机。

4. 创造性思维（creative thinking） 创造性思维即重新组织已有的知识和经验，提出新的方案或程序，并创造出新思维成果的思维方式，是人类思维的高级形式。广义的创造指产生的成果仅仅对于本人来讲是一种新的产物，而对于全人类来说不一定是新的。狭义的创造指产生的成果对于整个人类社会来说是新的，是有价值的。

（1）创造性思维的特征 主要表现为：①独创性：反映了思维的深度及对事物本质特性的把握程度，表现在解决问题上，包涵着首创性；②探索性：创造性思维往往是一个破旧立新的过程；③实践性：强调根据不同的对象和条件，具体情况则具体对待，灵活应用，反对一成不变的教条和模式；④科学性：如巴甫洛夫因大暴雨淹了动物房，使得实验狗神经极度紧张而狂吠，进而得到启发，再次模拟实验，证明控制环境可预防某些精神病的发生。

（2）创造性思维的表现形式

1）逻辑思维（logical thinking） 亦称抽象思维，是认识过程中用反映事物共同属性和本质属性的概念作为基本思维形式，在概念的基础上进行判断、推理，反映现实的一种思维方式。

2）形象思维（imaginably thinking） 是用直观形象和表象解决问题的思维。其特点是具有形象性。

3）直觉思维（intuition thinking） 指对一个问题未经逐步分析，仅依据内因的感知迅速地对问题答案作出判断、猜想、设想，或者在对疑难问题百思不得其解之中，突然对问题有"灵感"和"顿悟"，甚至对未来事物的结果有"预感""预言"等，都是直觉思维。

4）灵感思维（inspiration thinking） 指凭借直觉而进行的快速、顿悟性思维。它不是一种简单逻辑或非逻辑的单向思维运动，而是逻辑性与非逻辑性相统一的理性思维整体过程。

5）发散思维（divergent thinking） 指从一个目标出发，沿着各种不同的途径去思考，探求多种答案的思维，与聚合思维相对。

6）收敛思维（convergent thinking） 指在解决问题的过程中，尽可能利用已有的知识和经验，把众多的信息和解题的可能性逐步引导到条理化的逻辑序列中去，最终得出一个合乎逻辑规范的结论。

7）逆向思维（backward thinking）　是对司空见惯的似乎已成定论的事物或观点反过来思考的一种思维方式。

8）联想思维（associative thinking）　指人脑记忆表象系统中，由于某种诱因导致不同表象之间发生联系的一种没有固定思维方向的自由思维活动。

（3）创造性思维的基本方法

1）唯物辩证法　体现了认识论、方法论和逻辑的统一，强调了实践是检验真理的唯一标准。

2）整体论方法　人体本身是一个巨系统，既要重视疾病的局部，又要重视疾病与整体的关系，还与外部环境构成了特定系统。

3）模型论方法　用模型表达出对象系统的状态、本质及内部诸因素相互联系和作用的过程和方式，揭示未知的活动方式或规律。

4）数学方法　医学思维对象是个体差异很强的个人，同一种疾病在不同的人身上常有不同的表现，防治方法也要求因时、因地、因人而异，非常强调数理统计方法，定量观念越来越重要。

5）信息分析法　把研究对象抽象为信息及其变换过程，通过信息的获取、输送、加工、处理，揭示对象性质及其活动方式。

6）因果分析法　因果联系是一种复杂的网络关系，而非简单的线性关系，受外界多种复杂因素的影响。不仅要注意主要原因和次要原因，还要分析不同条件下的不同作用。

7）问题探索法　养成思索的习惯，善于发现问题和提出问题。在过去没有疑问的地方，现在发生了疑问，是学问长进的表现。

8）多学科交叉法　医学是一门综合性的应用学科，差不多每一门学科的最新发现都会迅速运用于医学领域，都有可能转为防治疾病的有效手段。

（4）创造性思维的特点

1）独立性（independence）　即与众人、前人有所不同，独具卓识。从因素分析学说的角度研究，思维独立性中又有几种"因子"：①怀疑因子：即敢于对人们"司空见惯"或认为"完满无缺"的事物提出怀疑；②抗压性因子：即力破陈规，锐意进取，勇于向旧的传统和习惯挑战；③自变因子：即能主动否定自己，打破自我框框。

2）连续性（continuity）　即"自此思彼"的思维能力。它常以三种形式表现：①纵向连动：即发现一种现象后，立即纵深一步，探究其产生的原因；②逆向连动：即看到一种现象后，立即想到它的反面；③横向连动：即发现一种现象后，便联想到特点与之相似、相关的事物。

3）多向性（politeness）　指善于从不同的角度想问题。主要依赖于：①发散机智：即在一个问题面前，尽量提出多种设想、多种答案，扩大选择余地；②换元机智：即灵活地变换影响事物质和量的诸多因素中的某一个，从而产生新的思路；③转向机智：即思维在一个方向受阻时，便马上转向另一个方向；④创优机智：即用心寻找最优答案。

4）跨越性（transcendence）　表现为常常省略思维步骤，加大思维的"前进跨度"；从思维对象的角度分析，它表现为能跨越事物"相关度"的差距，加大思维的"联想跨度"；从思维条件的角度讲，它表现为能跨越事物"可现度"的限制，迅速完成"虚体"与"实体"之间的转化，加大思维的"转换跨度"。

5）综合性（comprehensiveness） 要成功地进行综合思维，必须具备三种能力：①智慧杂交能力：即善于选取前人智慧宝库中的精华，通过巧妙结合，形成新的成果；②思维统摄能力：即把大量概念、事实和观察材料综合在一起，加以概括整理，形成科学概念和系统；③辨证分析能力：这是一种综合性思维能力，即对占有的材料进行深入分析，把握它们的个性特点，然后从这些特点中概括出事物的规律。

5. 相似思维（similar thinking） 研究事物之间的统一性、共性或相似性这一侧面。人们经常利用事物之间的相似性进行创新。因此，相似思维是一种重要的创新思维。在科技创新活动中，应用事物的相似性可概括成归纳法、模仿法和类比法三种基本模式。

（1）归纳法（induction） 归纳法是对具有某种相似性的事物，按照既定的目的，进行归纳研究或处理，概括出一般原理，它有如下三类用途：

1）形成新的学科或学说 任何一种学科，都是对事物某方面共性规律的归纳和总结。协同学、控制论是对事物某方面行为共性的总结；物理、化学是对事物某方面性质共性的总结；系统论是对事物某方面关系共性的总结；哲学是对事物哲理共性的总结。

2）预见未知事物 门捷列夫归纳了原子量（序数）不同的物质间化学性质的相似（性质相似）与外层电子数相似（组织结构相似）之间的关系，排列了元素周期表，揭示了化学性质的机理，预见了当时尚未发现的元素的存在。

3）将事物按某种相似性分类 生物学、图书编目等都是其例。在医学史上曾存在着因凝血而导致输血失败的问题，直到19世纪末20世纪初，奥地利病理学家兰斯坦纳通过分类发现了血液的分型，才掌握了输血的规律。

（2）模仿法（simulation methods） 即通过模仿的方法利用事物的相似性，以寻求创新的途径。它有三种基本程式：①提出问题→寻求模仿原型→问题解决：以飞机发明过程为例，产生飞行幻想→以鸟为模仿原型→研究鸟翼结构及飞行机理→通过模仿实现飞行目的；②发现原型→产生模仿动机→目标实现：以人工培植牛黄的发明为例，发现植入异物可刺激河蚌育珠→设想在牛胆囊中模仿植入异物以促使胆结石→实现增产牛黄目标；③提出方案→模拟仿真→检验方案：这是各种模拟仿真方法的程式。

（3）类比法（analogy） 类比的客观基础是物质世界多样性的统一。在一些事物和现象之间，往往具有某些相似的特征。在科学研究过程中采用类比的方法，可以启发思路，提供线索，并为科学假说提供依据。在医学研究中，类比还可以导致新的发现。由于发现血液循环而确立生理学科的英国医生哈维，就曾在研究过程中直接受益于类比的启发。他总结道："我开始想到究竟会不会有一个循环运动，如亚里士多德所说的空气和雨模仿天体的循环运动一样，因为潮湿的大地经太阳加热而蒸发，向上移动的水蒸气又凝结起来，以雨的形式降落而使大地潮湿。由于这样的安排便产生了一代代的生物，风暴或流星也由于循环以及由于太阳的接近或后退而产生。因此，通过血液的运动，循环运动也在体内进行着，这是完全可能的。"这样一个由类比而产生的大胆设想，促使哈维最终在1628年发现了血液循环，由此带动了整个近代医学的兴起。

6. 求异思维（unconventional thoughts） 又称求逆意识或逆反思维，它研究事物之间的多样性、差异性这一侧面。求异思维属于发散思维。它在解决当前问题的已有模式或传统途径之外，独辟蹊径，从已有思路相逆或相异的方面，挖掘一切其他可能的方案，从中寻优，以获得对现有传统理论或方案的突破和创新。它常常是历史上获得创新突破成就的人的一个共同的思维特点。

（1）求异思维的特点　①求疑：勇于对人们司空见惯或认为完满无缺的事物提出疑问并不懈求解；②抗压：力破陈规，敢于向旧传统、旧习惯和权威挑战；③自变：能够主动打破自我束缚，不自满、不自卑；④标新：善于提出与众不同的新颖思路和见解。

（2）求异思维常用的构思方式

1）反向构思　指按传统思路相反的方向来解决问题。亚里士多德曾认为："当推一个物体的力不再继续作用时，原来的运动便归于静止。"这是日常所见任何运动都能证明的现象，似乎无可置疑。可是伽利略大胆地想象：假定在没有摩擦的情况下，运动的物体就会永远向前。这个思想后来由牛顿总结为惯性定律。

2）侧向构思　又称转换构思，是将传统思路做某种变换而获得问题的解决。有时，侧向构思可巧夺天工，弥补仪器的不足，人们获得原子的照片就是一例。人们很想目睹原子的"芳容"，无奈它确实太小了。要给它拍张照片就非常困难，困难在于用光的问题上。如果用可见光来拍摄原子，会使照片一片模糊。用 X 射线也有问题。那么，还有没有办法拍摄原子照片呢？英国物理学家布拉格想出了一个巧妙的办法。他运用德国科学家阿贝的显微镜的数学理论，采用了分拍后又合成的方法，给原子拍摄了第一张照片——甲苯的分子照片。侧向构思使布拉格发现了晶体内分子和原子摄像法。

3）缺点逆用构思　是将某些有害的物理或化学效应转换到有利的用途上，例如中医药的"以毒攻毒"法。

二、科学思维方法及检验标准

1. 科学思维的方法　科学思维的材料是科学经验，科学思维的结果是科学理论。抽象思维是人类特有的高级层次思维，分析与综合是抽象思维的基本方法。

（1）证实与证伪　逻辑实证主义认为"科学理论必定依赖于经验"，以数理逻辑作为哲学分析和论证的主要工具，基于观察、实验经验的科学理论具有"可确认性"或"可检验性"。美国科学哲学家汉森提出的观察渗透理论否认逻辑实证主义的观点，认为任何以观察为基础的经验都不是纯粹客观的，而是理论渗透的。具有不同知识背景的观察者观察同一事物，会得出不同的观察结果。所有的观察都渗透着过去的经验和知识，具有主观性和不完备性，观察陈述也是可错的。因此，科学理论既是有条件可证实的，也是绝对可证伪的。基于逻辑实证主义的科学思维应该相信实验和逻辑的实用性，也应该在观察渗透理论的指导下敢于打破惯性思维，转换思维角度和范式，创新思维。

（2）假说演绎法　假说的建立方法要基于事实、高于事实；要进行实践验证和逻辑论证。假说有可能被证伪、被淘汰，或被证实上升为科学理论。

（3）黑箱方法　由于技术或条件的限制，并非所有的事实都可被感官所观察。一些整体无法分割为局部或从外部来直接探察其整体的奥秘时，可把研究对象视为"黑箱"，通过观察"黑箱"被整体干预后输出的信息推测"黑箱"的内部状态、结构和机理，揭示其特点和规律。这种方法以"表"知"里"，不需要解构对象，着重陈述事物的整体功能而不考虑事物的内部细节，对整体地、活体地研究组织和活动性的生命系统具有优越性和实用价值。

2. 科学思维的标准

（1）逻辑标准　①符合奥卡姆剃刀定律（Ockham's Razor），即"简单有效原理"。这一原理最常见的形式是：当你有两个处于竞争地位的理论能得出同样的结论，那么简单的那个更好。②自洽性，即按照自身的逻辑推演的话，自己可以证明自己至少不是矛盾或者错误的。科学研究本身就是遵循自洽性的，一个不能够满足自洽性的理论或者方法显然是不攻自破的。③可被否证的，不能在任何条件下都永远正确，不能有任何的修正。④有清楚界定的应用范畴，只在一定的条件、领域适用，而不是对世间万事万物无所不能，无所不包。

（2）经验标准　①有可被检验的预测，而不只是一套美丽的空想，在实际上已有了被证实的预测，也就是说，一个科学理论不能只被否证，而从未被证实，否则这样的理论是无效的；②结果可被重复，不是一锤子买卖，或者是只此一家别无分店，只有你一个人做得出那个结果，别的研究者重复不出来，还要怪别人功夫不如你；③对于辨别数据的真实与否有一定的标准，如什么是正常现象、什么是异常现象，什么是主要目的、什么是次要目的，什么是主要指标、什么是次要指标等，都要划分得清清楚楚，而不是根据自己的需要对结果随意解释。

（3）社会标准　①能解决已知的问题，如果连这也办不到，这种理论就毫无存在的必要；②提出可研究的新问题和解决这些问题的模型，也就是说，它不光要有解释，还要有预测，否则也没什么用处；③提供概念的定义，而且应是切实可行的，不是像"气功场""天人感应"之类子虚乌有、对解决问题没有任何帮助的伪概念。

（4）历史标准　①解释已被旧理论解释的所有数据，即不能只挑对自己有力的数据作解释，而无视对己不利的数据，否则还不如旧理论；②跟其他有效的平行理论相互兼容，不能无视其他理论的存在。比如，"科学的神创论"如果要取代进化论这种"旧"理论，就不仅要解释已被进化论很好地解释了的所有数据，而且不能不理睬与进化论相容得非常好的现代生物学的其他学科以及天文学、地质学、物理学、化学等的成果。同样，有人声称"气功科学"是最尖端的科学，那么它不仅要包容现代医学的研究成果，还应与物理学、化学、生物学等平行学科不互相抵触。

3. 科学思维的检验标准

（1）简单性原则　科学思维的过程即是在众多感性材料中抽象出事实本质的化繁为简的过程。科学思维在逻辑表述时应符合"避重趋轻、避繁逐简、以简御繁、避虚就实"的奥卡姆剃刀原则。正如牛顿所说：如果某一原因既真实又足以解释自然事物的特性，我们则不应当接受比这更多的原因。

（2）经验性标准　科学思维根源于经验。科学理论既可被经验否证，也可被经验证实，至少应该有可被检验的预测。

（3）实用性标准　科学思维具有指导实践的实用性。而既不能解决已知的问题，又不能预见新问题，对实践毫无价值的思维，是无效思维。

（4）辩证性标准　科学思维是归纳和演绎、分析和综合、逻辑与历史的辩证统一，既能体现认识论中主观与客观、理论与实践的辩证统一，也可体现逻辑的说明方法与历史的叙述方法的辩证统一。

第二节　中医科研思路

科研是中医发展的动力。可以考虑从提出好的科研选题、选择好的科研思路和进行规范的科研设计三个方面提高中医的科研能力。

一、中医科研目标、内容及其思路

（一）中医科研目标

1. 满足中医自身发展的需求　"有为才能有位"。创新、发展和完善中医基本理论，发掘、开发新的研究领域，实现学科不断分化，建立完备的中医理论体系。在正确理解的基础上，用现代科学的语言表达中医思想、理论。明确界定中医名词术语的内涵、外延。拓宽中医预防、诊治疾病领域，对现代多发病、疑难病、新发病、医源药源性疾病、特殊病（如航空航天疾病、潜水病和各种职业病等）展开中医防治研究，提高中医对人民健康事业的贡献度，增加中医在整个医药卫生事业中的比重。中医只有通过科学研究，才能实现自身的发展强大，才可以拓展生存空间。

2. 适应和满足现代社会对中医的需求　"适者生存"。中医起源于古代，其学科内容的表述均应用古汉语，其理论多具有形而上的哲学性质，缺乏目前条件下可以被认知的物质基础，其诊疗技术多受限于自然形成的人体可感觉的范围，其对于基于现代生活方式的慢性疾病，与现代医学一样同样存在认识不足。所以，中医科研要在准确理解的基础上，用现代汉语表达其学科内容；深入探讨中医理论的物质基础及其发展变化规律；充分利用现代科技，发展中医诊疗技术；加强对现代疾病谱的防治研究，使中医能在现在和未来社会环境下仍能生存并发展壮大。

3. 大胆怀疑和不断创新　"怀疑才能创新"。恩格斯说："科学的发展就是用那些新的不那么荒谬的谬误代替旧的谬误的过程。"因此，对中医业已存在的理论认识，应在准确掌握、深刻理解、充分利用的基础上，大胆怀疑、勤于探讨、反复验证、勇于创新、不断提高，则可能更有效地指导临床实践。

4. 完善中医研究方法体系　"知识就是力量"。中医研究方法，需要运用哲学、经济学、社会学、信息学、数学、统计学、流行病学、循证医学、伦理学等多种知识进行系统深入的研究，提出一套完善的、符合实际的中医学研究方法论——中医研究方法体系，特别应该注重诸如中医研究工作的各类标准操作程序（standard operatingprocedure，SOP）和中医研究评价体系的构建与完善。

（二）中医科研内容及其思路

1. 中医科研方法学研究

（1）**存在的主要问题**　传统的观察、实践、思辨的方法已经很难对现代中医学科的发展产生推动作用，即便借助现代科学（包括现代医学）方法研究中医问题，也难以解决中医学科的根本问题，故应重视关于中医科研方法学的研究。

（2）**研究思路**　系统整理、总结中医传统科研方法，结合现代科技方法，根据中医学科

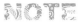

的发展要求创造新的、适合中医科学研究发展要求的方法。例如，理论研究可以结合模糊数学、系统论、控制论及计算机技术等。实践及实验研究可结合现代生物、医学等方法。但是，一定要避免两个极端：胶柱鼓瑟，裹足不前，不敢对中医传统科研方法进行创新；邯郸学步，削足适履，不结合中医的特点，盲目引用其他学科方法。

2. 中医基础理论研究

（1）存在的主要问题　中医理论古朴、模糊，表达不规范，不适应现代语言环境，影响人们对中医理论的理解。例如：心主血脉、脉（经脉、血脉）、筋（肌腱、静脉）等。

（2）研究思路　在正确理解的基础上，用现代科学的语言表达中医思想、理论；明确界定中医名词术语的内涵、外延；运用现代语言规律，丰富和发展中医名词术语。

3. 中医名词术语研究　中医源于古代中国，由于当时语言文字尚不发达，所以中医基本名词术语在现在看来还较古朴，表达不规范，初学者和一般人群不能正确理解，不适应现代语言环境，影响了中医的交流和传播。

（1）存在的主要问题　内涵和外延不确定，主要表现为：①一词多义：如"脉"，一指脉管，《灵枢·决气》曰："壅遏营气，令无所避，是为脉。"《素问·脉要精微论》曰："夫脉者，血之府也。"二指脉搏，《灵枢·邪气脏腑病形》曰："按其脉，知其病。"三指脉法。四指一类妇科疾患（月经病），《广嗣辑要·择配》曰："五曰脉，或经脉未及十四而先来，或十五六岁而始至，或不调，或全无。""筋"，一指肌腱，《灵枢·经脉》曰："筋为刚。"二指肌肉，《灵枢·刺节真邪》曰："搏于筋，则为筋挛。"三指血管（静脉），《症因脉治》曰："腹大青筋，此虫积腹痛之症也。"②多词一义：如"血""营""营气""营血"，均指"血"。

（2）研究思路　在正确理解的基础上，明确界定中医名词术语的内涵、外延，用现代汉语的语言规律，精确表达，丰富和发展中医名词术语。如"脉"，指"脉管"的词义可用"血管""动脉血管""静脉血管""毛细血管"等表达；指"脉搏"的词义可用"脉象"等表达；指"脉法"的词义可用"按脉诊法"等表达；指"妇科疾病"的词义按统一疾病命名法表达。对于"血""营""营气""营血"等多词一义者，选择最符合现代汉语的一个词语以表达。中医名词术语研究的成果，宜以国家标准的形式发布，形成规范术语，业内、业外统一使用。

【例3-1】张允岭等基于专家问卷，对"毒"一词进行研究，发现"毒"的主要特征是酷烈性、暴戾性、正损性，"邪气亢盛、败坏形体"，从而明确了"毒"一词的内涵、外延，规范了"毒"的词义。

4. 中医医史文献学研究　中医医史文献学主要研究中医学源流，介绍历代中医学发展的成就，整理古代中医文献，提供文献利用的方法，另外，还要通过以上研究，探讨中医学发展的一般规律，对未来中医学的发展予以展望。

（1）存在的主要问题　中医医史文献学研究多注重中医发展各阶段的成就和标志性成果，而对成果产生的原因和过程关注不足，未能较好地提炼出推动中医学发展的基本方法和思路，对中医学发展的规律尚不能较好地把握。

（2）研究思路　进一步厘清中医学源流，全面发掘历代中医学发展的成就，创新研究方法，重点研究中医学术成果形成的背景、原因、过程及解决的问题，以探索中医发展的基本方法和规律，以史为鉴，指导中医学快速发展，取得重大成果。

5. 中医对生命现象与规律的研究　中医对生命现象与规律的研究，涉及环境对生命的影响、生命体的形态与结构及各构件之间的相互关系、生命体功能的划分与其间的关系、生命的时间规律等。

（1）存在的主要问题　中医对生命、生理的认识肤浅、粗糙。中医对生命规律的把握尚较弱，存在自相矛盾的认识。如中医以中国中原地区为中心，将气候因素、地理因素对生命体的影响总结为"五运六气""五方之域的体质特征"等学说，但因"五运六气"学说对临床的指导意义有限，已几近失传；"五方之域的体质特征"学说因目前人员流动性增加、物质运输快捷，已难以适应现代情况，有待进一步深入研究。在极端或特殊天象、天气和地域等条件下（如太阳耀斑或黑子活动异常期、厄尔尼诺天气条件、赤道或极地地理条件），生命规律的研究尚较少涉及。中医对生命体的形态学研究尚有待提高。生命体的各种功能，如生长、发育、衰老、饮食、睡眠、繁殖、心理活动等，都因为社会、经济和人类生活方式的快速变化而亟须跟进式研究。

（2）研究思路　在详细整理中医对生命、生理规律的认识的基础上，建立先进、可信、可行的科研方法，逐次验证中医对生命现象的解释，通过观察、实验和临床实践，发现规律性，以发展中医生命观。其成果可能形成中医基础理论领域的学科分化，如形成中医环境科学、中医形态学、中医生理学等。

【例3-2】温武兵、张珍玉研究了《内经》以来历代文献，对"宗气"的生理功能进行总结，形成了对临床较有指导意义的学说。

6. 中医病因与发病理论研究　病因与发病理论是研究生命体由健康状态向疾病状态转化规律的一门学问。中医病因与发病理论独具特色，将病因分为外因、内因和不内外因。外因主要是六淫（风、寒、暑、湿、燥、火）和疠气；内因包括先天因素、七情（喜、怒、忧、思、悲、恐、惊）、劳逸、饮食；不内外因有外伤、药伤、医过等。中医发病理论注重体质因素，认为体质与病因相互作用、相互影响，病证是病因与体质因素相互影响的结果。以上理论、学说、认识无疑是正确的，具有指导意义。

（1）存在的主要问题　认识层次仍较浅，内容不够丰富，也未能达到精确量化的水平，尤其是在中医临床过程中（一般为辨证审因），对病因的确认具有相对滞后性，由此给疾病的预防特别是外感性疾病（包括传染病）的预防带来困难。

（2）研究的思路　这类研究要结合临床实践，开展各种疾病的中医病因学调查，筛选可能病因，研究可能的致病因素与机体相互作用的机制，探索各种变化的条件，明确从病因暴露到疾病状态、从疾病状态又恢复到健康状态的完整过程，形成详细的、可量化的、预后性较强的病因与发病学说，以指导临床，进一步丰富和提高中医病因与发病理论。

【例3-3】仝小林、李洪皎等基于《素问·奇病论》中"此必数食甘美而多肥也，肥者令人内热，甘者令人中满，故其气上溢，转为消渴"，通过临床实践，研究肥胖型2型糖尿病的病因病机，发现病因为过食糖类、脂肪，形成"食郁"，后导致"气、血、痰、热、湿郁"，所谓"六郁"，提出"肥胖树"的概念，将这类疾病的各种表现应用中医病因、发病理论予以总结，并拟定相应的治法和方药，进而取得疗效。

7. 中医诊察技术研究　诊察技术通过察看、检查患者，取得病情资料，是了解患者身体状况和判断疾病本质的重要一环，是治疗疾病的重要基础。诊察技术的进步是医学发展的重要标志之一。

（1）存在的主要问题　中医诊察技术主要是望、闻、问、切四诊，目前尚局限在人体（患者和医者）感觉所能及的范围，由于仅凭人体感觉查知的信息有限，同时又受主观成分的影响较大，所以对疾病的诊断能力尚不能满足临床所需，尤其是对于所谓"无证可辨"的患者，治疗的盲目性较大。中医诊察客观化、标准化程度尚较低。

（2）研究思路　引进、发展适合中医需求的人体生理、病理信号采集系统和分析、整合、判断体系，作为中医诊断的辅助诊察技术。对已研制成功的中医舌诊客观化（舌色测定、舌津液测定、舌苔测定分析系统及舌红外热象诊断体系）和脉诊客观化（脉象信号采集与分析系统）等研究成果进一步深化，作为临床中医诊断的有机组成并推广应用。研究面色（色质、色调）检测分析技术、体表信息（如手诊、皮肤诊学）诊断系统、排泄物分析诊断系统、化学气味分析系统和声音信号采集分析系统（闻诊）。开发其他相应技术，研究建立中医诊查多技术整合分析智能诊断体系等，为中医诊断实现客观化、可量化、标准化提供基础。

8. 中医辨证理论研究　"辨证论治"是中医特色之一，目前中医辨证有 7 个体系，分别是八纲、病因与气血津液、脏腑、六经、卫气营血、三焦和经络辨证，127 个基本证候。

（1）存在的主要问题　分类、分型较少，不能涵盖临床实践所见的情况，也不能全面指导临床实践。按目前辨证方法能够准确辨证且规范治疗的疾病，仍有部分疗效欠佳。例如，能正确辨证为肾阴虚证，用六味地黄丸（或汤）进行治疗而缺乏疗效者，临床并不少见。可见，辨证体系仍需要进一步细化，层次宜进一步增加，证型和亚型也宜进一步丰富。

（2）研究思路　在全面继承、准确理解现有辨证体系的基础上，进一步进行中医辨证理论的创新，对现有辨证体系进行进一步深化、细化、标准化和客观化研究；对辨证规律尚不明确的疾病，可应用聚类分析等多元统计学方法将患者的症状、体征进行归类，以提供辨证线索；研究各种疾病状态和亚健康状态下中医证候分布、演化规律和对中药方剂的反应规律，尤其应开展缺乏疾病因素干扰的亚健康状态下中医证候的演化规律的研究；进行生理状态下中医辨证研究，建立辨证生理学或辨证体质学；探索中医辨证与基因变化、蛋白质表达等相关性研究及与细胞活动和信息传递相关性研究，明确中医辨证的物质基础和变化机制。

【例3-4】卢依平研究认为，证的基础是体质，辨体质是对传统中医辨证的发展与简化，辨体质常比辨证更为简捷而易于把握。

9. 方剂理论研究　方剂是中医治疗疾病的重要手段。方剂由若干药味按照方剂配伍原则组成，其作用能体现中医治法，达到简单药味相加所不能及的效果。方剂理论指导临床组方。方剂理论主要包括治法与方剂的关系、方剂配伍理论。

（1）存在的主要问题　目前方剂的临床应用广泛而灵活，方剂理论研究则相对滞后，表现在：①方剂理论很难全面体现治法与方剂的关系；②配伍理论单一，不符合临床实际。方剂理论的僵化，与飞速发展的临床实践已极不适应。

（2）研究思路　要在全面系统继承中医传统方剂理论的基础上，紧密结合临床实践，尤其是近年来针对慢性多因素现代生活方式病所产生新的治疗思想与方法所进行的组方探索，发展中医方剂理论。对方剂配伍理论研究更应加强，在"君臣佐使"理论的基础上，创新针对多因素的多中心组方理论，针对特殊病情的组药、对药理论或单元药群理论，针对中西医结合的功能药组理论等，为临床合理组方提供理论指导。

【例3-5】蒋永光等采用数据挖掘技术，运用频繁模式、关联规则、贝叶斯网络等方法，对历史数据在不同配伍层次分析，以线性和非线性方式对1000余首脾胃病方进行处理，发现了一些特殊的配伍现象和模式。

10. 中医治疗方法研究   历史上中医治疗方法较丰富，如口服药物、药浴、敷贴、手术、针刺（包括火针等）、推拿、导引等。

（1）**存在的主要问题**   目前中医治疗方法相对贫乏，主要为药物口服、针刺、推拿等有限的几种方法，已很难满足患者的需求；尤其缺乏对急症的治疗方法；对多因素疾病缺乏系统、连贯、丰富的治疗体系。

（2）**研究思路**   进一步发掘中医古代医疗方法，借鉴现代医学的成功经验，结合中医特色，创造新疗法；结合疗效机制研究，开展多种疗法的配合应用，形成中医完整的治疗方法体系。

【例3-6】李跃红等利用石学敏院士创立的"醒脑开窍针法"的迅速恢复神志及肢体功能的作用，配合埋线持续平稳刺激穴位的作用，用于中风康复期的治疗，取得良好的疗效。

11. 中医临床研究   临床是中医工作的重点，临床研究是保持中医优势、推动中医发展的必然手段。中医临床研究的课题包括扩大中医临床诊疗疾病的谱系，加强中医对慢性现代生活方式病的研究，总结和推广名老中医经验，对于已存在的中医临床治疗方案进行临床评价，探索中西医结合治疗疾病的规律等。

中医临床研究的思路可归纳如下：

（1）在开展中医古代、现代文献研究的基础上，明确中医治疗已有的治疗疾病的谱系，对中医缺乏治疗经验的疾病，积极进行中医治疗的探索，形成初步经验和治疗方案后，再进行规范的临床评价。

【例3-7】吴咸中院士用通里攻下法治疗急腹症的案例可为这类课题提供参考。

（2）针对复杂因素的慢性现代生活方式疾病，采用多"标的"的复方组方思路，探索中医治疗方法。

（3）利用中医理论，结合现代医学知识，全面、系统、准确地总结名老中医经验，并对其加以推广，提高特定疾病的疗效。

【例3-8】对关幼波老中医治疗肝病经验进行总结推广以后，中医治疗肝病的疗效有显著提高。

（4）利用现代临床评价（包括循证医学）方法，对已有的中医治疗方案进行全面的科学评价，以利于中医治疗方法的推广。

【例3-9】芪参益气滴丸对心肌梗死二级预防的临床试验研究，为此类课题提供了示范。

（5）对难治性疾病，各取中西医之长，明确治疗目标，探索结合治疗。

【例3-10】王今达教授对由细菌感染引起的多器官功能障碍综合征（multiple organ dysfunction syndrome，MODS）分析认为，炎性介质（内毒素）瀑布式释放，损害生命器官是其致病机制，采用西药杀菌、中药解毒通络治疗，以清除炎性介质，保护生命器官，取得显著的疗效。

12. 针灸推拿临床研究   针灸推拿是中医传统治疗疾病的手段，具有成本低、毒副作用少的优良特点，是值得发展推广的治疗方法。

（1）**存在的主要问题**   针灸推拿治疗方法的临床应用范围尚较狭窄，基于临床的探索性研究有待加强，与其他疗法的交互作用研究不够，未建立适当的临床评价体系，现行的评价结论失真。

（2）研究思路　进一步扩大针灸推拿的临床应用范围（包括急症）；通过临床研究，探索腧穴作用的基本规律和腧穴配伍的基本规律、针刺手法（量学）及针刺时间的基本规律，针灸推拿与其他疗法的交互作用；建立适当的临床评价体系，客观评价针灸推拿疗法的疗效，明确正、负效应。

【例3-11】王飞等采用随机对照的临床研究方法，研究"醒脑开窍法"对高血压脑出血术后昏迷患者的促苏醒作用，发现该法能促进此类患者苏醒。

13. 针灸推拿作用机理研究

（1）存在的主要问题　针灸推拿方法治疗疾病具有显著的疗效，但疗效机制尚不完全明确。研究针灸推拿的疗效机制，不仅能更好地说明疗效，而且对扩大其治疗范围、提示新的治法、更深刻地认识疾病与生命现象具有重要意义。

（2）研究思路　借鉴现代科学理论、方法、技术，建立适当的动物模型，研究针灸推拿干预的生理功能和病理形态的变化，揭示针灸推拿的作用机制。

【例3-12】穆艳云等复制大鼠脑缺血再灌注损伤模型，用电针进行干预，发现电针可激发海马神经元细胞线粒体离子泵腺苷三磷酸（ATP）酶的活性。

14. 经络的研究　经络学说是中医理论体系中独特的内容之一，这一学说指导中医对生命体形态结构、生理、病理及治疗机理的认识。

（1）存在的主要问题　目前经络的物质基础尚不明确，其功能活动的基本规律尚有待进一步认识。

（2）研究思路　进一步分析、总结有关经络现象的类型、性质，推测可能的物质基础，形成科学假说，应用各种科技方法不断研究，逐次揭示经络的物质基础及其功能活动规律。

【例3-13】王军等通过标记人体上肢筋膜结缔组织的聚集处并与传统中医记载的经络走向进行对比分析，发现两者有相似性，认为中医经络的解剖学基础是分布于全身的筋膜结缔组织，可以认为这是经络外周说的代表；王永红在现代脑功能成像研究的基础上，提出经络实质为自我认知功能，可以认为这是经络中枢说的代表；张柳青等通过总结分析认为，经络是人体已知的形态结构组织、未知的大脑信息控制系统，可以认为这是经络中枢加外周说的代表。

15. 腧穴的规范化研究　腧穴是针、灸的施术部位，同时也是疾病的反应点，对中医诊察和治疗疾病具有重要意义。

（1）存在的主要问题　目前有相当数量的腧穴定位、功效、主治还有不同的认识，给临床诊疗带来一定的困难，需要进行腧穴规范化研究。

（2）研究思路　检索古代、现代文献，归纳总结前人对腧穴位置、功效主治的认识，在此基础上，辨明真伪；对无法辨明者，进行临床和实验研究逐个验证，首先确定部位，同时明确功能、主治。

【例3-14】睢明河等研究足太阴脾经腹部腧穴定位，认为这部分腧穴最好用腹部解剖标志定取；陈少宗等从临床经验统计研究肾经腧穴的主治规律，发现其主治作用与神经节段性支配规律相吻合。

16. 中医药疗效机制研究　目前对中医药的临床疗效机制的探索是研究热点之一，中医药治疗疾病的机制尚不完全明确，影响了中医的推广应用，尤其对中医走向全球、为世界人民服务形成了障碍。中医药疗效机制研究的思路是：借鉴现代科学理论、方法、技术，建立适当的动物模型，研究中医药干预的生理功能和病理形态的变化，揭示中医药的作用机制，丰富对生命规律的认识，为推动学科发展、推广中医药提供基础。

【例 3-15】临床和动物实验均证实姜黄素具有调整血脂、抗动脉粥样硬化效果，卢德赵等经研究发现其具有增强细胞抗炎、抗氧化能力及抑制胆固醇转运、降低细胞内胆固醇积累的作用，初步揭示其疗效机制。

（三） 中医科研方法学开发思路

我国古人采用观察、实践、思辨等科学研究方法建立了中医系统科学，这些方法已被使用几千年，固守这些方法已不能完全适应现代中医发展的需求。目前，一些科研工作者借助现代科学（包括现代医学）基于还原论的实证方法来研究中医，取得了些许成果，但由于中医学科的属性与现代科学的差异，这些方法仍不能解决中医的核心问题。因此，建立和完善适应中医特点的科学研究方法学是亟待解决的重要课题。

（1） 中医具有自然科学和社会科学的双重属性，所以自然科学和社会科学的研究方法均可以应用于中医科研。中医科研方法学的开发，要全面继承各相关学科的研究方法，针对中医需要解决的各种问题。

（2） 要系统整理、总结中医传统科研方法，明确这些方法的适用范围，保留和应用这些方法解决适用性问题。同时，应考察和评价现代科技的各种科研方法，研究其适用性，引进并反复验证、改良，创造适用于中医科研的新方法。

（3） 中医理论研究可以借鉴现代信息技术、模糊数学理论、统计学理论、系统论、控制论等所包含的方法。中医实践和实验研究可结合现代生物、医学等已有的方法等。

（4） 中医科研方法的开发要注意避免"胶柱鼓瑟、裹足不前"，不敢对中医传统科研方法进行创新的倾向，同时又要注意避免"邯郸学步、削足适履"，不考虑中医的特点，盲目引用其他学科方法，最终对中医科学性产生质疑的不良倾向。

二、中医科研若干问题的思考

1. 自由的研究，研究的自由　著名学者陈寅恪先生提出"自由之思想，独立之精神"，中医科研尤其应遵循这一原则。中医是一门古老的学问，在现代社会，其科学性不断遭受部分人的怀疑，这种情况下中医尤其不能自我封闭、设置禁区，而应欢迎、鼓励对中医的各种问题展开研究。"实践是检验真理的唯一标准"，只有通过规范的、令人信服的科学研究，中医的科学性才会被现代社会所充分接受。自然，通过科学研究，中医才会发展、壮大。

中医是一门应用型学问，其理论来自实践，而其体系内学科的划分是相对的。所以，中医领域中各学科自由选题、交叉研究更有必要。基础学科的学者研究临床问题能在实践中升华理论，临床学科的学者研究理论问题能加强理论对实践的指导。基于兴趣和好奇心的交叉研究更能实现中医科研的突破。

2. 开阔的胸怀，开放的思维　古代中医的成就是多学科融合的结果，现代科技高度发达，多学科融合趋势越来越显著，所以中医科研更应该顺应和利用这种趋势，积极联合中医行业外学者，共同探索，以便借助其他学科的思路、理论、方法解决中医难题。同时，就像中国阴阳八卦理论启迪了计算机技术的开发一样，中医的思路、理论和方法也可能帮助其他学科解决难题。多学科融合、共同发展，中医就可以在现代社会生存、壮大。

3. 紧要的任务，科学的评价　　中医的中心工作在于临床，所以建立对中医临床干预的科学的评价体系是目前最紧要的任务。只有建立起令业内外信服的规范的临床评价体系，才能对中医临床疗效作出科学的评价，中医的科学性、有效性才会被认可，中医才能生存和壮大。

4. 理论的突破，根本的目标　　中医只有实现理论的创新，才能从根本上得到发展，所以，理论的突破是中医根本的目标。例如，温病学相对于伤寒学派是一个进步，但这并不否认伤寒的地位以及其现实意义。温病是传染病及严重的感染性疾病的治疗，主要是以清热解毒的药物为主。传统意义上的治疗外感为主的伤寒论的辨证体系，整体用药上偏向于辛温，在治疗温病这一类以发热伤津为主要表现的疾病时不完全对证，正是明清两朝温病学家以及其他医家在温病治疗上的实践和理论上的发展，使温病在理、法、方、药上自成体系，形成了比较系统而完整的温病学说，使温病学成为独立于伤寒的一门学科，它既补充伤寒学说的不足，又与伤寒学说互为羽翼，使中医学突破了一千多年来伤寒学说的框架，对外感热病的理论、诊断与预防等向着更加完善的方向继续发展。

5. 基金的支持，科研的保障　　几十年来，国家和各级政府及各种基金一直都在积极支持中医科研。国家级别的项目主要有国家重点基础研究规划（973）项目、国家攀登计划、国家科技支撑计划、国家自然科学基金等，部级（行业）资助主要有卫生部、教育部和国家中医药管理局科研项目，各省市均有科研计划和自然基金支持中医研究，各地行业厅局、各学校和医院也都设有专门科研基金，另外还有企业的横向研究课题。这些计划和基金的招标指南都是相关部门组织高级中医专家提出的中医需要解决的各种重要问题，是中医发展的主要方向，解决这些问题对实现中医理论与实践的突破有重要意义。中医科研工作者宜主动在这些项目的招标指南中选题，积极申报资助，充分利用这些计划和基金的支持。

第四章 研究范式及研究方法

研究范式指关于研究的一系列基本观念，主要包含存有论问题、认识论问题和方法论问题。存有论问题解释存有的本质到底如何，回答事物存在的真实性问题；认识论问题解释知识的本质到底如何，回答知者与被知者之间的关系问题；方法论问题解释如何获得知识，回答研究方法的理论体系问题。这说明在整个科学研究的过程中，科学研究一直以来是以问题为驱动的。

第一节 范式与研究范式

美国科学哲学家托马斯·库恩（Thomas Samuel Kuhn，1922—1996）在《科学革命的结构》（*The Structure of Scientific Revolution*）一书中首次提出范式理论及其相关概念。随后范式的基本理论和方法随着科学的发展发生变化，成为科学与非科学的分界标准。

一、范式及研究范式概述

1. 范式的含义 范式（paradigm）具有模型、模式、范例、规范等意，指科学共同体所持有的共同的信念、传统、理性和方法，由概念、假定以及研究人员用以解释资料和获得结论的标准或尺度组成，是研究者所持的哲学观，是确定研究问题的特点及其研究方法的基础，同时存在于研究所采用的方法之中。

2. 学科范式和研究范式的含义 在不同学科框架下，对同样的问题，不同专业知识背景的研究者往往根据不同的"范式"来研究。因此，根据研究视角和作用范围的不同，可以将范式分为学科范式和研究范式两种。

（1）学科范式（discipline paradigm） 是关于某一学科研究领域的自成一体的理论方法体系，它包括理论思想、学科性质、研究实质、研究对象、研究类型、研究方法、研究过程、研究结果以及结果的表现形式、产生的理论及现实意义等。每门学科的范式都包含它自身的评价标准以及如何应用这种评价标准的方法与程序。

（2）研究范式（research paradigm） 指进行科学研究时应遵循本学科已经形成的公认的科学理论体系。研究范式与研究过程或研究活动高度相关，任何一类研究都需要综合运用思维工具、技术工具和符号工具，都要有一套从发现问题到检验结论正确性所必需的顺序和规范，这些工具、程序、规范的特定结构性组合，即为研究范式。

（3）学科范式与研究范式的区别 学科范式的意义和价值体现在认识论、方法论和本体论三个层面，学科范式一定属于某一个特定的学科。研究范式的意义和价值更多地局限于方法和方法论的层面，不直接涉及学科本体性的东西，故研究范式不一定归属于某一个特定的学科，它可能横跨在几个学科之间。

3. 范式及研究范式的特征

（1）规定性　库恩指出："正是范式决定了科学家做什么实验，提出什么问题，以及认为哪些是重要的问题。"例如，实证主义对哲学思辨的研究方法甚至研究结论持有怀疑，认为没有实证而光靠思辨的研究结论是不可靠的甚至是不科学的。然而，哲学思辨在科学研究中具有不可替代的作用和意义。这种由范式产生的消极作用即范式的规定性，可以为后继研究提供范例，使得同类相似研究便捷化、精细化，但也导致研究模式的僵化，局限研究者的探究视野和方法选择。

（2）层级性　研究范式可根据人类认识层次的定位分为哲学、科学和具体的实践操作三个层级。某一研究范式也可能同时属于三个层级，在不同的层次上发挥作用。

（3）超意识性　是研究范式的本质特征。科学共同体之所以能够成为一个具有共同认识和信念的研究者群体，并不是专门组织或约定才形成的，而是潜藏在科学共同体背后的更深层的"共同要素"自然而然地凝聚在一起的。这种凝聚力是无意识的，但它却在无意识中主导和限定了科学共同体的思想和行为，所以是超意识的。

（4）动态发展性　范式是随着学科发展及实践的需要、研究重点的转移等动态变化发展的整体认识和操作过程，每一种范式都有其特定的研究领域和使用范围。例如，在医学科学领域没有一种范式具有统领"天下"的能力，只在特定学术背景和特定研究阶段占主导地位或是备受学术研究者青睐的范式。

4. 研究范式的类型

（1）经验科学（empirical science）　是理论科学的对称，指偏重于经验事实的描述和明确具体的实用性的科学，主要用来描述自然现象，抽象的概括性理论一般较少。在研究方法上，以归纳为主，带有较多盲目性的观测和实验。一般科学的早期阶段属经验科学，是以实验方法为基础的科学。

（2）理论科学（theoretical science）　是经验科学的对称，使用模型或归纳法进行科学研究，偏重理论总结和理性概括，强调较普遍的理论认识而非具有直接实用意义的科学。在研究方法上，以演绎法为主，不局限于描述经验事实。其模型为数学模型。

（3）计算机科学（computing science）　是与数据模型构建、定量分析方法以及利用计算机来分析和解决科学问题相关的研究领域，主要通过模拟复杂的现象，对各个学科中的问题进行计算机模拟和其他形式的计算。其模型为计算机仿真/模拟。

（4）数据密集型科学（data-intensive scientific）　当代信息活动产生出大量的科学数据，形成"大数据"（big data）的科学基础。科学家通过对广泛的数据实时、动态地监测与分析来解决难以解决或不可触及的科学问题，把数据作为科学研究的对象和工具，基于数据来思考、设计和实施科学研究，构造基于数据的、开放协同的研究与创新模式，诞生了数据密集型的知识发现，即科学研究的第四范式，也是科研方法的革命性变化。它的主要特征是：数据依靠信息设备收集或模拟产生，依靠软件处理，用计算机进行存储，使用专用的数据管理和统计软件进行分析。因此，科学研究第四范式是针对数据密集型科学，由传统的假设驱动向基于科学数据进行探索的科学方法的转变。数据密集型科学的研究对象是科学数据，包括：①即时收集到的观察数据；②源自实验室仪器设备的实验数据；③源自测试模型的模拟仿真数据；④互联网数据。其模型为大数据挖掘模型。

5. 研究范式之间的关系   经验科学是理论科学的实践基础，重复实验直至完全准确，则形成了理论，如果理论从未被推翻，则形成定律。理论科学是经验科学的指导，经验科学是在已有的理论基础上进行实验的。两者互相联系、互相补充、互相推进。计算机科学是对经验科学和理论科学中的科学方法的补充和优化，而数据密集型科学是处理经验科学和计算机科学中出现的大数据处理问题，是对前三种科学的补充。科学从经验科学到理论科学再到计算机科学，现在发展到数据密集型科学，科学范式也相应地从经验范式发展到理论范式，再到计算机模拟范式，最后到第四范式。

6. 范式和研究范式的启示

（1）**突破范式规定性，走向范式多元化**   范式理论对医学的意义是双重的，一方面，它可以使得同类相似研究精细化、便捷化，也由于其倡导"多元化"而有助于促进医学不同范式间的理解和融合。另一方面，因其"规定性"的作用，研究者的视野和方法都会受到限制。在具体的实践研究中，通常要把多种范式混合或交叉使用，才能真正地把握问题的本质，有效地解决教育技术问题。所以，医学研究者不应该只沉浸在一种范式之中，更不能被动地任凭范式"牵引"，而是要接纳多种范式，拥有更广阔的研究视野，掌握更多样的研究方法。

（2）**以"问题研究"为导向，发展科学研究范式**   哲学层级的研究范式往往不是某一个学科所独有的，而是超越学科界限的，具有"通用"的意蕴，如实证主义研究范式几乎可以在任何学科研究中发挥作用。中医学需要重视的是科学层级和具体操作层级的研究范式。因为这两类范式都是以"问题研究"为导向的，相对于哲学层次的研究范式而言，它们具有更高的可操作性，对中医学研究更具有指导意义，可以同时促进中医理论和实践的双重发展。

（3）**理清相关概念，构筑对话基础**   研究方法、方法论和研究范式在科学研究中至关重要，彼此混淆是危险的。如果将三者（尤其是方法论和研究范式）混为一谈，则无处体现方法论和研究范式对于科学研究的指导意义，且能否选择恰当的研究方法也会受到一定的影响。只有将方法、方法论和研究范式的概念和内涵区分开来，在学术交流中才会有对话的基础。中医研究不仅需要各抒己见、百花齐放，更需要在各种思想碰撞中形成统一认识，只有在研究进程中形成合力，才能将中医科研推向新的高度。

（4）**承古拓新，探索建构中医临床科研范式**   2013 年，中国中医科学院首席研究员刘保延提出"真实世界中医临床科研范式"，其鲜明的特征是以人为中心，以数据为导向，以问题为驱动，医疗实践与科学计算交替，从临床中来到临床中去，核心是临床科研一体化，如图 4-1 所示。其意义在于：①"从临床中来，到临床中去"是真实世界中医发展的基本模式；②"临床科研一体化"是真实世界中医继承创新的主要形式，也是中医临床科研范式的核心；③"以人为中心"是

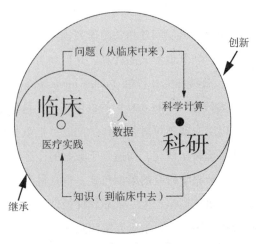

图4-1   真实世界的中医临床科研范式示意图

真实世界中医临床科研范式的根本特点；④"以数据为导向"是真实世界中医临床科研范式的前提与技术关键；⑤"以问题为驱动"是真实世界中医临床科研范式的有效途径；⑥"医疗实践和科学计算交替"是真实世界中医临床科研范式的主要形式，是当代中医"从临床中来，到临床中去"的主要途径。

真实世界是相对于"理想世界"而言的。二者主要是从临床科研实施的环境条件来区分的。真实世界的临床科研，是指在常规医疗条件下，利用日常医疗实践过程中所产生的信息而开展的科研活动。在这一过程中，医务人员以患者为核心，以改善和保障患者的健康状态为目标，充分发挥自己的主观能动性，选择适合的诊疗手段；所开展的医疗活动均非为了某种研究目的而人为地对患者、医生、检测条件等进行特别的规定。而理想世界的临床科研则要求根据研究目的，人为地通过一定的方法，使研究对象尽量保持高度的一致性，参与研究的医护人员、检验人员都要具有相同的资质，检测设备型号、试剂要一致，访视的时间要定期等，而收集数据的方法通常是用事先确定的、针对研究目标和观察内容的临床观察表特别进行记录的。

二、研究方法、方法论和研究范式的关系

方法论是关于方法的理论，研究范式是研究规范的结构性组合，二者的切入点不同。但是，在某一学科领域里，研究方法、方法论和研究范式通过"研究活动"内在地关联在一起，研究活动是依据方法论的指导，在各自遵从的研究范式下，选择恰当的研究方法来开展和进行的。研究方法、方法论和研究范式之间存在着紧密的联系（参见图4-2），也有着本质的差别，主要表现在功能意义、作用对象和逻辑层次三个方面。

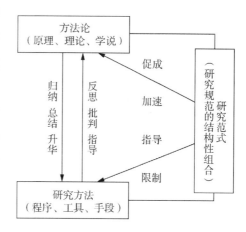

图4-2　研究方法、方法论和研究范式的关系

1. 功能意义　研究方法指为了达到研究目的而采用的程序、工具、途径、手段和技术等。研究范式至少包括三个层面的内容：①研究者选择研究课题的视角、信念、意识和认识，研究范式带有一定的主观性；②研究者在解决问题时运用方法的习惯和规律性，研究范式对特定的研究方法具有天然的倾向性；③研究者对研究结论的价值判断，这也在一定意义上显现了研究者对科学研究标准的理解和认识。方法论对方法的效用具有强烈的反思性和批判性，旨在完善和科学化具体方法，使得科学研究能够正确进行。方法论和研究范式对研究活动都具有指导意义，但是，方法论的指导意义是普遍的，而研究范式常常只对某一科学共同体的研究活动起作用，对之外的其他研究者不一定有效。

2. 作用对象　为了实现一定的目标，研究方法可能是多种多样的，但并非任意使用。研究方法的选择直接决定于研究对象的性质，但在一定程度上也受到研究者所持研究范式的限制。持有实证主义研究范式的研究者多倾向于采用量化的研究方法，而持有诠释主义研究范式的研究者多倾向于采用质性的研究方法。而研究范式面向整个研究过程或活动，从发现问题到检验结论正确性的整个研究过程都在研究范式"统辖"之列。在具体内容上，研究范式包括研究信念、研究方法和对象，也在一定程度上包括对研究结论的价值判断。方法论作为关于方

法的理论、原理和学说，其作用对象是整个研究方法体系，而不是一个个具体的研究方法。它是在反思和批判方法效用的基础上，归纳提炼出的方法论原理。

3. 逻辑层次 具体的研究方法常常与操作步骤紧密联系在一起，在逻辑上研究方法处于最底层。方法论是已经建立起来的理论或者正在建立的理论，在逻辑上它处于最高层。研究范式并不具有理论的性质和高度，它是贯穿于具体的研究方法与理论化的科学方法论之间的东西，从思维和意识的角度来讲，它更接近于方法论；从问题解决和实践的角度来讲，它更接近于具体方法。研究范式对方法论的形成具有加速和促成的作用，研究范式和思维方式的更新往往会带来方法论的突破。

第二节 思辨研究与实证研究

思辨研究（speculative research approach）即进行抽象的思辨或理论的思辨，思辨的本质是进行思想的辩论。开展思辨研究，就是对事物最本质的问题进行讨论，目的在于给事物定性，回答事物"是什么""为什么""怎么样"等最基本的问题。思辨研究用来辨析或辩论的主要工具是演绎法、归纳法和类比法。与演绎法和归纳法相比，类比法显得不尽正规、严谨。

一、思辨研究概述

1. 思辨研究的概念 亦称理论研究或逻辑研究，是以哲学思辨为主要方法，旨在揭示某一概念、假设、理论的本质、结构及机制的理论探讨。其重心是概念、概念间关系的理论探讨，目的在于回答一个事物或现象存在的本质和发展变化的规律，不大重视获得支持这些理论探讨的事实证据。故它与其他研究的区别在于所运用的资料主要不是自己亲身经历获得的，而是大量地借助于间接的资料，因此文献研究是其采用的最基本方法，也是主导的方法。此类研究的显著特征是研究对象一般都比较宏观和基础，所涉及的方面较多，需要大量的引证、"旁征博引"。如果一个研究完全不使用科学事实或数据，这种研究属于思辨研究。如果一个研究中使用了科学证据，但研究重心不是获得科学证据，仍可将其看成思辨研究。思辨研究的特点如下：

（1）材料 大部分材料都是通过其他人或物，如学术著作、政策法规、新闻媒体等这些"中介者"而间接获得的。

（2）活动空间 绝大部分研究者都是坐在图书馆里，在书本上寻觅待掘的矿藏。

（3）研究成果的性质 这类研究大多是感想式的、思考性的、哲学性的、主张式的或指示性的，观点和论证很难说是严谨、科学的，时有武断之弊。

（4）研究成果的实际效用 其对实际工作一般没有直接帮助，不能直接发挥指导作用。

2. 思辨方法（argumentative approaches） 指研究者在个体理性认识能力、已有知识积累和实践经验的基础上，通过对概念、命题进行逻辑演绎推理以认识事物本质特征的研究方法。思辨研究方法以认识事物本质属性为目的。思辨研究方法内在的思辨理性、思辨逻辑，使它天然地成为探究事物本质和世界本原的最适切的工具。即对于人类的整个认识活动过程而言，思辨研究方法具有不可或缺性。例如，中医学界的思辨研究促成了中医学理论知识的丰富，推动了中医体系的建立。因此，对于中医研究而言，思辨研究方法是不可或缺的。

3. 思辨研究方法的价值 思辨研究方法有着独特的本体论价值和突出的认识论价值，在人文社会科学甚至自然科学领域始终居于重要地位。美国著名科学史家、哈佛大学物理学教授杰拉耳德·霍耳顿（Gerald James Holton）说："给思辨设置障碍就是对未来的背叛。"

（1）思辨研究方法的本体论价值 指思辨研究方法对于探讨事物本质所具有的独特价值。事物的本质是潜藏于事物外显特征之下内在的、稳定的、保持不变或者恒常不变的属性。这种内在的规律性联系是不能通过观察获得的，主要是依靠大脑的逻辑思考和综合分析去把握和揭示。思辨研究方法以思辨理性为内核，以思辨逻辑为骨架。而"思辨的逻辑是本质层面的联系，是由本质所构成的结构、规律和原理"。由此可见，思辨研究方法内在的思辨理性、思辨逻辑，使它天然地成为探究事物本质和世界本原的最适切的工具。因此，对于人类的整个认识活动过程而言，思辨研究方法具有不可或缺性。

（2）思辨研究方法的认识论价值 指思辨研究方法具有程序性价值。任何一项研究，首先需要厘清研究的主题或所使用的基本概念，这就是具体运用思辨研究方法的过程。即使实证研究也不得不从概念厘清开始，因为实证研究"首先要选择最好的基本概念，并把各种现象加以妥善分类，使其适用于归纳的运用；其次要制定一个临时的'定律'，作为工作假说，再以进一步的观察及实验加以检验"。可以说，"思辨的概念和思维假说"统率着具体的实证研究方法。"没有思辨研究，就没有实证研究。"由此可见，实证研究不能取代思辨研究，甚至不能排斥思辨研究。

4. 思辨研究方法在中医研究中的运用 中医是在研究事物相互关系中发展起来的一门医学，它建立在经验与事实的基础之上，而在经验与事实之间是靠思辨进行联系的，故思辨是构建中医理论框架的主体。

（1）在阴阳学说中的运用 古人认为，万物皆由阴阳二气所化生，阴阳是万物的本质特性，且"万物分阴阳，万物有阴阳"。阴阳思辨不仅包括上述对立统一规律中矛盾双方的对立统一关系，而且还表述出了阴阳两面在相斥、相反、相争、相抗的同时，存在着相互呼应（如阳气收则阴气藏）、相互关照（如阳气生则阴气长）、相互合作（如阴阳相接乃能成合）等相应关系，以及相互交叉（如阳入阴、阴入阳）、主从搭配（如阳以阴为基，阴以阳为唱）、生成各有序（如在阴无阴、在阳无阳，阴以生之、阳以成之）等交织关系。

（2）在五行学说中的运用 五行中的"五"指金、木、水、火、土五气，也指五种属性或五类元素，"行"指金、木、水、火、土五气的运行。古人以五行属性对万事万物进行分类认识，用五行元素对物质世界进行解释，用五行之气表述天地之气对人体生命及其他动植物生命的影响作用，用五行生克描述万物间的生克制化关系与万物间动态平衡的制约机制，用五行关系对事物运变过程中某事物与其他事物之间及事物内部各因素之间的相互影响作用关系进行逻辑分析。根据这一思想，对任何事物运动包括抽象事物及社会人事关系等，均可根据其与外部环境事物（包括抽象事物）之间的相互影响及作用关系进行分类与归纳，并可按此方法对其外部环境与条件进行分析。

（3）在辨证论治学说中的运用 辨证论治中贯穿了思辨研究的方法。中医辨证的思维过程涉及许多思维层面的问题，要求医生应兼有诊察技巧和思辨两方面的能力，其中思辨能力更为重要。只有具备了良好的分析判断的思辨能力，才能透过现象把握本质。

（4）在五运六气学说中的运用　天地之气每时每刻都在对人体生命起着一定的影响。古人把天地之气对人体生命与其他动植物的影响归纳为五运六气。"五运"指五行之气的运行，包括木运、火运、土运、金运与水运。"六气"指阴阳二气的细化，包括三阴、三阳，合称六气。一阴为厥阴风木之气，二阴为少阴君火之气，三阴为太阴湿土之气。一阳为少阳相火之气，二阳为阳明燥金之气，三阳为太阳寒水之气。厥阴对少阳，少阴对阳明，太阴对太阳，三阴三阳一一对应。五运六气不仅描述了阴阳五行之气随天地复合运动而形成的运变周期与周期节律，而且较细致地表述出了事物运动中阴阳五行运变在不同阶段、不同环节的时运形态与时运趋势。因此，五运六气是古人思辨研究思想的体现。

5. 进行思辨研究的注意事项

（1）**研究基础是实践经验**　思辨研究方法不是闭门造车，需建立在大量的医学实践上，运用思辨方法需要以丰富的医学理论和实践经验以及哲学修养作为背景，缺乏其中的任何一项，该方法的运用就可能是不完善的。

（2）**核心是逻辑分析**　思辨研究方法主张密切联系实践，但又应有所超越。思辨研究若达到抽象思维的程度，必然涉及概念、范畴和逻辑，故概念、定义等在思辨研究方法中起着非常重要的作用。医学科研人员在运用思辨研究方法时，需对研究对象的概念或定义进行逻辑上的分析，以有利于思辨研究方法的开展。

（3）**方法服从于研究目的**　定量与定性研究的使用是相辅相成的，都应服从于研究目的的需要。例如，在中医研究中，许多研究对象不可能进行测量，此时使用定量研究方法反而不利于探讨研究对象的本质特性。

二、实证研究概述

实证研究所注重的是对实践中的现象进行描述与解释，而不是对假想的情况进行研究论证，比较符合中医学的专业特点，有助于真正解决中医实践中的具体问题。

1. 实证研究（empirical study）　指研究者亲自收集观察资料，为提出理论假设或检验理论假设而展开的研究，具有鲜明的直接经验特征。实证研究推崇的基本原则是科学结论的客观性和普遍性，强调知识应建立在观察和实验的经验事实上，通过经验观察的数据和实验研究的手段来揭示一般结论，并且要求这种结论在同一条件下具有可证性。作为一种方法论，实证研究在和其他方法论共同探究的同时，也应自觉地寻求自身的变革。当代后实证主义重视价值，强调人的主观性选择、判断，是一种方法论的进步。

2. 实证研究方法　可以概括为通过对研究对象进行大量的观察、实验和调查，获取客观材料，从个别到一般，归纳出事物的本质属性和发展规律的一种研究方法。在实证研究中，研究者首先需要尽可能地排除价值判断，而侧重通过实证性的研究来客观地描述并解释实践中的现象及其各种外部联系。在此基础上，再侧重于建立恰当的价值判断标准，并在实践和应用中不断接受检验，方能保证研究结果的质量和价值。

3. 实证主义　关于"实证主义"的定义较多，其共同之处是：①以自然科学特别是数学化的物理学为一切科学方法的标准或理想；②采取事实与价值二分立场，主张研究过程中不带有价值判断；③采取真理符合说，认为观念或陈述的真假在于它是否与事实相符合，只有当它们与事实相符合时才能被称为是真的；④强调量化的必要性。

4. 实证研究与思辨研究的区别　实证研究立足于发现现实的合理性，思辨研究侧重于理性建构式的批判。随着中医实践日益清晰的信息反馈，传统思辨研究偏离中医实践的弊端日趋显露，加剧了中医理论与实践之间的冲突。故实证研究具有弥补思辨研究缺陷、传承中医学知识的功能。

5. 实证研究的论证过程　实证研究主要回答"是什么"的问题，它的一个基本特征是：所提出的命题是可以测试真伪的。其主要论证过程参见图4-3。

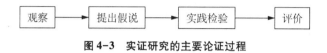

图4-3　实证研究的主要论证过程

6. 实证研究的特点

（1）它是认识客观现象，向人们提供实在、有用、确定、精确的知识研究方法，其重点是研究现象本身"是什么"的问题。实证研究法试图超越或排斥价值判断，只揭示客观现象的内在构成因素及因素的普遍联系，归纳概括现象的本质及其运行规律。

（2）目的在于认识客观事实，研究现象自身的运动规律及内在逻辑。

（3）对研究的现象所得出的结论具有客观性，并根据经验和事实进行检验。

7. 运用实证方法解决医学研究问题的思路　实证研究是通过归纳的思维方式，以观察事实和归纳逻辑为基础，透过现象的描述和解释概括出理论命题，最后再通过实际案例进行验证，回答"是什么"的问题。其基本研究思路可概括为：现实→观察→提出问题→基于已有理论并根据主观臆测提出假设→数据观测和收集→统计分析→经验概括→理论归纳→实际检验→应用和评价。（图4-4）

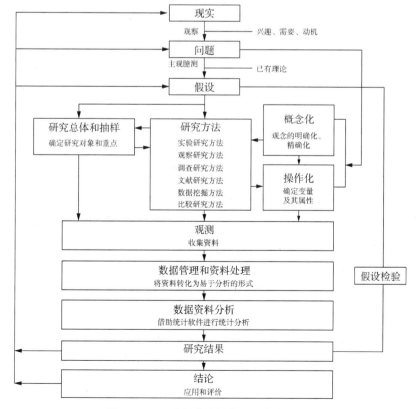

图4-4　运用实证方法解决问题的科学思路

8. 实证研究方法的优势

（1）坚持客观性追求　①实证分析认为，医学具有一定的客观制约性和规律性，强调可以用实证方法把握医学事实的内在规律性。②实证研究范式采取事实判断的方法来把握医学研究的客观性和真实性；用具体、明确的操作程序来探求医学研究的普遍性；用实验和试验的方法制定医学研究的规则并验证其可行性。③实证研究范式要求研究者与研究对象之间保持一定的距离，不能将主观的意愿、态度、偏好、价值观、情感等渗入到研究对象之中，以消除研究过程中的各种偏倚，提升医学研究的科学性水平。

（2）强调结构性程序　实证研究范式的操作性不仅体现于理论的可操作性，而且具有可操作性程序。理论的可操作性，指围绕解决某一问题所表现出的操作性，或指围绕解决某一问题所进行的操作性研究，可形成操作性概念，由这些概念所构成的理论在指导实践的过程中会表现出还原性、可重复性和同一性。可操作性程序指：①实证研究范式具有一套完备的操作技术，包括抽样方法、资料收集方法、数字统计方法等；②实证研究范式设计了一套完整的结构化的程序，包括如何将研究对象抽象为变量，如何建立数学模型，如何进行因素分析，如何提出检验结果的评估标准，以保证上述研究操作和结果的可重复性。由此可见，实证研究范式不是对事物进行整体研究，而是对事物外显行为进行测量、观察，对操作工具的科学性和规范性十分重视。

（3）注重验证性　实证研究范式以自然科学方法规范医学研究，把如何提高检验理论假说的可能性和可靠性作为主要发展方向，其验证性是其他研究范式所不可比拟的优势。实证研究范式的验证性主要基于下述假设：

1）因果性　强调人的行为是可以预测的，行为的缘由要么是受到内部压力所致，要么是受到外部力量驱使。一旦对人的行为进行合理界定和细致观察，就可以预测它的结果或追溯其原因。

2）演绎性　提出人们从某些基本的命题和概念出发，按一定的逻辑规律可以完成由一般到特殊、由抽象到具体的演绎过程。

3）可证实或证伪性　承认研究者通过对假设做一系列可证实或证伪性的检验，可以提出系统的、有条理的各种定理和概括，最终产生一些新的理论。

4）可重复性　实证研究范式在测量统计的基础上，取出揭示既有实验所反映的因果关系的数据，建立相关的数学模型，进而对所建立的模型进行再实验。继而依据误差控制的需求，对数学模型加以校正。最后，在通过考验后，将研究结果进行概念上的推断演绎。只要测量尺度、数据类型符合数学模型的要求，推断就是正确的、有代表性的、可推广的。

（4）重视预测性，有助于加强医学研究的实效性　预测以追求精确结论为目的。实证研究范式认为，预测是一种在对事实信息进行归纳概括的基础上，依据一般公理进行的推理性思维活动，存在逻辑破缺乃至完全失准都是可能的。但是，预测在总体上是因果律与统计律的统一体。因此，实证研究范式所具有的客观性、操作性和验证性之优势，在因果律和统计律的作用下，可以从一个特定的研究中揭示概念或理论的概括性，当将其应用于更为广泛的情境时，可以达到外部效度与内部效度的统一，从而提高医学研究的实用性。

9. 实证研究范式的局限性

（1）研究导向上强调纯科学性，影响对医学的全面认识　20世纪60年代，在医学研究以定量研究为本质的"科学"口号下，基本上放弃了对历史的、文化的或社会的因素的探讨，研究的重心转为研究一些具体的医学现象对社会的影响，强调研究成果的可推广性，强调研究资料的正确性、可靠性和客观性，强调研究结果的预测性和可检验性，最终导致了医学研究纯科学性追求。医学研究过程被简约为应用某种所谓"科学方法"搜集和整理有关研究资料的过程。于是，人们的注意力主要放在可以量化的某些现象上，出现本末倒置的现象，影响人们对医学研究的认识。

（2）分析视角上注重普世视角，不利于本族文化与异族文化的深入比较 医学研究如果过分强调对绝对客观性的追求，只能使比较研究停留于表面、肤浅，阻碍本族文化与异族文化的深入比较。进行医学研究时，首先要在不同民族或国家中鉴别哪些是先进的，哪些是落后的，哪些是停滞不前的，这一鉴别和判断应带有研究者的主观意识。其次，处于不同文化背景的医学研究者，站在"他者"的立场上，对于同一事实材料往往得出不同的解释和评价。最后，由于所受的教育背景、所处的生活环境等因素的影响，对相同的研究主题和研究成果的看法也会带有主观性。

（3）研究方法上过分推崇自然科学方法，影响了医学研究的深入 早期实证主义者认为，科学的方法即"客观的方法"。在医学研究方面，实证研究范式者均把自然科学的方法作为追求客观知识的不二法门。然而，由于医学研究对象的复杂性，若不论所要研究的问题性质如何，一律采用实证研究范式，将陷入以方法决定目的的错误，导致人们过分关注容易量化的非本质的指标，从而舍弃一些无法用变量之间关系说明的本质因素，其结果常常是使研究停滞于事物的表面而深入不到事物本质，从而影响了医学研究的深入发展。

10. 高质量实证研究的评价标准 ①是对医学实践长期的、近距离的观察；②是在仔细筛选过现有理论之后努力寻找更新颖的解释；③知道如何去平衡还原论与整体论、历时性与共时性之间的矛盾；④意识到"人类医学实践"给各种研究方法带来的边界性；⑤高质量的医学研究，一定更与智慧而不是技术手段有关。

第三节 定量研究、定性研究与质的研究

一、定量研究

1. 定量研究的定义与基本信念 定量研究是确定事物某方面量的规定性的科学研究。其方法论以下述原则为基本信念：

（1）决定论 亦称因果论，认为任何事物都有其因果关系，定量研究的目的就是要找到事物之间的因果关系，以预测和控制事物的发展。

（2）经验论 认为真正的知识只能来源于经验的证实。

（3）还原论 亦称分解论，主张把复杂的现象分解为简单的变量，通过对简化了的变量的控制性研究以达到对复杂事物的认识。

（4）价值无涉论 科学只涉及事实，与价值无关，研究者应保持价值中立。

（5）普适论 研究的目的是通过对小样本的研究以发现具有普适意义的规律性认识。

2. 定量研究范式的特征　①在本体论上，坚持医学现象是客观存在的，各种医学现象，作为事实可做抽离式研究；②在认识论上，表现出机械的客体中心论或机械的反映论，认为认识就是对客体的直观和机械的反应；③在对客体的认识上，认为现象应是可以被经验感知的，一切概念应还原为直接的经验，理论的真理性应由经验来检验；④在方法论上，设定方法可以独立于对象，具有普遍性，同时强调量化的必要性；⑤在研究目的上，回答"是什么"，并不回答"应当是什么"或"应该怎么做"的问题。

3. 定量研究的特征　①定量研究具有抽象性和演绎性；②定量描述具有客观性和精确性；③研究方法具有简约性和模拟性；④分析过程注重事物发展的条件和结果。总之，可概括为生态性、结构性、清晰性、预测性、验证性、可重复性、普适性、严密性、客观性、精确性、广泛性、深刻性、普及性。

4. 定量研究的优缺点　参见表 4-1。

表 4-1　定量研究的优缺点

优越性	客观性。用数字描述事物比用语言描述的主观程度要小，更符合客观事实，标准化和精确化程度较高
	严密性。定量研究逻辑推理严谨，能够对现象之间的因果关系作出精确分析，结论也更为客观、科学
	普遍性。定量研究是建立在抽样统计基础上的，研究结果具有可推广性，更具有说服力
	验证性。定量研究往往是在有目的地控制某些条件下，按严格的程序进行的，因此，就有可能在同样的条件下，重复某一课题的研究过程
	预测性。定量研究可以把事物的发展及其影响因素归结为一定的数量关系，据此便可以对事物作出预测
	客观性和可重复性。研究目标明确，方法具体，便于操作，研究结果具有客观性和可重复性
局限性	定量研究首先要建立一套可以量化的指标体系，影响制约教育的变量很多，研究结果的真实性、可靠性必会受到质疑
	定量研究的最大缺点是"肢解"研究对象，使研究对象处于一个一个静态的"部分"，然后以数学化的方法对部分进行处理。分解后的单个变量可能并不能反映事物的属性，部分与部分之和也并不一定等于整体，将复杂的医学现象简单地数量化、凝固化，并且忽略现象背后的意义与价值。事实上，医学科学规律不可能单靠具体的数量关系来表达
	主要对医学现象的表层进行量化测量，强调对行为事实进行静态的横向研究，而不注重从动态的、发展的角度研究行为的意义，忽视了医学现象发生变化的过程、条件，因而难以揭示事物发展的深层内在结构
	前提假设不完全符合事实
	操作过程过于程序化，导致"方法中心"倾向，不是为解决问题去寻找方法，而是为了适应方法去简化问题，本末倒置，方法引导研究，往往让方法挂帅，甚至玩弄数字游戏，统计愈深愈好
	客观结果存在潜在的主观性。在变量的取舍分解上首先是研究者的主观选取；如何抽样也是研究者的主观选择；在选取数据时选取支持假设的数据，甚至篡改数据
难以克服的困难	对软指标量化的可行性
	数据的不可重复性，在时间上具有不可逆性，很多数据不可回过头去做严格的检验，也不可能通过可控实验来发现数据的问题
	定义的不确定性
	数据的统计口径不一致

5. 定量研究方法的评价

（1）定量研究方法的优越性　①客观性：用数字描述事物比用语言描述的主观程度要小，更符合客观事实。②严密性：事物质变总是从量变开始的，量变积累到一定程度必将引起质变，经常进行定量研究可以及早发现质的变化。③普遍性：定量研究是建立在大量抽样统计基础上的，研究对象的范围较大，更具有说服力。④验证性：定量研究往往是在有目的地控制某些条件下，按严格的程序进行的。因此，就有可能在同样的条件下，重复某一课题的研究过程。⑤预测性：定量研究可以把事物的发展及其影响因素归结为一定的数量关系，据此便可以对事物作出预测。

（2）定量研究方法的局限性　①影响健康与疾病的因素很多，但在现有的医学研究水平上，有些影响因素是不能量化的，如舌苔、脉象、情绪、意志等。因此，采用定量研究就要放弃一些尽管在客观现实中存在的，但却不易量化的事实，这样研究结果常常沉湎于一个狭小的领域，不能从整体上把握人的心理。②定量研究赋予研究对象一种纯粹形式化的符号来反映事物的特征，是将复杂的医学现象简单地数量化。③实证主义方法不是万能的，它不适合研究人的文化性，这是因为文化应从整体来理解，从生活经验来理解。④统计数字有时并不可靠。由于技术等其他原因，统计数字有时并不可靠，因为它经过了人们的加工制作，而为了不同的目的，人们在制作时可能将其夸大或缩小，以制造有利于自己的假象。⑤不同于一般的数学方法。数学方法研究的是抽象的数量、空间形式关系及结构，而定量研究的是医学现象的量，应把它们与质及具体的时间、地点、条件等联系起来。

二、定性研究

1. 定义　定性研究（qualitative research）是研究者通过访谈、现场观察及查阅文献了解人们对某一事物或现象的经历、观点、见解、想法、感觉，收集分类变量，并按一定的主题、类别进行编码、归纳推理的过程。观察法（observation）、访谈法（interview）、专题小组讨论（focus group discussion）、文献分析是常用的定性研究方法。

2. 要素　包括四个基本要素：①对纳入研究的对象应合理、有目的地加以选择，应当与研究问题相关；②资料收集的方法应针对研究的目的和场所；③资料收集的过程应当是综合的，能够反映覆盖面和代表性，能够对观察到的事件加以适当的描述；④资料分析的手段恰当，将分析结果与多种来源的信息进行整合，确保研究对象的观点得到合理的解释。

3. 定性研究方法的特点　主要特点如下：

（1）自然性　在对研究情境不进行操纵或干预的情况下，考察实际所发生的事情。

（2）描述性　在定性研究中，研究者以现场的观察记录、关键人物的访谈实录、文件、图片、实物等为主要的资料来源。

（3）归纳性　定性研究的方法论基础是归纳而不是演绎。它产生于对实际现象的考察、分析和归纳。进行定性研究并不一定要论证什么，重要的是从实际事物中发现什么，通过对实际过程的考察，了解事物的变化和事物之间存在的联系。

（4）整体性　定性研究从整体上把研究对象作为一个系统的观点，有利于洞察研究对象的全貌，从不同的角度了解研究对象的特征及变化，用不同的方法认识研究对象的特点。

（5）解释性　定性研究是以了解研究对象本身的观点为目的，以解释为己任，它不期望寻找到普遍规律，而求再现所研究心理现象的实质。

（6）行动性　行动研究能够有效地纠正传统的定性研究方法通常凭研究者个人的兴趣选择研究课题，研究内容常脱离实际，不能满足实践工作者的需要。因此，行动研究既是解决问题的好办法，也是未来医学科学研究发展的一个方向。

4. 定性研究的优点

（1）定性研究可以为突发事件、复杂事件提供解释分析，可以产生新理论。

（2）定性研究者系统地观察人们和事件，以揭示人们在自然状态下的行为和相互作用。观察可以避免言行不一致，可以获得观察对象自己还没有意识到的行为和习惯。

（3）定性研究者深入到研究现场，作为现场情境中的一个成员，与被研究者一起生活和工作，在自然生活情境中全面描述现场情境，具有一定的真实性和全面性。

（4）定性研究强调研究者放下自己的主观臆测，尊重事实，允许并鼓励研究对象根据自己的认知框架，而不是根据预先安排好的问题结构作出回答，具有一定的灵活性。

（5）定性研究最突出的特点就是对人的尊重，它最关注的是研究对象自己的看法，尊重研究对象对自己行为的解释，从研究对象的角度去诠释研究对象行为的内部意义。

5. 定性研究的缺点

（1）偏倚　许多定性研究者没有具体描述分析资料的方法，可能会存在一定的偏倚。

（2）代表性差　由于定性研究采取的是目的抽样，样本量比定量研究要少得多，样本不具备广泛的代表性，研究结果可能有很大的变异性。

（3）不精确　由于定性研究是依据对生活的洞察力建立起来的经验，经验本身带有很强的主观体验，而且研究者和研究对象都是人，这就不可避免地带有各种主观因素的干扰，研究者个人背景以及和被研究者之间的关系，对研究过程和结果会产生较大的影响，有时候对同一问题会得到完全不同的结论。

6. 中医研究中选择定性研究的意义

（1）促进临床证据在医疗实践中的应用　中医学是基于长期经验的临床实践医学。在循证医学的证据分级当中，经验被列为最低级别的证据。定性研究发现，研究的证据很难改变临床医生的实践行为，反而，经验性的知识更容易被临床医生所接受。定性研究能够研究医生和患者的知识、态度、观点、动机、期望，观察其医疗行为、医患关系，了解干预措施实施过程中的障碍，能够更好地促进临床证据在医疗实践中的应用，充分体现以"患者为中心"的医疗模式，这正是定量研究不能回答的问题。

（2）分析与解释干预效果　通过定性研究分析法，抽提并鉴定中医诊疗过程的复杂要素组成，可对中医的疗效评价进行细致深刻的分析与解释。以中医治疗肝气郁滞为例，情志致病是最常见的危险因素，也是重要的预后因素，除开具疏肝理气的中药之外，对患者进行心理疏导也是重要的环节。中医师在诊疗过程中，通过与患者的沟通、交流与倾听，给予患者适当的安慰与移情怡性的建议，这些都构成了中医治疗的要素，都可能对患者的预后起积极作用。

（3）评价中医学中的复杂干预措施　经典的定量研究方法评价中医学中的复杂干预措施时，这种寻求统计学上因果量化关联的评价方法显现出了局限性。人作为具有社会人文属性的生命体具有复杂性，而且人体是一个开放的非线性系统，对人体各组成部分的了解，并不意味着能对生命现象作出全面的解释。每个症状作为子系统，对其评价后进行简单的叠加，不能反映出病或证——即整个系统的改变状态。要对中医治疗的效果进行评价，就需要对诸多现象进行解释，而不仅仅是简单的线性分析。对中医学的疗效评价，需要将人文背景纳入评价体系中。对这些要素的评价，采用经典的定量研究和关联分析是难以回答的。通过定性研究方法，回答诸如中医的干预对患者意味着什么？为什么医生和患者认为干预措施有效？是怎么起作用的？患者的治疗体验和期望是什么？从而对干预的过程和实施的内外环境等因素加以解释。

三、质的研究

质的研究（qualitative research），又称为质化研究、质性研究、人种学研究、叙事研究、个案研究、自然研究、现场研究等，不一而足。

1. 概念及定义　"定性研究"与"质的研究"是两个不同的概念。事实上，"在我国历来的研究方法论中，定性研究有其特殊的含义，多指研究者本人对问题的思考和看法，多从思辨的角度对研究问题进行描述，而这种定性研究的思考方式与质的研究有很大的不同"。关于质的研究的定义，有下述几种不同的表述。

（1）研究活动的特征　质的研究是以研究者本人作为研究工具，在自然情境下采用访谈、观察、实物分析等多种收集资料的方法，对自然发生的事件中各种行为的变化、发展进行描述和归纳，通过与研究对象的互动，理解其行为和意义的一种活动。质的研究的哲学基础是现象学的解释主义、后实证主义、批判理论和建构主义以及现象学、阐释学、扎根理论、象征互动主义等。

（2）研究所产生的结果　"质的研究是产生描述性资料的研究"。

（3）产生结果的方法　"质的研究指任何不是经由统计程序或其他量化手续而产生研究结果的方法"。

2. 基本特征　不管其定义表述如何，质的研究具有四个基本特征：①是自然的研究；②是描述性的；③具有归纳取向；④具有整体的观点。

四、定量研究、定性研究、质的研究及实证研究的区别

1. 定量研究与定性研究　定量研究和定性研究的区别参见表4-2。

表 4-2　定量研究与定性研究的区别

区别点	定性研究	定量研究
相关术语	定性分析、定性描述、思辨研究、定性研究、哲学研究	量化研究、量的研究、定量研究、定量分析等
关键概念	个人见解、概念辨析、价值讨论	变量、可操作性、可控制性、有统计意义
研究对象观	强调价值涉入	强调价值无涉，现象是独立于研究者之外的客观存在
理论基础	马克思主义理论思想辩证法；建构主义、解释学、现象学等	实证主义哲学、经验主义
研究目的	描述现实，提高认识	检验理论，证实事实
研究材料	现有资料，包括专著、杂志、政策等	数字、数量、文献、统计、测量工具
资料来源	自然情境	经过严密控制的情境
样本	由无代表性的个案组成的小样本	由有代表性的个案组成的大样本
主要研究方法	文献查阅、哲学思辨、历史法、经验总结	调查、实验、准实验、访谈、问卷
研究设计	灵活，一般，可引申	预定的，正式，具体
数据分析	非统计的方法，归纳分析	统计的方法，演绎分析
研究特点	又被称为"书斋式研究"，重个人主观见解，不属于实证研究的范畴	强调对变量的操作和控制，重视因果关系，研究过程规范，研究结果具有推广性
结果呈现方式	文字描述、说明	数据、数字、量度、文字描述

2. 定量研究与质的研究 许多研究者主张将两者作为并行的、可以相互补充的研究方法。二者的区别参见表 4-3。

表 4-3 定量研究与质的研究间差异

区别点	定量研究	质的研究
研究目的	证实普遍情况、预测、寻求共识	解释性理解、寻求复杂性、提出新问题
对知识的定义	情境无涉	由社会文化所建构
价值与事实	分离	密不可分
研究内容	事实、原因、影响、凝固的事物、变量	故事、事件、过程、意义、整体探究
研究层面	宏观	微观
研究问题	事先确定	在过程中产生
研究设计	结构性的、事先确定的、比较具体	灵活的、演变的、比较宽泛
研究手段	数字、计算、统计分析	语言、图像、描述分析
研究工具	量表、统计软件、问卷、计算机	研究者本人（身份、前设）、录音机
抽样方法	随机抽样、样本较大	目的性抽样、样本较小
研究情境	控制性、暂时性、抽象	自然性、整体性、具体
资料收集方法	封闭式问卷、统计、实验、结构性观察	开放式访谈、参与观察、实物分析
资料特点	量化的资料、可操作的变量、统计数据	描述性资料、实地笔记、当事人引言等
分析框架	事先设定并加以验证	逐步形成
分析方式	演绎法、量化分析、收集资料之后	归纳法、寻找概念和主题、贯穿全过程
研究结论	概括性、普适性	独特性、地域性
结果的解释	文化客位，主客体对立	文化主位，互为主体
理论假设	在研究之前产生	在研究之后产生
理论来源	自上而下	自下而上
理论类型	大理论、普遍性规范理论	扎根理论、解释性理论、观点、看法
成文方式	抽象、概括、客观	描述为主、研究者的个人反省
作品评价	简洁、明快	杂乱、深描、多重声音
效度	固定的检测方法、证实	相关关系、证伪、可信性、严谨
信度	可以重复	不可重复
推广度	可控制、可推广到抽样总体	认同推广、理论推广、积累推广
伦理问题	不受重视	非常重视
研究者	客观、权威	反思的自我、互动的个体
所受训练	理论的、定量统计的	人文的、人类学的、拼接和多面手的
研究者心态	明确	不确定、含糊、多样性
研究关系	相对分离、研究者独立于研究对象	密切接触、相互影响、变化、共情、信任
研究阶段	分明、事先设定	演化、变化、重叠交叉

3. 定量研究与实证研究 实证主义强调研究对象的客观独立性，重视操作工具的科学性和规范性，而不考虑研究者对研究对象的影响。尽管在自然科学的实证研究中有大量的研究采用了量化的形式，但实证研究不等于定量研究，依据如下：

（1）实证研究既可使用量化的资料，也可使用非量化的资料。例如，默顿的博士论文《十七世纪英国的科学、技术与社会》作为科学社会学的经典文献，其研究方法是实证的，而采用的资料既有量化的也有非量化的。

（2）采用量化的资料但没有提出理论假设并给予证明的研究，不是实证研究。有些医学研究论文尽管列出了大量的调查统计数据和表格，并且以这些量化的资料为依据提出了自己的观点和结论，也不能被视为实证研究的文本，因为这种研究只是对于数据的一般定向，它们提供的理论应说明的是各类变量，而不是对具体变量之间的关系作清晰的表述和可验证的判断，这种文本在社会科学研究中被称为"事后解释性文本"。换言之，存在着一类量化而非实证的研究方法和文本。

4. 实证研究与质的研究　国内外学者将实证研究与质的研究视为社会科学领域中两种大体"对称"的研究方法。实证研究要求针对研究问题提出一个理论假设，并用搜集到的经验材料证明（或推翻）这个假设，采用的是演绎逻辑，关注"对客观事实的说明"；质的研究在一项研究开始时并没有具体的已有问题要回答，也没有具体的假设要验证，而是随着搜集资料的进展运用归纳方法逐渐形成研究的主题，关注与研究对象互动中对事物意义的理解。这两种研究方法分别依循的范式不是定量与定性，而是实在论与建构论。

5. 定性研究与质的研究　二者的区别参见表 4-4。

表 4-4　定性研究与质的研究间的区别

区别点	定性研究	质的研究
相关术语	定性描述、思辨研究、哲学研究	自然研究、现场研究、人种学研究、现象学研究、人类学研究、生态学研究、案例研究
关键概念	个人见解、概念辨析、价值讨论	涵义理解、社会建构、场景、背景
研究目的	理论建构、价值设立、意义探讨	描述事实、提高认识、促进理解
研究资料	专著、杂志、历史文物等	现场（语言、文字、录音等）记录、档案
理论基础	马克思主义理论思想、辩证法	解释学、现象学、后实证主义和建构主义、符号互动主义、人本主义等
研究对象	文献资料、政策、教育理论	客观事实、教育实践
资料来源	已有文献	主要是自然情境
资料收集方法	主要是文献查阅与分析	观察、开放式访谈、实物分析等
主要研究方法	哲学思辨、个人见解、政策宣传和解释、文献资料分析、经验总结、历史法	历史研究、文献研究、开放性访谈和观察、实地研究、逻辑分析、内容分析、个案研究
主要研究特点	又被称为"书斋式研究"，重个人主观见解，不属于实证研究的范畴	重视自然研究情境，尊重事实，个别化研究，不重概括，属于实证研究的范畴
成果特点	结论性、抽象性和概括性	过程性、情境性和具体性

总之，质的研究是建立在实证主义基础上的借助于社会学研究方法的一种综合研究，是以当事人的视角进行的体验式的现场研究，有一套系统的方法规范。其主要功能是"解释"。定性研究是对科学现象进行"质"的理论思辨的科学方法，主要功能是"建构"。定量研究是在理论思辨的基础上，对科学现象内外部关系进行"量"的分析和考察，寻找有决策意义结论的方法，主要功能是"实证"。

第四节　调查、观察与实验

一、调查

调查（investigate）是对特定的社会现象进行实地考察，了解其发生的各种原因和相关联系，从而提出解决医学问题对策的活动。其特征是所要研究的问题及因素是客观存在的，只能被动观察，不能用随机分组的方法平衡混杂因素对调查结果的影响。调查步骤包括：确定调查总体→选取样本→设计研究工具→具体实施与分析资料。

1. 特点　调查的特点如下：

（1）真实性（authenticity）　即以事实为根据。涉及的人物、事件，事件发生的时间、地点、背景、过程、原因和结果应真实。

（2）客观性（objectivity）　客观地反映事实，忠于事实，不带有调查者的主观随意性。不能对客观事实随意引申，或不切实际地渲染。

（3）针对性（targeted）　有针对性地调查研究一些实践中的具体问题。

（4）实效性（effectiveness）　实施的可行性和实施效果的目的性。

（5）评价性（evaluability）　调查报告应该包含调查的目的、调查的方法、调查的时间、样本的情况、调查的内容、调查表的分析、分析结果、自己的看法等。调查目的的确定方式参见图4-5。

2. 类型　调查的常见类型参见表4-5。

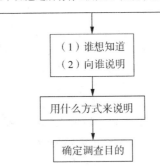

图4-5　调查目的的确定方式

表4-5　常用的调查方法

分类依据	类型	概念或方法
对象范围	全面调查	对调查对象的全部单位所进行的调查（普查）
	非全面调查	对调查对象总体中一部分单位所进行的调查，如抽样调查、典型调查等
调查方式	直接调查	直接接触调查对象所进行的调查，如实地观察、口头访问、实验调查等
	间接调查	通过某种中介间接向调查对象所进行的调查，如问卷调查、文献调查等
调查目的	现况调查	描述疾病或健康状态及其影响因素的研究方法，如普查、抽样调查
	预后研究	关于疾病各种结局发生概率及其影响因素的研究
调查时间	回顾性调查	以果求因，判断暴露危险因素是否与疾病有关联及其关联程度的大小
	前瞻性调查	以因求果，判定暴露因素与发病有无因果关联及关联强度的观察性研究
组织形式	常规调查	按照国家统一规定的调查要求自下而上地提供统计资料的一种制度
	专题调查	为了认识某一特定现象、回答某一特定问题而对某项工作进行的调查
资料性质	定量调查	对有代表性的样本进行问卷访问，对调查的数据进行整理和分析
	定性调查	对所研究的对象进行科学抽象、理论分析、概念认识等

定量调查与定性调查的比较参见表 **4-6**。

表 4-6 定量调查与定性调查的比较

比较项目	定量调查	定性调查
理论假设	在研究之前产生	在研究之后产生
研究目的	证实普遍情况、预测、寻求共识	解释性理解、寻求复杂性、提出新问题
研究内容	事实、原因、影响、凝固的事物、变量	故事、事件、过程、意义、整体探究
研究者	客观、权威	反思的自我、互动的个体
研究关系	相对分离、研究者独立于研究对象	变化、共情、信任
研究层面	宏观	微观
研究的问题	事先确定	在过程中产生
研究设计	结构性的、事先确定的、比较具体	随研究的进行不断发展、调整和修改
研究手段	数字、计算、统计分析	语言、图像、描述分析
抽样方法	随机抽样，样本较大	目的性抽样，样本较小
研究情境	控制性、暂时性、抽象	自然性、整体性、具体
资料收集方法	封闭式问卷、统计表、实验、结构性观察	开放式访谈、参与观察、实物分析
资料特点	量化的资料、可操作的变量、统计数据	描述性资料、实地笔记、当事人引言等
分析框架	事先设定并加以验证	逐步形成
分析方式	演绎法、量化分析、收集资料之后	归纳法、寻找概念和主题、贯穿全过程
研究结论	演绎性、概括性、普适性，可推论到总体	归纳性、独特性、地域性，不能推论总体
价值与事实	分离	密不可分
成文方式	抽象、概括、客观	描述为主
效度	固定的检测方法、证实	相关关系、证伪、可信性、严谨
信度	可以重复	不能重复
伦理问题	不受重视	非常重视

二、观察

"观"指通过感觉器官获得有关事物的信息；"察"是对信息的分析研究。著名的生理学家巴甫洛夫在他的研究院门前石碑上刻下"观察、观察、再观察"的名句，以此强调观察的重要性。观察的基本特征是对自然现象及其变化过程不加任何干预，具有目的性、计划性、客观性、技术性、系统性和可重复性。

1. 观察的概念

（1）观察（observation） 是一种有目的、有计划、比较持久的知觉活动。

（2）观察力（observation ability） 是人们从事观察活动的能力。

（3）观察方法（observation method） 指人们有目的、有计划地通过感官和辅助工具，在自然状态下对客观事物进行考察而获取事实资料的一种科学研究方法。

2. 观察的类型 观察的类型参见表 4-7。

表 4-7   常用的观察方法

依据	类型	概念或方法
条件	自然观察	不加以人工干预，对自然状态下所呈现的情况进行观察
	实验观察	利用专门的仪器对被研究对象进行积极的干预
状况	直接观察	不借助任何仪器，凭人的感觉器官直接感知
	间接观察	借助仪器设备对研究对象进行观察，如 MRI 与 CT 在各系统、各部位疾病的诊断中具有较高的影像学诊断价值
内容	全面观察	如疾病诊断中采用的望、闻、问、切或视、触、叩、听方法
	重点观察	选择事物的部分或局部观察的方法，重点观察有利于抓住事物的特征
目的	定量观察	如测量温度、体质量、血压等，重在数据论证
	定性观察	如观察植物叶的特点，观察蜗牛、蚂蚁的特征等，重在找规律
介入	参与观察	在实际参与研究对象的活动和表现过程中进行的观察
	非参与观察	以局外人的身份对研究对象的活动和表现进行的观察
方法	结构观察	也称有控制观察或系统观察，事先设计好观察项目和要求，统一制定观察表格
	无结构观察	也称无控制观察或简单观察，只要求观察者有一个总的观察目的和要求，然后到观察现场根据当时的具体情况有选择地进行观察

3. 观察的原则

（1）客观性　观察的客观性，核心就是从实际出发，真实地反映现实，决不能带有主观偏见，随意取舍，甚至歪曲现实。

（2）辩证性　观察时要按照对立统一的规律，用联系的、发展的、全面的观点观察事物，避免用孤立的、静止的、片面的观点看问题。因为宇宙万物都是相互联系的，相互依赖着，相互制约着，不断地运动、变化，从量变到质变，从产生到灭亡。所以，观察事物必须符合事物本来的辩证法，正确地认识客观事物。

4. 观察的作用　观察是一切科学研究的基础。在观察中所获得的经验事实一般称为原始资料，这些原始资料具有极其重要的科学价值，它是一切科学的起点。从这个意义上说，科学既始于问题，又始于观察。观察的作用可概括为：①获取科学事实；②导致科学发现；③检验假说和评价理论。

5. 观察的步骤　观察研究是一个循环研究，包括以下 6 个步骤：①明确观察目的和意义（在观察中要了解什么情况、搜集哪方面事实材料），确定观察对象、时间、地点、内容和方法，即回答"为什么观察"和"如何观察"等问题；②通过检索资料、专家访谈等，搜集有关观察对象的文献资料，并进行阅读分析，对所要求观察的条件有一个最一般的认识，为观察做好充分准备；③编制观察提纲，对观察客体单位要进行明确分类，对所观察的事物确定最主要的方向；④实施观察，进行有计划、有步骤、全面而系统的观察；⑤资料收集记录；⑥分析资料，得出结论。

6. 观察的优缺点　观察的优缺点如下：

（1）优点　①可以观察到被试者在自然状态下的行为表现，获得的结果比较真实；②可以在当时实地观察到行为的发生发展，能够把握当时的全面情况、特殊的气氛和情境；③在研究对象不配合的情况下，可以用观察法。

（2）缺点　观察性研究的致命缺陷是易受混杂和偏倚的影响，致使结果偏离真实，得出错误的结论，致使同一问题的不同研究往往得出不同的甚至是相反的结论。其他缺点表现为：①研究者处于被动的地位，往往难以观察到研究所需要的行为，搜集资料较费时。②观察所获得的结果只能说明"是什么"，而不能解释"为什么"。因此，由观察法所发现的问题，尚需用调查法、实验法进行研究，才能得到解决。③受观察者本人的能力水平、素质的影响。④有些观察活动会影响被观察者的正常生活。⑤花费人力、物力、财力。⑥信度、效度难以保证。

三、实验

实验（experiment）是按照研究目的和有关理论假设，合理地控制或创设一定条件，积极地干预研究对象，从而验证假设、探讨医学现象间的因果关系的一种研究方法。实验的基本特征是变革和控制研究对象，可以突破自然条件的限制，使自然过程以纯粹的、典型的形式表现出来，暴露出它们在天然条件下无法暴露的特性，获取更广泛、更深刻、更准确的科学事实。因此，实验比观察具有更大的主观能动性及简化和纯化的作用，有利于揭示新的自然规律。

1. 要素 实验的要素如下：

（1）实验者——主体 即组织、设计和进行科学实验的人。提出实验目的、实验方案计、实验步骤、实验操作过程、实验结果处理等。

（2）实验对象——客体 是实验者进行变革和控制的对象，又是实验者的认识对象。

（3）实验手段——中介 由实验仪器、工具、设备等客观物质条件组成，决定着科学实验所能达到的认识水平。实验手段的每一步改进，都意味着科学实验水平的提高。

2. 作用 ①创造新条件；②简化自然过程，突出主要因素；③纯化自然过程，接近纯净、理想状态；④强化自然过程，创造极端环境条件；⑤加速研究对象的运动变化过程；⑥减速研究多项的运动变化过程；⑦再现研究对象的运动变化过程；⑧验证和发展科学理论。

3. 步骤 实验的一般步骤为：①对有关文献进行回顾分析，确定研究问题；②根据相关理论，作出合乎逻辑的推测，提出研究假设/工作假说，建立可证伪的检验模型；③进行实验设计，确定研究程序和方法；④实施实验，搜集有关数值变量；⑤运用数值变量对研究假设进行检验；⑥解释数据分析的结果，提出研究结论对现实或理论的意义以及可以进一步研究或改进的余地。

4. 类型 实验方法的类型参见表4-8。

表4-8 实验方法的类型

分类依据	类型	目的
特征	探索性实验	探索自然规律与创造发明或发现新东西
	重复性实验	学习、掌握或教授他人已有的科学技术知识
设计的基本特征	真实验	四个特征：前瞻性、干预措施、随机抽样、平行对照
	类实验（缺少一个或几个实验特征）	不设对照组
		设对照组
结果的性质	定性实验	是不是、有没有
	定量实验	是多少、有多少

分类依据	类型	目的
功能	析因实验	寻找原因
	比较实验	比较异同
	验证性实验	检验假说理论
	结构分析实验	研究事物内部空间结构
环境	实验室实验	观察和分析依存关系，找出客观规律；检验理论
	现场试验	评价干预措施的效果；病因和危险因素，如卫生服务措施的质量等
研究对象的关系	直接实验	直接对研究对象进行的实验
	模拟/模型实验	借助模型研究原型；疾病及中医证候模型
目的	导向性实验	预先对少数研究对象进行小规模实验，初步掌握结果走向
	观测性实验	在少数实验单位中搜集若干数据，以作为正式实验设计的参考
	筛选性实验	用简单的方法从众多的研究对象中选出值得研究的对象
	练习实验	确证实验操作方法或获得某些基础数据
	决定性实验	总括性、检验性实验
	正式实验	验证和发展科学理论

5. 特点 实验法的优点是可以严格地控制实验条件，尽可能排除无关因素的干扰而引起的误差，得到较精确的数据；实验者主动控制、创造研究条件，引起需要研究的现象，可以反复进行实验。实验法的局限性是耗资大，并且通过这种方法得出的结论常常受人质疑。因为实验室的条件带有很大的人为性，常常要把复杂的问题简单化才能做到精确设置所需的环境，其得出的结果就与真实的生活有差距。实验设计越精密，离真实环境的差距就越远，其研究结论能否应用于解释医学现象也就越成问题。

四、调查、观察、实验的区别

实验与观察的区别是：观察指出事实；实验认识事实并提供事实与其他事实关系的经验。当人们不满足在自然条件下去观察对象，要求对被研究对象进行积极干预时，就导致科学实验的产生。从观察、实验中获得科学新发现的基本条件是：观察、实验的结果应可以重复出现。即任何一项发现至少要被另外一位研究者所重复证实，否则不能算作一项发现。调查、观察、实验的区别见表4-9。

表4-9　调查、观察、实验在时间、条件上的区别

类型	时间	条件
调查	针对已经发生过的过程	调查的过程是过去存在的，调查本身对具体过程并不产生影响
观察	针对正在发生的事实情况	在自然条件下进行的，而且不予以刺激
实验	针对将要发生的过程	通过控制刺激条件，并诱发过程的发生

第五章　科研常用的 IT 工具

　　工具软件是一个约定俗成的概念，指除操作系统软件、大型商业应用软件之外的一些软件。在科学研究中通常应用的工具软件有：文献管理软件、词典翻译软件、数据挖掘软件、工程制图软件、图表图像处理软件、统计分析软件、实验设计软件、仿真建模软件、论文撰写软件等。随着信息技术的发展，工具软件广泛应用于实验设计、数据处理、科学计算及分析等领域，在科学研究中发挥着越来越重要的作用，利用 IT 工具及其软件为科研工作服务已经成为一种不可或缺的能力。

第一节　数据挖掘工具

一、数据挖掘和文本挖掘概述

　　随着信息技术的飞速发展以及人们获取数据手段的多样化，人类在各个领域所积累的数据正以指数方式增长，人们不再仅满足于对数据库中已有的数据进行存取等简单的操作，而是希望能让计算机自动智能地分析数据库中的大量数据，以揭示隐藏在这些数据背后的更重要的信息。

1. 数据挖掘和文本挖掘的概念

　　（1）数据挖掘（data mining，DM）　是从大量数据中获取有效的、新颖的、潜在有用的、最终可理解的模式的过程，是数据库知识发现（knowledge discovery in databases，KDD）中的一个步骤。KDD 是整个过程，DM 是 KDD 过程中的一个特定步骤，它用专门算法从数据中抽取模式。KDD 的对象是医学信息数据库，包含文本、图形、图像、数字、数据信息等多媒体数据库。简言之，DM 从大量数据中提取或"挖掘"知识，提取的知识通常表示为概念（concepts）、规则（rules）、规律（regularities）、模式（patterns）、约束（constrains）、可视化（visualizations）等形式。DM 的两个高层目标是预测和描述。前者指用一些变量或数据库的若干已知字段预测其他感兴趣的变量或字段未知的或未来的值；后者指找到描述数据的可理解模式。

　　（2）文本数据挖掘（text mining）　指从文本数据中抽取有价值的信息和知识的计算机处理技术。顾名思义，文本数据挖掘是从文本中进行数据挖掘。从这个意义上讲，文本数据挖掘是数据挖掘的一个分支。

　　文本数据挖掘的基本技术有文本信息抽取、文本分类、文本聚类、文本数据压缩、文本数据处理五大类。在基本技术之上是信息访问和知识发现两个主要的应用领域。信息访问包括信息检索、信息浏览、信息过滤、信息报告；知识发现包括数据分析、数据预测。

2. 医疗数据挖掘的主要特点

（1）模式的多态性　医疗信息包括纯数据、信号、图像、文字，以及用于科普、咨询的动画、语音和视频信息。医疗信息的多模式特性是它区分于其他领域数据的最显著的特征，这种多属性模式的并存加大了医疗数据挖掘的难度。

（2）不完整性　病历和病案的有限性使医疗数据库不可能对任何一种疾病信息都能全面地反映，表现为医疗信息的不完全性。

（3）时间性　医疗检测的波形、图像都是时间的函数；还有一部分医疗信息，比如患者的身份记录等静态数据，虽然不带有时序性，但都是对患者在某一时刻医疗活动的记录。

（4）冗余性　医疗数据库是一个庞大的数据资源，每天都会有大量相同的或部分相同的信息储存在其中。比如，对于某些疾病，患者所表现的症状、化验的结果、采取的措施都可能完全一样。

3. 数据挖掘技术　由于医学数据的特点使其与常规的数据挖掘之间存在一定的差异，通常医学数据挖掘的关键技术包括以下几个方面：

（1）数据预处理　医疗数据库中含有海量的、不同来源的原始信息，其中包括大量模糊的、不完整的、带有噪声和冗余的信息。在数据挖掘之前，应对这些信息进行清理和过滤，以确保数据的一致性和确定性，并将其变成适合挖掘的形式。

（2）信息集成技术　原始数据一般是多态性的，由文字、数据、波形信号、图像以及少量的语音和视频信号组成。在进行数据挖掘前，对这些不同物理属性的医疗数据，应采用不同的技术和措施进行处理，应将数据源中的数据整合到一起，使其在属性上趋同或者一致，再对处理的结果进行综合。

（3）快速的、鲁棒的挖掘算法　医学数据库是一个涉及面广、信息量大的信息库，要在这样庞大的数据库中提取知识，需要花费比其他数据库更多的时间。因此，应考虑医学数据挖掘算法的鲁棒性和容错性。

4. 数据挖掘技术的应用

（1）疾病辅助诊断和预测　通过对患者大量的数值变量的处理，挖掘出有价值的诊断规则，建立预测模型，再对这个模型进行测试，得到合适的算法模型，利用这种模型可以辅助临床医学诊断。目前，国内外已有不少这方面的成功案例。例如，采用贝叶斯学习分类方法对男女患者的 CT 图像进行自动诊断；用推导机器学习方法对重症监护患者呼吸的压力-体积曲线进行分析；利用关联规则找出头部创伤者做 CT 检查的适应证；将数据挖掘用于肝癌遗传综合征的自动检测；铀矿工人中非恶性呼吸系统疾病流行的种族差异的研究等，都取得了理想的效果。

（2）药物开发　在新药的研究开发过程中，先导化合物的发掘是关键环节。采用数据挖掘技术建立的药物开发系统，可以用来寻找同药效学相关的有效化学物质基础，确定药效基团，指导新药的研究与开发，从而缩短新药的研究开发周期，降低研究开发费用。

（3）遗传基因　研究显示，遗传疾病的发生是由基因决定的，如何从大量的 DNA 数据中找到具有统计特异性的序列就成为最迫切需要解决的问题。建立良好的系统模型，将基因组数据进行有效地存储、分析和挖掘，从而获取大量有价值的知识。

（4）医学图像挖掘　医学图像是利用人体内不同器官和组织对 X 射线、超声波、光线等的散射、透射、反射和吸收的不同特性而形成的，为人体骨骼、内脏器官疾病和损伤进行诊断、定位提供了有效的手段，对医学图像的存储与挖掘将对人体内部器官的诊断与治疗具有重大意义。

（5）医院信息系统　此为医学信息学的一个分支，分为管理信息系统和临床信息系统。前者主要处理医院内部管理方面的信息，如人事、财务和设备管理等；而后者是以处理患者为中心的信息系统，如患者住院、治疗、检查、出院等一系列与患者有关的信息。

二、常用数据挖掘技术及工具

1. 常用数据挖掘技术　参见表 5-1。

表 5-1　常用的数据挖掘技术

技术方法	概念
主观导向系统	采用的方法从简单的走向分析到基于高深数学基础的分形理论和谱分析。这种技术需要有经验模型为前提
统计分析	包括相关分析、回归分析及因子分析等。一般先由用户提供假设，再由系统利用数据进行验证
神经元网络技术	可用来为变量间潜在的关系建模，用来解决常见的诸如预测、分类或控制等问题。当需要从复杂或不精确数据中导出概念和确定走向比较困难时，利用神经元网络技术特别有效
决策树	它将事例逐步分类成不同的类别。分类规则比较直观，因而易于理解
进化式程序设计	系统自动生成有关目标变量对其他多种变量依赖关系的物种假设，并形成以内部编程语言表示的程序
基于事例的推理方法	当预测未来情况或进行正确决策时，系统寻找与现有情况相类似的事例，并选择最佳的相同的解决方案
遗传算法	是一类借鉴生物界的进化规律（适者生存、优胜劣汰遗传机制）演化而来的随机化搜索方法，是解决各种组合或优化问题的强有力的手段
非线性回归方法	在预定的函数的基础上，寻找目标度量对其他多种变量的依赖关系

2. 常用数据挖掘工具

（1）WEKA（Waikato Environment for Knowledge Analysis）　是由新西兰怀卡托大学基于 JAVA 环境下开源的机器学习以及数据挖掘算法开发的一款免费的、非商业化的数据挖掘软件。WEKA 作为一个公开的数据挖掘工作平台，集合了大量机器学习算法，包括对数据进行预处理、分类、回归、聚类、关联规则以及在新的交互式界面上的可视化。由于其源码的开放性，WEKA 不仅可以用于完成常规的数据挖掘任务，也可以用于数据挖掘的二次开发。用户可以在开放源码的平台上，将新的算法嵌入到 WEKA 平台中。更多信息可通过 http：//www.cs.waikato.ac.nz/mL/weka/了解。

（2）VisuMap　是一款以可视化为中心，帮助人们理解高维度、复杂、大型或"困难"的非线性数据的挖掘工具。该软件通过集成最新的数学技术，将数据以多维度的方式呈现给用户，帮助研究人员、分析师和其他专业人士轻松掌握发展趋势，开发人员和系统管理员也可以通过定制和扩展满足项目需求。目前，VisuMap 在制药学、生物信息学、财务分析、市场分

析、电信行业、高含量筛选和流式细胞术等领域都有广泛的应用。更多详细信息可通过
http：//www.visumap.com 了解。

（3）Knowledge SEEKER　是一款可以为用户提供数据分析、数据可视化和决策树等功能
的数据挖掘工具。该软件具有先进的数据导入、取样和分析等特点，可以从 SAS、SPSS 等数据
源文件中导入数据，可以帮助用户了解项目中的关键驱动因素，并以较好的图形化或图表的形
式导出。该工具被广泛应用于网络分析、市场营销、项目风险评估等领域中。更多详细信息可
通过 http：//www.angoss.com 了解。

（4）QDA Miner　是一款基于混合方法的定性数据分析的数据挖掘软件，主要包括编码、
注释、检索和分析小型和大型文档和图像的集合，可以无缝集成统计数据分析工具和文本挖掘
工具。目前主要应用在社会科学、医学、心理学、文献管理和文档管理等领域。更多详细信息
可通过 http：//www.provalisresearch.com 了解。

（5）Intelligent Miner　是一套分析数据库的挖掘过程、统计函数和查看、解释挖掘结果的
可视化工具，包括 Intelligent Miner for Data 和 Intelligent Miner for Text。前者可以挖掘包含在数
据库、数据仓库和数据中心中的隐含信息，帮助用户利用传统数据库或普通文件中的结构化数
据进行数据挖掘，已经成功应用于市场分析、客户关系管理等领域；后者帮助企业从文本信息
中进行数据挖掘，文本数据源可以是文本文件、电子病历、电子邮件、药物成分数据库等。更
多详细信息可通过 http：//www.ibm.com 了解。

3. 方剂数据挖掘研究的常用方法　参见表 5-2。

表 5-2　方剂数据挖掘研究的常用方法

方法	概念及特点
关联规则	是数据挖掘中的一项重要技术，反映了大量数据中项目集之间有趣的关联或相关联系。优势体现在提取核心药物及揭示配伍关系
对应分析	在方剂的理论研究中，"方证对应"是重点研究方向。所谓"方证对应"，就是指对"方"和"证"的相应关系的研究。优势则在于能以直观形象的二维图展示"方""证"的对应关系及其内在联系
聚类分析	是将现象分类的一种统计学方法。在研究大量的方剂数据时，分类是个重要的研究手段。它能够使大量数据根据其自身特点自动分类，便于理解研究
数据库知识发现	指精确地抽取大量数据中隐含的、预先未知的、潜在的有用信息。DM 是从数据库中抽取隐含的、以前未知的、具有潜在应用价值的信息的过程

三、常用文本数据挖掘工具

1. Mindjet　是由 Mindjet 公司开发的一款项目管理的应用程序，可以让用户通过思维导图
的方法进行可视化的知识管理。Mindjet 可以让用户通过创作思维导图的方式，促进团队的沟
通协作及项目管理信息的可视化操作。用户可以将脑中的各种想法和灵感记录下来并进行知识
管理，进行发散性思维和头脑风暴法，将知识进行创新和分享，还可以和其他许多软件（如
PowerPoint、Word、Excel、Adobe Reader 等）进行关联，进行内容的导入和导出，拓展了应用
的范围和深度。更多详细信息可通过 http：//www.mindjet.com 了解。

2. Microsoft Office Word　是微软公司推出的一款为创建专业质量文档而设计的文字处理

应用程序，用户可以用 Word 软件更高效地组织和编辑文字图形、图像、声音、动画，还可以插入其他软件制作的信息，也可用绘图工具进行图形制作、编辑艺术字、数学式，能够满足用户的各种文档处理要求，使得打印效果在屏幕上一目了然。更多详细信息可通过 http：//www.·microsoft. com 了解。

3. LaTeX　是一种基于 TEX 的排版系统，由美国计算机学家莱斯利·兰伯特（Leslie Lamport）在 20 世纪 80 年代初期开发。利用这种格式，即使使用者没有排版和程序设计的知识也可以充分发挥由 TeX 所提供的强大功能，短时间内生成很多具有书籍质量的印刷品。适用于生成高印刷质量的科技和数学类文档，这个系统同样适用于生成从简单的信件到完整书籍的所有其他种类的文档。更多详细信息可通过 http：//www. latex-project. org 了解。

第二节　论文写作辅助工具

科技论文的写作对提升专业技术人员的理论水平和科研素质、推动科学技术进步和研究成果应用有重要的意义。论文撰写过程是一项复杂的系统性工程，选择合适的工具软件辅助论文撰写可以起到事半功倍的效果。

一、常用论文绘图软件

1. Microsoft Office Excel　是微软公司的办公软件 Microsoft office 的组件之一，是微软办公套装软件中的一个重要组成部分。它可以进行各种数据的处理、统计分析和辅助决策操作，广泛地应用于管理、统计财经、金融等众多领域。Excel 中大量的式函数可以应用选择、执行计算、分析信息，并管理电子表格或网页中的数据信息列表与数值变量图表制作，可以给使用者实现许多方便的功能。更多详细信息可通过 http：//www. microsoft. com 了解。

2. Origin　是由 OriginLab 公司开发的一款科学绘图、数据分析软件，既可以满足一般用户的制图需要，也可以满足高级用户数据分析、函数拟合的需要。Origin 中的数据分析功能包括统计、信号处理、曲线拟合及峰值分析等。Origin 还具有强大的数据导入功能，支持多种格式的数据，包括 ASCII、Excel、NI TDM、SPC 等。其图形输出格式多样，例如 JPEG、GIF、EPS、TIFF 等。更多详细信息可通过 http：//www. originlab. com 了解。

3. GraphPad Prism　是美国 GraphPad Software 公司开发的一款集数据分析和科技作图于一体的数据处理软件。它可以直接输入原始数据，自动进行基本的生物统计，如计算标准差、标准误差和 P 值等，同时产生高质量的科学图表。其使用简洁方便，不需要输入程序语言，统计结果和图表自动生成，且与 Word 相衔接，可自动更新，图表任意排版，内容可复制导出，有日记注释等方式。更多详细信息可通过 http：//www. graphpad. com 了解。

4. MATLAB　是美国 MathWorks 公司出品的商业数学软件，用于科学计算、算法开发、数据可视化以及数据分析的高级技术计算语言和交互式环境。它将数值分析、矩阵计算、科学数据可视化以及非线性动态系统的建模和仿真等诸多强大功能集成在一个易于使用的视窗环境中，为科学研究、工程设计以及应进行有效数值计算的众多科学领域提供了一种全面的解决方案，并在很大程度上摆脱了传统非交互式程序设计语言（如 C、Fortran）的编辑模式。更多详细信息可通过 http：//www.mathworks.com/了解。

5. Tecplot　是 Amtec 公司推出的科学绘图和数据分析通用软件。它提供了丰富的绘图格式，包括 x-y 曲线图、多种格式的 2-D 和 3-D 面绘图及 3-D 体绘图格式。而且该软件易学易用，对于 Fluent 软件有专门的数据接口，可以直接读入 *.cas 和 *.dat 文件，也可以在 Fluent 软件中选择输出的面和变量，然后直接输出 Tecplot 格式文档。更多详细信息可通过 http：//www.tecplot.com 了解。

二、常用论文写作软件

1. 百度英语论文写作助手　是由百度公司出品的一款辅助论文写作产品。该产品收集了海量专业词汇和例句，提供丰富的双语例句，覆盖主流学术领域，可以有效帮助英语论文写作。当用户在写作英语论文的过程中，遇到无法翻译的中文或英文时，可以在输入框中键入查询，英语论文写作助手将为您提供该词语的参考译文和例句。如果输入的是英文，还会提供相似表达供参考，这些内容将帮助用户了解该词语在论文中的用法，帮助用户顺利完成写作。更多详细信息可通过 http：//fanyi.baidu.com 了解。

2. 文星超级写作助手　是一款功能非常丰富的中文写作辅助软件，它为用户提供了 18 种类型的语言素材，总计达 1000 万汉字的庞大语言素材库，还有丰富全面的写作参考素材，如精彩词汇、语句、段落和相关参考范文。该软件最新版本集成了类似 Word 的文字编辑器，具有素材智能显示功能，根据用户输入的文字，能够智能提示相关词汇、语句、段落和相关参考范文，同时还增加文稿章节的管理功能，便于用户对整部文稿进行浏览、修改和编辑，使写作更加轻松。更多详细信息可通过 http：//www.xiesky.com 了解。

3. 易改写作辅助软件　是由杭州硅易科技有限公司自主研发的一款基于云计算的英语写作辅助软件，借助本软件可以进行英语文本的纠错（拼写、语法、样式和句子不完整）和润色，还有解释和词典等实用功能来辅助用户快速改正错误和提高成文质量。该软件创新地采用了基于自然语言处理（natural language processing，NLP）与机器学习的纠错方法，通过让机器学习模型大量阅读"正确的"英语，训练出一个精确度非常高的模型，同时，该软件还有 office 插件版本，供用户选择使用。更多详细信息可通过 http：//www.1gai.cn 了解。

4. Ginger Software　是一款提供在线语法和拼写检查软件，该软件使用自然语言处理算法处理语句，可以消除多达 95% 的写作错误，该软件并不是修改单个词汇和单独语句，而是基于句子上下文意进行修改。它还有语音-文本功能，使用户能够听到句子后进行调整。更多详细信息可通过 http：//www.ginger-software.com 了解。

5. Style Writer　是一款辅助写作工具，可以辅助用户完成技术手册等写作任务。该软件嵌入 Microsoft Word 使用，可以帮助用户找到绝大多数的书写错误，包括复杂的单词、专业术语、抽得单词、短语和长句等。在使用过程中，该软件会自动弹出提示，建议修改有问题的词、句，帮助润色文章。Style Writer 有美国、英国和澳大利亚三个版本。更多详细信息可通过 http：//www.stylewriter-usa.com 了解。

6. White Smoke　是一款高品质的英语写作改进和写作增强软件，它能有效帮助用户按照整句润色英文文章，是英语写作解决方案的全球市场领导者，能够提供高效的全文翻译、多语言字典以及标点、拼写检查、语法检查功能，还具备文体检查功能，能够改善语句、词汇和写作风格，附带的几百个信函模板也能辅助快速写作。White Smoke 具有写作风格检查功能（Style Checker），能够调用服务器规则，使用智能的同义词词库替换现有文章，可以当作英文伪原创工具使用。更多详细信息可通过 http：//www.whitesmoke.com 了解。

第三节　文献管理软件

文献管理软件是学者或者作者用于记录、组织、调阅引用文献的计算机程序。一旦引用文献被记录，就可以重复多次地生成文献引用目录。借助于个人参考文献管理系统，用户可以非常方便地查找自己累积的有价值的参考文献书目，还可以在编写论文的过程中，自动生成规范的、符合国家要求的标准文后参考文献。

一、文献管理软件的功能

文献管理软件通常有个人单机版和网络版，常规的功能一般包括：

1. 建立属于自己的参考文献数据库，支持多种导入方式，保存研究所需要的各种参考文献（包括期刊、书籍、专利、会议论文、毕业论文、技术资料等各种资料信息等）。同时，可以分门别类地按照总目录-分目录-子目录管理文献，并能加以整合，剔除重复信息。

2. 方便阅读、整理、排列、检索、浏览和编辑参考文献信息，并可与原文建立关联，进行一定的统计分析。支持导入/导出、备份/恢复个人文献数据库中的内容。

3. 方便用户在 MS Word 中插入所引用的文献（安装完成后在 Word 中出现一个工具条），软件自动根据文献出现的先后顺序编号，并根据指定的格式（有国外多种期刊杂志模板，也可自定义），将引用的文献附在文章的最后。附加阅读笔记、细节、预览、综述、附件、网络资源链接、在线检索等功能。

二、常用文献管理软件

1. EndNote & EndNote Web　EndNote（简称 EN），是汤森路透公司（Thomson Reuters）推出的一款专门用于科技文章中管理参考文献数据库的软件。该软件提供超过 2800 种重要期刊的引用及参考文献著录格式，可以直接对互联网上的数据库进行检索，并将检索结果存入本地计算机中，可以对本地储存的文献资料进行二次检索、重新排列，形成一个新的文献库。用户在论文写作过程中，选择投稿期刊格式后，会根据用户选择自动调整引文格式等。同时，该软件通过插件可以很方便地在 Word 中插入所引用的文献，软件会自动根据文献出现的先后顺序编号，并根据指定的格式将引用的文献附在文章的最后。更多详细信息可通过 http：//www.endnote.com 了解。

2. Biblioscape（BSP）　是 CG Infromation 公司推出的一款基于 Windows 平台的研究信息管理工具，可以以文件夹的形式组织和管理文献，并与常用的文字处理软件 MS Word 相集成，简化在写作论文时对文献的引用和处理。该软件内建的 Biblio Web（BW）可以在互联网上发布文献资料，方便文献资料共享，实现了文献资料、图书目录的轻松网络化管理。BW 功能对于从事同一项研究工作的研究者来说，是一个十分理想的网络文献共享工具。BSP 开发商根据用户的不同需求提供了不同的版本，如评测版、简装版、标准版、专业版、图书管理员版，用户可根据实际使用需求选择不同的版本。更多详细信息可通过 http：//www.biblioscape.com 了解。

3. Reference Manager（RM） 是由汤森路透公司推出的一款收集参考文献研究之用或需要制作书目的用户使用的管理资料工具。同时，该软件还可以帮助用户快速地从草稿中准备格式化的内文引文文献和参考书目，为研究人员或图书馆提供新的信息。它可从各种在线数据库、CD-ROM 或基于 Web 的数据库收集参考文献目录。更多详细信息可通过 http：//www.refman.com/了解。

4. RefWorks 是一个新型的联机个人文献书目管理系统，用于帮助用户建立和管理个人文献书目信息，并可实现在撰写文稿的同时，即时插入参考文献标识，文稿撰写完成后，利用提供的工具，在文稿末尾自动生成规范的、符合出版要求的参考文献列表。只需有一台与因特网相连的电脑，就可以方便、快捷地创建个人文献书目数据库。国内用户的数据均贮存在清华大学的服务器上，不占用个人电脑空间和资源，用户可以随时随地访问个人文献书目数据库，并可以随时将数据以自己需要的文件格式导出到自己的电脑中，可以对自己数据库中的书目数据进行分类、修改、删除等。同时，个人书目数据库提供了全文链接，可以简单方便地获取全文；可以与他人共享个人书目数据库，利用团队的力量，在有限的时间和精力的前提下，在最短的时间内掌握尽可能多的有价值的资料信息。更多详细信息可通过 http：//www.refworks.com.cn 了解。

5. PaperBox 文献管理软件 是由美国斯坦福大学华裔科学家崔旭主持开发的文献管理软件，除了具备数据库文献的检索、查找等功能外，PaperBox 还具有独特的特点，即 "a cloud reference manager with eyes"。"cloud" 指基于云的文献存储和共享，用户登录 PaperBox 可访问个人的文献资源库并共享文献，浏览、引用课题组成员最近阅读的文献，方便合作；"eyes" 指 PaperBox 对关注领域的主题文献进行实时提醒、跟踪和更新。PaperBox 是文献管理软件和文档浏览器软件的集合体，在标签管理文献的基础上，还可流畅地查看电子书籍、办公和文本文档，PaperBox 可称为第三代参考文献管理软件。更多详细信息可通过 http：//www.paper-box.com 了解。

6. 医学文献王 是北京金叶天翔科技有限公司综合国内外同类产品的优点和国内用户的使用习惯而推出的一款面向医学生、医学工作者的专业化的文献管理工具。它主要具有智能化文献收集、专业化文献管理、便捷全文获取和自动化写作辅助四大特点。用户可以直接检索 PubMed、Cnki、万方、维普、谷歌学术等数据库，并将检索结果导入数据库中，借助软件管理不同来源的文献数据，甚至可以用来保存病例、图片等，大大简化了文献管理工作，提高学习和工作效率。更多详细信息可通过 http：//www.medscape.com.cn/了解。

7. NoteFirst 是由西安知先信息技术有限公司开发的一款专属于科研技术人员的文献收集、文献管理、论文写作、论文发表、论文仓储的全流程服务软件平台。该软件在功能上融合了主流参考文献管理软件的特点，并沿用主流参考文献管理软件的界面及结构设计，同时增加了参考文献自动校对、科技文献订阅、期刊介绍、学术会议、自有版权文献共享、群组交流等功能。同时，该软件在分析国内外文献管理、知识管理、协同工作、科学社区等软件功能的基础上，结合中国科研人员的文化特点、使用习惯，实现了团队科研协作和个人知识管理的统一。更多详细信息可通过 http：//www. notefirst. com 了解。

8. NoteExpress（NE） 是北京爱琴海软件公司开发的专业文献检索与管理系统，该软件的核心功能涵盖"知识采集、管理、应用、挖掘"等知识管理的所有环节，可以帮助用户轻松导入各类文件并进行有序管理；同时，通过各种途径高效、自动地搜索、下载，管理文献资料和研究论文，并以附件管理文献全文或任何格式的文件；可以按各种期刊的要求自动完成参考文献引用的格式化；具有笔记功能，可以实现隐性知识的显性化管理。更多详细信息可通过 http：//www. inoteexpress. com 了解。

9. CNKI E-learning 是中国知网（CNKI）推出的一款集文献管理、文献研读、笔记记录和管理、参考文献样式编辑等功能于一体的数字化学习工具。该软件主要以文献为出发点，辅助用户理清知识脉络，展现知识的纵横联系，洞悉知识脉络，探索未知领域，管理学习。最新的版本还具有一站式阅读和管理平台、自动制作电子书、深度对比阅读、提供格式化的参考文献、批量下载文献、在线投稿等特点。更多详细信息可通过 http：//www. cnki. net 了解。

第四节 IT 项目管理

项目管理工具（一般指软件）是为了使工作项目能够按照预定的成本、进度、质量顺利完成，而对 4P——人员（people）、产品（product）、过程（process）和项目（project）进行分析和管理的一类软件。

一、IT 项目管理工具及分类

1. 概念 IT 项目管理工具（一般指软件）是为了使工作项目能够按照预定的成本、进度、质量顺利完成，而对人员（people）、产品（product）、过程（process）和项目（project）进行分析和管理的一类软件，以达到高效、高质量、低成本地完成企业内部的各项工作或项目的目的。

2. 分类 主要有下述两种分类方法：

（1）根据管理对象分类 ①进度管理；②合同管理；③风险管理；④投资管理等软件。

（2）根据功能的实现层次分类 ①实现一个或多个的项目管理手段，如进度管理、质量管理、合同管理、费用管理，或者它们的组合等；②具备进度管理、费用管理、风险管理等方面的分析、预测以及预警功能；③实现了项目管理的网络化和虚拟化，实现基于 Web 的项目管理软件甚至企业级项目管理软件或者信息系统的在线支持，使企业级项目管理信息系统便于项目管理的协同工作，实现数据/信息的实时动态管理。

3. 功能 基本上是在借鉴国外项目管理软件的基础上，按照我国标准或习惯实现下述功能，并增强了产品的易用性。

（1）需求管理 需求管理功能模块帮助用户实现项目需求条目化、版本化、层次化管理，建立需求跟踪矩阵，实现需求变更影响分析，并能在不同单位间实现离线数据交换。系统还支持将需求输出成 Word 文档。

（2）计划任务管理 计划任务功能模块帮助项目人员分解项目任务、制定任务计划、跟踪和检查工作进度、管理项目里程碑，还能够帮助用户进行任务汇总分析，从而保证项目能够在合理的工期内高质量地完成。

（3）测试管理 测试管理为项目管理测试用例，测试活动的阶段、缺陷以及测试结果。针对测试活动可以输出测试报告和统计分析报表。它与缺陷管理功能结合，记录测试活动中发现的缺陷和改进建议，并可形成分析报告和详细报表。

（4）项目监控 通过项目监控，领导可以从总体上掌控各个项目的进展、项目质量以及人员安排情况。项目线监控能够直观地展示项目进程、里程碑完成情况、整体进度情况，选中项目可以查看项目的详细信息。系统支持按属性、类型、状态等进行查询，并输出进展报告。

（5）绩效考核 绩效管理模块能够辅助用户结合述职工作，快速组织和实施 360 度绩效考核。用户可以针对岗位或项目角色进行考核设置，选择不同的述职模板和绩效问卷，从不同的角度进行考核。

（6）文档管理 知识资源库为用户组织提供了一个统一的、公共的、能够存储、分类、检索、使用和讨论各类知识资源的软件基础设施，资源包括但不限于软件、各类文件/文档、资料、模版、代码、文字等。

（7）多项目管理 支持多项目管理，支持父子项目，支持自定义项目分类，为每个项目提供独立的人员和权限控制，项目对非项目参与人员不可见。

4. 应用价值 主要体现在下述六个方面：

（1）精确性 应用 IT 项目管理软件的一个主要益处是可以大大提高精确性。对于大型项目，如人工绘制网络图、计算起止时间、了解临近资源使用情况，均非常困难的。IT 项目管理软件有精确的算法来计算项目信息，并设有大量内部例行程序检查用户的错误。

（2）使用简便 近几年来，IT 项目管理软件的操作变得极其简便，稍加训练就可以完全掌握。它的这一特点，加上价格用户能接受，便令 IT 项目管理软件的用户迅速增加。

（3）处理复杂问题的能力 IT 项目管理软件对处理大型项目的某些方面（特别是数据方面）的协助作用必不可少。

（4）可维护性和可更改性 对人工系统进行项目信息的维护和修改，通常是很麻烦的。例如，对某个项目的管理没有应用计算机，那么每次发生变化时，项目人员就不得不人工重新设计网络图、重新核算成本。利用 IT 项目管理软件后，数据资源的任何更改都会自动反映到网络图表、成本表以及资源颁布表等这些项目文件中。这个功能会经常用到，因为无论你的计划做得多么完善，在过程中都必定会发生一些变化。

（5）保持记录 IT 项目管理软件的一个主要优点是能很好地保持记录。例如，可以保护有关各个团队成员的进度计划、各项任务及所用资源的数值变量。在准备报表或将来做计划时会用到这些数值变量。但是，用户应不断更新文件，使记录保持不失去意义。

（6）速度 收集好相关数值变量并且输入后，软件就能非常迅速地进行几乎每一种能想出来的计算。人工创建、修改计划和做预算，往往要花费几小时、几天或几个星期，但是，系统在分秒之内便可完成。

二、常见项目管理工具

1. Microsoft Office Project 是一款由微软开发的通用型项目管理软件程序。软件设计的目的在于协助项目经理发展计划、为任务分配资源、跟踪进度、管理预算和分析工作量。目前，该软件用于新产品研发、IT 项目、科学研究、工程、大型活动等多个领域，使用该软件不仅可以提升项目管理人员的能力，同时也实现了项目管理专业化与规范化。更多详细信息可通过 http：//www.microsoftstore.com 了解。

2. WhoDoes　是一种新鲜和直观的基于 Web 的项目管理软件。使用 Whodoes 可以用来帮助团队规划项目，团队管理活动和共享信息，支持不同的复杂性，从小型项目到最大的项目管理它都能够胜任；为每个项目的用户进行角色和权限划分，体现详细的实时时间控制任务、项目时间和延误等。分有多种版本，包括 Free、Basic、Plus、Premium 和 Gold。主要的区别在于项目数、存储空间和 iCal 协议输出。而免费版本拥有 5M 空间和两个项目的创建限制，且没有 iCal 功能。更多详细信息可通过 http：//www.whodo.es 了解。

3. ProjetPier　是一款开源的项目管理程序，基于 PHP 和 MySQL 架构。用户可以通过 ProjetPier 的 Web 界面，对任务、项目和团队进行管理。ProjetPier 支持多项目和多团队，它可帮助团队进行沟通与协作，并通过任务设置、讨论版、里程碑、站内信息等功能，使得项目管理更加透明和简单。更多详细信息可通过 http：//www.projectpier.org 了解。

第六章　医学文献研究与评价

文献（literature）是记录知识的一切载体。它由文献信息、文献载体、符号系统和记录方式四部分组成。文献研究（literature research）指搜集、查阅、鉴别、分析、整理文献，并通过对文献的研究，形成对事实科学认识的方法。文献研究在中医科研和学术发展中具有有效地参与中医科研、促进中医学术理论不断发展和完善的先导作用。提高分析信息、利用信息、组织并表达信息的能力，应该作为文献检索、研究与评价的主要目标。

第一节　文献研究

在科学研究过程中，积累文献资料是一个很重要的环节，资料积累得越全面、越丰富、越深入，研究计划就制定得越具体，研究工作就可能进行得越顺利，收获就越多。因此，任何科学的成就都是一点一滴地积累起来的，只有通过长期的积累，把中医最基本的理论、知识系统地继承下来，才能具备收集、整理、研究、发掘中医学理论和文献的能力。

一、文献研究概述

1. 意义

（1）是开展医学科学研究的基础　结合工作实践广泛查阅文献，才能发现科学课题，寻找选题的依据和价值，完善科学假说，避免重复研究，选择恰当的研究手段，预测可能达到的预期结果。因此，积累和阅读文献是开展医学科学研究工作的基础。

（2）是实验设计的主要依据　进行实验设计时，查阅文献可以确定实验对象、样本大小、动物品系特点、试验方法、施加因素的剂量、给予方式、观测指标等。只有充分阅读相关文献，才能设计出科学合理的实验方案。

（3）是论文写作的重要步骤　学术论文应有正确、鲜明的论点，这就需要对文献资料进行反复、深入、细致的研究，形成自己独到的见解。撰写科学论文、阐发科学发现的同时，还需要参考文献资料，分析讨论研究结果，说明新发现的意义。

（4）为中医研究提供丰富的素材　中医古典文献中蕴藏着大量可供实验研究的素材，这是中医学的优势之一。这样的成功例子有青蒿素治疗疟疾、砒霜防治白血病等。文献研究涉及如何继承宝库的问题。

（5）为中医研究提供理论指导　中医在临床上能取得良好的疗效，离不开中医理论的指导，即"自身理论指导下的研究"。例如，整体观、恒动观在 GnRH 基因表达研究中的意义；基于肾精亏虚的二仙汤治疗更年期高血压病（单纯狗动脉结扎性高血压无效）；冠心滴丸在美国辨证用药前后的疗效差异。

2. 特点

（1）历史悠久，源远流长 中医古典文献跨越了 2500 年的历史，蕴藏着深刻的哲理和丰富的知识。不同的历史时期又派生出各个学术流派，百家争鸣使得中医理论和医术不断地丰富和发展。从时间角度来看，文献研究是一种"历史"的研究。无论是古代或现代文献，只要是先于研究者当前研究的成果，研究者都可进行研究。历史特性是一种相对性，即相对于今天来说，昨天就是历史。

（2）言简意赅，蕴义精深 古代文献受记录载体及记录手段的限制，受到当时语言、文化的影响，具有文字古奥、言简意赅、蕴义精深的特点。学习时需要积累厚实的古汉语基础、古代科技与文化的知识。古籍中提到的人名、地名、病名、药名，经历史演变与现代名称互有出入，需借助有关参考工具书来确定。

（3）数量庞大，文献分散 中医古籍数量庞大。古代的目录体系不像现代目录体系那样精细明确，中医古籍书目除收录在子部医家类之外，还散见于经部、史部、子部、集部的其他各类中。有些笔记杂录、稗官野史、地方志中也有医著记载，非常分散。历史上中医古籍流传很广，朝鲜、日本、东南亚及世界许多国家都有收藏，一些古籍在国内失传了，尚可在国外找到原本或传本。因此，作为研究对象，其文献检索的面是十分广泛的。

（4）瑕瑜互见，良莠相杂 受时代局限性的影响，中医古籍往往掺杂有封建迷信和违反科学的糟粕，但是，不要轻率地给予否定。

3. 文献收集原则

（1）学术性 搜集具有科学价值、在科学研究中能起作用的文献。

（2）针对性 收集文献要有的放矢。对于研究中医文献的具体专题要进行深入了解。要针对中医学的特点和专题研究的具体需要，确定收集的范围和重点。问题是如何实现针对性。

（3）系统性 要求按学科、专业书刊、资料内在的历史连贯性去搜集，以反映它们发展演变的脉络；在收集时应保持连贯和完整，不能时断时续，支离破碎。

（4）科学性 运用先进技术，达到快、全、准。

（5）全面性 收集时要多渠道、多形式、全方位开展，尽可能搜集与本研究专题有关的多方面资料，包括正面与反面资料，以及相关学科的资料。收集资料忌带主观性和片面性。

4. 文献收集方法 首先是计算机检索。可以利用中医古籍专业数据库、不同单位的医学数据库，甚至是那些点击率高的不同的数据库。其次是传统的方法，包括计算机检索后进一步地阅读原始文献。

（1）常用的中医古籍书目 《四库全书总目·子部医家类》《中国医籍考》《宋以前医籍考》《中国分省医籍考》《四部总录医药编》《中国医籍提要》《中国针灸荟萃》《历代中药文献精华》。以上书籍中，《宋以前医籍考》和《中国分省医籍考》主要用于查找古籍的源流。《四部总录医药编》《中国医籍提要》《四库全书总目·子部医家类》《医藏书目》《医学读书志》《中国医学大成总目提要》《中国医学书目》《续中国医学书目》《现存本草书录》《三百种医籍录》《中医学重要著作选价》《中医外科医籍存佚考》《中国传统老年医学文献精华》《针灸文献提要》《经典医籍版本考》《中国医籍通考》等，到图书馆询问有关图书管理人员是最有效的方法。

（2）中医图书馆藏情况检索　主要有《中医图书联合目录》《上海中医学院中医图书馆藏目录》《中国中医研究院图书馆馆藏中医线装书目》。这类工具书最为实用，因为这些书籍中所收载的书籍，该图书馆必有藏书，可以直接查阅。

（3）专题性的电脑检索系统　如中国中医科学院等机构均建立了不同的计算机数据库，可以向所在专业图书馆了解具体的使用方法。

（4）中医古文献其他检索途径

1）辞典　如《中国医学大辞典》《中国药学大辞典》《中药大辞典》《方剂大辞典》《中华药海》等。

2）类书　类书是辑录或摘抄多种医学文献，并加以分类汇编的著作。如《黄帝内经》《备急千金要方》《外台秘要》《太平圣惠方》《圣济总录》《证类本草》《幼幼新书》《普济方》《古今医统大全》《本草纲目》《古今图书集成·医部全录》等。

3）丛书　指将若干种书籍汇集而编成一套书。如《儒门事新》《卫生宝鉴》《济生拔萃》《东垣十书》《河间全书》《薛氏医案二十四种》《古今医统大全》《喻氏医书三种》《张氏医通》《医宗金鉴》《东医宝鉴》等。

4）专题资料汇编　指按专题辑录和按现代的观点方法编排的资料。如《中国历代医论选》《中国医药汇海》《常见病证中医文献专辑》《哮喘专辑》《肿胀专辑》《黄疸专辑》《中风专辑》《疟疾专辑》《惊悸怔忡专辑》《虚损专辑》《痹痿专辑》《胃脘痛专辑》《癫狂痫专辑》《失眠嗜卧专辑》《历代中药炮制资料辑要》等。

5）医书附见书目　一些卷帙较大的医书，如方书、全书、类书等，往往附有参考引用书目，这种书目称为医书附见书目，也起到中医专科书目的作用，如《本草纲目》。

6）医史著作。

7）集注　是将历代医家对某一古典医籍的条文、段落的论述汇集成书，有些集注还纂述诸家、综合究竟、阐述己见、心裨厘定、辨疑正误，如张志聪的《素问集注》等。

5. 文献整理方法

（1）图书馆分类整理法　引用《中国图书资料分类法》整理归类资料。

（2）主题整理法　将文献按主题词或关键词的内容整理归类。

6. 研究过程　文献法的一般过程包括提出课题或假设、研究设计、搜集文献、整理文献和进行文献综述五个环节。文献法的提出课题或假设，指依据现有的理论、事实和需要，对有关文献进行分析整理或重新归类研究的构思。研究设计首先要建立研究目标，研究目标指使用可操作的定义方式，将课题或假设的内容设计成具体的、可以操作的、可以重复的文献研究活动，它能解决专门的问题并具有一定的意义。

二、文献研究方法

文献研究方法（method of literature research）不是直接从研究对象获取研究所需的资料，而是去收集和分析现存的，以文字、数字、图片、符号以及其他形式存在的第二手资料——文献资料，这是文献研究与其他几种研究方式的显著不同。

1. 综合归纳分析法　是文献研究中最常用、最基本的方法，是对相关中医文献的观点、学说、经验等进行归纳、综合、分析，从而找出规律、要点与本质的方法。在这样的研究过程中，形式逻辑十分重要。敏锐地对某一内容、学术观点进行提取、归类十分重要。常见的问题是：视而不见，缺少量化观念和处理，遗漏大量具有价值的信息。

2. 文献研究法 通过对一批相关文献的分析、综合与推理，得出有关结论。例如，通过文献之间引用与被引用的关系来评价文献的质量。中医古典文献研究还有其他的方法，如比较法、枚举法、否定法等。但是，一次文献研究往往需要综合运用多种方法才能获得准确与合理的结论。通过对文献的分析、判断、综合、归纳等研究，可提出有观点、有建议、有事实、有措施、有价值的研究报告，发现值得进一步深入研究或开发的素材，指导中医科研工作。

3. 内容分析（content analysis） 是一种客观、系统、能对明确的传播内容进行定量描述的研究方法，包括六个相互联系的步骤：①定义研究问题；②选择具体的媒介和案例；③定义分析的类型；④制定编码表；⑤进行预试，检验编码表的可靠性；⑥数据的准备和分析。主要用于对现存的信息，尤其是对书籍、报刊、杂志等进行分析，其适用面最为广泛。

（1）内容分析的概念 通过考察文章、书籍、日记、信件、图片等了解人们的行为、态度和特征，了解和说明社会结构及文化变迁。内容分析除信息本身的内容外，还被用来研究信息发出者的动机，以及信息传播的效果或影响。内容分析一般分为定量和定性两种，但大部分著作中往往只将定量取向的一种称为内容分析。

（2）内容分析的程序 内容分析的许多程序与进行调查研究的程序相同。内容分析同样需要抽取有代表性的样本，需要利用某种工具、按照某种程序来收集资料，最后通过对资料的统计分析得出结果。①抽样：常分为三个主要的阶段，涉及三个不同性质的总体。在每一总体中所采用的抽样方式也常是不同的。首先是名称的抽样，常采用分层抽样的方法。常用的分层标准有：地域分布，受众类型，编辑方向，重要性或规模，播发时间。有时采用目的抽样，而非随机抽样。其次是期号的抽样，即从期刊或报纸的所有期号中抽取若干期号等。最后是内容的抽样，即从所抽中的期号、时段或栏目中抽取所分析的内容。②编码：是对样本中的信息进行编码，即根据特定的概念框架，对信息做分类记录。编码工作首先要选择编码单位，即选择具体的观察和点算单位。要注意把它与研究的分析单位加以区别。分析单位是研究所描述和解释的对象，它既可以是内容分析中的编码单位，也可以不是。其次是制定一份编码单。编码单是对文献材料进行观察和记录的工具，在某种程度上，它同结构式观察所用的记录单十分相似。分类的基本要求有两条原则：一是每一事实或材料，无论是小说的中心人物，还是书籍中的单词，报纸杂志中的文章或其他类似的东西，都应仅仅只能归于某一类。另外这些种类又应是穷尽的，即样本中每一种情况都可以归到某一类中。编码者有时会因为阅读顺序的影响而在评价标准上形成某种定势或者惯性，影响到所分析文献评价上的统一性和客观性，为此就可以打乱文献原来的顺序，随机地确定这种顺序。

4. 二次分析（secondary analysis） 指对他人原先为别的目的收集和分析过的资料所进行的新的分析。主要有两种类型：①从别人为研究某一问题而收集的资料中，分析与该问题所不同的新的问题，即把同一种资料（已有的、别人的研究所收集的资料）用于对不同问题的分析和研究中；②用新的方法和技术去分析别人的资料，以对别人的研究结果进行检验，即用不同的分析方法处理同一种资料，看看是否能得出同样的结论。二次分析的步骤为：选择研究的主题→寻找合适的资料→对资料的再创造→分析资料。

5. 现存统计资料分析（existing statistical data analysis） 在文献研究中，常运用各种现存

的统计资料来进行相关研究。这种现存的统计资料，既可以为研究提供历史背景材料，又可以成为研究本身的数据和资料的一种来源。在后一种情况下，研究就被称作现存统计资料分析。现存统计资料的分析与二次分析有相似之处，即所用的资料都是别人已收集好的。只是二次分析所用的是原始数值变量，而现存统计资料的研究者则是利用那种以频数、百分比等统计形式出现的聚集资料。现存统计资料分析的主要步骤为：选择合适的资料→处理资料→说明资料来源。

6. 文献计量法　是借助文献各种特征的数量，采用数学与统计学方法来描述、评价和预测科学技术的现状与发展趋势的定量分析方法。文献计量法的使用需要文献引文数据库的支持。中国引文数据库来源于中国学术期刊（光盘版）电子杂志社出版的源数据库产品中的文献和参考文献，如中国期刊全文数据库、中国优秀博硕士学位论文全文数据库、中国重要会议论文全文数据库、中国重要报纸全文数据库、中国图书全文数据库、中国年鉴全文数据库等。

7. 共词分析方法　属于内容分析方法的一种。其原理主要是对一组词两两统计它们在同一篇文献中出现的次数，对这些词进行聚类分析，进而分析这些词所代表的学科和主题的结构变化。共词分析方法的主要内容集中在聚类和数据可视化方法上。聚类方法除统计方法中的多维标度（mulitdimensional scaling）、聚类分析法（clusteranalysis）外，还有基于共词矩阵的包容性指标（inclusion index）、临近性指标（proximity index）、等值系数指标（equivalence coefficient index），并按照指标值从大到小进行人工分类的方法。可视化方法是将类目之间的关系用图形方式直观、形象地揭示出来的方法。目前，共词分析的主要可视化方法包括包容图（inclusion map）、临近图（proximity map）、战略坐标图（strategic diagram）等方法，多维标度（mulitdimensional scaling）的结果也可以直观地表示类目之间的关系。

三、文献研究的思路

1. 紧密联系实际　中医文献研究是丰富和发展中医学术理论的重要途径。中医经典文献的研究应该深入到采用现代科研手段，对其学术内涵进行探索。只有全面系统地研究古今中医文献，研究各自的学术特点和学术承袭关系，才能不断发展和完善中医学术理论，客观地把握中医学术发展的基本规律。

2. 揭示学术发展规律　中医文献研究可以通过纵向归纳和横向分析来探索中医学术体系的形成和发展。纵向归纳，是将中医学各个不同的历史发展阶段的学术特点进行抽象概括，从历史进程探讨中医学术发展的轨迹。横向分析，是将中医文献资料与某一历史时期临床、科研思路和方法结合起来，分析其学术发展规律。中医文献研究之所以要重点研究学术规律，是因为只有抓住了规律，才能纲举目张，其他问题才能迎刃而解。近代以来，中医学术界反复强调了辨证论治的重要性，这是无可非议的，但对中医辨病治疗和对症治疗却未得到应有的重视。其实，后两者亦为中医特色治疗的重要内容，中医文献研究应使之发扬光大。

3. 引入现代情报学研究方法　中医文献研究的目的在于开发应用，将中医文献的所有价值发掘出来，将静态的文献资源变成动态知识、情报、信息流，最大限度地为中医临床、教学、科研所利用。当前的中医文献资源数量不断增加，迫使中医文献研究工作者不得不借助于现代情报学的手段，加快文献整理研究的速度和质量，为中医科研、临床、教学提供最佳的服务效应。传统中医文献研究与现代情报学研究方法，既有共同点，也有差异。情报研究中的序化原则，通过知识分解与析出，知识浓缩与提炼，知识综合与归纳，进行知识激活的原则，与传统研究方法中的目录学、文摘、提要等是相通的，而情报学研究方法更注重情报的时效性和经济效益，注重标引的标准化和国际化。由于社会进步和科技发展，科学研究方法也在不断丰富和充实，特别是注意从新兴学科中汲取营养。

4. 充分发挥理论思维作用　中医文献研究决不单纯是对文献信息的直观反应，而是一种创造性的思维活动。中医文献研究既要有严谨的科学态度，又要有敢于创新的精神，善于利用辩证唯物主义的认识论去从各方面分析问题。针对中医某一课题发展的历史和现状，用分析、综合、判断、推理等一系列思维方法进行评估和预测，产生新的知识。这是中医文献研究常用的逻辑思维方法。文献研究还需借鉴系统思维和求异思维的方法。求异思维是在中医文献研究过程中，突破固有理论框架的束缚，敢于提出不同的观点，继而寻找论据加以论证，这是中医理论取得创新性成果的重要研究方法。当然，求异思维应有充分的文献资料加以佐证，否则就是无源之水，无本之木。在中医文献研究中适当应用求异思维方法，可以引导理论工作者和科研人员有所创新，有所突破。

第二节　古医籍文献研究

中医古典文献是古人直接医疗实践经验的记录，是古代众多的医药工作者长期努力、不懈探索积累起来的丰富的知识宝库。古医籍文献研究（literature research in ancient medical books）包括文献内容研究与文献载体研究，文献载体研究的目的最终服务于文献内容研究。古医籍文献研究已形成专门的学科，其研究方法的探讨有助于中医学科的发展。

一、古医籍文献研究内容

古医籍文献研究的内容主要有古医籍文献目录、古医籍版本、古医籍校勘、古医籍辨伪、古医籍文献辑佚等。

1. 古医籍文献目录　目录学（bibliography）是研究目录的形成和发展的一般规律以及目录的编纂与利用的基本原理与方法的科学。中国的古医籍浩如烟海，要对其进行分类，目录学必不可少，加上中国医学史绵延 2000 多年，很多古医籍随着时间的流逝而佚失，或者毁于战火，或者遭到人为的毁灭，或年久失修，所以很多书依赖目录而存在。目录的主要内容有书名、篇、卷、撰写者、时代、版本与内容提要。目录的主要类型，按照目录学著作收录的内容可以分为专科目录与特种目录两大类，按照目录学著作的编制目的和社会功用可分为官修目录、史志目录和私人目录。其中，史志目录又可分为正史、国史、专史与补史。目录学的产生与发展有重要作用，"以著录之有无，断书之真伪；以目录书之著录之部次，定古书之性质；以目录所载姓名卷数考古书之真伪；用目录书考古书篇目之分合"，"因目录访求阙佚，以目录考亡佚之书"。

2. 古医籍版本　所谓"版"，原指供书写用的木牍。所谓"本"，指书的原本，渐成为书本的简称。中国古医籍经由千年发展历程，其版本变化复杂多端，同一部古医籍由于版本不同也会有诸多差异，如果读书治学不明版本，很容易导致错误。古医籍版本的类型从大的方面讲可分为写本、刻本与活字本。

版本学（bibliology）指一部书因编辑、传抄刻板、排版或装订形式的不同而形成的不同本子，发展成为一门学问，主要包括版本目录学与版本鉴定两个方面。版本学的研究方法包括版本考订和版本鉴定。版本考订，一是要分析版本源流，二是要归纳版本系统。版本鉴定主要是厘清古医籍成书方式，鉴定谁写的，谁抄的或者谁刻的，抄写时间，刊刻时间，是否稀见，是否完整，版本优势，以及在现存各版本中处于何种地位。版本鉴定包括明确撰写年代，细读前后序跋，验牌记，查避讳，考刻工，校对阅人年代，看字体，看版式、纸张与装潢，查藏书印章与著录等来帮助鉴定。古医籍版本鉴定有利于做古医籍研究工作。

3. 古医籍校勘　校勘学（textualism）指用一部书的不同版本及有关资料加以比较，或用其他方法考订文字的异同，恢复一部古医籍的本来面貌的一门学科，是进行古医籍整理和古医籍研究的基础。古医籍整理主要包括：校勘、标点、注释、翻译、汇编、影印、辑佚、编制目录索引和鉴别版本等。校勘本身就是古医籍整理的一项重要工作之一，也是其他古医籍整理工作的先导，还有助于疏通文字词义。古医籍校勘有几种常见的错误类型，即衍文、脱文、误字、倒文、错简。一为对校，即选定一个版本作为底本，与其他版本逐字逐句地进行比较，录出异文，使用对校法，分析归纳版本的源流系统，比较各种版本的校勘价值。二为本校，即比较本书的上下文，用本书的语言、文字、知识等各种资料作为依据进行校勘，发现并订正错误。三为他校，即搜集、掌握他书与本书文辞有关的资料，进行考证。四为理校，即用理论知识，作为依据对文字校勘方面的问题进行分析判断。五是恢复篇第，对于零散见于各书的佚文，要对其进行整理，分类排比。

4. 古医籍辨伪　中国古医籍辨伪是一项考证古医籍书名、作者和内容真伪及著作年代的研究工作。它不是孤立的过程，实际上是在研究目录、分析版本、校勘古籍、分析古文内容时同时进行的研究工作。古医籍辨伪十分重要，因为读古书而不辨明真伪，往往会导致错误的认识。而研究若依赖伪书或伪说，则会误入歧途，产生错误的结论。伪书的出现有其社会背景和历史原因，作伪的程度也各有不同，有的伪题作者和书名，有的时代混淆，有的在内容上真假杂糅等。古医籍辨伪工作包括两方面的内容：一是关于古籍文献名称、作者著作年代真伪等的考辨；二是关于书籍内容（如事实、论说真伪等）的考辨。前者和古籍版本学、目录学的关系较为密切，后者则与校勘学及史学中的史料考辨工作相近。

5. 古医籍文献辑佚　从现存古医籍文献中辑录已经散佚的文献，以求完全或部分恢复散佚文献原貌的古医籍整理工作，简称辑佚。中国古代常用"钩沉"一词指代辑佚工作。辑佚是古医籍整理和研究的重要内容之一，是古医籍整理工作中十分艰辛而又颇具学术意义的事，其意义在于恢复书的原貌，配成足本，充实古籍内容。辑佚一般可分为两种情况：一是原书尚存，但有短缺，从其他记载中辑录补充；二是原书已佚，而在他书中尚有全书或片段保存，可据以钩沉重现或辑录复原。辑佚的方法有几点：一是摘录佚文，此乃基础；二是挑选底本，一般挑选成书年代较早、记载较为详细的底本；三是注明异同，各书所引有异时要注明出处及内容；四是校正文字，佚文或不全，或误讹，或文字简略。由于辑佚总是从医家本集或原书以外的其他传世文本中发现并获取新资料，而这些资料又都是在作品的传播过程中，通过不同的接受者转手载入典册，如此，则传播者、笔录者、印行者等可能出现的失误，使作品的可信性相对减弱。一旦发现被其他医学典籍有幸保存下来的佚作，首先进行科学、认真、细致地考辨甄别，便成为辑佚者第一位的工作，以此避免讹传，防止贻误后学，确保辑佚自身的学术价值。

二、古医籍文献研究方法

针对古医籍文献研究不同的内容有不同的方法。大致可以分为以下几种方法：

1. 古典医籍文献的普查登记与学科分类方法　古典医籍文献学的任务是系统全面地认识和了解自己的研究对象。中国古典医籍文献的总体面貌，只有通过全国范围的古典医籍文献普查登记，并对普查登记材料进行条分缕析，使之分门别类，才能掌握其数量和大致的学科类别。因此，普查登记与分类是古医籍文献学最基础的工作，也是最基本的方法。

2. 古典医籍文献的编目与著录方法　古典医籍文献的典藏与查阅都需要目录书和目录卡片提供按图索撰的途径，而编制书本式目录和卡片式目录，既要遵循一定的编目原则，又要按照一定的著录规则，这就需要掌握科学的方法。由此可见，"编目与著录方法"也是中国古典医籍文献学研究的重要方法之一。

3. 古典文献的鉴定与辨伪方法　古典医籍文献学在考辨古典文献的源流、判断某一部书或某一篇文献的价值、分析不同文献版本之间的关系时，都需要对文献的特征和内容予以鉴别，特别是要对那些伪造的书籍和文献档案予以断定。

三、古医籍文献常用的整理方法

古医籍文献是中医学重要的信息源，对古医籍的研究，重要的是发掘性、应用性研究。常见的古医籍整理方法如下：

1. 点校（proofreading）　是对古医籍点读、校订的简称，亦称校点。它是编辑加工古籍，使其成为可靠的、便于阅读的出版物的基础性工作。一部古籍大多有几种版本，出版者须选用较好的本子作为底本。所谓"较好"是相对的，也会有刊刻错误或被刻书人妄改的地方。为了使古籍可靠、正确，就需要校订。校订一般分内校和外校。内校是据原书上下文义加以订正；外校则参考其他版本或材料，比较审定。

2. 训释（annotation）　指训诂和注释。古医籍文献的训释，指对古医籍文献语言文字和医药义理的训诂和注释。训诂以语义诠释为主；注释包括训词、释义、析句、注音、辨字、校勘、句读、呈现修辞、考校典章制度等。训诂与注释的含义不同，但相互为用，均欲通过对古医籍文献的语言文字和医学义理解释阐发，以使读者准确领悟原文主旨。

3. 笺正　笺是训释的一种形式，一般既注正文，也注前人之注，凡言正者，常有对某种学说或前人说解进行议论订正之义。如明代张介宾的《本草正》，除对药物性味、功用、配伍、禁忌、制法等加以阐释外，还对前人的错误论述加以订正。

4. 今译　是逐字逐句将古籍翻译成通俗易懂的现代汉语，以利于古医籍的普及。但今译又不可能做到十分精确，要做到信、达、雅，难度很大。今译需要以注作为基础，提高今译的质量。今译将成为现代普及的古医籍整理形式之一。

5. 辑佚　佚，通"逸"，即散失之意；佚书，也称"逸书"，泛指已经散失的书。有许多古医籍虽然已经散失，但并不是无迹可寻。有些佚书的内容曾被同时代或后代的古籍抄录、印证和整理，有的甚至还保留了原书的体例或目录，这些保留下来的文字，文献学上称为佚文。辑佚，也称"辑逸"，是集录散佚的有关资料。作为文献整理工作的一部分，辑佚指根据现存文献中存留的各种佚文，通过搜集摘录、考校整理、汇编等工作，使佚书全书或部分复原。

6. 汇编（assembly） 把某一方面或某一专题的资料按一定的方法进行编撰，以供阅读或翻检的资料性参考书，称汇编，是古医籍整理、结集的一种新形式。

第三节　随机对照临床试验研究文献的质量评价

临床疗效研究主要分为随机化试验和非随机化试验两种基本类型。但是，一些研究文献的随机对照试验（randomized controlled trial，RCT）在研究设计和实施方面存在着一些问题，对其进行质量评价的目的在于提高 RCT 研究文献的质量。

一、评价原则

1. 真实性评价（validity evaluation） 评价文献报道的结果是否存在某种系统误差而导致虚假的结论。

（1）随机分组　RCT 研究文献应当提供足够的信息，以便于读者评价产生随机分配序列的方法，如使用随机数字表或使用计算机程序产生的随机数字。此外，还应报告随机序列表的隐藏方法，因为分配隐藏是一个防止分配结局被负责纳入研究对象的人预先知晓的严格过程。如果没有充分的分配隐藏，即使随机分配的序列也会被破坏，导致组间的可比性降低，夸大和削弱治疗研究效果，破坏研究结果的真实性。

（2）随访情况　是否所有的研究对象均完成了随访是判断 RCT 真实性的重要依据。在有一定随访期的 RCT 中，研究对象的退出和失访是不可避免的。如果研究结果未考虑失访情况，结果则可能偏离真实。因为失访者和未失访者的干预效果可能是不同的，失访者的失访原因可能是发生了不良的后果，甚至死亡，若结果分析不包括这部分患者，临床干预效果将被过高地估价。

（3）是否详细介绍了研究对象的情况　所有研究对象都应按同样的诊断方法得到确诊。诊断标准最好是国际公认的标准，如果该疾病目前尚无国际公认的标准，则可选国家标准或行业标准，自定诊断标准不利于研究结果的外推。除此之外，研究对象还要有一定的入选标准和排除标准，一般情况下，老人、儿童、妊娠期妇女等特殊人群应排除在研究之外。

（4）是否报告了全部临床有关结果　临床结果包括疗效和安全性两个方面，故应如实报告用药后的不良反应，以及因各种原因引起的死亡数，以便读者全面了解药物在临床应用后的实际情况。

（5）随机分配入组的所有患者是否都进行了分析　由于患者依从性的影响，试验可能出现"偏离研究方案"的情况，即一些患者未接受全程的正确干预，或者出现沾染、干扰现象，此时可采用意向性分析（intention-to-treat analysis，ITT）。

（6）是否应用了盲法　当结局为主观指标时，对结局评价者施盲尤为重要。应当阐明谁处于盲态（如患者、医生、结局评价人员或数据分析人员）、盲法的机制（如胶囊或片剂）以及治疗特征的相似性（如外观、味道和服用方法）。手术、按摩等干预措施难以做到盲法比较，可以考虑对结局评价者或对数据分析人员施盲。

（7）试验前各组间患者的基线情况是否一致　样本量是依据比较组间主要效应指标效应差进行的估算，带有一定的主观性。故作者应报告比较组间主要影响因素的均衡性的比较情况，以增加研究结果的客观性、真实性。

2. 重要性评价

（1）干预效果大小　临床常用比值比（OR）、相对危险度（RR）、相对危险度降低（RRR）、绝对危险度降低（ARR）和需要治疗人数（number needed to treat，NNT）等测量干预措施的效果。

（2）干预效果的精确度　通过可信区间（confidence interval，CI）确定效应指标真实性的可信度范围。可信区间的宽窄与疗效估计精度成反比。

3. 实用性评价　实用性（applicability）评价主要考察研究结果是否适用于临床实际，是否可接受研究中的干预措施并产生相近的效果。如果结果可以应用于临床实际，还需评价干预措施所带来的效益及可能的风险。

（1）临床意义与统计学意义的考察　具有统计学差异的试验结果可能并不具有临床实际意义。统计学的差异只表明由于抽样误差所导致的比较组间有差别的概率是小概率事件，并不代表其一定具有临床意义，反之亦然。

（2）干预措施的详细描述　包括干预的剂量、疗程、在什么情况下应用、有何不良作用和毒性、在什么情况下应调整剂量或中止干预等。

（3）病例的构成情况是否与临床实际相符　为了能够重复，疾病的类型、症状、体征、病情、年龄、性别等基线信息及重要的临床特征应作详细说明。

（4）费效比及安全性　干预措施的费用及可能得到的益处（即干预效果）的比例是否恰当，如果一项干预措施的实施成本过高，而患者由此获得的收益较小，也不宜在临床上推广。此外，还需分析干预措施的安全性，即由此可能产生的对患者直接或间接的伤害，可通过干预措施利弊比值比（likelihood of being helped vs harmed，LHH）评价。

二、评价标准

Cochrane 协作组推荐使用偏倚风险表（risk of bias' table）进行随机对照临床试验文献质量评估。该偏倚风险表包括随机化分组、分组隐藏、盲法、结局数据不全、选择性结局报告和其他偏倚来源六大项（表6-1、表6-2）。

表 6-1　单个研究及多个研究中主要结局指标偏倚风险的总体评估方法

偏倚风险	解释	单个研究	多个研究
低风险	可能的偏倚不太可能真正地改变结果	所有关键点均为低风险	从研究中得到的大部分信息处在低风险中
不清楚	可能的偏倚增加了研究结果的不确定性	一个或多个关键点不清楚	研究间的大部分信息处在低风险或不清楚中
高风险	可能的偏倚严重地减弱了结果的可靠性	一个或多个主要点存在高风险	高风险信息所占的比例足以影响结果

表 6-2　Cochrane 偏倚风险评估表

评估内容	评价标准	评价依据
随机序列产生方法	低风险	研究者详细描述了随机序列产生的方法，如采用随机数字表、计算机等
	高风险	文中明显存在非随机分组方法的描述，如按照入院顺序号、出生日期、住院号等分组，或交替分配
	不清楚	原文没有交代随机序列产生的方法或交代不清楚
随机隐匿方法	低风险	采用了一定方法（如中央随机、密封不透光信封等）将随机序列进行了隐藏，使受试者或执行者不能预测分组情况
	高风险	没有隐匿随机序列的方法，研究执行者或受试者可能预测分组情况
	不清楚	现有信息无法判断前者中的任意一种
对受试者和执行者的盲法	低风险	未实施盲法或实施了不完全的盲法，但研究结果不会由于缺乏盲法而受影响；对受试者和主要参与研究人员实施了盲法，而且盲法未被揭开
	高风险	未实施盲法或实施了不完全的盲法，而且研究结果会由于缺乏盲法而受到影响；对受试者和主要参与研究人员实施了盲法，但盲法被揭开
	不清楚	现有信息无法判断前者中的任意一种
对结局评价者的盲法	低风险	对结局评估未实施盲法，但不会影响结果的客观性；对结局评估实施了盲法，而且未被破解
	高风险	对结局评估未实施盲法，而且影响结果的正确评估；对结局评估实施了盲法，但盲法被破解，而且影响结果的评估
	不清楚	现有信息不足以判断"低风险"或"高风险"；文中未说明结果的评估方法，无法判断是否实施盲法
不完全结局数据	低风险	无缺失数据；缺失结局数据不太可能影响真实结果，两组缺失数据及缺失原因相似；对于二分类结局，与观测到的事件风险比较，缺失数据不足以对干预效应产生临床上相关的影响；对于连续变量结局，在缺失数据之间的可能效应大小不足以对实测效应产生临床上的相关影响；缺失原因有合理的解释
	高风险	缺失原因可能与真实结果有关，在比较组之间缺失数量不均等或缺失原因不相同；对于二分类结局，与观测到的事件风险比较，缺失数据的比例足以产生临床上相关的干预效应偏倚；对于连续变量数据，缺失数据的可能效应大小足以对观测效应产生临床相关偏倚；实际治疗分析对干预效应产生实质性的偏离；缺失数据的处理方法不恰当
	不清楚	无法判断是否有失访病例资料没有交代或交代不清等
选择性报告结果	低风险	研究方案可利用，而且所有预先设定的主要及次要结局在研究中均有报道；研究方案不可用，但研究报告了所有期望的结局，包括预先设定的结局
	高风险	没有报告所有预先设定的主要结局；一个或多个主要结局以非预先设定的测量、分析方法或亚组数据被报告；一个或多个已报告的主要结局不是预先设定的；一个或多个结局报告不完整，以致不能进行 Meta 分析；研究未报告所有需要的重要的研究结局
	不清楚	无法判断是否存在选择性报告偏倚或原文交代不清楚
其他偏倚	低风险	研究不出现其他偏倚
	高风险	存在至少一项重要的偏倚，如有潜在的与研究设计相关的偏倚来源；有不诚实争议的；已经存在其他问题
	不清楚	可能存在偏倚，但现有信息不足以评估是否有重要偏倚风险存在，没有明确的理由或证据支持将产生的偏倚

三、报告规范

要正确理解和判断随机对照试验结果的真实性，应了解其设计方案、实施过程、分析方法和结果解释。为达到此目的，报告试验的标准（standards of reporting trials，SORT）小组和 Asilomar 工作组（asilomar working group）的专家于 1995 年提出了报告试验的强化标准（consolidated standards of reporting trials，CONSORT），并发布了 CONSORT 声明，内容包括一个核对表（checklist）和一个流程图（flow diagram）。评价文献时，可按 CONSORT 声明的条目逐一对照，原文献中相应内容符合的条目越多，该文献的质量越高（表6-3）。

表6-3　随机对照临床试验报告规范（CONSORT 声明，2010 年）

主题	条目	清单
题目与摘要	1a	题目是否包含"随机化"
	1b	包含试验设计、方法、结果及结论的结构化概括
前言		
背景与目的	2a	科学的背景与原理解释
	2b	具体的目标或假设
方法		
试验设计	3a	试验设计的描述（如平行的、阶梯的），包括分配比
	3b	试验开始后研究方法的重要改变及其理由
参与者	4a	入选标准
	4b	数据收集的场所及环境
干预	5	每组干预措施的详细描述（包括如何、何时给药），并能够重复
结局	6a	完全定义的预先设定的主要及次要结局测量指标，包括如何、何时测量
	6b	试验开始后测量结局的改变及其理由
样本大小	7a	样本大小是如何估算的
	7b	如果可能，解释任何中期分析及终止试验的条件
随机化		
序列的产生	8a	产生随机分配序列的方法
	8b	随机化的类型，任何限定（如区组及区组的大小）的细节
分配隐藏的机制	9	执行随机分配序列的方法（如有序数字容器），描述干预被分派之前序列隐藏的每一步骤
实施	10	谁产生分配序列，谁登记受试对象，谁安排受试对象去不同的干预组
盲法	11a	如果有，是谁被实施了盲法（受试对象、照顾者及结局评估者），盲法是如何实施的
	11b	如果存在，描述两组干预特征的相似之处
统计方法	12a	两组主要、次要结局指标的统计分析方法
	12b	辅助统计分析方法，如亚组分析和校正分析
结果		
受试者流程图	13a	说明每组被随机化分组的受试者数量、接受意向治疗的数量以及分析主要结局指标的受试者数量
	13b	每组随机化分组后失访、排除者数量及理由
招募	14a	招募和随访的时间
	14b	终点及终止试验的理由

续表

主题	条目	清单
基线资料	15	每组受试者人口统计学及临床特征基线资料的比较表格
分析数量	16	每组纳入每个分析中的受试者数量，以及是否是最初随机分组的数量（ITT 分析）
结局与估计	17a	每组每个主要及次要结局指标，其效应值及其精确度的估计（如 $95\%CI$）
	17b	二分类结局指标，最好报告绝对和相对效应值的大小
辅助分析	18	任何其他分析的结果，包括亚组分析和校正分析，说明哪些是预先设定的，哪些是探索性的
损害	19	每组所有重要的损害或意外效应
讨论		
局限性	20	试验的局限性，解释潜在偏倚或不精确的来源，如果可行，可采用多因素分析
可推广性	21	试验结果的可推广性（外部真实性、可应用性）
解释	22	结果的一致性、收益与伤害的平衡以及其他相关证据考虑的解释
其他信息		
注册	23	试验的注册号及注册名称
方案	24	如果可利用，全部方案能够被获得
基金	25	基金的来源及其他资助，资助者的角色

第七章　医学实验技术

医学实验是获取科学事实、验证假说的主要手段。医学实验技术是医学检验和生物医学实验以及临床疾病实验室诊断中最具代表性的核心技术。现今医学研究主要分为三个层次：①群体水平；②器官组织水平；③细胞分子水平。医学实验技术主要包括：组织形态学实验技术、细胞生物学实验技术、分子生物学实验技术等。

第一节　组织形态学实验技术

形态学（morphology）是研究生物形态结构及其相互关系的科学。从方法论来讲，分为重视器官和机能关系的生理形态学，以及重点放在比较研究上的比较形态学以至系统形态学和实验形态学或因果形态学。常用的技术方法主要包括组织标本的制作、组织/细胞化学术、免疫组织/细胞化学术、免疫荧光组织/细胞化学术等。

一、组织形态学实验标本的制作

组织形态学实验标本的来源大致可分为手术标本、内镜取材标本、穿刺标本、细胞学标本、造模标本等。组织形态学实验标本制作可分为切片法和非切片法两种。

（一）切片法

依据支持物的不同，可分为石蜡切片、明胶切片、冷冻切片、塑料切片等类别。石蜡切片为经典的组织切片制作方法。

1. 制作原理　使用包埋剂令组织内渗入某种支持物质，致使组织具备一定的硬度，再利用切片机切成薄片，将制成的切片捞置于载玻片上，经烘干后可进行染色，以便在显微镜下观察组织细胞的形态结构。

2. 步骤　组织切片技术包括组织的取材、固定、脱水、透明、浸蜡、包埋、切片、脱蜡、染色及封片等步骤。

（1）取材（tisssue processing）　选择正确的取材部位、切面及大小。取材时，要求标本材料新鲜，组织块力求小而薄，组织离体后立即固定；同时，应避免组织受挤压而致组织结构变形、细胞破碎。原则上应在病变与正常组织的交界处取材，避开坏死出血区。

（2）固定（fixation）　将某些化学试剂（固定液）渗透到需要保存或制作切片的脏器或组织、细胞中，尽量保持细胞生活状态时的形态、结构、所含物质和位置等，防止自溶和腐败，同时使组织硬化，便于制片。

常用的固定剂有单纯性固定剂，如甲醛（10%福尔马林）、4%多聚甲醛、乙醇、乙酸等；

混合固定剂有中性甲醛（pH 7.0，即甲醛、磷酸缓冲液）、A-F 液（含甲醛、酒精）等。固定方法有浸泡固定、注射固定、灌注固定、微波固定、蒸汽固定等。根据实验目的和组织材料的不同，选择不同的固定液。

（3）脱水（dehydration）　指将固定后的组织器官内的水分，用某些化学试剂置换出来的过程。标本经固定和水洗后，组织内有大量的水分，不能与二甲苯混溶，因此应脱水。常用的脱水剂有乙醇、丙酮等。

（4）透明（clearing）　大多数脱水剂不能和包埋剂（石蜡）混溶，为使石蜡能浸入组织块，应通过透明剂置换出脱水剂，从而达到石蜡浸入组织块的目的。此时，由于组织块的水分被透明剂取代，其折射指数接近于组织蛋白的折光指数，使组织块变得透亮。

透明剂既能与脱水剂相混溶，又能与包埋剂（石蜡）相混溶，可起到桥梁的作用。常用的透明剂有二甲苯（最常用）、氯仿等。

（5）浸蜡（paraffin infiltrating）与包埋（embedding）　指将前期处理后的标本，置于支持物中，使支持物透入组织内部，并将组织埋入、包裹的过程。常用的支持物有明胶、石蜡、火棉胶、树脂、炭蜡等，它们既是浸透剂又是包埋剂，其中最常用的是石蜡。

（6）切片（section）　整修蜡块后，采用组织切片机切制厚度为 $2 \sim 7 \mu m$ 的薄片，并裱贴在载玻片上，经 37℃ 温箱过夜备用。

（7）脱蜡　组织切片标本经二甲苯脱去组织切片中的石蜡成分，便于染色。

（8）染色（stainning）　指用染液对组织切片进行处理，使组织细胞中的不同成分被染上相应的颜色，形成色差（反差），产生不同的折射率，以利于光镜观察和分析。常用的酸性染色剂有伊红、坚牢绿、橙黄 G 等，碱性染色剂有苏木精、亚甲蓝、碱性品红等。

染色种类：包括普通染色、特殊染色等。最常用的染色方法是苏木精（hematoxylin）和伊红（eosin）染色法，简称 HE 染色或普通染色。

（9）封片　染色后的组织切片滴加树胶，用盖玻片封固，称封片，利于保存和观察。

（二）非切片法

非切片法制作简便，需要用新鲜的材料，这样才能保持原有的状态，但其应用范围比较有限。包括整体装片、离析材料装片、涂片、压片、铺片、撕片、磨片等。其中，涂片、压片及离析材料装片，易使材料组成的正常位置发生改变。

二、组织/细胞化学技术

组织化学（histochemistry）和细胞化学（cytochemistry）技术是基于物理和化学反应的原理，使组织细胞内某化学成分形成有色沉淀物，便于在光镜或电镜下对其进行定性、定位和定量研究。研究内容包括以下几种：

1. 糖类　显示多糖和蛋白多糖常用过碘酸-希夫反应（periodic acid-Schiff reaction，PAS 反应）。其原理是过碘酸氧化反应可使糖分子的乙二醇基氧化形成乙二醛基，后者与 Schiff 试剂中的无色碱性品红结合，即可在原糖分子存在的部位形成紫红色反应产物并形成沉淀，间接显示细胞内糖物质的状态。

2. 脂类　为防止有机溶剂对脂肪和类脂的溶解，用冰冻切片为宜。可采用苏丹黑、油红O、尼罗蓝等易溶于脂类的染料进行染色。也可采用锇酸（OsO_4）固定兼染色，脂肪酸或胆碱

均可使锇酸还原为 OsO_2，使脂类呈黑色。

3. 核酸 常用孚尔根反应（Feulgen reaction）显示 DNA，其原理是 DNA 分子中的脱氧核糖与嘌呤之间的连接键经稀盐酸处理后被打开，在形成醛基后再与 Schiff 试剂中的碱性品红作用，使 DNA 呈紫红色。也可用甲基绿-派若宁反应，同时使 DNA 呈蓝绿色，RNA 呈红色。

三、免疫组织/细胞化学技术

1. 免疫组织化学（immunohistochemistry，IHC） 是利用免疫学抗体与抗原结合的原理及组织化学技术对组织、细胞特定抗原或抗体进行定位和定量的技术，是免疫学与细胞化学相结合形成的一个分支学科。

（1）免疫组织化学的用途 免疫组织化学主要是用荧光素、生物素或地高辛等标记的抗体（或抗原）对细胞或组织内的相应抗原（或抗体）进行定性、定位或定量检测，利用组织化学的呈色反应，用显微镜、荧光显微镜或电子显微镜观察之。凡是能作抗原、半抗原的物质，如蛋白质、多肽、核酸、酶、激素磷脂、多糖、受体及病原体等，都可用相应的特异性抗体在组织、细胞内将其用免疫细胞化学法进行研究。

（2）免疫细胞化学的优点 ①高度的特异性：细胞化学所用的是特异性强的多价或单价抗体，具有高度的认别能力，在抗原识别上可达到单个氨基酸的水平。②敏感性高：使用高度敏感和高亲和力的抗体，力保检出细胞内超微量的抗原分子。③既可定位、定性又可定量：该方法便于组织或细胞成分定性、定位及定量的研究。

（3）免疫细胞化学的分类 根据标记物的不同，免疫细胞化学技术可分为免疫荧光细胞化学技术、免疫酶细胞化学技术、免疫铁蛋白技术、免疫金-银细胞化学技术、亲和免疫细胞化学技术及免疫电子显微镜技术等。

（4）免疫染色的一般程序 ①标记抗体与标本中的抗原反应结合；②用 PBS 洗去未结合的成分；③直接观察结果（免疫荧光直接法），或显色后再用显微镜观察（免疫酶直接法）。在此基础上发展出间接法、多层法、双标记法等多种方法。

（5）免疫组织化学的方法

1）直接法 用酶（如 HRP）标记的特异性抗体（一抗）直接与标本中的相应抗原结合，形成抗原-抗体-HRP 复合物，最后用酶底物 $DAB-H_2O_2$（二氨基联苯胺）呈现棕色或深棕色产物。直接法的优点：简单、省时、特异性高、非特异性染色较轻。缺点：敏感性差。

2）间接法 先用未标记的特异性抗体（一抗）与标本中相应的抗原反应，再用酶标记的"抗-抗体"（二抗）与已形成抗原-抗体复合物的第一抗体分子反应，然后进行显色反应。间接法的优点是用途广泛，只标记一种抗体，即可检测多种抗原。一般免疫组化多采用此方法。

3）过氧化物酶抗过氧化物酶复合物法（peroxidase-antiperoxidase，PAP） 上述免疫酶直接法和间接法属酶标抗体法，此种方法属非标记抗体酶法（抗酶抗体法）。在酶标记过程中，由于酶与抗体之间的结合，损害了部分抗体和酶的活性，降低了抗体的效价。另外，血清中非特异性抗体也可被酶标记，增加非特异性背景染色。因此，在酶标记的基础上，发展了不标记抗体的免疫酶技术。首先用酶（HRP）制成高效价特异性抗体，再将酶与抗酶抗体形成复合物（PAP 复合物）。此复合物稳定性好，灵敏度高，可以避免酶标过程中酶和抗体的减弱。染色基本流程：抗原-抗体结合后，依次滴加第二抗体和 PAP 复合物，最终形成抗原-特异性一抗-第二抗体-PAP 复合物。

4）亲和免疫法　是利用两种物质之间的高度亲和能力而互相结合的化学反应。此种具有高度亲和能力的物质是卵白素-生物素。生物素（biotin）即维生素 H。卵白素（avidin）又称抗生物素，它具有 4 个与维生素 H 亲和力极高的结合点，它们之间的亲和力比抗原抗体的亲和力高 100 万倍，既能牢固结合又不影响彼此的生物活性，称抗生物素-生物素系统。常用的技术方法如下：

①ABC 法：即抗生物素-生物素-过氧化物酶复合法（avidin-biotin-peroxidase complex method，ABC method），其 ABC 复合物是将过氧化物酶结合在生物素上，再将生物素-过氧化物酶连接物与过量的抗生物素蛋白反应。将抗生物素分别连接生物素标记的第二抗体和生物素标记的酶，第一抗体为非标记抗体，生物素标记的二抗与 ABC 复合物相连接，最后进行显色反应定位。其特点是：a. 敏感性高，比 PAP 法高20~40倍，这是由于生物素与抗生物素之间有较强的结合力；b. 特异性强，背景染色淡；c. 方法简便，节约时间，PAP 法需两天，而 ABC 法仅需几个小时。

②LAB 法：即标记生物素-抗生物素法（labelled avidin-biotin technique，LAB method），用生物素标记抗体为第一抗体，以酶标记抗生物素为第二抗体，经成色反应而显示抗原物质。其特点是：方法简便，但灵敏度低。

③SP 法：即链霉抗生物素蛋白-过氧化物酶连接法（streptavidin-peroxidase complex，SP method），采用生物素标记的第二抗体与链霉抗生物素蛋白连接的过氧化物酶及基质素混合液来检测细胞和组织中的抗原。其特点是：a. 高敏感性；b. 低背景；c. 简便快速；d. 结果稳定。

5）第二代聚合酶两步法　将二抗和酶通过一个多聚葡聚糖骨架连接成一个多聚体（envision），把传统的二抗、三抗分别孵育合成为一次孵育，因而不再有二抗、三抗通过生物素的结合，使整个系统不受内源性生物素的干扰，是一个高敏感性显色系统。此方法简单、快速、敏感性强，且避免了内源性生物素所造成的背景染色，有逐渐取代其他免疫酶组织化学检测方法的趋势。

2. 免疫荧光细胞化学技术（immunofluorescence cytochemistry technique）　是将已知的抗原或抗体标记上荧光素，与组织切片或涂片中相应的抗原或抗体发生反应，使形成的免疫复合物上带有一定量的荧光素，借助荧光显微镜的紫外光激发，呈现出黄绿色或橘红色荧光，由此检测抗原或抗体并定位。此方法称荧光抗原（抗体）法，以荧光抗体法较为常见。

（1）直接法　用已知特异性抗体与荧光素结合，制成特异性荧光抗体，直接用于组织抗原的检查。常用于肾穿和病原体的检查。

（2）间接法　用特异性抗体（一抗）与组织标本的抗原反应，再用间接荧光抗体（二抗）与结合在抗原上的抗体结合，形成抗原-抗体-荧光抗体的复合体，使荧光亮度增强，灵敏性增高，是目前应用较多的研究方法。

3. 免疫酶细胞化学技术（immunoenzyme cytochemistry technique）　是在抗原-抗体特异性反应的前提下，借助酶细胞化学原理，检测细胞内抗原或抗体及其存在部位的一门技术方法。该方法将抗原-抗体的免疫反应与酶的高效催化作用原理有机地结合，通过酶催化底物，进而发生一系列的化学反应，使溶液呈现出颜色反应，从而显示抗原-抗体特异性反应的存在。依据酶是否预先与抗体结合，可分为酶标抗体法和非标记抗体酶法。常用的标记酶依次为：辣根过氧化物酶（horseradish peroxidase，HRP）、碱性磷酸酶（alkaline phosphatase，ALP）、葡萄糖氧化酶（glucose oxidase，GOD）。酶的成色反应取决于产生不同色素的底物（如 DAB）及适当的反应条件。

四、医学微生物学实验技术

自然界中存在着各种各样的微生物，可以通过人工培养基提供微生物生长所需要的营养物质，将其中部分微生物从环境中分离出来，便于研究。

1. 从自然界分离筛选微生物菌种　不同的微生物对营养的要求有很大的差别，培养基配制的基本原理是人工地将多种营养物质按照各种微生物生长的需要配制成一种混合营养物质，一般包括碳源、氮源、无机盐和水。由于微生物无处不在，因此培养基在使用之前应灭菌。对于大部分培养基而言是可以通过高压湿热灭菌的。

由于微生物核糖体小亚基 RNA 基因功能稳定、分布广泛，且由高变区和保守区相间组成，是目前广泛应用的微生物分子分类鉴定标准。例如，可通过对微生物的 16S rRNA 基因序列分析而对其进行初步分类鉴定。主要程序为：细菌、放线菌分离培养基的制备；样品的采集和保存；微生物分离培养；微生物菌株纯化与保存；纯化菌株的（分子）鉴定。

2. 厌氧微生物的培养　厌氧菌在有氧的情况下不能生长。要培养厌氧菌，应创造一个无氧的环境。通常在培养基中加入还原剂，或用物理、化学方法去除环境中的游离氧，以降低氧化还原电势。目前培养厌氧微生物的技术包括：亨盖特厌氧滚管技术、厌氧手套箱培养技术及厌氧罐/袋培养技术。

3. 生长谱法选育营养缺陷型菌株　营养缺陷型菌株，指由于基因水平上的变化，使细胞缺失某种功能蛋白质（多数为酶），造成代谢途径的阻断，不能合成某种必需的代谢产物，只能在营养丰富的完全培养基或外源添加被阻断的合成物质的基本培养基中正常生长的一类菌株。利用物理、化学或生物学手段，使特定代谢途径中的关键酶基因发生突变，并结合有效的筛选方法，就可以获得特定的营养缺陷型菌株。营养缺陷型菌株被广泛应用于代谢调控及代谢工程改造中的解除反馈抑制，使中间产物或分支途径中的终产物大量积累，如氨基酸、维生素、核苷酸等。同时，营养缺陷型菌株的培育方法也是遗传学研究、传统微生物育种技术（细胞杂交和原生质体融合）及基因工程中应用最为广泛的遗传筛选标记法。

4. 乳酸测定及酸乳制备　乳酸在铜离子的催化下，与浓硫酸作用而生成乙醛，乙醛能与对羟基联苯作用而生成在 565nm 处有特征吸收的紫色物质。在一定的浓度范围内，乳酸含量与 565nm 处吸光度呈线性关系，因此可以通过测定 565nm 处的吸光度来测定乳酸的含量。

（1）乳酸测定　按步骤用分光光度计进行测定。

（2）酸乳制备　利用乳酸菌发酵牛奶中的乳糖，产生大量的乳酸，使酪蛋白变性凝固，进而使整个奶液呈现凝乳状态。

（3）制备方法　按方法制备酸乳并对制备的酸乳进行乳酸菌活菌计数和酸度的测定。

第二节　细胞生物学实验技术

细胞（cell）是一切生命体结构和功能的基本单位。细胞生物学（cell biology）是以细胞为研究对象，从显微、亚显微和分子水平三个层次上，研究细胞的结构、功能和各种生命规律的一门科学。从生命结构层次看，细胞生物学位于分子生物学与发育生物学之间，同它们相互衔接，互相渗透。

一、细胞生物学实验技术体系

细胞生物学实验技术，指与细胞生物学研究相关的实验技术。包括细胞形态与结构观察技术、细胞化学分析技术、细胞生理学技术、细胞工程技术等内容。现已形成丰富的细胞生物学实验技术体系，是人们从事科学研究的重要工具。

1. 细胞生物学实验技术体系　大致归纳如表7-1。

表7-1　细胞生物学实验技术体系

技术方法	内容
细胞离体培养技术	是生命科学基础理论研究和应用科学研究中的重要基础技术，应用极其广泛。也是分子生物学研究和细胞工程及基因工程等高科技领域不可缺失的技术方法
细胞形态结构观察技术	细胞一般显微结构的观察主要依赖于各种光学显微镜技术，包括复式显微镜、倒置显微镜、荧光显微镜、相差显微镜、偏光显微镜、暗视野显微镜、激光共聚焦扫描显微镜等。细胞超微结构观察主要依靠电子显微镜技术和X射线衍射仪。观察方式分为活体细胞观察、细胞固定染色观察和组织切片固定染色观察。记录观察结果可采用静态显微摄影和动态显微拍摄录像
细胞亚显微结构和化学组分分离分析测定技术	细胞中的某些细胞器、亚细胞组分和生物大分子的分离主要靠高速离心和差速离心技术，配合相应的提取纯化方法。一些生物大分子组分，如酶类、蛋白质、脂类、糖类、DNA、RNA，可依据研究需要，选用细胞分化染色技术、免疫组织化学技术、分子标记及放射自显影技术、分光光度技术、流式细胞术等。以上技术方法既可研究细胞结构与功能的关系，也是判定和评价细胞功能状态的重要手段
细胞各种生命现象的研究技术	研究细胞生命活动的规律，对揭示生物体整体生命现象的物质本质和规律具有重要意义。目前常用的有：细胞免疫研究技术、细胞增殖和细胞周期研究技术、细胞遗传研究技术、细胞凋亡研究技术、细胞信号传导研究技术、细胞代谢研究技术和肿瘤细胞研究技术等，在这方面已积累了丰富的研究技术方法
细胞工程技术	细胞工程即按研究者的意愿，运用细胞生物学和分子生物学技术来改造细胞的结构和性状，使之满足科学研究和生产实践的需要。目前常用的有：经细胞杂交筛选杂种细胞株技术，人工诱变培育突变细胞株技术，经细胞拆合、细胞核质杂交获得克隆动物技术，DNA转染获得基因重组细胞株技术，转基因动物技术等
细胞分子生物学技术	已成为了生物学的前沿和生长点，引领着生命科学的发展

2. 细胞分子生物学技术领域

（1）细胞基因组DNA提取、纯化、定量分析技术　目的基因的鉴定，即探针与DNA分子杂交技术；目的基因的克隆扩增及表达技术；基因芯片技术；目的基因结构分析技术，包括

PCR、RFLP、SSCP、AFLP 和 DNA 测序等技术；基因敲除技术等。

（2）细胞总 RNA 提取、纯化、定量分析技术　目的 RNA 的鉴定，即探针与 RNA 分子杂交，分别有斑点印迹杂交、Northern blotting 印迹杂交和 RT-PCR 技术，可定量分析目的 RNA 的表达量。

（3）细胞总蛋白质提取、纯化、定量分析技术　目的蛋白质的鉴定，即蛋白质分子杂交，分别有免疫组织化学技术和 Western boltting 杂交技术，可定量分析目的蛋白质的表达水平；目的蛋白质的结构分析技术，有氨基酸序列测定和蛋白质结构的生物化学分析方法。

3. 细胞生物学实验技术

（1）放射自显影（autoradiography）　是利用放射性同位素（radioisotope，RI）核裂变时放出的核射线可使感光材料中的溴化银颗粒感光后还原成银粒的原理，显示标本或样品中放射物的分布、定量以及定位的方法。将标记的示踪剂注入机体或掺入培养基中，经细胞摄取后，取被检组织或细胞制成切片或涂片标本，并与感光材料紧贴，经适当时间的曝光、显影和定影后，可呈现出与标本中示踪剂分布部位、数量、强度（浓度）完全一致的影像，可得知示踪剂的精确分布和含量放射性同位素能在紧密接触的感光乳胶中记录下它存在的部位和强度，准确显示出形态与功能的定位关系。现在已将放射自显影术与电镜以及生物分子结合起来，不但可以研究放射性物质在组织和细胞内的分布代谢，还可以揭示核酸合成及其损伤等改变，目前已在生命科学各领域被广泛应用。

（2）染色体分析技术（karyotype analysis technology）　染色质或染色体是遗传物质在细胞水平的形态特征。前者指当细胞处于合成期时遗传物质经碱性染料着色后，细胞核呈现出细丝状弥漫结构；当细胞进入分裂期时，染色质细丝高度螺旋化，凝聚为具有形态特征的染色体。染色体形态观察分析的最佳时期是在分裂中期，复制后的染色体达到最高程度的凝聚，称为中期染色。染色体分析应用领域很广，主要用于：①临床诊断；②研究不育和习惯性流产发生的遗传基础；③通过检查胎儿的染色体，预防染色体异常所致先天畸形（如先天愚型）儿的出生；④根据染色体的多肽性进行亲子和异型配子的起源研究，结合 DNA 重组技术，可以将基因定位于染色体的具体区带上。

（3）电子显微镜（the electron microscope）　指以电子束为光源的显微镜，主要有透射电子显微镜、扫描电子显微镜等。电镜的主要特点是：①景深大，较光学显微镜大几百倍；②图像富有立体感，为具有真实感的三维结构立体图像；③图像放大范围大，光学显微镜的有效放大倍数为 1000 倍左右，透视电镜的放大倍数为几百倍至 100 万倍，扫描电镜可放大十几倍至几十万倍；④分辨率高，扫描电镜的分辨率可达 3~6nm；⑤样品可在三维空间平移和旋转，聚焦后可以任意放大倍数，而不需重新聚焦和反复调整。

二、细胞生物学的实验方法

1. 体外培养（in vitro culture）　指将活体结构成分（组织、细胞等）或活的个体从体内或其寄生体中取出，放在类似于体内生存环境的体外环境中培养，使其生长和发育的方法。若以产生和形成培养物的方法而言，体外培养可分为细胞培养、组织培养、器官培养。

2. 细胞培养（cell culture）　指采用酶消化法将组织块消化分离成单个细胞，在体外模拟体内的生理条件，使细胞得以生存、生长和繁殖，同时维持细胞的结构和功能。

3. 组织培养（tissue culture） 指从体内取出的组织，在体外模拟体内的生理环境中进行培养，使之生存、生长并维持其结构和功能的方法。由于这些组织（培养物）的主要成分均属细胞，而这些细胞在体外生长时是相互依存、相互影响的，因此，细胞培养和组织培养实际上区别不大。

4. 细胞/组织培养的主要优缺点 ①研究的对象是活的细胞。可实时监控、检测甚至定量评估一部分活细胞的情况，包括其形态、结构和生命活动等。这一点是其他方法所无法取代的。②研究的条件可以人为控制。实验中可以根据需要，通过控制 pH、温度、O_2张力、CO_2张力等物理化学的条件进行实验、观察。③研究的样本可以达到比较均一性。细胞培养所得到的细胞系属同一类型的细胞，需要时可采用克隆等方法使细胞达到单一化。④研究的内容便于观察、检测和记录。如细胞形态结构的变化，细胞内物质的合成、代谢变化等。⑤研究的范围比较广泛。细胞培养可在细胞学、免疫学、肿瘤学、生化学、遗传学、分子生物学等多学科中进行研究。

细胞培养也存在一定的不足。首先，体外培养的细胞是一种既保持动物体内原细胞一定的形状、结构和功能，又具有某些改变的特定的细胞群体，不能将其与体内细胞完全等同。其次，细胞培养存在一定的不稳定性，尤其是反复传代、长期培养者，可能发生染色体非二倍体改变等情况。另外，细胞培养对人员、设备等条件都要求较高。

第三节　分子生物学实验技术

分子生物学（molecular biology）是从分子水平上揭示生命的基本结构、功能和生命活动的基本规律，从而阐明生命现象本质的科学。实验技术的发展、进步和创新是推动分子生物学研究发展的直接动力。分子生物学作为一门新兴的前沿学科，它的理论和方法广泛渗透到生命科学的各个领域，使医学科学进入分子水平。因此，医学分子生物学的知识和技术手段对于培养高端的医学及科研人才是必不可少的。

一、蛋白质、核酸的提取与分离

蛋白质、核酸是分子生物学的主要研究对象，从生物体中提取与分离特定种类的蛋白质或核酸分子是分子生物学研究的首要任务，其质量的优劣对后续的蛋白质定量研究、基因差异表达研究、构建载体、测序等实验结果至关重要。

1. 蛋白质的提取与分离 可用市售试剂对蛋白质进行提取与分离，然后进行定量分析。可根据蛋白质的不同性质采用不同的蛋白质测定方法，比如，根据物理性质可以选用紫外分光光度法，根据化学性质可采用 BCA 法、胶体金法等，根据染色性质可选用考马斯亮蓝染色法和银染法。

2. 核酸的提取与分离 核酸的提取主要是通过裂解细胞释放出核酸，再根据核酸理化性质，通过抽提和分离，使其与细胞其他组分分离，进而达到分离纯化的目的。随着生物技术的不断进步，核酸的提取方法也越来越简便，各种核酸提取试剂盒基本能满足各种实验的需要。主要包括 DNA 和 RNA 的分离纯化技术。

二、PCR 技术

PCR（polymerase chain reaction）即 DNA 体外扩增技术，又称聚合酶链反应或无细胞克隆技术（"free bacteria" cloning technique），这一技术操作简单，容易掌握，结果也相对可靠。其原理类似于细胞内发生的 DNA 复制，在试管中给 DNA 的体外合成提供一种合适的条件——模板、dNTP、寡核苷酸引物、DNA 聚合酶、合适的缓冲液系统，以及 DNA 变性、复性及延伸的温度与时间等，就能特异性地扩增目的基因或 DNA 片段。PCR 技术具有特异性强、灵敏度高、简便快速、对标本的纯度要求低的特点。随着 PCR 技术的发展，通过对 PCR 技术的改进，产生了一些新的技术方法，开发了更多 PCR 的新用途，例如逆转录 PCR、定量 PCR、重组 PCR、反向 PCR、复合 PCR 等。其中，最常用的是逆转录 PCR 和定量 PCR。

1. 逆转录 PCR（reverse transcriptase PCR，RT-PCR） 是一种 RNA 逆转录和 PCR 结合起来建立的 RNA 的聚合酶链反应。它使 RNA 检测的敏感性提高了几个数量级，能对一些极微量的 RNA 样品进行分析。如使用一步法扩增（one step amplification），即在同一体系中直接使用 Taq 酶，以 mRNA 为模板进行逆转录和其后的 PCR 扩增，使 mRNA-PCR 的步骤更加简化，能使样品量减少到最低限度。

2. 定量 PCR 随着 PCR 技术的发展，早期采用外参照物的定量方法，已经逐渐被内参照物定量方法和竞争 PCR 定量方法所取代，并在此基础上发展了荧光定量 PCR 的方法。

（1）竞争性定量 PCR 按照性质不同，参照物可分为内参照和外参照。外参照定量 PCR 均属于非竞争性定量 PCR，而内参照物定量方法根据其在扩增中是否与待检样品共用同一对引物，两个模板的扩增是否存在竞争性，内参照又可分为竞争性内参照和非竞争性内参照。采用内参照竞争性定量的方法，在准确性方面优于外参照的定量方法，是目前比较理想的一种定量方法。其产物分析可采用探针杂交法、电泳法、HPLC 和荧光法等。这种定量方法可以避免常规 PCR 扩增效率不稳定的缺陷，减少各管间的差异。利用竞争 PCR 也可以进行 mRNA 的定量，但当逆转录效率低于 100% 时，通过测定样品中的 cDNA 进行 mRNA 定量，则测定结果会偏低。

（2）荧光定量 PCR 荧光定量 PCR（FQ-PCR）是新近出现的一种定量 PCR 检测方法，采用多种方法用荧光物质标记探针，通过 PCR 显示扩增产物的量。这种方法可以避免标本和产物的污染，且没有复杂的产物后续处理过程，因而更准确、快速。比较常用的有 TaqMan 技术和分子信标技术。

1）TaqMan 技术 是由 PE 公司开发的荧光定量 PCR 检测技术，它在普通 PCR 原有的一对引物基础上，增加了一条特异性的荧光双标记探针（TaqMan 探针）。TaqMan 技术在基因表达分析、血清病毒定量分析、人端粒酶 mRNA 定量分析及基因遗传突变分析等领域有广泛的应用。但也存在缺陷，如猝灭难以彻底、本底较高，定量时易受酶性能的影响，成本较高等。

2）分子信标技术（molecular beacon） 指在同一探针的两末端分别标记荧光分子和猝灭分子。该方法采用非荧光染料作为猝灭分子，因此荧光本底低。如结合不同的荧光标记，可用于基因多突变位点的同时分析。其不足之处在于杂交时探针不能完全与模板结合，因此稳定性差；探针合成时标记较复杂。

三、基因组学

基因组学（genomics）的概念最早于 1986 年由美国科学家 Thomas Roderick 提出，指对所有基因进行基因组作图（包括遗传图谱、物理图谱、转录图谱）、核苷酸序列分析、基因定位和基因功能分析的一门科学。基因组学研究主要包括以全基因组测序为目标的结构基因组学和以基因功能鉴定为目标的功能基因组学两方面的内容。

1. 结构基因组学（structural genomics） 结构基因组学代表基因组分析的早期阶段，它以全基因组测序为目标，旨在明确基因组中全部基因的位置和结构，为基因的功能研究奠定基础。结构基因组学主要使用脉冲场凝胶电泳（PFGE）、毛细血管电泳、基因芯片技术、全基因组随机测序等研究方法，建立高分辨率的遗传图谱、物理图谱、转录图谱和序列图谱。

基因定位技术常用荧光原位杂交（fluorescence in situ hybridization，FISH）和辐射杂种细胞系（radiation hybrid，RH）技术。FISH可以定位基因组中多个同源位点，结果直观、可靠，而RH法则很困难。但是，FISH法检测步骤繁杂，尤其受探针大小的影响较大，而且结果需要专业的细胞遗传学家进行分析。相比之下，RH法简单易行，定位精度高，适合于小至1~2kb以下的序列，根据统计方法可以直接进行染色体定位。

2. 功能基因组学（functional genomics） 亦称后基因组学（postgenomics），它利用结构基因组所提供的信息和产物，发展和应用新的实验手段，通过在基因组或系统水平上全面分析基因的功能，使得生物学研究从对单一基因或蛋白质的研究转向多个基因或蛋白质同时进行的系统研究。研究内容包括基因功能发现、基因表达分析及突变检测。基因的功能主要包括生物学功能、细胞学功能、发育上的功能等。采用的手段包括经典的减法杂交、差示筛选、cDNA代表差异分析、mRNA差异显示等，以及新发展的技术，包括基因表达的系统分析、cDNA微列阵、DNA芯片等。

（1）基因突变研究技术　基因突变（genetic mutations）研究是生命科学研究的热点之一，其检测可从两个层次入手，一是蛋白质层次的间接检测，二是可以对遗传物质（主要是DNA）的直接检测。由于PCR技术的应用，基因突变检测主要以分析DNA变异的直接检测为主。

（2）比较基因组杂交技术（comparative genomics hybridization，CGH）　是在FISH技术的基础上发展起来的检测细胞染色体非平衡性异常的一种新方法。该技术不需要细胞培养，一次杂交实验即可在整条染色体或染色体区带水平对不同基因组间DNA序列拷贝数的差异进行检测并定位。既可应用于新鲜或冻存的手术标本，又可应用于石蜡存档标本，还可应用于培养的细胞株，方法简单，又可获得全基因组改变的详尽资料。但与其他一些以PCR为基础的检测方法相比，它在检测基因的缺失方面敏感性较低，无法发现常见于血液系统或间质性肿瘤中的平衡的染色体异位或重排，其结果还可能受到图像分析系统可靠性和转换性能的影响。

（3）微列阵-比较基因组杂交技术（microarray-CGH）　又称array-CGH或matrix-CGH，是一种将基因芯片与CGH相结合的新技术，其独特的优势已备受瞩目。与传统的CGH相比，array-CGH更具灵敏度和精确性，其避开了复杂的染色体结构，所杂交的靶序列仅为包含了少数基因的一段短DNA片段，所以能找出传统方法检测不出的DNA序列拷贝数的差异，并同时将扩增或缺失的范围精确地定位在某个或某几个已知基因或EST上。此外，array-CGH技术不需要染色体核型的制备和分析，与普通的基因芯片检测表达谱的过程一样，其结果完全可以由机器和计算机自动操纵控制，既快速又直观。

（4）单核苷酸多态性（single nucleotide polymorphism，SNP）　指基因组水平上单个核苷酸变异引起的DNA序列多态性。它是人类基因组中最简单的多态形式，是继第一代限制性片段长度多态性（RFLP）标记、第二代微卫星（microsatellite，MS）后出现的第三代基因遗传标记。SNP 一般只有 2 个等位基因和 3 种基因型，遍布于整个人类基因组中。其优点有：数量多、覆盖密度大；遗传稳定性强；自动化检测和分析；多态性丰富；易于基因分型。目前，SNP 研究主要包括两个方面：一是确定人类究竟有多少 SNP 位点；二是直接利用一些患病家系，选择与致病有关的候选基因上的 SNP 作连锁分析。研究 SNP 的意义在于能更好地解释个体的表型差异，不同群体或个体对肿瘤的易感性、对药物的耐受性等问题，可广泛应用于致病基因的定位、疾病的连锁分析、易感基因的检测等。

（5）表达序列标签（EST） 是来自随机选取的 cDNA 克隆的末端序列，即一个 EST 就是对应于某一种 mRNA 的一个 cDNA 克隆的一段序列。其最常见的用途是基因识别。应用 EST 技术，可以跳过生物分类学的界限，由生物模型的已识别基因迅速克隆出人和小鼠基因组中相应的更复杂的未知基因。

（6）模式生物体研究 模式生物体（model organism）提供了一个强大的解析基因功能的工具，可以通过寻找与人类某个未知功能基因相当的模式生物体内的基因，并对其功能进行研究，从而加深对人类该基因功能的认识。可在动物整体、细胞或分子水平上认识基因的功能。目前，已有许多生物被作为模型，如大肠杆菌、果蝇、河豚、斑马鱼、小鼠、曲霉素等。国外继成功建立转基因动物技术体系后，结合基因同源重组和胚胎干细胞培养技术建立和发展了基因敲除技术，使基因的定位敲除、精细突变的引入、染色体组大片段的重排和删除等成为现实，为未知基因功能和人类疾病发病机制的研究提供了技术手段。

3. 基因组学的应用

（1）预防医学 基因组学为实现基因水平的个人疾病预防提供了可能，使疾病遗传性和非遗传性因素之间的相互作用更为明确。

（2）诊断学 基因组学实验技术，尤其是 DNA 芯片技术等，将更新、替代部分传统烦琐的临床体检和检验诊断方法。另外，SNP 分析和错拼基因的发现又为诊断学开辟了一个从基因水平预测个体用药疗效和药物反应差异的新领域。

（3）治疗学 利用基因操作（包括基因替代、基因封阻与剪断、基因修复及转移表达）手段来治疗和预防疾病的基因治疗计划已在血友病、晚期癌症、糖尿病、艾滋病、精神分裂症等 400 余种单基因或多基因疾病中尝试和展开。同时有望降低疾病易感个体的患病率，控制敏感个体的用药毒副作用，提高其药物疗效，拓展出基因干预预防性治疗的新天地。

（4）中医学 基因组学为中医证候的现代化研究提供了新方法，特别是基因芯片技术的出现，为中医复杂的证的研究带来了可能性。中药材及中药复方中所含化学成分、有效成分的鉴定存在很多困难，药物基因组学和基因芯片为人们从基因网络的层次上分析整个生物体系提供了一个重要的平台。目前基因组学应用于中药研究中的领域主要包括：探索中药作用靶点及机制、中药有效部位的确定、中药材鉴定及道地药材鉴别等。此外，由于针灸学在关键性功能基因调控方面优势明显，有学者尝试通过借鉴基因科学的先进理论与技术，建立"针灸-基因表达谱"数据库，从而对针灸作用机制进行研究。

四、蛋白质组学

近年来，蛋白质组研究技术已经被应用到细胞生物学、神经生物学等多个生命科学领域。

研究对象也覆盖了原核微生物、真核微生物、植物和动物等范围。在基础研究方面，已开展了研究细胞不同生长时期的蛋白质组、正常细胞与异常细胞蛋白质组的差别等；在应用研究方面，已将蛋白质组学用于寻找疾病分子标记和药物靶标，其在癌症、神经退行性病变等人类重大疾病的临床诊断和治疗方面也有非常好的前景。

1. 概念　蛋白质组学（proteomics）是以蛋白质组为研究对象，系统、高通量地研究蛋白质的特征及结构，包括蛋白质表达水平、翻译后修饰、蛋白质相互作用等，力求获得对生物体疾病过程、生理生化特征和调控网络的完整认识。在某种程度上，蛋白质比基因更能直接地反映生理功能的过程及其变化。随着基因组计划的进行，越来越多物种基因全序列的获得，大量EST的确定，为蛋白质的快速鉴定建立了很好的基础。蛋白质组的研究已经成为一个新的研究热点。

2. 特点　相对于基因组研究，蛋白质组学的研究有以下特点：

（1）多样性　对于不同类型的细胞或同一细胞在不同的活动状态下，蛋白质组的构成是不一样的。

（2）无限性　如果考虑蛋白质的修饰，蛋白质组的蛋白质数量是很难估计的，因此，对蛋白质的直接研究是没有止境的。

（3）动态性　蛋白质组在人体生命活动中是变动不停的，人们可以通过确定细胞中蛋白质的动态变化来解释细胞的生物学功能的变化。

（4）空间性　不同的蛋白质分布在细胞的不同部位，不同的分布部位与其功能是密切相关的，因此，对蛋白质组的研究不仅要考虑时间因素，更需要考虑空间的影响。

（5）相互作用性　蛋白质间存在广泛的相互作用，不存在"孤立蛋白质"，因此对其研究主要分为两个方面，一方面研究蛋白质相互作用的网络，另一方面对蛋白质复合体组成进行分析。

（6）技术复杂性　在基因组研究中，DNA测序是一个最基本最主要的工具，而在蛋白质组研究中，需要的研究技术远远不止这一种，且技术难度也大于基因组研究技术。

（7）互相依赖性　蛋白质组的许多研究工作都离不开对基因组的研究，尤其在对蛋白质相互作用的研究中更为突出。

3. 研究内容　主要包括表达蛋白质组学（expression proteomics）和功能蛋白质组学（functional proteomics）。表达蛋白质组学主要以建立蛋白质表达图谱为目的，阐明生物体蛋白质的表达规律，包括蛋白质的表达水平及时空规律、蛋白质翻译后修饰和剪切形式等。功能蛋白质组学为蛋白质组学研究的最终目标，期望确定蛋白质的结构、定位和迁移、相互作用及调控网络。

4. 支撑技术　主要有：以双向凝胶电泳技术为代表的蛋白质分离技术，以质谱为代表的蛋白质鉴定技术和生物信息学技术。针对以上技术耗时长、花费大、染色敏感度低的缺陷，已逐渐新发展了如荧光差异双向电泳（DIGE）技术、多维液相分离系统、蛋白质芯片技术、同位素亲和标签技术、激光显微切割技术、串联亲和纯化等可替代或补充双向凝胶电泳的新方法。

5. 应用　蛋白质组学较其他方法更接近生命实际，更易于发展早期检测，发现新的生物标志及治疗靶向，继而指导患者的治疗。目前，疾病蛋白质组学的应用已从生物标志物的发现转变为指导个性化的治疗方案，从而为治疗药物的发展提供了新的途径。同时，蛋白质组学在中医中的研究也日益成熟。中医认为，疾病的发生主要是人体整体功能的失调。证候是疾病发展过程中某一阶段的病况概括，是机体内因和环境外因综合作用的反应状态，并随着病程的发展而发生相应的变化。从这个层面上蛋白质组学与中医对疾病的整体性认识有一定的趋同性。蛋白质组学对中医证候的研究可以通过采用同一疾病不同证候和同一证候不同疾病的组织或细胞表达图谱差异来进行比较，发现证候之间的相同与差异之处，赋予中医证候的科学内涵，从而为证候诊断的客观性及针对性提供依据。

五、代谢组学

代谢组学（metabonomics）是效仿基因组学和蛋白质组学的研究思想，对生物体内所有代谢物进行定量分析，并寻找代谢物与生理病理变化的相对关系的研究方式，是系统生物学的组成部分。1999 年由 Nicholson 研究小组首次提出代谢组学的概念。

1. 概念 目前认为代谢组学是以组群指标分析为基础，以高通量检测和数据处理为手段，以信息建模与系统整合为目标的系统生物学的一个分支。它是继基因组学、转录组学、蛋白质组学后系统生物学的另一重要研究领域，是研究生物体系受外部刺激所产生的所有代谢产物变化的科学，所关注的是代谢循环中分子量小于 1000 的小分子代谢物的变化，反映的是外界刺激或遗传修饰的细胞或组织的代谢应答变化。

2. 与基因组学和蛋白质组学的关系 代谢组学与基因组学、蛋白质组学之间，无论是研究对象还是研究方法，都有着明显的差别。尽管如此，它们之间仍然有着紧密的联系。以基因、mRNA、蛋白质、代谢产物为研究对象的基因组学、转录组学、蛋白质组学、代谢组学自然也是一个有机的整体，它们都是系统生物学（systems biology），特别是分子系统生物学（molecular systems biology）研究的重要组成部分。更有学者指出，代谢组学研究已成为功能基因组学研究的重要组成部分。

3. 支撑技术 代谢组学研究一般包括代谢组数据的采集、数据预处理、多变量数据分析、标记物识别和途径分析等步骤。色谱、质谱、磁共振、红外光谱、库仑分析、紫外吸收、荧光散射、放射性检测、光散射等分离分析手段及其组合都得到了应用。

4. 应用 迄今为止，代谢组学已经在药物毒性和机理研究、微生物和植物研究、疾病诊断和动物模型、基因功能等领域有较广泛的应用，同时，在中药成分的安全性评价、药物代谢的分析、营养基因组、毒性基因组学、药理代谢组学、整合药物代谢和系统毒理学等研究方面取得了新的突破和进展。有学者认为，代谢组学是从整体的"生化表型"来把握生物体的整体功能状态，中医是从生物体的外在表现及对生物体内在联系的抽象，根据"由外及内"的思想方法了解生物体的整体功能状态，二者的学术思想方法具有内在相通性。因此，代谢组学在中医证候现代化研究、中药作用物质基础及整体疗效研究、中药安全性和毒性评价研究、中药种质资源和质量控制研究以及中医个体化治疗方案研究中都有美好的应用前景。

第四节 动物实验方法

动物实验（animal experimentation），指在实验室内，为了获得有关生物学、医学等方面的新知识或解决具体问题而使用动物进行的科学研究。在医学科研中根据研究目的，恰当地选用实验动物的品种、品系和微生物的控制要求，进行各种科学实验，观察和记录实验动物的反应过程和反应结果，从而研究生命科学中的未知因素。动物实验是生物医学研究的基本手段之一。

一、动物实验的意义与特点

以人本身作为实验对象来深入探讨疾病的发生机制，往往在伦理上和方法上受到限制，借助于动物模型的间接研究，可以有意识地改变那些在自然条件下不可能或不易排除的因素，以便更准确地观察模型的实验结果，并与人类疾病进行比较研究。动物实验的目的是通过对动物本身生命现象的研究，进而推用到人类，探索人类的生命奥秘，防病治病，延缓衰老。动物实验在医学科研中具有重要的意义，同时又具有自身的特点。

1. 动物实验的意义

（1）为临床试验奠定基础　医学科研内容广泛，处理因素复杂，以动物为"人的替身"进行各种研究，可以最大限度地保护人体的安全。通过动物实验获取的资料，在许多情况下是临床试验顺利开展的必要条件。

（2）便于深入揭示微观变化　以动物为对象进行研究，便于从更深层次观察机体的微观变化，有利于深刻揭示疾病的本质和药物的治疗机制。如通过观察动物局部或体内微循环的变化，可以从一个侧面阐述中医血瘀证的实质。

（3）缩短研究周期　有些动物的生命周期很短，通过建立动物模型的方法，在较短时间内就能获得大量所需样本，从而有效缩短了科学研究的周期。

2. 动物实验的特点

（1）实验条件可严格控制　由于动物实验的受试对象在整个实验进程中均处于实验者的完全掌握之下，所以实验条件可以严格控制，不仅大大减少了影响因素的干扰，而且提高了实验结果的可靠性。

（2）处理因素可自由选择　任何预防或治疗措施，在尚未确定其对机体有益无害前，均不允许应用于临床；所有新的药物在临床应用前，都应通过动物实验确定疗效及不良反应；所有新的治疗手段，也应通过动物实验掌握操作技能，并明确其可行性和有效性。因此，对于某些疾病的病因研究，动物实验往往是唯一的方法。

（3）实验资料可充分获取　在动物实验中，几乎可以不受限制地获得反映实验效应的所有资料，因而，可对处理因素的机理分析提供重要依据。

（4）实验动物可有目的培育　动物实验可以根据研究目的培育所需动物，如基因型明确的纯系、有各种遗传缺陷的特殊品系等，为临床各类疾病的研究提供了极大的方便。此外，多数动物传代比人类快，所以可在较短时间内获得所需数量的实验动物。

3. 实验动物分级　根据实验动物微生物控制标准，可将实验动物分为四级：

一级：普通动物（conventional animal，CV），不携带主要人兽共患病原体、体外寄生虫和动物烈性传染病病原。

二级：清洁动物（clean animal，CL），除 CV 级排除的病原外，不携带对动物危害大和对科研干扰大的病原。

三级：无特定病原体动物（specific pathogen free animal，SPF），除应排除 CV、CL 级病原外，不携带主要潜在感染或条件致病病原和对科学研究有干扰的病原。

四级：无菌动物（germ free animal，GF）和悉生动物（gnotobiotic animal，GN）。GF 不携带任何使用现有方法可检出的微生物（即一切生命体）；GN 是在 GF 体内植入一种或数种已知的微生物。

在病理学检查上，四类实验动物也有不同的病理检查标准。

一级：外观健康，主要器官不应有病灶。

二级：除一级指标外，显微镜检查无二级微生物病原的病变。

三级：无特殊病原体动物。无二、三级微生物病原的病变。

四级：不含二、三级微生物病原的病变，脾、淋巴结是无菌动物组织学结构。

综上所述，对不同级别的实验动物在动物房的设计和管理上则有不同的要求。无菌、已知菌以及无特殊病原体动物都需要在无菌或尽可能无菌的环境里饲养，国际上通称这种环境为屏障环境（barrier enviroment），即用一道屏障把动物与周围污染的环境隔开，并且分为隔离系统、屏障系统、半屏障系统、开放系统和层流架系统五类。

二、动物实验的常用方法

（一）实验动物的抓取和固定方法

正确的抓取和固定动物，是为了不损害动物的健康，不影响观察指标，并防止被动物咬伤，保证实验顺利进行。抓取和固定动物的方法依据实验内容和动物种类而定。抓取和固定动物前，应对各种动物的一般习性有所了解，抓取和固定时既要小心，不能粗暴，又要大胆敏捷，达到正确抓取和固定动物的目的。

1. 小鼠的抓取和固定方法 小鼠性情较温顺，一般不会主动咬人，但抓取不当也会被其咬伤。抓取时，将鼠尾抓住并提出鼠笼，将小鼠放在粗糙的台面或笼具盖上，稍用力将小鼠尾向后拉住，在其向前爬行时，用左手的拇指和食指抓住小鼠两耳和颈部皮肤，然后将鼠体置于左手心中，将后肢拉直，并用无名指和小指压紧尾巴和后肢，此时即可做灌胃及皮下、肌肉、腹腔注射等操作。熟练时也可采用一手抓取法。需尾尖部取血或进行尾静脉注射时，可将小鼠装入有机玻璃、竹木制或金属制的小鼠固定盒内，或将小鼠固定在小鼠固定板上。

2. 大鼠的抓取和固定方法 大鼠性情较小鼠凶猛，为避免其咬伤可戴手套，但不宜过厚。从笼内取出大鼠时，需抓住大鼠尾巴的基部，右手抓住鼠尾向后拉，左手抓紧鼠耳及颈背部皮肤，将鼠固定在左手中，右手即可操作。如需进行尾静脉取血或注射时，可将大鼠固定于固定器内，将鼠尾留在外面进行操作。若操作时间长，可固定于大鼠固定板上。

3. 豚鼠的抓取和固定方法 豚鼠性情温顺，一般不伤人。抓取豚鼠要稳、准、迅速，抓取时不能抓腰腹部。将手轻轻伸进笼内，抓时先用手掌扣住豚鼠的背部，抓住其胛上方，将右手张开，用手指抓住颈部再慢慢将其提起。怀孕或体重较大的豚鼠，应以另一手托住其臀部。豚鼠的固定方法和大鼠基本相同。

4. 家兔的抓取和固定方法 家兔比较温顺，一般不会咬人，但爪较尖利，应防止被其抓伤。抓取时，应右手抓住家兔颈部皮肤，左手托起兔臀部，或直接用手抓住背部皮肤并提起，抱在怀里，便可进行实验操作。不应抓取家兔的双耳、皮肤、腰部或四肢，以免造成家兔损伤。家兔的固定方法可根据实验的需要而定。如做兔耳血管注射或取血时，可用兔盒固定；如要做腹部注射、手术等实验时，需将家兔固定在兔手术固定台上，兔头可用兔头固定夹固定。

5. 犬的抓取与固定方法　自繁自养驯服的狗在抓取时比较容易，但购进的狗在抓取时要特别小心，以免被其咬伤。驯服的狗绑嘴时可从侧面靠近并轻轻抚摸其颈背部皮毛，然后迅速用布带缚住其嘴。方法是：用布带迅速兜住狗的下颌，绕到上颌打一个结，再绕回下颌打第二个结，然后将布带引至头后颈项部打第三个结，并多系一个活结（以备麻醉后解脱）。注意捆绑的松紧度要适宜，倘若此举不成，应用狗头钳夹住其颈部，将狗按倒在地，再绑其嘴。如实验需要静脉麻醉时，可先使动物麻醉后再移去狗头钳，解去绑嘴带，把动物放在实验台上，然后先固定头部，再固定四肢。一般犬头用头固定器固定在手术台上，四肢则用纱布带捆扎后固定在手术台两侧。

（二）　实验动物编号标记方法

实验动物分组后，为了区分、观察并记录每个个体的反应情况，应给每只动物进行编号标记。常用的动物编号标记方法有多种，实验者需按不同的实验加以选择应用。

1. 染料标记法

（1）常用染料　实验动物常用的标记染料有：①红色染料：0.5% 中性红或品红溶液；②黄色染料：3%~5% 苦味酸溶液；③咖啡色染料：2% 硝酸银溶液；④黑色染料：煤焦油的酒精溶液。

（2）标记规则　①大、小鼠标号：通常在动物的不同部位涂上有色斑点来表示不同的号码。常用规则是：左前肢代表 1、左后肢代表 2、右前肢代表 3、右后肢代表 4、头部代表 5、尾部代表 10，1+5=6……10+1=11，以此类推。②兔、猫、犬等动物的标记：可用毛笔蘸取不同颜色的染料溶液直接在动物背部涂写号码。若用硝酸银溶液涂写，则需在阳光下暴露 1 分钟左右，才可在涂写处见到清晰的咖啡色号码字样，其颜色的深浅决定于在日光下暴露时间的长短和日光的强弱。

2. 断趾标记法　新生仔鼠和黑鼠可根据前肢 4 趾、后肢 5 趾的切断位置来标记。后肢从左到右表示 1~10 号，前肢从左到右表示 20、30、40、50、60、70、80、90 号，11~19 号用切断后肢最后趾加后肢其他相应的 1~9 号来表示。切段趾时，应切断其一段趾骨，不能只断指尖，以防伤口痊愈后辨别不清。此法亦可编成 1~99 号。

3. 穿耳打孔法　用专门的打孔器，在耳朵的不同部位打孔或缺口来表示一定号码，是小鼠标记的常用方法之一。习惯上耳缘内侧打一孔，按前、中、后分别标为 1 号、2 号、3 号；若在耳缘部打成一缺口，则分别表示 4 号、5 号、6 号；若打成双缺口状，则是 7 号、8 号、9 号。右耳表示个位数，左耳表示十位数。再加上右耳中部打一孔表示 100 号，左耳中部打一孔表示 200 号。

4. 挂牌编号　此法常用于犬、猴、猫等大动物的编号。将号码烙压在圆形或方形金属牌上，金属牌常用铝板或不锈钢制作，可长期使用。实验前，用铁丝穿过金属牌上的小孔，固定在狗链条上。也可将号码直接烙在动物的圈上，将此颈圈固定在动物的颈部。

（三）　实验动物的给药途径和方法

在动物实验中，为了观察药物对机体功能、代谢及形态引起的变化，常需将药物注入动物体内。给药的途径和方法是多种多样的，可根据实验目的、实验动物种类和药物剂型等情况而定。

1. 经口给药法

（1）**灌胃法**　此法给药剂量准确，是借灌胃器将药物直接灌到动物胃内的一种常用给药法。此法给药剂量准确，是中医动物实验最常用的给药方法。①鼠类：鼠类的灌胃器由特殊的灌胃针构成。左手固定鼠，右手持灌胃器，将灌胃针从鼠的右嘴角中插入口中，沿咽后壁慢慢插入食道，使其前端到达膈肌位置，灌胃针插入时应无阻力，如有阻力或动物挣扎则应退针或将针拔出，以免损伤、穿破食道或误入气管。②兔、犬等：灌胃一般要借助于开口器、灌胃管进行。先将动物仰卧固定，再将开口器固定于上、下门齿之间。然后将灌胃管（常用导尿管代替）从开口器的小孔插入动物口中，沿咽后壁而进入食道。插入后应检查灌胃管是否确实插入食道。可将灌胃管外开口放入盛水的烧杯中，若无气泡产生，表明灌胃管被正确插入胃中，未误入气管。此时将注射器与灌胃管相连，注入药液。

（2）**口服法**　口服给药是把药物混入饲料或溶于饮水中让动物自由摄取。此法的优点是简单方便，缺点是剂量不能保证准确，且动物个体间服药量差异较大。大动物在给予片剂、丸剂、胶囊剂时，可将药物用镊子或手指送到舌根部，迅速关闭口腔，将头部稍稍抬高，使其自然吞咽。

2. 注射给药法

（1）**皮下注射**　皮下注射一般选取皮下组织疏松的部位。大鼠、小鼠和豚鼠可在颈后肩胛间、腹部两侧做皮下注射；家兔可在背部或耳根部做皮下注射；猫、犬则在大腿外侧做皮下注射。皮下注射时，用左手拇指和食指轻轻提起动物皮肤，右手持注射器，使针头水平刺入皮下，推送药液时注射部位隆起。拔针时，以手指捏住针刺部位，可防止药液外漏。

（2）**肌肉注射**　肌肉注射一般选肌肉丰厚、无大血管通过的部位。大鼠、小鼠、豚鼠可选大腿外侧肌肉注射；家兔可在腰椎旁的肌肉、臀部或股部肌肉注射；犬、猴等大型动物选臀部注射。注射时针头宜斜刺并迅速进入肌肉，回抽针栓如无回血，即可注射。

（3）**腹腔注射**　给大鼠、小鼠进行腹腔注射时，以左手固定动物，使腹部向上，为避免伤及内脏，应尽量使动物头处于低位，使内脏移向上腹，右手持注射器从下腹两侧向头方刺入皮下，针头稍前，再将注射器沿45°角斜向穿过腹肌进入腹腔，此时有落空感，回抽无回血或尿液，即可注入药液。兔、犬等动物进行腹腔注射时，可由助手固定动物，使其腹部朝上，实验者即可进行操作。在家兔下腹部近腹白线左右两侧1cm处，或犬脐后腹白线两侧$1\sim2$cm处进行腹腔注射，可注入较大容量，吸收良好。

（4）**静脉注射**　动物身体表面浅在的较明显的静脉均可用作静脉注射，具体选用何处取决于实验者的习惯。①大鼠和小鼠：常采用尾静脉注射。注射时，先将动物固定在暴露尾部的固定器内，尾部用45℃～50℃的温水浸润几分钟，或用75%酒精棉球反复擦拭，使血管扩张，并使表皮角质软化。以左手拇指和食指捏住鼠尾两侧，用中指从下面托起鼠尾，右手持注射器，使针头尽量采取与尾部平行的角度进针，从尾末端处刺入，注入药液，如无阻力，表示针头已进入静脉，注射后把尾部向注射侧弯曲，或拔针后随即以干棉球按住注射部位以止血。②豚鼠：可采用后脚掌外侧静脉注射，外颈静脉或股静脉切开注射。③家兔：一般采用耳缘静脉注射。注射时，先将家兔用固定盒固定，拔去注射部位的毛，用酒精棉球涂擦耳缘静脉，并用手指弹动或轻轻揉擦兔耳，使静脉充血，然后用左手食指和中指压住耳根端，拇指和小指夹住耳边缘部，以无名指放在耳下作垫，右手持注射器，从静脉末端刺入血管，注入药液。注射后，用纱布或脱脂棉压迫止血。

（四） 实验动物用药量的确定及计算方法

1. 实验动物用药量的确定 在动物实验中，如果内容涉及观察药物的作用，首先应确定动物用药的剂量，应该给动物多大的剂量是实验开始时应确定的一个重要问题。剂量太小，作用不明显；剂量太大，又可能引起动物中毒致死。可以按下述方法确定剂量：

（1） 先用小鼠粗略地探索中毒剂量或致死剂量，然后用小于中毒量的剂量，或取致死量的若干分之一为应用剂量，一般可取 1/10~1/5。

（2） 确定剂量后，如第一次实验的作用不明显，动物也没有中毒的表现（体重下降、精神不振、活动减少或其他症状），可以加大剂量再次实验。如出现中毒现象，作用也明显，则应降低剂量再次实验。一般情况下，在适宜的剂量范围内，药物的作用常随剂量的加大而增强。所以，有条件时，最好同时用几个剂量做实验，以便迅速获得关于药物作用的较完整的资料。如实验结果出现剂量与作用强度之间毫无规律时，则更应慎重分析。

（3） 确定动物给药剂量时，要考虑给药动物的年龄大小和体质强弱。一般确定的给药剂量是指给成年动物的，如是幼小动物，剂量应减少。给药途径不同，所用剂量也不同。

2. 实验动物用药量的计算方法 一般按 mg/kg 体重或 g/kg 体重计算，应用时须从已知药液的浓度换算出相当于每 kg 体重应注射的药液量，以便给药。

3. 人与动物及各类动物剂量的换算方法 人与动物对同一药物的耐受性相差很大。一般来说，动物的耐受性要比人大，也就是单位体重的用药量动物比人要大。人的各种药物的用量大多是明确的，但动物用药量大多不太明确，而且动物所用的药物种类远不如人用的那么多。因此，应将人的用药量换算成动物的用药量。常见的换算方法有：按体表面积折算的等效剂量比值表计算，按人与动物及动物间用药剂量换算。具体可查阅相关表格比值或系数进行计算。

（五） 实验动物的麻醉方法

对实验动物进行麻醉的目的是消除实验动物在实验过程中的不适感和疼痛，以利于实验者操作，确保动物实验的顺利进行。实验动物的麻醉方法可分为全身麻醉和局部麻醉。

1. 全身麻醉 全身麻醉可以选用吸入法和注射法。

（1） 吸入法 多选用乙醚进行麻醉，一般用于开放性麻醉，适用于各种实验动物的全身麻醉。先将浸润了乙醚的棉球放在小烧杯内，再将其置于相应大小的麻醉盒内，然后将动物放入进行麻醉。该法较安全，且麻醉深度易掌握。实验过程中应注意动物麻醉状况，维持其麻醉深度和时间。

（2） 注射法 包括腹腔注射、静脉注射、肌肉注射三种麻醉方法，是实验室最常采用的方法之一。多选用戊巴比妥钠、硫喷妥钠、水合氯醛、盐酸氯胺酮等进行麻醉，麻醉过程比较平稳。小鼠、大鼠、豚鼠等常用腹腔注射法进行麻醉，兔、犬等多选用静脉注射法进行麻醉。在注射麻醉药物时，先用麻醉药量的 2/3，密切观察动物生命体征的变化，如已达到所需麻醉的程度，余下的麻醉药则不用给，避免麻醉过深而抑制呼吸中枢，导致动物死亡。

2. 局部麻醉 以浸润麻醉应用最多，有表面麻醉、浸润麻醉和阻断麻醉等。可用盐酸普鲁卡因、盐酸利多卡因等局部浸润注射，适用于大中型动物各种短时间内的实验。局部麻醉是一种比较安全的麻醉方法，对动物重要器官的功能影响轻微，且麻醉并发症小。

（六） 实验动物的采血方法

动物实验中，经常要采集实验动物的血液进行检测，故应掌握血液的正确采集、分离和保存的操作技术。

1. 尾尖采血法 此法适用于大鼠及小鼠。当所需血量很少时采用本法。固定动物并露出鼠尾，将尾部毛剪去后消毒，然后浸在45℃左右的温水中数分钟，使尾部血管充盈，再将尾擦干，剪去尾尖0.3~0.5cm，让血液自由滴入盛器或用血红蛋白吸管吸取。采血结束，伤口消毒并压迫止血。也可在尾部做一横切口，割破尾动脉或静脉，收集血液的方法同上。每鼠一般可采血10次以上。小鼠每次可取血0.1mL，大鼠0.3~0.5mL。

2. 眼眶静脉丛取血法 此法采血量较多，又可避免动物死亡，适用于大、小鼠。采血者的左手拇、食两指从背部较紧地握住小鼠或大鼠的颈部，应防止动物窒息。取血时，左手拇指及食指轻轻压迫动物的颈部两侧，使眶后静脉丛充血。右手持毛细玻璃管（内径0.5~1.0mm），使采血器与鼠面呈45°的夹角，由眼内角刺入，刺入后再转180°，使斜面对着眼眶后界。刺入深度：小鼠2~3mm，大鼠4~5mm。当感到有阻力时即停止推进，同时，将针退出0.1~0.5mm，边退边抽。若穿刺适当，血液能自然流入毛细管中，当得到所需的血量后，即除去加于颈部的压力，同时，将采血器拔出，以防止术后穿刺孔出血。

3. 断头取血法 此法适用于大鼠及小鼠。采血者的左手拇指和食指以背部较紧地握住鼠的颈部皮肤，并做动物头朝下倾的姿势。右手用剪刀猛剪鼠颈，将1/2~4/5的颈部前端剪断，让血自由滴入盛器。小鼠可采血0.8~1.2mL，大鼠为5~10mL。

4. 心脏采血法 此法适用于大鼠、豚鼠及家兔。将动物仰卧位固定，心前区部位去毛、消毒，在左胸3~4肋间摸到心搏最强处，将针头垂直刺入心脏。由于心脏的搏动，血液可自动进入注射器。此法要求实验者动作迅速、准确，直接插入心脏。大鼠、豚鼠采血量为1~1.5mL，家兔为20~25mL。

5. 颈动脉采血法 先将动物仰卧位固定，切开颈部皮肤，分离皮下结缔组织，使颈静脉充分暴露，可用注射器吸出血液。在气管两侧分离出颈动脉，远心端结扎，近心端剪口并插管，将血滴入试管内。

6. 腹主动脉采血法 先将动物麻醉，仰卧位固定在手术台上，从腹正中线皮肤切开腹腔，使腹主动脉清楚暴露。用注射器吸出血液，防止溶血。

7. 足背静脉采血法 此法适用于豚鼠。助手固定动物，将其右或左膝关节伸直并提到术者面前。术者将动物足背面用酒精消毒，找出足静脉后，以左手的拇指和食指拉住豚鼠的趾端，将右手拿的注射针刺入静脉。拔针后立即出血，呈半球状隆起。采血后，用纱布或脱脂棉压迫止血。反复采血时，两后肢交替使用。

8. 耳缘静脉采血法 此法适用于家兔。将家兔放入兔盒中，选耳静脉清晰的耳朵，将耳静脉部位的毛拔去，用75%酒精局部消毒，待干。用手指轻轻摩擦兔耳，使静脉扩张，用连有5号针头的注射器在耳缘静脉末端刺破血管，待血液漏出取血，或将针头逆血流方向刺入耳缘静脉取血，取血完毕，用棉球压迫止血。此种采血法一次最多可采血5~10mL。

9. 股动脉采血法 此法适用于大鼠、家兔及犬、猫。动物伸展后肢并向外伸直，暴露腹股沟三角动脉搏动的部位，剪去毛，用碘酒消毒，左手中指、食指探摸股动脉跳动部位，并固定好血管，右手取连有5号针头的注射器，针头由动脉跳动处直接刺入血管，若刺入动脉则可见鲜红血液流入注射器。

（七）　实验动物的处死方法

实验动物的处死方法有很多，应根据动物实验的目的、实验动物的品种品系及需要采集标本的部位等因素，选择不同的处死方法。处死实验动物时应注意，首先要保证实验人员的安全；其次要确认动物已经死亡，通过对呼吸、心跳、瞳孔、神经反射等指征的观察，对死亡作出综合判断；再者注意环保，避免污染环境，妥善处理好尸体。

1. 颈椎脱臼法　此为大鼠、小鼠最常用的处死方法。操作时，右手抓住鼠尾根部并将其提起，放在鼠笼盖或其他粗糙面上，用左手拇指、食指用力向下按压鼠头及颈部，右手抓住鼠尾用力拉向后上方，脊髓与脑干断离，实验动物立即死亡。

2. 断头法　此法适用于鼠类等小型实验动物。操作时，左手固定住实验动物，右手用剪刀将鼠头剪断，使实验动物因脑脊髓断离且大量出血而死亡。

3. 击打法　主要用于豚鼠和兔的处死。操作时，抓住实验动物尾部并提起，用木槌等硬物猛烈打击实验动物的头部，使大脑中枢遭到破坏，实验动物痉挛并死亡。

4. 放血法　此法适用于各种实验动物。具体做法是：将实验动物的股动脉、颈动脉、腹主动脉剪断或剪破，刺穿实验动物的心脏放血，导致急性大出血，动物休克并死亡。大鼠和小鼠还可采用眼眶静脉采血的方法失血致死。

5. 空气栓塞法　处死兔、猫、犬常用此法。向实验动物静脉内注入一定量的空气，形成肺动脉或冠状动脉空气栓塞，或导致心脏内充满气泡，心脏收缩时气泡变小，心脏舒张时气泡变大，从而影响回心血量和心输出量，引起循环障碍、休克而导致死亡。

6. 化学药物法　此法多用于豚鼠和家兔。快速过量注射非挥发性麻醉药，或让动物吸入过量乙醚，使实验动物中枢神经过度抑制，导致死亡。也可吸入 CO_2、氯仿等致死。

三、动物模型的建立

动物模型是指在医学研究中建立的具有人类疾病模拟表现的动物实验对象和相关材料。使用动物模型是一种便于认识生命科学客观规律的实验方法和手段。通过对动物模型的间接性研究，进而有意识地改变那些在自然条件下不可能或不容易排除的因素，以便更加准确地观察模型的实验结果，并将研究结果推及于人类，从而有助于更方便、更有效地认识人类疾病的发生、发展规律和研究防治措施。医学研究的最终目的是防治人类的疾病，要保证实验研究准确无误、更接近真实，就应选择恰当的动物模型。

（一）　动物模型的分类与建立动物模型的基本原则

1. 动物模型的分类　根据疾病发生的原因，大致可分为以下两类：

（1）自发性动物模型（spontaneous animal models）　指实验动物在未施加任何人为处理因素的情况下自然发生的疾病。其中包括突变系动物的遗传疾病和近交系动物的肿瘤模型等。自发性动物模型对研究人类疾病具有非常重要的价值，由于动物自发性疾病的发生、发展与人类疾病有很高的相似性，所以研究结果比一般动物模型具有更强的说服力。

（2）诱发性或实验性动物模型（experimental animal models）　指运用生物或理化、手术等方法建立的动物模型。目前常用的动物疾病模型大多属于此类。诱发性或实验性动物模型的主要优点是：可以在短时间内取得条件一致、数量较大的动物模型，并能严格控制各种处理因素，使建立的疾病模型适合研究目的的需要。同时，利用这些动物疾病模型进行医学研究，可以避免某些人类疾病发生发展缓慢、潜伏期长、病因多样、经常伴有各种其他疾病干扰等因素的影响，降低其研究的难度。因此，对于研究人类各种疾病的发生、发展规律和中医疗效机制等，是极为重要的方法和手段。

2. 建立动物模型的基本原则

（1）相似性与简单性（similarity and simplicity unity） 相似性指实验动物和人有相类似的反应。人和动物虽然在基本生命过程中具有共性，但因种属的区别，解剖、生理特征不同，同一致病因素易患性程度不同，对同一药物的反应性也就有明显的差异。因此，所复制的动物模型应近似于人类疾病的情况，首先可以选择与人类疾病相同的动物自发性疾病模型，如自发性高血压大鼠模型是研究人类原发性高血压的理想模型，猪的自发性冠状动脉粥样硬化模型是研究人类冠心病的理想模型等。通常与人类完全相同的动物自发性疾病模型比较少见，因此需要进行人工复制。此时，首先需要选用解剖生理学特点与人类相似并符合实验要求的实验动物。其次，根据疾病发生的病因选用与人类相似的造模方法。同时，由于每一种病理变化均可能有多种不同的反应，尤其是中医的病证更是具有相当的复杂性，所以在动物模型中不可能也不必要完全与之相同，而应抓住其主要特点，使其简单明了，通过比较简单的模型来表述其主要特征。

（2）可验证性（verifiability） 动物模型是否具有与原型本质上的相似性与合理性，需要通过实验加以验证，要求既与之相似又能够重复。如中医证候的动物模型，其主要症状和体征应与临床相似，病理反应也基本一致，并可通过相应的药物治疗得以恢复健康进行反证。同时，除研制者外，其他科研工作者按此方法操作，也能够建立同样的动物模型。此外，该动物模型的验证指标应具有定性和定量相结合的特点。

（3）可变换性（transformability） 成功、完善的动物模型应当是一个开放系统，能够解析和重构，随着技术和检测指标的发展，模型的模拟性能也能不断地向理想化逼近。

（4）易行性和经济性（easy and efficiency） 在复制动物模型中，所采用的方法应尽量做到容易执行和合乎经济原则。灵长类动物与人类近似，复制的疾病模型相似性好，但来源少，价格昂贵。然而，小动物（如大、小鼠等）同样可以复制出与人类疾病相似的动物模型，并且具有遗传背景明确、体内微生物可控、模型稳定、价廉易得等优点，因此，除了一些特殊疾病动物模型（如痢疾、脊髓灰质炎等）外，一般不选用灵长类动物复制动物模型。除了要在动物选择上考虑易行性和经济性原则外，在动物模型复制的方法、指标的观察与选择方面也应遵循这一原则。

（二）建立动物模型的常用方法

1. 感染致病微生物 以各种致病微生物感染动物，造成各种感染性疾病的动物模型。如用金黄色葡萄球菌、伤寒杆菌、巴氏杆菌等复制相应疾病的模型（多属中医温病），用流感、副流毒病毒复制感冒及肺炎模型（中医表证、肺热证模型）等。

2. 药物和化学试剂 即利用中西药物、生物制剂、化学试剂等建立各种病证的动物模型。如运用泻下药、苦寒清热药等建立脾虚证动物模型，用各类激素建立肾虚证、脾虚证动物模型，用利尿剂建立阴虚证动物模型，用免疫抑制剂建立免疫功能障碍动物模型，用动物的抗血清建立过敏性疾病动物模型，用四氯化碳建立肝损伤动物模型等。

3. 改变生活环境和饮食条件 实验动物的饲养有严格的标准，有目的地改变其生活环境和饮食要求，可以建立各种动物模型。如用高温、高湿的环境因素建立温病湿热证或发热动物模型，用烟雾吸入法建立肺虚证动物模型，用限制活动或激怒的方法建立肝郁证动物模型，用高脂食物建立高脂血症动物模型，用过度营养法建立厌食证动物模型等。

4. 手术损伤 以手术造成动物损伤的方法建立动物模型。如用切除部分肾脏法建立慢性肾衰竭动物模型，用血管结扎法建立脑缺血动物模型等。

5. 其他 如用肿瘤细胞接种法诱发肿瘤动物模型，以放射线照射法建立衰老动物模型，以自体血凝块注入法建立中风动物模型等。

（三） 常用的中医病证动物模型

在中医科研领域中，建立中医动物模型的目的是从中医学角度探索人体的生命现象、疾病规律和治疗方法。所以，建立中医动物模型，要以中医理论为指导，以整体观念为核心，采用多方法、多途径模拟中医的致病因素。常用的中医病证动物模型分为以下三类：

1. 中医证候动物模型 中医认识疾病常以"证"的形式概括，因此证候也就成为研究治则、治法的基础。在中医实验研究中，"证候"动物模型的研究是起步最早、最有中医特色的内容。经过几十年的实践，已经建立了各种中医证候的动物模型，如肾虚证、脾虚证、肝郁证、阴虚证、阳虚证、气虚证、血虚证、阳明腑实证和卫气营血证等，并进行了中医证候实质以及药物作用机制的实验研究。但迄今为止对证候的病理本质尚未探明，即缺乏证候原型本质特征的参比，因此，中医证候动物模型尚需做长期的探索和积累。

2. 疾病动物模型 指以中医学疾病名称称谓的动物模型，如中风模型等。此类动物模型大多采用或参照相对应的西医疾病动物模型的复制方法，或在造模因素上稍加改进。

3. 病证结合动物模型 指具有中医某些证候特点的现代医学疾病动物模型，如肾阴虚型高血压模型、肾阳虚型高血压模型、脾阳虚型肝损伤模型、脾气虚型慢性萎缩性胃炎模型、肝郁型胃溃疡模型等。

（四） 建立动物模型的注意事项

1. 差异性 实验动物毕竟与人类有较大的差距，动物实验获得的结果是否完全适用于人类，对此应持审慎的态度，最后的结论应参照临床试验和临床调查的结果。尤其对于中医病证而言，单纯动物实验很难反映其复杂性和综合性。所以，在中医学的科研领域，更需强调和推崇动物实验与临床试验相结合的研究方法。

2. 特异性 中医的精髓是望、闻、问、切四诊合参，辨证论治。但是，望、闻、问、切在动物实验中是难以做到的，此外，中医病证动物模型也较难复制。例如，西医复制一个感冒的动物模型很容易，但是，中医感冒分为风寒、风热等类型，而且不同感冒的不同阶段，其性质都是不同的，这些模型很难建立与复制。

3. 生态性 随着社会进步和科技发展，实验动物科学越来越重视实验动物的福利与保护，动物实验的替代原则已经成为实验动物科学发展的国际趋势和当今医学实验中被广泛关注的重要准则，它不仅可以提高动物实验的质量，而且能够使实验结果更加准确、可靠。替代的核心内容是3R——减少（reduction）、替代（replacement）和优化（refinement），即通过精心设计实验方案，尽可能地减少实验动物的使用量；以低等生物或实验材料替代活体动物进行实验；优化动物的生存质量。

第八章 流行病学方法

流行病学（epidemiology）是人类在不断地同疾病作斗争的实践中发展起来的预防医学骨干学科。随着对疾病的人群现象认识的不断深入，流行病学的原理与方法不断完善、精确和系统化，其应用范围日益扩大，从而在医学科研与实践中发挥着越来越大的作用，已成为现代医学领域中一门十分重要的基础学科和方法学。

第一节 流行病学概述

现代流行病学的主要特点是研究范围由传染病扩展到一切疾病和健康状况，同时表现出向整个卫生领域甚至某些非卫生领域扩展的倾向，而且其研究方法更趋精细和系统。

一、流行病学定义及其内容

1. 定义 流行病学（epidemiology）是研究疾病、健康和卫生事件（health event）的分布及其决定因素，借以制定合理的预防保健对策和措施，并评价这些对策和措施的效果的科学。

2. 研究内容 目前，流行病研究对象和内容发生了若干转变：①研究对象从传染病扩大到非传染性疾病，从研究疾病扩大、引申到健康和与健康有关的事件；②研究内容涵盖了描述"分布"，分析"决定因素"，包括研究、提出、评价预防和保健的对策与措施；③研究范围包含了与人类疾病或健康有关的一切问题。现将其内容概括如表8-1。

表 8-1 流行病学的基本内容

标志	分类	概念
内容的层次	疾病	包括传染病、寄生虫病、地方病和非传染性疾病等一切疾病
	伤害	包括意外、残疾、智障和身心损害等
	健康状态	包括身体生理生化的各种机能状态、疾病前状态和长寿等
任务的阶段	揭示现象	揭示流行（主要是传染病）或分布（其他疾病、伤害与健康）的现象
	找出原因	从分析现象入手找出流行与分布的规律与原因
	提供措施	合理利用前两阶段的结果，导出预防或处置的策略与措施
工作范畴	描述	当任务是"揭示现象"时，主要通过描述性流行病学方法来实现
	分析	若任务是"找出原因"时，需要借助分析性流行病学方法来检验或验证所提出的病因假说
	实验	以找到的原因为基础来"提供措施"，并进一步确证措施的有效性
特征	群体	从人群的各种分布现象入手，将分布作为研究一切流行病学的起点
	对比	是流行病学研究方法的核心
	概率	常常使用频率指标表示各种分布情况，频率实际上就是一种概率
	社会	人群健康同环境有着密切的关系。疾病的发生不仅同人体的内环境有关，还必然受到自然环境和社会环境的影响和制约

二、流行病学方法及其应用

1. 流行病学方法　随着流行病学的应用实践以及相关学科的不断发展，流行病学的研究方法已逐渐形成了一系列的研究类型，并不断丰富与完善（表8-2）。

表8-2　流行病学研究方法的基本类型

研究类型	目的	常用方法	
描述流行病学	提出假说线索 建立假说	横断面研究（现况研究）、比例死亡研究、生态学研究（聚集或相关研究）、随访研究（纵向研究）、筛检、历史资料回顾（常规资料的分析）	
分析流行病学	建立假说 初步验证	病例对照研究	探索性病例对照研究、验证病例对照研究；非匹配设计的病例对照研究、匹配设计的病例对照研究；巢式病例对照研究、病例-队列研究、病例交叉研究、单纯病例研究、病例-时间-对照研究、病例-病例研究、随访患病率研究、两阶段病例对照研究
		队列研究	前瞻性队列研究、回顾性队列研究、双向性队列研究
实验流行病学	验证假说	实验室实验	随机对照试验、非随机同期对照试验、回顾性对照试验
		临床试验	前后对照试验、交叉对照试验、序贯试验
		现场试验	个体分组试验、社区分组试验
		类实验	不设对照组、设立对照组
理论性流行病学	形成理论与方法	流行病学模型研究、流行病学方法研究	

2. 流行病学的应用

（1）描述疾病或健康相关问题的分布　人类不良的行为和生活方式（如吸烟、酗酒、吸毒、不正当性行为、不平衡膳食、静坐生活方式等）与许多疾病（如一些慢性病、性传播疾病等）密切相关。对这些问题的分布及其特点予以研究，将对减少疾病、促进健康具有十分重要的意义。

（2）探讨疾病病因与影响流行的因素　虽然流行病学研究方法具备了探讨与疾病发生或流行有关的因素或危险因素的逻辑需要，即展示客观数据—分析探寻原因—验证假设—再验证，但并不拘泥于非找到病因不可，而是采用调查分析配合临床检查或检验的方法，由寻找一些关键的危险因素入手，阐明一些"原因未明"疾病的原因。

（3）评价疾病诊断、治疗与预防措施　为了在临床实践中正确应用新的诊断技术或方法、新的治疗药物或措施，应采用流行病学方法评价其诊断价值、疗效、药物或方法的不良反应、疾病的预后分析、干预措施的效果以及是否可以推广应用等问题。

（4）疾病控制与健康促进　疾病控制（disease control）是通过对疾病、残疾和伤害的预防控制，创造健康环境，促进人类健康。健康促进（health promotion）是促使人们维护和改善自身健康的过程。

（5）卫生保健服务管理决策与评价　在疾病预防、控制和治疗实践中，诸如如何确定优先项目，如何使有限的卫生资源发挥最好的效益，治疗方案的选择，疾病预防或控制对策与措施的评价等问题，常常需要运用卫生服务管理决策与评价方法。

第二节　描述流行病学方法

科学研究的目的之一就是描述、解释和预测。描述性研究（descriptive study）亦称描述流行病学（descriptive epidemiology），是利用已有的资料或对专门调查的资料，按不同地区、不同时间及不同人群（三间分布）特征分组，把疾病或健康状态的分布情况真实地描绘、叙述出来。此类方法的主要目标是回答"是什么"或"怎么样"的问题，既不能用于精确预测，也不能用于解释或确定因果关系。

一、描述流行病学概述

1. 基本方法与内容　参见图 8-1。

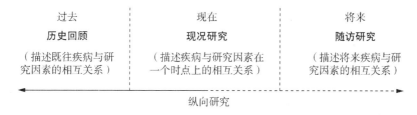

图 8-1　描述流行病学的基本方法与内容

2. 用途　①查明该病的流行特征；②提出初步的病因假设；③为卫生行政部门作决策时提供依据。

3. 局限性　①属于时点调查，不能确定疾病与研究因素在时间上的先后顺序，因而不能确立有关疾病病因的因果关系，只能提出病因假设；②没有专门设立对照组，不能检验研究因素与疾病的因果关系。

4. 疾病的三间分布　疾病的分布（distribution of disease），指疾病在不同人群、不同地区、不同时间的发生频率和分布特征，简称为"三间分布"（three intervals distribution）——人间、空间、时间分布。研究疾病的分布可了解疾病的基本流行特征，并提示病因线索或流行因素，为制定预防、控制、消灭疾病和促进健康的策略与措施提供科学的依据（图 8-2）。

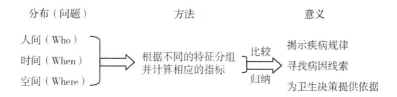

图 8-2　疾病的分布及其意义

（1）**人群分布**（population distribution）　疾病的分布常常随人群的性别、年龄、职业、种族、阶层、婚姻状况、家庭情况的不同而有差异，也与人群的不同行为有关。

1）**年龄**（age）　大多数疾病在不同年龄组的发病率各异。如恶性肿瘤的发病率，一般随年龄的增加而增高，但白血病则在儿童期和老年期均较多见。

2）性别（sex）　不同性别间疾病分布差异的原因主要包括接触致病因素时间的长短、暴露的机会、解剖生理心理特点、行为生活方式等因素。主要有三种表现：①男性多见，主要是由于男性的暴露机会多于女性。如恶性肿瘤（如膀胱癌、胃癌、肝癌）与男性接触致癌因子机会较多有关。②女性多见，主要与解剖、生理特点有关。如胆囊炎、胆石症以中年肥胖女性多见。③男女无明显差异，主要包括通过食物及饮水引起的相关疾病。

3）民族（race）　不同种族、民族中包含着许多因素，如遗传、自然地理环境、宗教、风俗及生活习惯等均影响疾病的发生。

4）社会阶层（social class）　社会阶层是工薪收入、职业、文化教育、生活状况等因素的综合，更多地反映社会因素的作用。

5）行为（behavior）　WHO报告，60%～70%的恶性肿瘤、冠心病、脑卒中、高血压、糖尿病等慢性非传染性疾病的发生与发展是由社会因素和吸烟、酗酒、吸毒、不正当性行为、静坐生活方式（sedentary lifestyle）等不健康的生活方式与不良行为习惯造成的。

（2）时间分布（time distribution）　疾病在不同时间内发生的频率可有所变化，传染病更为明显。通过分析疾病的时间分布则可看出疾病的流行动态。

1）短期波动（rapid fluctuation）　亦称暴发或时点流行，是由于人群中大多数人在短时间内接触或暴露于同一致病因素所致。

2）季节性（seasonality，seasonal variation）　指疾病每年在一定季节内呈现发病率升高的现象，如乙脑、菌痢、心血管疾病、变态反应等。

3）周期性（cyclic change）　某些传染病相隔一定的时间发生一次流行，并具有规律性，称为疾病的周期性。如麻疹、流行性脑脊髓膜炎、甲型流行性感冒等。

4）长期变异（secular change）　是对疾病动态的连续数年乃至数十年的观察，探讨疾病的临床表现、发病率、死亡率的变化或它们同时发生的变化情况。如慢性病、性病等。

（3）地区分布（regional distribution）　不同地区由于自然环境和社会条件等不同，导致疾病在不同地区发生的频率也有所变化。

1）疾病在国家间分布　有些疾病只发生于世界某些地区，有些疾病在全世界均可发生，但分布及特点不同，如芬兰、美国、荷兰等国为冠心病的高发国，日本、希腊为低发国，其死亡率的高低与膳食组成、生活习惯、烟酒、血压、血胆固醇含量等因素有关。

2）疾病在国家内的分布　食管癌在我国北方多于南方；鼻咽癌主要分布于华南，而以广东省广州语系为高发区。

3）疾病的城乡分布　例如，城市的肺癌发病率或死亡率均高于农村。

4）描述疾病地区分布的术语　参见表8-3。

5）判断地方性疾病的依据　①该病在当地居住的各类人群中的发病率均高，并随年龄的增长而上升；②在其他地区居住的相似的人群组，该病的发病率均低，甚至不发病；③外来健康人到达当地一定时间后发病，其发病率和当地居民相似；④迁出该地区的居民，该病的发病率下降，患者症状减轻或呈自愈趋向；⑤当地对该病易感的动物可能发生类似疾病。

表 8-3　描述疾病地区分布的术语

术语	概念
地方性	由于自然和社会因素的影响，某种疾病经常存在于某一地区，不需自外地输入
统计地方性	由于生活习惯、卫生条件等导致的某病发病率在某些地区长期显著高于其他地区
自然地方性	由于特定的病源媒介或特定的地质元素的影响，一些疾病只在某些地区存在
自然疫源性	一些疾病的病原体不依靠人而能独立地在自然界的野生动物中绵延繁殖，并且在一定条件下可传染给人。这种情况称为自然疫源性，这种疾病称为自然疫源性疾病
地方病	由于自然地理环境中人体正常代谢所需的某些微量元素过多或者缺乏所致的疾病
输入性传染病	指本国不存在或已经消灭的传染病由国外传入，如我国最初发生的艾滋病
带入性传染病	一个国家内某种疾病由一地区传入另一没有该病或已消灭了该病的地区

5. 描述性疾病分布的常用指标

（1）率和比

1）率　指在某一确定人群中某些事件发生的频率。

$$率=(实际发生某现象的观察\ 数/可能发生某现象的观察\ 单位总数)k \qquad (式8-1)$$

注：式中 k 为比例基数，$k=100\%$，1000/千，或 10000/万……，下同。

2）比　两个变量的数值之商。

$$相对比=指标甲/指标乙（或×100\%） \qquad (式8-2)$$

3）比例　表示同一事物局部与总体之间数量上的比值。

$$P=a/(a+b) \qquad (式8-3)$$

（2）疾病频率测量指标　是鉴别病因、监测疾病趋势研究的基础，用于反映和表示疾病负担（burden of disease）和评价干预措施的效果。

1）发病指标　主要有发病率（incidence rate）、罹患率（attack rate）、患病率（prevalence rate）、感染率（infection rate）和续发率（secondary attack rate，SAR）。计算式如下：

$$发病率=(某人群某时期内某病新病例数/该人群同期暴露人口数)k \qquad (式8-4)$$

$$罹患率=(观察期间内的新发病例数/同期暴露人口数)k \qquad (式8-5)$$

$$时点患病率=(某一时点某病现患病例数/该时点人口数)k \qquad (式8-6)$$

$$时期患病率=(某观察期间内某病现患病例数/\ 同期平均人口数)k \qquad (式8-7)$$

$$感染率=(检查发现阳性人数/受检总人数)×100\% \qquad (式8-8)$$

$$SAR=(1个潜伏期内易感接触者中发病患者数/易感接触者总人数)×100\% \qquad (式8-9)$$

影响患病率升高的因素：①病程延长；②未治愈者的寿命延长；③新病例增加（即发病率增高）；④病例迁入；⑤健康者迁出；⑥易感者迁入；⑦诊断水平提高；⑧报告率提高。

影响患病率降低的因素：①病程缩短；②病死率增高；③新病例减少（发病率下降）；④健康者迁入；⑤病例迁出；⑥治愈率提高。

患病率与发病率、病程的关系：患病率如同一个蓄水池（如水库）。当流出量一定时，水源（发病率）流入量大时，则蓄水池水量增高，即患病率增高；若流入量（发病率）减少时，则患病率降低。当流入量一定，而流出量增大（如死亡增加或痊愈及康复增快）时，则蓄水量（患病率）亦减低。可见，患病率水平（所有病例）是随着发病率（新病例）的增高而增高，并随着疾病恢复的加速或死亡的加速而下降（图8-3）。故患病率的变化可反映出发病率

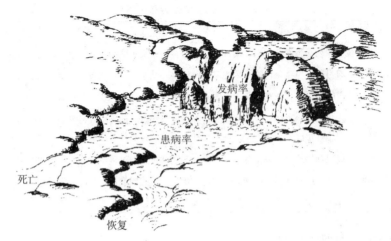

图 8-3　发病率和患病率的关系（Baker 1998）

的变化或疾病结果的变化或两者兼有。例如，由于治疗的改进，患者免于死亡但并未恢复、诊断水平的提高使报告率增加等，均可导致患病率增加。患病率下降，既可由于发病率下降，也可由于患者恢复快或死亡快，病程缩短所致。如果病程缩到很短，尽管发病率增高，患病率仍可降低。当发病率和病程在相当时间内保持稳定时，患病率、发病率和病程的关系为：患病率＝发病率×病程。

该式可用于推算某些疾病的病程。发病率和患病率的区别见表 8-4。

表 8-4　发病率和患病率的区别

	概念	对象	来源	状态	特点	意义
发病率	单位时间内人群中发生某病的频率	新病例	发病报告或队列研究	动态	病程短，急性病	描述疾病的分布，探讨发病因素，提出病因假说，评价防治措施的效果
患病率	单位时间内人群中有某病状态的人群所占的比重	新旧病例	横断面调查	静态	病程长，慢性病	为医疗设施规划、估计医院床位周转、卫生设施及人力的需要量、医疗质量的评估和医疗费用的投入等提供科学依据

2）死亡指标　主要为死亡率（motality rate）、病死率（fatality rate）、生存率（survival rate）。

$$死亡率＝（一定期间内某人群的死亡总数/同期平均人口数）k \qquad （式 8-10）$$
$$病死率＝（某时期因某病死亡人数/同期患该病的患者数）k \qquad （式 8-11）$$

死亡率和病死率的区别见表 8-5。

表 8-5　死亡率与病死率的区别

	概念	对象	意义
死亡率	在一定期间内一定人群中，死于某病（或死于所有原因）的频率	人群	是衡量人群因病伤死亡危险（机会）大小的指标。死亡专率（按疾病的种类、年龄、性别、职业、种族等分类计算的死亡率）可用于探讨病因和评价防治措施
病死率	一定时期内患某病的全部患者中，因该病死亡所占的比例	某病患者	多用于急性传染病，较少用于慢性病，反映疾病的严重程度和预后及医疗水平和诊断能力

3）预后指标（prognostic indicator） 主要采用生存率（survival rate）及残疾失能的指标。

$$n\text{ 年生存率}=(\text{随访满 }n\text{ 年存活的病例数}/\text{随访满 }n\text{ 年的病例数})\times100\%\quad(\text{式 }8-12)$$

残疾失能各项指标包括：病残率（disability rate）、潜在减寿年数（potential years of life lost，PYLL）、伤残调整寿命年（disability adjusted life year，DALY）。参见《临床流行病学》。

（3）疾病的流行强度指标（epidemic strength） 指某种疾病在某地区一定时期内某人群中，发病数量的变化及其病例间的联系程度。常用下列术语：

1）静息（subsidence） 指某病在某地区处于停息状态，少则几年多则几十年检不出阳性材料，也不出现病例，但并没有根除。

2）散发（sporadic） 指某病的发病患者数不多，而且病例间无明显的相互传播关系，或者在一定地区的发病率呈历年一般发病水平。

3）流行（epidemic） 指某地区某病发病率明显超过历年的散发发病率水平。

4）暴发（outbreak） 指在一个局部地区或集体单位中，短时间内突然有很多相同的患者出现。这些患者多有相同的传染源或传播途径。

5）大流行（pandemic） 指某病的发病率远远超过该病流行的水平，且传播迅速，波及面广，常超越省界、国界甚至洲界。

二、个案调查、病例报告和病例分析

1. 个案调查（case survey） 又称个例调查或病家调查，指对个别发生的病例、病例的家庭及周围环境进行的流行病学调查。主要用于探索病因线索；总结分析疾病分布特征；核实诊断，为治疗和护理提供指导；为疾病监测提供资料等。

2. 病例报告（case report） 又称个案报告，是临床上详细介绍某种罕见病的单个病例或少数病例，或有效的治疗方法或措施。主要用于发现新的疾病或探索病因线索；介绍有效的新疗法或措施等。

3. 病例分析（case analysis） 指对一些（可以是几例、几十例、几百例甚至几千例）相同疾病的患者临床资料进行整理、统计、分析并得出结论。主要用于总结、分析某种疾病的临床表现特征；评价某种治疗或预防控制措施的效果等。

三、现况调查

现况调查（prevalence survey），又称为横断面研究（cross-sectional study）、患病率研究（prevalence study），指按照事先设计的要求在某一人群中应用普查和抽样调查的方法，收集特定时间内疾病的描述性资料，以描述疾病的分布及观察某些因素与疾病之间的关联。

1. 目的 ①描述分析疾病或健康状况的三间分布状态；②描述某些因素与疾病或健康状况之间的联系，提供疾病的致病因素的线索；③确定高危人群，以便早诊断、早治疗；④为医疗卫生工作计划和决策提供科学依据。

2. 特点

（1）一般不设对照组，主要是为了查明根据研究目的确定的研究人群中的各个个体在某特定时间上的暴露与疾病的现状。

（2）分为时点研究或时期研究（一般不超过 3 个月）。现况调查确定的时点，对于人群中的具体的每个个体而言，时点所指的具体时间可以不同。

（3）该研究不能区分暴露与疾病的时间关系，也就是确定因果联系时受到限制。

（4）适用于不会发生改变的暴露因素的研究（如性别、民族、血型等），亦适合一些产生慢性、长期累积影响因素的研究，这种情况可以提供暴露和疾病联系的真实证据。

（5）对于一些不稳定易发生变化的或者仅仅是短期产生效应且影响多变的暴露因素研究，现况调查仅能提出暴露与疾病联系的假说。

3. 分类

（1）普查（census）　指于一定时间内对一定范围的人群中每一成员所做的调查或检查。这个"一定时间"应该较短（一般为1~2天或1~2个月，最长不宜超过3个月，甚至有时是某个时点）。"一定范围"指某个地区或某种特征的人群，如儿童（≤14岁）的体格普查。

1）应具备的条件　①足够的人力、经费和设备；②所普查的疾病患病率较高；③疾病检测方法简便易行，敏感度和特异度较高；④查出的疾病有适宜的治疗方法。

2）目的与用途　①早期发现患者，以便早诊断和治疗；②了解人群中某疾病或某危险因素的分布及流行病学特征；③了解人群的健康状况水平；④建立生理指标参考值或某项生物学检验指标标准值；⑤当疾病暴发或流行时，普查可以有助于搜集全部病例，有利于了解疾病发生流行的全貌，为疾病的预防控制提供依据。

3）普查的优缺点　①优点：a. 调查对象容易确定；b. 早发现、早诊断，并能寻找出全部病例，便于早期治疗；c. 能较全面地了解普查地区人群疾病或健康全貌；d. 能够为疾病的病因研究提供一定的线索；e. 可以普及医学知识。②缺点：a. 不适用于患病率低或诊断技术复杂的疾病；b. 调查员多，工作量大，时间短，调查质量不易控制，同时普查对象多，易漏查，无应答率较高；c. 普查的费用往往较大，所得资料的准确性较差；d. 只能得到现患率资料，不能获得发病率资料。

（2）抽样调查（sample survey）　指通过调查从某一人群中随机抽取的有代表性的一部分揭示疾病的分布规律的调查方法。目的是通过样本信息推断总体的规律。

1）目的与用途　①描述某种疾病或健康状况的特定时间、特定范围内人群的分布特征及其研究相关的影响因素；②衡量人群总体健康水平及其国家和地区的医疗卫生状况；③可作为其他调查研究方法中的质量控制方法，从而可以检查和衡量资料的质量；④评价防治措施的效果。

2）优缺点　①优点：a. 抽样调查的调查样本量小，可节省时间、人力、费用；b. 调查范围小，工作容易做到仔细，应答率较高，结果准确。②缺点：a. 抽样调查的设计、实施以及资料的分析都较复杂；b. 调查时的重复及遗漏不易被发现；c. 变量变异过大的资料和需要普查、普治时则不适合采用抽样调查；d. 不适合患病率太低的疾病调查。

3）样本量估计　决定样本量的因素为：①预期现患率或感染率：在调查的人群中，欲调查某疾病的现患率低时，则样本量要大；反之，则样本量可小些。②精确度：若调查要求的精确度高，允许误差（d）小时，则样本量就要大；反之，则样本量不必过大。③显著性水平（α）：α越小，样本量越大；反之，则样本量可小些。④计量资料对样本量需求较小，而计数资料对样本量需求大些。

计数资料样本量计算式：以样本率估计总体率时，样本量计算式参见式8-13。

$$n=pq\ (t_\alpha/d)^2 \qquad\qquad (式8-13)$$

式中：n 为所需调查人数；p 为某病患病率，$q=1-p$；t_α 为样本率与总体率间差异的统计学检验显著性水平所对应的 t 值的大小，如 $\alpha=0.05$ 时，$t_\alpha=1.96$；d 为允许误差，即允许样本率与总体率之间的差别可以有多大，一般用 p 的百分比估计，当相对允许误差分别为 $0.1p$、$0.15p$、$0.2p$ 时，这时样本计算式分别等于 $400q/p$、$175q/p$、$100q/p$。

上式仅适用于拟调查的疾病患病率或某指标的阳性率不太大或不太小时。

计量资料样本量计算式：以样本均数估计总体均数时，样本量参见式8-14。

$$n=\ (t_\alpha s/d)^2 \qquad\qquad (式8-14)$$

式中：n 为所需调查人数；s 为标准差；d 为允许误差；t_α 为样本均数与总体均数间差异的统计学检验显著性水平所对应的 t 值的大小。

4) 抽样方法 参见第十二章第二节"二、随机"中的"3. 随机抽样方法"。

四、生态学研究

生态学研究（ecological study）亦称对比调查研究，是在群体水平上研究因素与疾病之间的关系，即以群体为观察、分析单位，通过描述不同人群中某因素的暴露情况与疾病的频率，分析该因素与疾病的关系，或研究人群的生活方式与生存条件对健康的影响。

1. 特点 ①以群体为观察单位；②暴露和效应的测量为平均水平；③是相关性研究。

2. 目的 ①提供病因线索，提出病因假设；②评价人群干预措施的效果；③疾病监测；④对于个体暴露剂量无法测量的变量的研究，生态学研究是唯一可供选择的方法。

3. 研究方法

（1）生态比较研究（ecological comparison study） 观察不同人群或地区某种疾病的分布，然后根据疾病分布的差异，提出病因假设，解释两者之间的相关性。例如，通过生态比较研究发现：①大肠癌在发达国家比发展中国家更为常见，这促使人们考虑饮食习惯和环境污染是否与大肠癌的发病有关；②大肠癌的发病率和死亡率的性别比接近1，提示有关的暴露在男性和女性中应是相近的，并再次提示与饮食和环境暴露的联系；③大肠癌的发病率城市高于农村，这提示某些危险因素在城市比农村更为普遍，因此工业活动导致的环境污染应考虑可能为与大肠癌有关的因素。

（2）生态趋势研究（ecological trend study） 连续观察不同人群中某因素平均暴露水平的改变和（或）某种疾病发病率、死亡率变化的关系，了解其变动趋势，比较暴露水平变化前后疾病频率的变化情况，判断某因素与某疾病的联系。例如，WHO 资助的心血管病趋势监测方案从 1984～1993 年，包括 27 个国家、39 个中心、113 个报告单位和 1300 万人口。其主要目的是测量心血管病发生和死亡的趋势，并将其与危险因素的变化、卫生保健和社会经济条件联系起来分析。这就是著名的 MONICA 方案（MONICA project）。

（3）混合型研究 在实际研究中常将比较研究和趋势研究结合起来，其分析结果受到混杂因素的影响较小，可提高生态学研究的准确性。

4. 优点 ①经济，省时省力，易实施，出结果快；②提供病因未明疾病的病因线索；③对个体剂量无法测量的情况是唯一可供选择的方法；④适用于研究因素暴露变异范围小、较难测量暴露与疾病的关系的研究；⑤有助于干预措施的评价及估计疾病发展的趋势。

5. 缺点   ①易出现生态学谬误（ecological fallacy），即群体测量评价结果与个体水平测量的结果不同或相反；②难以控制混杂因素；③存在多重共线性问题；④难以确定因果联系。生态学谬误的产生是由于生态学研究是由各种不同情况的个体"集合"而成的群体为观察、分析单位，以及存在混杂等原因造成其研究结果与事实不相符，在一般情况下生态学谬误常难以避免。

第三节　分析流行病学方法

分析流行病学（analytical epidemiology）亦称分析性研究（analytical study），是检验疾病病因假设或研究病因或危险因素的一类方法。主要包括队列研究和病例-对照研究两类方法。

一、病例对照研究

（一）病例对照研究的基本原理、特点与用途

1. 基本原理   以确诊患某种特定疾病的患者作为病例，以不患该病但具有可比性的个体作为对照，通过询问、实验室检查或复查病史，搜集既往危险因素暴露史，测量并比较两组各因素的暴露比例，经统计学检验该因素与疾病之间是否存在统计学关联（图8-4）。

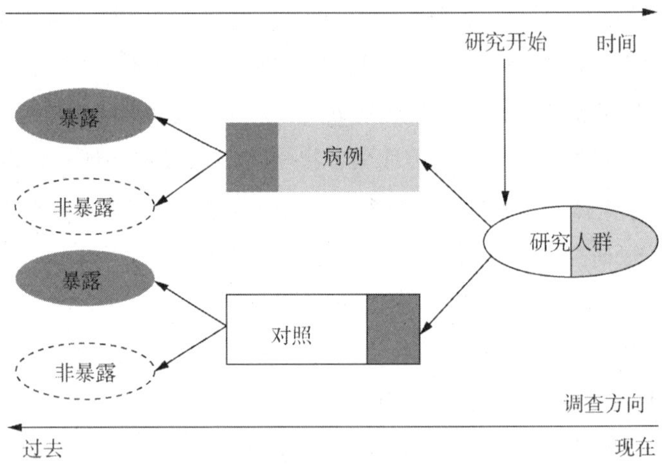

图 8-4　病例对照设计研究思路示意图
（浅灰色表示病例，白色表示对照，深黑色表示暴露）

2. 特点

（1）以果求因   在研究过程中，首先纳入病例组（患病）和对照组（未患病），再追溯既往是否暴露于可疑危险因素，因此研究方向是纵向的、回顾性的。

（2）属于观察性研究   研究者未给研究对象施加干预措施，在自然状态下调查其相关的暴露因素。

（3）需要设立对照   研究对象按发病与否分为病例组与对照组。

（4）可以同时研究多种暴露因子   研究者在采集资料时，可以将多种研究因素设计在问卷上用于调查，因此，该方法对筛选疾病的多种危险因素是高效可行的。

3. 优缺点

（1）优点   ①特别适用于少见病、罕见病的研究；②省力、省钱、省时间，易于组织实施；③可用于疫苗免疫学效果考核及暴发调查等；④可同时研究多个因素与某种疾病的联系，特别适用于探讨性研究；⑤对研究对象多无损害。

（2）局限性   ①不适于研究暴露比例很低的因素；②难以避免选择偏倚和回忆偏倚；

③暴露与疾病时间先后难以判断，信息真实性差；④不能测定暴露和非暴露组疾病的比率。

4. 用途

（1）探讨疾病的可疑危险因素　在疾病原因不明时，最适合广泛地筛选机体内外环境中存在的可疑危险因素。如1988年上海大规模的甲型肝炎暴发，采用病例对照的方法探索食用何种食物引起流行，最后确定是由于食用被甲肝病毒污染的毛蚶引起的。

（2）建立和检验病因假说　病因假说的形成常来源于长期的临床观察，或经过现况研究、个案研究及生态学研究等描述性方法提出，为了确认假说的正确性，可以采用病例对照研究来检验病因假说。例如，1961年11月德国汉堡大学儿科遗传学家Widulind Lenz首先观察到服用反应停（通用名"沙利度胺"）与日益增多的海豹肢畸形儿相关，并将此发现通知了药厂，为日后该药的撤市和终止危害做了重要贡献。随后，在1961年12月澳大利亚产科医师Willian McBride第一次发表报告称海豹肢畸形儿与沙利度胺密切相关；不久，两人共同对此事进行了调查研究，共报告达4400例，从而揭开了一幕震惊世界的悲剧。

（3）提供进一步研究的线索　利用病例对照研究获得的明确病因线索，可进一步采用队列研究和实验流行病学方法来证实病因假说，从而提高病因证据等级。

（二）病例对照研究的设计类型

1. 非匹配成组病例对照研究　是从病例和对照人群中分别选取一定数量的研究对象，并进行组间比较，亦称成组病例对照研究。选择对照没有特殊规定，一般要求对照的数量应等于或多于病例，其特点是简便易行，可以获得较多的信息，但不易控制混杂因素，常用于研究探索的初期阶段。

2. 匹配病例对照研究　匹配（matching）又称为配比，是以对结果有干扰作用的某些因素或特性作为匹配因素，使对照组与病例组在匹配因素上保持相同的一种限制方法。此设计即按照匹配条件来选择对照，进而可以保证组间匹配因素的均衡，从而可以排除混杂因素的影响。匹配又可分为个体匹配和成组匹配。

（1）个体匹配（individual matching）　即病例与对照以个体为单位进行匹配，按照1:1、1:2、1:3……1:M的比例将病例和对照进行匹配。

（2）成组匹配（frequency matching）　亦称群体匹配、频数匹配，即要求对照组与病例组在匹配因素的比例上相同，如病例组和对照组年龄构成要相似。

随着病例对照研究方法的不断应用，目前在传统研究设计的基础上，又衍生出了多种新的改进类型，如巢式病例对照研究、病例-病例研究和两阶段病例对照研究等，这些方法克服了传统方法的一些缺点，具有研究设计效率高、易操作和花费少等优点。

（三）病例对照研究的设计与实施

1. 一般步骤

（1）依据描述性分析和相关文献的广泛调研，提出疾病的病因假设。

（2）制订研究计划。研究计划的制订涉及的内容较多，如病例和对照的选择、样本量大小、问卷设计、偏倚的控制、经费预算和人员分工等，并且要对调查员进行培训和预调查。

（3）依据研究计划进行资料收集、整理与分析资料。

（4）总结并提交研究报告。

2. 病例选择

（1）选择病例的原则   原则是纳入病例组的病例应该足以代表患病的总体。

（2）病例的来源   其来源有下述两种类型：

1）一般人群   往往可从现况调查获得，或从疾病发病及死亡登记报告资料中获得。其优点是能够代表全人群的情况，结论推及该社区人群的真实性较好；缺点是较难获得资料。

2）医院病例   其优点是容易收集病例，节省经费；缺点是不易代表全体该病患者的特点，容易产生选择性偏倚。

（3）病例的类型

1）新发病例   此病例发病时间较短，不易受到预后因素的影响，暴露因素的回忆准确，因此获得的信息较为全面而真实，这种类型的病例通常作为首选病例。

2）现患病例   指研究开始时目标人群中就已存在的某病的患者，这种病例作为研究对象，往往很难将影响发病率的因素和影响病程（存活）的因素区分开来，暴露的回忆容易受到患病后环境条件和生活习惯改变的影响。

3）死亡病例   不能直接获得资料，仅依靠医学记录或他人代述，因此误差较大，除非有完整的历史资料，否则会影响结论的真实性。

（4）诊断标准及人口学特征   应该有明确的诊断标准，尽可能采用客观的诊断标准，或者采用国内外通用的诊断标准。为了控制非研究因素的干扰，病例选择时，还应该对其人口学特征（如年龄、性别、种族等）和其他影响因素作出明确的规定。

3. 对照的选择   对照应是采用与病例相同的诊断标准明确被排除的非患者，足以代表人群中的无患者群，或者是病例所来自的实际人群中的全体非患者的随机样本。病例对照研究中，对照的正确选择关系到研究结果的真实性。

（1）选择对照的目的   对照的目的是用来估计病例产生的人群中暴露的分布情况，以利于与病例组的暴露分布进行比较。

（2）选择对照的原则   ①代表性：指选择的对照要能代表相应研究总体的人群；②可比性：目的是为了控制混杂因素。

（3）设置对照的方式   主要采用成组不匹配对照和匹配对照两种方式。

1）成组不匹配对照   选择对照时，不要求对暴露因素以外的特征或混杂因素进行匹配，特别是在病因不明确时，可以广泛地探索各种危险因素，一组病例有时可以设立多组对照。

2）匹配对照   分为两种类型：①成组匹配对照：只要求对照组和病例组在匹配因素上的比例相同，亦称频率匹配（frequency matching）。其特点是：配比不是在单个个体的基础上进行，而是使某种或某些因素在两组间的总体分布相同。②个体匹配对照：是建立在以个体为单位的基础上，按照研究因素以外的因素可以进行 $1:M$ 匹配选择对照，通常选择 1~3 个对照，以提高统计分析效率，但对照数超过 3 时，工作难度增加而效率提高不明显。此外，应防止匹配过度（over-matching），即把不应该匹配的因素进行匹配。

（4）对照的来源   首先要明确产生病例的人群，然后再决定对照来源。例如，若病例采自某个医院诊断的全部病例，则对照产生于病例同一医院的其他患者的样本。

4. 样本量估计

（1）决定样本含量的因素   ①研究因素在对照人群中的估计暴露率（p_0）；②预期暴露于

该研究因素造成的相对危险度（RR）或比值比（OR）；③假设检验中第一类错误概率（α）；④假设检验中第二类错误概率（β），或检验效能（Power，$1-\beta$）。

（2）样本量估计方法

1）非匹配病例对照研究的样本含量估计

设：病例数：对照数 = 1：M，则需要的病例数（当 M 为 1 时，为病例数和对照数相等）如下：

$$n=(1+1/c)\ \bar{p}\bar{q}\ (z_\alpha+z_\beta)^2/(p_1-p_0)^2 \qquad (式8-15)$$

式中：$p_1=p_0RR/[1+p_0(RR-1)]$；$\bar{p}=(p_1+cp_0)/(1+c)$；$\bar{q}=1-\bar{p}$；z_α 和 z_β 为标准正态分布的分位数。

2）匹配病例对照研究的样本含量估计

1：1 匹配设计，Schlesselman 推荐的公式如下：

$$m=[z_\alpha/2+z_\beta\sqrt{p\ (1-p)}\ ]^2/(p-1/2)^2 \qquad (式8-16)$$

式中：$p=OR/(1+OR)\approx RR/(1+RR)$；$m$ 为结果不一致的对子数。需要的总对子数 M 为：

$$M\approx m/(p_0q_1+p_1q_0) \qquad (式8-17)$$

式中：$p_1=p_0RR/[1+p_0(RR-1)\ ]$；$q_1=1-p_1$；$q_0=1-p_0$

1：R 匹配设计，依照如下公式计算：

$$n=[z_\alpha\sqrt{(1+1/r)\ \bar{p}\ (1-\bar{p})}+z_\beta\sqrt{p_1(1-p_1)/r+p_0(1-p_0)}\ ]^2/(p_1-p_0)^2 \qquad (式8-18)$$

式中：$p_1=(OR\times p_0)/(1-p_0+OR\times p_0)$；$\bar{p}=(p_1+rp_0)/(1+r)$

5. 研究因素的选择和测量 病例对照研究中，除了要收集研究因素、可疑因素外，还要采集可能的混杂因素。这些因素要以研究变量形式设计在调查问卷中，病例和对照应使用相同的调查表，调查方法要一致。每项变量都要有明确的定义，尽可能地采取国际或国内统一的标准，以便交流和比较。如吸烟者的规定：每天至少吸一支烟而且持续一年以上，否则不能视为吸烟者。变量的测量尽量采用定量指标和客观指标。

（四）病例对照研究的资料收集、整理、分析与评价

1. 资料搜集 病例对照研究的资料大多数来源于调查人员使用专门设计的调查表直接询问研究对象本人或家属。在调查过程中，研究者应对参加调查人员进行统一的培训，并对调查中可能出现的误差或偏倚进行必要的质量控制。全部调查应有良好的组织，遵守一定的操作规程，实行质量动态监察，以保证原始资料的及时、准确采集。

2. 资料整理 在对调查获取的病例对照研究原始资料进行统计分析前，首先要进行整理，包括：①对原始资料的再核查，即对所收集的调查表逐个进行检查、修正、验收、归档等，目的是在统计分析之前纠正错误，弥补不足，确保资料的真实性和完整性；②资料分析前的准备工作，如按分析要求进行分组、归纳、编码，以及数据库的清洗和逻辑检查等。

3. 资料分析

（1）描述性分析

1）描述病例和对照的一般特征 描述研究的样本量及研究对象的特征构成，如性别、年龄、职业、出生地、疾病类型的分布等，频数匹配时应交代匹配因素的匹配比例。

2）均衡性检验 目的是检验对照组和病例组在某些基本特征方面是否具有可比性，可以采用χ^2检验、t检验等统计方法确认。

（2）统计推断

1）非匹配病例对照研究的资料分析 该设计资料包括频数匹配资料和非匹配资料，可将数据整理成表8-6所示的形式。根据表8-6可以计算病例组的暴露率和对照组的暴露率，分别为$a/(a+c)$和$b/(b+d)$，利用χ^2检验（式8-19），检验病例组和对照组两组的暴露率有无统计学显著性差异。

表8-6 成组病例对照研究资料整理表

暴露史或特征	病例	对照	合计
有	a	b	$a+b$
无	c	d	$c+d$
合计	$a+c$	$b+d$	$a+b+c+d=n$

$$\chi^2 = \frac{(ad-bc)^2 n}{(a+b)(c+d)(a+c)(b+d)}$$ （式8-19）

如果两组间比较有统计学显著性差异（$P<0.05$），说明该暴露因素与疾病存在统计关联，则可以进一步进行推断性研究。

暴露与疾病的关联强度的计算可根据表8-6，计算病例组的暴露比值为：

$$\frac{a/(a+c)}{c/(a+c)} = a/c$$ （式8-20）

对照组的暴露比值为：

$$\frac{b/(b+d)}{d/(b+d)} = b/d$$ （式8-21）

比值a/c和b/d亦称优势（odds），指某事件发生概率与不发生概率之比，通常采用"比值比"（odds ratio，OR）来估计暴露因素与疾病的关联强度，因此得下式：

比值比=（病例组的暴露比值/对照组的暴露比值）=$(a/c)/(b/d) = (ad/bc)$

（式8-22）

2）OR值的意义 OR即暴露组的疾病危险性为非暴露组的多少倍。当$OR=1$时，表示暴露与疾病无关联；当$OR>1$时，表示暴露因素使疾病的危险性增加，称为"正"关联；当$OR<1$时，说明暴露使疾病的危险度减少，称为"负"关联，即暴露因素对疾病有保护作用。OR值划分方法和不同范围的意义参见表8-7。

表8-7 OR数值范围对暴露与疾病关联的意义

OR值范围	关联意义	OR值范围	关联意义
0.0~0.3	高度有益	1.2~1.6	微弱有害
0.4~0.5	中度有益	1.7~2.5	中度有害
0.6~0.8	微弱有益	≥2.6	高度有害
0.9~1.1	不产生影响	——	——

OR值的可信区间（confidence interval，CI）计算：前面介绍的OR值是关联程度的一个点估计值，如果考虑到抽样误差，则可计算OR的可信区间。OR的可信区间有多种算法，常用Miettnen氏χ^2值法，计算式为：

$$(1-\alpha)CI\% = OR^{(1\pm u_\alpha/\sqrt{\chi^2})} \qquad\text{(式 8-23)}$$

式中：u 为正态离差值；α 为检验水准，当 $\alpha = 0.05$ 时为 $95\%CI$，当 $\alpha = 0.01$ 时为 $99\%CI$。

4. 研究质量评价

（1）病例对照研究应阐明的问题　对于流行病学研究中常用的病例对照研究，Lichtenstein（1987）曾根据对 48 篇病例对照研究文献的评价，提出 20 条必需的筛选标准，认为一项成功的病例对照研究至少应阐明的问题是：研究目的；病例来源及排除标准；对照的来源及排除标准；病例的诊断程序和标准；访问是否在双盲的条件下进行；配比的条件；研究因素的暴露时间和剂量如何获得；无应答率大小；资料收集方法；可能存在的混杂变量；可能存在的偏倚；处理混杂变量的方法；样本抽样方法；资料分析方法等。

【例 8-1】英国医生 Doll 和 Hill 在 1950 年进行了吸烟与肺癌关系的病例对照研究，资料如表 8-8，试进行分析。

表 8-8　某地 1950 年吸烟与肺癌的关系

组别	有吸烟史	无吸烟史	合计
病例（肺癌患者）	688（a）	21（b）	709（$a+b$）
对照（非病例）	650（c）	59（d）	709（$c+d$）
合计	1338（$a+c$）	80（$b+d$）	1418（n）

第一步：χ^2 检验，检验病例组和对照组的暴露率有无统计学显著性差异。

$$\chi^2 = \frac{(ad-dc)^2 n}{(a+b)(c+d)(a+c)(d+b)} = \frac{(688\times59-21\times650)^2\times1418}{(709)\times(709)\times(1338)\times(80)} = 18.1229$$

本例 $\chi^2 = 18.12$，$P = 0.0001$，结论为拒绝无效假设，即两组暴露率存在统计学差异。

第二步：计算暴露与疾病的联系强度 OR。

$$OR = \left(\frac{ad}{bc}\right) = \frac{688\times59}{650\times21} = 2.97$$

第三步：计算 OR 值的 $95\%CI$。

$$95\%CI = OR^{1\pm t_{0.05}/\sqrt{\chi^2}} = 2.97^{(1+1.96)/\sqrt{18.1229}} = 1.8\sim4.9$$

结论：OR 值的 $95\%CI$ 为 $1.8\sim4.9$，提示吸烟对肺癌高度有害。

（2）个体匹配病例对照研究的资料分析　个体匹配是病例与对照以个体为单位进行匹配，分为 1∶1、1∶2、1∶3、1∶M 的比例将病例和对照进行匹配，这里只介绍 1∶1 配对资料的分析，关于 1∶M 匹配的资料分析请参阅流行病学专著。

1）资料的表达形式　将数据整理为表 8-9 形式。

表 8-9　1∶1 配对病例对照研究资料整理表

对照	病例		对子数
	有暴露史	无暴露史	
有暴露史	a	b	$a+b$
无暴露史	c	d	$c+d$
合计	$a+c$	$b+d$	$a+b+c+d=n$

2）统计学假设检验　采用 McNemar 配对 χ^2 检验，计算如下所示：

$$\chi^2 = \frac{(b-c)^2}{(b+c)} \qquad (式8\text{-}24)$$

当 $b+c<40$ 时，应该使用校正式：

$$\chi^2 = \frac{(\mid b-c\mid -1)^2}{(b+c)} \qquad (式8\text{-}25)$$

配对 χ^2 检验的目的是考察病例和对照的全部对子中暴露与否，以及在两者间不一致的对子是否存在统计学差异，如果有统计学意义，则暴露与疾病存在关联，进一步计算 OR 值。

3）计算暴露与疾病的关联强度，即 OR 值：

$$OR = c/b \qquad (b\neq 0) \qquad (式8\text{-}26)$$

4）计算 OR 值的 $95\%CI$，Miettnen 氏 χ^2 值法。

【例8-2】假定某研究者采用 1：1 匹配方法研究孕妇服用反应停与婴儿海豹肢样畸形的关系，数据如表 8-10 所示。

表8-10   孕妇服用反应停与婴儿海豹肢样畸形配比资料

对照	病例		对子数
	服用反应停	未服用反应停	
服用反应停	120	10	130
未服用反应停	510	100	610
合计	630	110	740

第一步：χ^2 检验，检验病例组和对照组的暴露率有无统计学显著性差异。

$$\chi^2 = \frac{(b-c)^2}{(b+c)} = \frac{(10-510)^2}{(10+510)} = 480.769$$

本例 $\chi^2 = 480.769 > 6.63$（$\chi^2_{0.01}$），则 $P<0.01$，结论为拒绝无效假设，即两组暴露率存在统计学差异。

第二步：计算暴露与疾病的联系强度 OR。

$$\chi^2 = c/b = \frac{510}{10} = 51$$

第三步：计算 OR 值的 $95\%CI$。

$$95\%CI = OR^{(1\pm u_{0.05}/\sqrt{\chi^2})} = 2.97^{(1+1.96/\sqrt{480.769})} = 26.58 \sim 101.02$$

结论：OR 值的 $95\%CI$ 为 $26.58 \sim 101.02$，提示孕妇服用反应停与婴儿出生畸形存在高度关联。

（五）中医病例对照研究现况

近年来，病例对照研究在中医临床研究中主要用于中医的病因病机研究和中药的不良反应等负性事件的研究。这些成绩集中表现在 2006 年国家科技部以"973"中医理论研究专项立项——重大疾病及难治病的中医病因病机创新研究。由于中医对病因病机的认识和现代医学对病因的认识存在较大的差异，中医强调"审证求因""审因论治"，因此，中医研究中开展病因病机研究有其特殊性。如陈可冀院士开展的心血管血栓性疾病"瘀""毒"病因学的系统研究，可应用病例对照研究筛选"瘀""毒"的微观物质基础。

二、队列研究

队列研究（cohort study）亦称前瞻性研究（prospective study）、随访研究（follow‐up study）、群组研究（group study）、纵向研究（longitudinal study）或并存研究（concurrent study）等，在循证医学的证据等级中为2级证据，仅次于随机对照试验，是临床医疗防治措施评价的重要证据来源之一。该方法与病例对照研究相比，可以直接观察危险因素的不同暴露水平人群的结局，从而探讨危险因素与所观察结局的关系，因果关系的论证强度优于病例对照研究。队列研究与随机对照试验在研究类型、方法及适用范围等主要特征方面有许多不同之处，参见表8-11。

表 8-11 队列研究与随机对照试验的异同

队列研究	随机对照试验
观察性研究	干预研究
按照常规形成队列	采用随机分组
简化纳入和排除标准	严格的纳入和排除标准
适用于复杂治疗	适用于简单干预
评价终点结局	评价结局以替代指标为主
评价复杂治疗的综合效果	评价干预措施的特异性疗效
样本量较大	样本量较小
不违背伦理学原则	有伦理学问题
研究结果的推广应用性较大	研究结果的推广应用性有限

（一）概述

1. 队列（cohort）　指有共同经历或有共同暴露特征的一群人，根据人群进出队列的时间不同，分为固定队列（fixed cohort）和动态队列（dynamic cohort）两种，参见图8-5、图8-6。

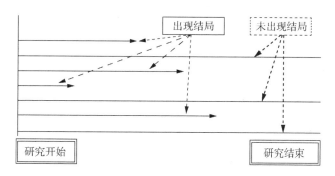

图 8-5 固定队列示意图

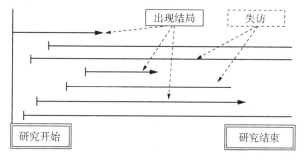

图 8-6 动态队列示意图

2. 危险因素（risk factor）　泛指能引起某特定不良结局（outcome），或使其发生的概率增加的因子，包括个人行为、生活方式、环境和遗传等多方面的因素。

3. 队列研究的基本原理　根据研究对象是否暴露于某研究因素或其不同水平，将研究对象分成暴露组（E）与非暴露组（$\bar{E}$），随访一定时间，比较两组之间所研究结局（outcome）发生率的差异，分析暴露因素与研究结局之间的关系（图8-7）。

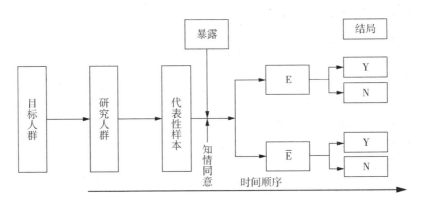

图8-7　队列研究设计示意图

4. 队列研究的特点

（1）以因求果　从暴露或危险因素开始，然后纵向前瞻观察而究其果。

（2）设立对照组　设立非暴露组或暴露的不同水平作为对象，该对照组可以来自暴露组的同一人群，也可以取自不同的人群。

（3）属于观察法　队列研究的分组和暴露与否，不是人为干预形成的，而是人群中自然形成的，研究者只是被动地观察，这是区别于实验研究的重要标志。

（4）检验病因假设的能力强　能直接计算不同队列的人群事先暴露于某一因素后出现某结局的发生率、直接暴露人群发生某结局的危险程度，能分析剂量-反应关系，故检验病因假设的能力比病例对照研究强。

5. 队列研究的优缺点

（1）优点　①研究者亲自观察资料，信息可靠，回忆偏倚小；②直接计算 *RR* 和 *AR* 等反映疾病危险关联的指标；③可证实病因联系；④有助于了解人群疾病的自然史；⑤分析一因与多种疾病的关系；⑥样本量大，结果比较稳定。

（2）局限性　①不适于发病率很低的疾病病因研究；②依从性差，易出现失访偏倚；③耗费人力、物力、财力和时间，组织与后勤工作亦相当艰巨；④研究设计要求更严密。

6. 队列研究的用途　①检验病因假设；②评价预防措施效果及治疗结局；③研究疾病的自然史；④观察暴露因素与多种疾病相关结局的关联；⑤新药的上市后监测。队列研究作为经典流行病学观察性研究方法之一，在中医临床研究中，常用于探讨暴露因素和研究结局的关联程度。

（二）队列研究的设计类型

1. 前瞻性队列研究（prospective cohort study）　特点是：研究队列的确定是现在；根据研究对象现在的暴露分组；需要随访（follow-up）；结局在将来某时刻出现。

其优点为：时间顺序增强了病因推断的可信度；直接获得暴露与结局资料，结果可信；能获得发病率。缺点是：所需样本量大，花费大，时间长，影响可行性。

2. 历史性队列研究（historical cohort study） 特点是：根据研究开始时研究者掌握的有关研究对象在过去某时刻暴露情况的历史材料分组；不需要随访，研究开始时结局已出现。

其优点是：短期内完成资料的收集和分析；时间顺序仍是从因到果；省时、省力、出结果快。缺点是：为资料积累未受研究者的控制；需要足够完整可靠的过去某段时间有关研究对象的暴露和结局的历史记录或档案材料，否则，暴露组与非暴露组可比性差。

3. 双向性队列研究（ambispective cohort study） 特点是：研究队列的确定是过去；根据研究对象过去某时刻的暴露情况分组；需要随访；部分结局可能已出现。其优点是：具有上述两种类型的优点，在一定程度上弥补了它们各自的不足（图8-8、图8-9）。

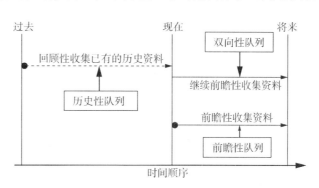

图8-8 队列研究设计类型

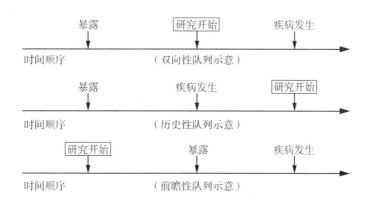

图8-9 3种队列研究设计类型

（三） 队列研究的设计与实施

1. 确定研究因素 研究因素亦称暴露因素或暴露自变量，研究者应明确定义暴露变量，如怎样界定"吸烟"。暴露变量越详细越好，尽量采用定量变量，除了暴露水平或强度外，还应考虑暴露的时间和规律性等。暴露的测量应采用敏感、精确、简单和可靠的方法。队列研究除了要确定主要的暴露变量外，还需要确定同时要求采集的其他相关因素及背景资料，如各种可疑的混杂因素及人口学特征等，以利于对研究结果进行细致的分析。

2. 确定研究结局 研究结局亦称结果变量（outcome variable），指随访观察中将出现的预期结果事件，也是队列研究观察的自然终点。研究结局的确定要全面、具体、客观，可以是发病、死亡，也可以是健康状况和生活质量变化，可以是终极结果，也可以是中间结局（如分子或血清学变化）。结局变量的测定，应制定明确统一的标准，并在研究的全过程中严格遵守，特别是研究开始前，确定受试者未发生要观察的结局。

3. 选择研究现场和对象

（1）研究现场　队列研究的现场要求有足够数量的符合要求的研究对象，且还要求当地卫生行政部门重视，以及群众的理解和支持。同时，研究者还要考虑到现场是否具有代表性。

（2）研究对象

1）暴露人群的选择　暴露人群即暴露于待研究因素的人群，一般分为下述 3 种类型：

①一般自然暴露人群：可以选择暴露于研究因素的人作为暴露人群。

②特殊暴露人群：指接触某些特殊暴露因素的人群，如接受放射治疗的人群。

③职业人群：如果要研究某种可疑的职业暴露因素与疾病或健康的关系，应选择相关职业人群作为暴露人群，如研究石棉与肺癌的关系时，可选择石棉作业工人。

2）对照人群的选择　为了与暴露人群进行比较，对照组应要起到对照的作用，好的对照组应与暴露组具有可比性或均衡性，即对照人群除了未暴露于所研究因素外，其他各种影响因素或人群特征与暴露组要尽可能相同。选择对照人群常有下列几种形式：

①内对照：当某暴露因素在某一整体人群中分布不均匀时，这时可选择该人群内部暴露于研究因素的人群作为暴露组，而未暴露于研究因素或暴露水平低的人群作为对照组，这种对照即为内对照。

②特设对照：亦称外对照，即当暴露人群为特殊职业人群或特殊暴露人群时，此时对照往往不能从这些人群内部选择，需要在该人群之外去寻找对照人群的方法。

③总人口对照：采用暴露人群所在地区的全人群的发病（或死亡）率为对照。实际上可以看成是外对照的一种。

④多重对照：即采用上述两种或多种以上的形式选择的人群作为对照，通常能减少只用一种对照所带来的偏倚，增强结论的可靠性。

（四）　确定队列大小或样本量

1. 决定样本量大小的因素

（1）对照人群中所研究结局或疾病的发生率（p_0）　因样本量与 p_0 和 q_0 乘积成正比（$q_0 = 1-p_0$），p_0 越接近于 0.5，样本量越大。

（2）暴露组与对照组人群发病率之差（d）　d 值与样本量成反比。一般人群的发病率用 p_0 表示，如果暴露组人群发病率 p_1 不能获得，可设法取得其 RR 值，由式 $p_1 = RR \cdot p_0$ 求得。

（3）显著性水平（α 值）　即假设检验时犯第一类错误（假阳性）的概率。犯假阳性概率越小，样本量越大。

（4）把握度（power）　把握度与第二类错误（β）有关，等于 $1-\beta$。若要求把握度越大，即 $1-\beta$ 越大，则第二类错误 β 越小，则所需样本量越大。

2. 样本量估计　在暴露组与对照组样本量相等的情况下，可用下式估计样本量。

$$n = \left(z_\alpha \sqrt{2\,\overline{p}\,\overline{q}} + z_\beta \sqrt{p_0 q_0 + p_1 q_1} \right)^2 / (p_1 - p_0)^2 \qquad （式8-27）$$

式中：p_0 和 p_1 分别代表对照组和暴露组的预期发病率；$\overline{p}$ 为两个发病率的平均值；$q = 1-p$；z_α 和 z_β 为标准正态分布的分位数（单侧或双侧）。

（五）　资料收集和随访

1. 基线资料的收集　基线资料包括如下几个方面：①收集人口学资料；②查阅医院、工厂、单位及个人的健康记录或档案；③询问调查对象或知情人；④对研究对象进行体格检查或实验室检验。⑤环境调查和监测。

2. 随访　目的是观察研究队列中结局事件是否发生。随访内容一般与基线资料内容相同，但重点是关注结局事件，有关暴露情况也要收集，及时了解其变化。随访的方法有直接面对面访问、电话访问、自填问卷、定期体检等。研究对象观察到了终点，即出现了结局事件，将不再随访，而观察终止时间指全部观察工作的截止时间。

（六）队列研究的资料整理与分析

首先要检查所搜集资料的准确性和完整性，发现明显错误的数据要及时补救，无法修正的要剔除，不完整的资料要设法补齐。在此基础上，先对数据进行描述性分析和可比性检验，然后才能进行统计推断等深入分析。

1. 数值变量整理模式　根据统计分析要求，队列研究资料可整理成表 8-12 的形式。

表 8-12　队列研究资料整理表

	病例	非病例	合计	发病率（%）
暴露组	a	b	$a+b=n_1$	a/n_1
非暴露组	c	d	$c+d=n_0$	c/n_0
合计	$a+c=m_1$	$b+d=m_0$	$a+b+c+d=n$	—

2. 人时的计算　队列研究由于随访时间较长，而观察对象又经常处于动态变化之中，队列内对象被观察的时间可能很不一致，因此以人为单位计算率就不合理。较合理的方法是加入时间因素，即计算人时，将人和时间结合起来，其单位通常用人年表示。若对一个人观察 5 年，即为 5 个人年；若对 2 个人观察 3 年，即为 6 个人年。

3. 率的计算

（1）累积发病率（cumulative incidence，CI）　当观察期间人群比较稳定，且能在较长一段时间内固定地维持观察时，可以直接计算累积发病率，其数值范围为 0~1。

$$CI = 观察期内发病（或死亡）人数/观察开始时的人口数 \qquad (式 8-28)$$

（2）发病密度（incidence density，ID）　若观察时间长、人口不稳定、存在失访时，需以观察的人时为分母计算发病率，用人时为单位计算出来的率带有瞬时频率，称为发病密度。最常用的人时单位为人年，以此求出人年发病率，其值变化范围是 0~∞。

$$ID = 观察期内发病（或死亡）人数/观察人时 \qquad (式 8-29)$$

4. 率的假设检验　当样本量较大时，样本率的频率分布近似正态分布，两个率的比较可以采用正态近似法，选择 u 检验。当样本率比较低，样本又较小时，可改用直接概率法、二项分布检验或泊松分布检验，也可采用四格表资料的 χ^2 检验，详细方法请参阅相关书籍。

5. 效应的估计　与病例对照研究相比，队列研究的最大优点是可以直接计算研究对象的发生率，因此也就可以直接计算暴露组和非暴露组的 RR 和归因危险度，依此可直接准确地评价暴露的效应。

（1）相对危险度（relative risk，RR）　亦称危险比（risk ratio）或率比（rate ratio）。RR 是暴露组发病率（或死亡率）与非暴露组发病率（或死亡率）的比值。由表 8-12 可得到：

相对危险 $RR = I_e/I_0$；暴露组发病率 $I_e = a/n_1$；非暴露组发病率 $I_0 = c/n_0$

式中：I_e 为暴露组率；I_0 为非暴露组率。

　　RR 说明暴露组发病或死亡是非暴露组的倍数。$RR>1$，表示暴露因素与疾病有正的关联，暴露强度越大和时间越长，发病越多，是致病的危险因素；$RR=1$，表示暴露因素与疾病无联系；$RR<1$，表示暴露因素与疾病有负的关联，暴露越多，发病反而少，说明该因素为保护因素。

　　（2）归因危险度（attributable risk，AR）　亦称特异危险度、率差（rate difference，RD）和超额危险度（excess risk）。其计算方法是暴露组发病率（I_e）与对照组发病率（I_0）相差的绝对值，反映了危险特异地归因于暴露因素的程度。

$$AR=\mid I_e-I_0 \mid=\mid (a/n_1)-(b/n_0) \mid \qquad （式8-30）$$

　　由于 $RR=I_e/I_0$，$I_e=RR\cdot I_0$，因此，$AR=\mid RR\cdot I_0-I_0 \mid=\mid I_0(RR-1) \mid$

　　AR 通常是针对人群而言，是暴露人群与非暴露人群比较所增加的疾病发生数量，如果暴露因素消除，就可减少相应数量的疾病的发生，具有疾病预防的重要意义。RR 与 AR 有区别，RR 说明个体在暴露情况下比非暴露情况下增加暴露因素所致危险程度的倍数，更多的是具有病因学意义。

　　（3）人群归因危险度（population attributable risk，PAR）　指总人群发病率（I_t）中归因于暴露部分，其大小取决于危险因素的 RR 和人群暴露比较。

$$PAR=I_t-I_0 \qquad （式8-31）$$

　　（4）标准化死亡比（standardized mortality ratio，SMR）　在以全人群作为对照时，研究对象数量较少，且发病率很低，这时不宜计算率，而以全人口死亡率作为标准，计算出观察人口的理论死亡人数，再以实际死亡人数比理论死亡人数，即为标准化死亡比。该指标能反映发病的强度，数值越大，风险越大，成为病因的可能越大。

　　（5）剂量反应关系分析　队列研究资料往往可以计算不同暴露水平下的发病率，如果以最低暴露水平为对照，则可以计算各暴露水平的 RR 和率差，当某暴露因素存在剂量反应关系时，即可以表现为暴露的剂量越大，其效应或 RR 就越大。

第四节　实验流行病学方法

　　实验流行病学在严格控制的条件下进行随机分组和人为给定干预措施，经过一段时间的观察，比较组间的结局，因此，通过实验流行病学方法验证的假设结论较为可靠。

一、实验流行病学概述

　　1. 概念　实验流行病学（experimental epidemiology）是将来自同一总体的研究人群随机分为实验组和对照组，研究者对实验组人群施加或除去某种干预措施后，随访并比较两组人群的发病（死亡）情况或健康状况有无差别及差别大小，从而判断干预措施效果的一种前瞻性、实验性的研究方法（图8-10）。

　　2. 分类　主要分为现场实验和临床试验两种类型（参见本节"二、现场试验"和第五节"临床试验"）。

　　3. 特征　①属于前瞻性研究；②应有干预措施；③应有严格的平行对照组，并要进行可

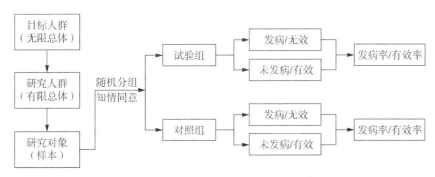

图 8-10　实验流行病学研究思路示意图

比性检验；④遵循随机化分组的原则；⑤研究的本质是实验而非观察。

4. 优缺点

（1）优点　①研究者根据实验目的，预先制订实验设计，能够对选择的研究对象、干预因素和结果的分析判断进行标准化；②通过随机分配，可平衡混杂，提高可比性，减少偏倚；③由于实验组和对照组是同步比较，因此，外来因素的干扰对两组同时起作用，对实验结果的影响较小，结论的可靠性强。

（2）缺点　①整个实验设计和实施条件要求高、控制严、难度较大，在实际工作中有时难以做到；②受干预措施适用范围的约束，所选择的研究对象代表性不够，以致会不同程度地影响实验结果推论到总体；③研究人群数量较大，实验计划实施要求严格，随访时间长，因此依从性不易做得很好，影响实验效应的评价；④有时可涉及医德问题。

5. 主要用途　①验证假设；②评价传染病、非传染性疾病（意外伤害等）和原因未明疾病的病因研究及防治措施效果；③评价保健设施和保健工作；④评价生物制品预防效果及某种新的治疗药物、疗法或制剂的效果等。

6. 应具备的条件　①研究方案与研究对象的最大利益不冲突；②所有的治疗措施都应当被目前的知识水平同等接受；③进入研究的受试者不应当因此而被剥夺某些未包括在研究中的更好的治疗或预防形式；④应告知研究对象所参与的实验内容和可能的结果；⑤应进行预实验（pilot study），目的是检验实验设计的科学性和可行性。

7. 与队列研究的异同

（1）相同点　①实验研究与队列研究均属于前瞻性研究，均可以针对某一可疑病因或因素进行研究，以验证病因假设；②两者都要求除研究因素（队列研究称"暴露因素"，实验研究为"干预因素"）以外，其他因素在两组中要有可比性；③观察在暴露因素（干预措施）的作用下，研究对象中疾病的发生情况。

（2）不同点　①实验研究的分组是按随机分配原则将研究对象分为实验组和对照组；队列研究的研究对象则按研究对象是否暴露于某因素或是否具有某特征进行分组。②实验研究给实验组以某种干预因素，对照组则给予安慰剂或不给予干预因素，然后观察并评价干预因素对疾病产生的影响；队列研究是在自然的状态下，观察暴露组和非暴露组两组的疾病发生情况。③由于实验流行病学是在人为控制的现场条件下进行观察的，而队列研究是在自然状态下进行观察的，队列研究中影响研究结果的因素比流行病学实验更为复杂，因此，在验证病因假设方面，流行病学实验比队列研究的效力更强。

二、现场试验

1. 概念 现场试验（field trial）指在现场环境下对自然人群进行的试验，给予的干预措施包括生物医学治疗或预防措施，健康教育和行为改变措施，以及生物或社会环境改变措施等。现场试验中分配暴露应当注意提高各组间的可比性，并且排除在分配中来自研究人员的任何随意性。随机分配方案仍然是理想的选择，但是，在大规模的现场试验中实施随机方案时，困难可能超过了优点，故应用时应仔细权衡利弊。

2. 类型 根据接受干预的基本单位不同，可分为下述两类：

（1）**个体试验**（individual trial） 研究对象是非患者，而且患某种特定疾病的危险也相对较小，因而通常个体分组的现场试验比临床试验需要更多的研究对象，花费也因此高得多。现场试验花费高的限制使它只能用于常见病和严重疾病的预防研究，常用于在健康人群中推行预防接种、药物预防等措施的效果评价。

（2）**社区试验**（community trial） 又称为社区干预项目（community intervention program，CIP）、生活方式干预试验（lifestyle intervention trial）等，特点是以尚未患所研究疾病的人群作为整体进行试验观察，是以社区为基础的现场干预试验的扩展，常用于对某种预防措施或方法进行考核或评价。

3. 分期 根据现场试验的阶段和研究目的，可以分为下述两期：

（1）**解释性试验** 指新干预措施的早期小规模的研究，主要目的是在理想的条件下验证它的效果，或形成某种原则，如有效地最低干预强度。这样的结果对验证效果能产生有价值的信息，但推论到一般人群就可能存在一定的局限性。

（2）**示范性试验** 指初步证实有效的干预措施，多见于后期的大规模的研究中，主要目的是在现实的条件下确定普遍应用的可行程序或模式，也称实用性研究，着重考虑的是干预措施在推广人群中的可行性和实际有效性。

4. 设计类型

（1）**平行随机化对照试验** 参见社区随机对照试验研究结构示意图（图8-11）。

（2）**类试验**（quasi-experiment） 又称半实验（semi-experiment）。一个完全的流行病学实验，应有对照、随机抽样分组、干预措施、随访观察结局这四个基本特征，如果一项实验研究缺少其中一个或几个特征，这种实验就称为类实验。类实验一般没有设立对照组，或者设立了对照组但没有随机分配。实际工作中的类实验多指不能满足随机分配的原则时进行的实验研究。类试验按其有无对照可分为以下两类：

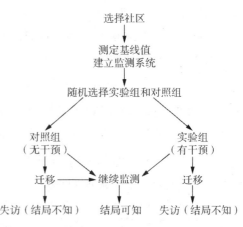

图8-11 社区随机对照试验研究结构示意图

1）**不设对照组** 分为两型：①完全自身对照：指同一受试者接受干预措施前后的比较。如观察健康教育的效果，可比较某地区人群健康教育前后某些个人嗜好或生活方式的改变。②与已知的大家公认的结果比较：例如，我国携带HBsAg的母亲发生乙型肝炎病毒母婴传播的几率平均为 40%~50%，这是一个较为公认的结果。在现阶段，如果欲观察乙型肝炎疫苗阻断母婴传播的效果，可将实验结果与已知的、公认的率进行比较而得出结论。

2）设立对照组　其特点为虽然设对照，但研究对象不是随机分组。通常用于研究数量大、范围广而致难以满足随机分配原则的情况。多数情况下的社区干预实验就是类实验。

第五节　临床试验

临床试验（clinical trial）又称治疗试验（therapeutic trial），目的是评价疗效、预防措施的效果以及验证病因。临床试验的特点为：①受试对象个体差别大；②研究因素多；③实施难度大。临床试验的一般模式参见图8-12。

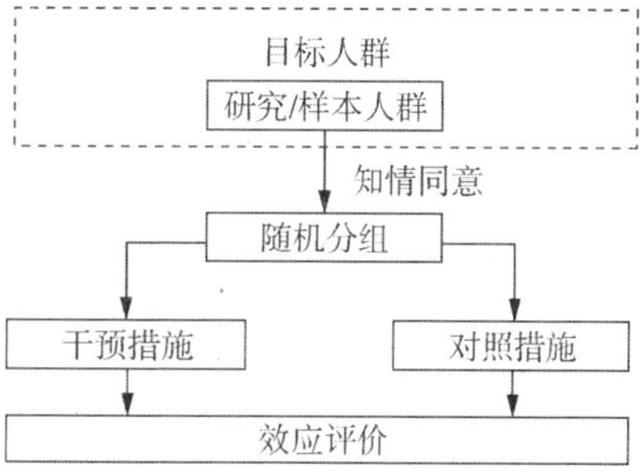

图 8-12　临床试验模式

一、临床试验基本特征与类型

1. 临床试验基本特征

（1）属于前瞻性研究　临床试验是一种特殊的前瞻性研究。在一项临床试验中，并不要求每个患者从同一时间开始随访，但对随访的起点应有明确的规定。

（2）干预（intervention）　临床试验包括实施某项预先设计好的治疗或预防措施。干预措施必须经过鉴定确实对人体无害后才能应用于临床。

（3）临床试验必须有正确的实验设计　必须设立可与干预组比较的对照组，在研究开始时各组必须具有相似的基本特征或均衡性，这样才可以将两组结果的差别归因于干预措施的作用。

（4）坚持伦理学原则　临床试验是在人体上进行的，因此不能强迫患者。在临床试验中，只能鼓励患者接受某项新的治疗而停用任何可能干扰其疗效观察的其他治疗。在实验设计时，应充分估计到不能坚持的病例不能列入研究对象。在实验方案和资料分析时，应尽可能无遗漏地坚持随访所有研究对象并将其结果加以统计。

2. 临床试验的类型　按其目的可分为下述两类：

（1）验证性临床试验（confirmatory clinical trial）　指控制良好的试验，总是预先定义与试验目的直接有关的关键假设，并且在试验完成后对此进行检验。

（2）探索性临床试验（explorative clinical trial）　指为探寻未知事物或现象的性质及规律所进行的临床实践活动。临床试验常具有验证和探索的双重性，需要采用相应的方案。

二、临床试验设计要点

1. 确定研究目的　应充分了解并掌握所研究问题的历史和现状，明确为什么要进行临床试验，该临床试验要解决什么问题，解决这样的问题有什么意义。例如，是评价疗效、验证病因，还是考核某项防治措施的效果？

2. 确定研究现场　研究现场应具备的条件为：①实验现场人口相对稳定，流动性小，并要有足够的数量；②实验研究的疾病在该地区有较高而稳定的发病率；③评价疫苗效果时，应选择近期未发生该疾病流行的地区；④实验地区有较好的医疗卫生条件；⑤实验现场领导重视，群众愿意，有较好的协作条件等。

3. 确定研究对象 应根据疾病和有关健康问题的国际统计分类（第 11 次修订本；The International Statistical Classification of Diseases and Related Health Problems 11th Revision，ICD-11）和全国性学术会议规定的诊断标准来选择患者。对于尚无公认诊断标准的疾病，研究者可自行拟订，但应尽量选择客观指标，同时应制定严格的纳入和排除标准，以书面形式明确规定并严格执行。

（1）选择研究对象应具备的原则 ①选择对干预措施无害且可能有益的人群；②选择易患病或高危人群；③选择依从性好且能将实验坚持到底的人群；④评价药物或被动免疫的预防效果，应选择易感接触者；⑤研究人群的代表性要强。

（2）选择研究对象的要点 ①选择对干预措施有益无害的对象；②选择代表性好的人群；③选择依从性好的人群；④受试者应签署知情同意书；⑤病理类型；⑥入选标准，包括年龄、性别、诊断、分型、严重程度、知情同意；⑦排除（exclusions）标准；⑧退出（withdrawal）试验的标准，主要是不合格（ineligibility）、不依从（noncompliance）和失访（loss to follow-up）。

4. 确定研究周期 应根据研究目的和观察终点来确定随访观察期。例如，评价疫苗效果应在流行季节前 1~2 个月开始，至少观察一个流行季节；研究慢性病时，若以发病或死亡为观察终点，则需较长的观察时间，一般为 5~10 年。

5. 确定观察终点 观察终点应根据研究目的来确定，如发病、死亡、痊愈、致残等，也可选用血压等客观指标。

6. 设置对照

（1）意义 ①排除疾病自然变化和非处理因素的干扰；②鉴定处理因素的作用和效果；③确定治疗措施的不良反应与安全性；④验证实验方法，确定最佳条件。

（2）原则 ①事先设计的原则。②一致性原则：组间样本的其他特征一致；实验条件一致；组间同步观察。③对等原则。

（3）常用的对照种类 临床常用的对照类型参见表 8-13。详见第十二章第二节。

表 8-13 临床常用的对照类型

比较类型	平行对照试验 （随机双盲或随机开放对照设计）	交叉对照试验 （自身交叉或拉丁方设计）
二组	治疗组 A	治疗组 I（先 A 药后 B 药）
	对照组 B	治疗组 II（先 B 药后 A 药）
三组	治疗组 A	治疗组 I（A B C）
	治疗组 B	治疗组 II（C A B）
	对照组 C	治疗组 III（B C A）
四组	治疗组 A	治疗组 I（A B C D）
	治疗组 B	治疗组 II（D A B C）
	治疗组 A+B	治疗组 III（C D A B）
	对照组 C	治疗组 IV（B C D A）

（4）阳性对照药品的选择　①应当是已在国内上市销售的药品；②选同一家族中公认较好的品种；③选择特定的适应证和对这种适应证公认有效的药物。

7. 确定样本量

（1）影响样本含量大小的主要因素　①个体的差异程度：个体之间的差异越大，需观察的样本含量越大；反之，若个体之间差异较小，需观察的样本含量越小。②组间效应的差异程度：常以所比较的两个总体参数间的差值 δ 表示。③研究资料的性质：以计数资料或等级资料作组间效应比较时，所需的样本含量较以计量资料作比较时多。④统计推断的严格程度：即以假设检验为基础所进行的统计推断所得出的结论与真实情况相符合的程度。常用的指标是：Ⅰ型错误（type Ⅰ error）α、Ⅱ型错误（type Ⅱ error）β、把握度（power of test）$1-\beta$、双侧检验（two-side test）与单侧检验（one-side test）。可通过查阅有关类似研究文献或做预试验获得这些参数和信息。

（2）计数资料的样本量估计　所谓非连续变量是指计数资料，如发病率、感染率、死亡率、病死率、治愈率等，实验组和对照组之间比较时可按式 8-32 计算样本大小。

$$n = \frac{\left[u_{\alpha} \sqrt{2\,\overline{p}(1-\overline{p})} + u_{\beta} \sqrt{p_1(1-p_1) + p_2(1-p_2)} \,\right]^2}{(p_1-p_2)^2}$$

$$\overline{p} = (P_1 + P_2)/2 \tag{式 8-32}$$

（3）计量资料的样本量估计　所谓连续变量是指身高、体重、血压、血脂和胆固醇等计量资料。如按样本均数比较，当两组样本量相等时，可按下列式 8-33 计算样本大小。

$$n = \frac{2(u_{\alpha} + u_{\beta})^2 \delta^2}{d^2} \tag{式 8-33}$$

式中：δ 为估计的标准差；d 为两组连续变量均值之差。

8. 随机分组（randomness）　将研究对象机会均等地分配到实验组和对照组，以保证两组具有相似的临床特征和预后因素，即两组间具有充分的可比性。通常采用随机程序等完全随机工具进行随机分组和随机安排实验的顺序。

9. 盲法实施　盲法用于避免来自资料收集或分析阶段的偏倚。常用的方法为单盲法（single blind）、双盲法（double blind）和开放性试验（open clinical test）。

开放性试验指对象和研究者均知道试验组和对照组的分组情况，试验公开进行。这多适用于有客观观察指标的试验，如改变生活习惯（包括饮食、锻炼、吸烟等）的干预效果的观察。其优点是易于设计和实施，研究者了解分组情况，便于对研究对象及时做出处理；缺点为易产生偏倚。

10. 资料整理和统计分析　在进行实验设计时，要规定资料的整理分析及效果评价的指标与方法。采用什么样的指标进行分析以及采用什么样的方法进行分析，取决于实验研究及其所获资料的特点。

（1）评价治疗措施效果的主要指标　主要指标为病死率（case fatality rate）、有效率（effective rate）、治愈率（cure rate）、生存率（survival rate）。

（2）评价治疗措施效果的综合指标　我国新药有效性评价采用下述 4 级评定标准：

痊愈（cure）：症状、体征、实验室（化验等）检查与专业特异指标均转为正常。

显效（markedly improvement）：以上 4 个方面之一未恢复正常。

进步（improvement）：有 2 个方面未恢复正常。

无效（failure）：治疗 3 天后无变化或恶化。

有效率（effective rate）：以痊愈+显效的病例数统计有效率。

（3）评价预防措施效果的主要指标 保护率（protective rate，PR）、效果指数（index of effectiveness，IE）、抗体阳性率、抗体几何平均滴度（GMT）。

（4）判断临床意见一致性的符合率——kappa 值 为实际一致率与非机遇一致率的比，表示不同人判断同一批结果，或同一人不同时间判断同一批结果的一致性强度。kappa 值越高，表示一致性越好。一般认为，kappa 值在 0.40~0.80 为中高度一致，≥0.80 有极好的一致性。

【例 8-3】临床经验相似的甲、乙两位医生阅片结果参见表 8-14，试分析其一致性。

表 8-14　甲、乙医生阅读胸片诊断结果

乙医生诊断	甲医生诊断		合计
	肺门淋巴结核	正常	
肺门淋巴结核	46（a）	10（b）	56（r_1）
正常	12（c）	32（d）	44（r_2）
合计	58（c_1）	42（c_2）	100（n）

11. 临床试验总结 临床试验总结报告的参考格式参见附录 7。

两位医生的观察一致率：

$$P_C = \left(\frac{r_1 c_1}{n} + \frac{r_2 c_2}{n} \right) / n = \left(\frac{56 \times 58}{100} + \frac{44 \times 42}{100} \right) / 100 = 0.51 = 51\%$$

机遇一致率：

$$P_0 = \frac{a+d}{n} = \frac{46+32}{100} = 0.78 = 78\%$$

$$\text{非机遇一致率} = 100\% - 51\% = 49\%$$

$$\text{实际一致率} = \text{观察一致率} - \text{机遇一致率} = 78\% - 51\% = 27\%$$

三、临床试验实施的相关问题

1. 临床试验前应考虑的伦理问题 ①应遵照执行赫尔辛基宣言伦理原则、GCP 指导原则、CFDA 注册要求；②在制订试验方案前应充分评估这项试验的利益与风险；③确保试验设计中充分考虑到受试者的权利、利益、安全与隐私；④临床试验方案、病例报告表、受试者知情同意书应在试验开始前报送伦理委员会审议批准，并获得批准件；⑤治疗开始前应从每名受试患者中获得自愿签署的知情同意书；⑥参加试验的医生时刻负有医疗责任；⑦每个参加试验的研究人员应具有合格的资格并经过很好的训练；⑧应在试验前做好临床试验质量控制的准备。

2. 标准作业程序（standard operation procedure，SOP） 是描述某一事件标准操作步骤和要求的统一格式，用来指导和规范日常的工作。并非随便写出来的操作程序都可以称作 SOP，而是尽可能地将相关操作步骤进行细化、量化和优化后，在当前条件下可以实现的最优化的操作程序设计。例如，2001 年国际针灸研究专家针对针灸临床试验设计和报告中存在的主要问题，制作了《针灸临床试验干预措施报告的标准》（Standards for Reporting Interventions in Clinical Trials of Acupuncture，STRICTA），共有 6 个条目，包括报告针刺治疗的合

理性、针刺的细节、治疗方案、辅助干预措施、实施针刺治疗者的资历以及对照干预的类型。新药临床试验的 SOP 体系参见表 8-15。

表 8-15　新药临床试验的 SOP 体系

序号	名称	序号	名称
1	标准操作规程（SOP）	16	研究者选择的 SOP
2	制订 SOP 的 SOP	17	研究人员培训的 SOP
3	药物临床试验方案设计（SOP）	18	试验用药品准备（SOP）
4	受试者知情同意（SOP）	19	临床试验急救药品（SOP）
5	原始资料记录（SOP）	20	药品接受、保存、分发、清点和回收（SOP）
6	试验数据记录（SOP）	21	试验用药品使用（SOP）
7	病例报告表记录（SOP）	22	受试者的入选（SOP）
8	不良事件及严重不良事件处理的 SOP	23	机构质量监察员质量监察（SOP）
9	严重不良事件报告（SOP）	24	设盲和破盲的 SOP
10	实验室检测及质量控制（SOP）	25	盲底保存的 SOP
11	对各药物临床试验专业的质量控制（SOP）	26	临床研究总结报告撰写的 SOP
12	新药临床试验（SOP）	27	资料保存和档案管理（SOP）
13	药品 I 期临床试验（SOP）	28	仪器使用和管理的 SOP
14	药品 II 期、III 期临床试验（SOP）	29	临床试验保密的 SOP
15	研究者手册审核的 SOP	——	——

3. 病例报告表（case report form，CRF）　人用药物注册技术要求国际协调会议（International Conference on Harmonization of Requirements for Registration Pharmaceuticals for Human Use，ICH）对 CRF 的定义是：一种印刷的、可视的或者是电子版的文件，用于记录试验方案要求的每位受试者的所有信息，向申办者报告。CRF 分为书面 CRF 和电子 CRF（e-CRF）两种类型。目前，临床试验开始采用电子数据获取系统（electronic data capture，EDC），具有实时数据存取、在线数据管理、无纸化等优点。近年来，随着 EDC 的普及，e-CRF 往往与 EDC 相提并论，但两者是有区别的。EDC 是收集电子的而非书面格式的临床试验数据的一项技术。

4. 多中心试验（multicentre trial）　指由一个单位的主要研究者总负责，多个单位的研究者合作，按同一个试验方案同时进行的临床试验。多中心临床试验是一种实践上可被接受且更加有效地评价新药的方法。它的优点是可以在合理的时间内招募足够多的受试者，而且多中心临床试验为其研究结论的普遍性提供了良好的基础。

5. 药物洗脱期（drug-eluting period）　指原有药物的治疗作用在停药后的间歇期内被洗脱掉，包括治疗前的导入期和交叉试验设计中的药物清洗期。导入期（introduction）指在开始使用研究药物治疗前，受试者停用研究中不允许使用的药物，或服用安慰剂的一段时间。清洗期（washout period）指在交叉设计的试验中，第一阶段治疗与第二阶段治疗中间的一段不服用研究药物或服用安慰剂的时期。

6. 可能导致临床试验失败的原因　参见表 8-16。

表 8-16   可能导致临床试验失败的原因

可以控制的因素	较难控制的因素
拟解决的问题	样本大小
目标	数据分析方法
研究人群	结果的解释
研究的顺序性	入选速度缓慢
研究人员选择	中途退出
试验假设	受试者的依从性
随机化	不严格遵循剂量方案
对照	入选了不合格的受试者
盲法	试验过程中合并用药
试验对象的入选/排除标准	测量的变异
受试者基线值变异	编码错误
剂量选择	——
终点指标测定	——

四、临床试验方案的主要内容

临床试验方案（protocol）是指导参与临床试验的所有研究者如何启动和实施临床试验的研究计划书，也是试验结束后进行资料统计分析的重要依据。撰写要点是写明试验的目的是什么，整个的设计是什么，如何执行。GCP 规定临床试验方案应包括下述内容：

1. 题目（title）   必须体现该临床试验的试验药和对照药名称、治疗病症、设计类型和研究目的，如"柴葛清热颗粒与复方双花颗粒对照治疗急性上呼吸道感染风热证的有效性和安全性的随机、双盲、多中心临床研究"。

2. 摘要（abstract）   内容有试验药物的名称、剂型、剂量；治疗组和对照组、疗程；研究题目、试验目的；研究设计；研究对象、样本数、中心数、有效性评价指标（包括主、次要指标）、安全性评价指标、受试者数量、给药方案和试验进度安排等。

3. 研究背景（background）   扼要地叙述研究药物的研制背景、试验意义；疾病负担、发生率、发病因素、对患者的影响；目前主要治疗方法及优缺点；该药物的组方、适应病症、临床前药理和毒理简况、作用机理；国内外临床研究现状、已知对人体的可能的药物不良反应、危险性和受益情况。

4. 试验目的和目标（general aims）   试验目的决定了试验设计、数据收集、分析方法、结论和解释。临床试验的研究目的应根据试验阶段所关心的问题而制订。研究目的表述可采用"评价……""估计……""显示……""比较……""确认……"等方式。此外，还应该涉及试验用药的名称、剂量、方法、给药途径；疾病名称；患者类型（病情、分型、证型）；总体目标（安全性、有效性）。

5. 试验设计（trial design）   明确设计方案类型，随机分配（registration and randomization of patients），盲法形式，是否多中心试验，样本量估计方法及其参考文献等。

6. 选取患者的标准（patient selection criteria）

（1）研究对象   目标人群、研究人群的定义，样本量的计算方法等。

（2）纳入标准（inclusion criteria） 用清单方式列出拟参加入选本次临床试验合格受试者的标准，包括疾病的诊断方法、诊断标准（尽可能有定量检验指标的上、下限）、入选前患者相关的病史、病程和治疗情况要求；其他相关的标准，如年龄、性别等。为了保障受试者的合法权益，知情签署患者 ICF 亦应作为入选的标准之一。

（3）排除标准（exclusion criteria） ①患有器质性疾病，如消化性溃疡、消化道肿瘤等；②患有严重心、肝、肾功能不全或糖尿病等其他疾病者；③患有精神疾病，包括严重的癔症，不具备自主能力者；④对本品过敏或不耐受者；⑤妊娠或哺乳期妇女，或准备妊娠妇女；⑥最近 3 个月参加过其他临床试验；⑦任何病史，据研究者判断可能干扰试验结果或增加患者的风险；⑧研究者判断受试者依从性不好，不能严格执行方案。

（4）退出标准（withdrawal criteria） ①发现已纳入的对象不符合纳入标准；②病情恶化；③患者坚持退出试验；④出现严重的不良事件或严重的临床事件；⑤发生其他可能影响患者治疗结果的疾病；⑥服用了该研究禁止的药物者；⑦对分配的治疗不依从；⑧主要研究者认为不适宜继续试验者。

7. 治疗方案（treatment perscription） 主要内容为：①药物治疗：试验用药、剂量与给药方法（dosage and administration）、随机偏盲、分配方法、治疗方法、疗程（treatment schedules）、药品管理、合并用药规定；②非药物治疗：手术、护理、饮食治疗等。

8. 实施步骤（implementation step）

（1）临床试验流程图及随访安排 从患者的入组开始，确定每次随访的具体时间和内容、时间间隔和时间窗。

（2）观察指标和试验程序 随访时间和检查项目表；每项检查的具体内容；观察指标；所需收集的资料。

（3）依从性评价标准 药品发放和回收记录；各次随访时的依从性；总的服药情况（依从性）为 80% 以上的病例。

（4）提前退出患者的处理 对于患者提前退出试验的情况，要予以妥善处理。

9. 评估方法（methods of patient evaluation） 干预后的效应及预后各项指标被称为临床试验的结局（outcome），可表现为正、反两个方面。正性方面是药物的治疗作用，相反则是药物的副作用。

（1）疗效评价（assessment of efficacy） 采用痊愈（cure）、显效（markedly improvement）、进步（improvement）、无效（failure）四级评定标准。

（痊愈例数+显效例数+进步例数）/可供评价疗效总例数×100＝有效率（%）

（2）结局指标（patient reported outcomes，PRO） PRO（即患者报告的结局指标）主要突出患者的主观感受。PRO 测量患者健康状况的所有方面，并完全来自于患者。在临床试验中，PRO 量表可以用于测量一种干预手段对于患者健康状况一个或多个方面的影响。PRO 的选择常常是根据研究目的，明确定义一个与试验目的有本质联系的、能确切反映处理效应的观察指标为主要指标，主要指标不宜太多，适当选择次要指标作为补充。结局指标的选择应以临床意义大、客观性强且量化的指标作为首选，并且明确治疗是否"有效"的前提：依据什么证据，针对何种病患对象，以多大剂量，多长疗程，与什么对比，以什么作为有效的评价指标等。

10. 安全性评价（safety evaluation） 主要是不良反应评价（evaluation of adverse drug reactions)。评价内容包括临床指标、实验室指标、生命体征等；严重程度；与试验药物的关系；严重不良事件的定义和报告制度；处理和随访。不良事件与不良反应的概念如下：

（1）不良事件（adverse events，AE）　指患者或临床试验受试者接受一种药品后出现的不良医学事件，但并不一定与治疗有因果关系。

（2）药物不良反应（adverse drug reaction，ADR）　指在按规定剂量正常应用药品的过程中产生的有害而非预期的、与药品应用有因果关系的反应。AE 与试验药物的关系评定标准参见表 8-17。

表 8-17　AE 与试验药物的关系评定标准

评定方法	评定标准					
5 级评定	肯定有关	很可能有关	可能有关	可能无关	肯定无关	—	—
7 级评定	肯定有关	很可能有关	可能有关	很可能无关	可能无关	肯定无关	无法评定

11. 数据处理与统计分析（data management and statistical analysis）　包括统计分析数据集（statistical analysis data sets）、统计分析计划（statistical analysis plan，SAP）等。

（1）统计分析数据集

1）意向性治疗原则（intention to treat，ITT）　指应当将所有随机化了的患者作为所分到的处理组的患者进行随访、评价和分析，而不管其是否依从计划的治疗过程。目的是有益于防止偏性，但实际工作中困难较大。

2）全分析集（full analysis set，FAS）　指尽可能按意向性治疗原则的病例中，在所有随机化的病例中以合理的方法尽可能少地排除病例。

剔除的情况为：违反合法性（如错误入组）；患者未曾用药；没有任何数据。

失访患者失访后的数据推算可采用末次观测值结转（last observation carry forward，LOCF）估计，指对于重要指标的缺失值使用最后观察到的数值向后移（carrying forward of the last observation，CFLO），以最接近的观察数据估计。

3）符合方案集（per protocol set，PP）　亦称为"有效病例"或"可评价病例"样本。它是全分析集的一个子集，这些受试者对方案更具依从性。例如，完成了预先确定的治疗的最小量（服药率70%）；主要变量可以测定；没有重大的对方案的违反。

4）安全集（safety set，SS）　指经过随机化，至少服用一次研究药物，不论有无疗效记录和至少有一次安全性评价的患者。

（2）统计分析方法　必须严格遵照统计分析计划（statistical analysis plan，SAP）。在试验设计时，应根据以往类似的资料，确定所研究的主要的、关键性的变量是否要进行变量转换（transformation）。变量转换的目的是确保资料满足统计分析方法的假设条件。

12. 质量控制和保证（quality control and guarantee）　监察和稽查；文件管理和保存；试验方案的同意、变更程序；病例报告表（case report form，CRF）的完成、修改、记录等规定。

13. 伦理学要求（ethics requirements）　经伦理委员会的批准；获取 ICF 的时间、程序；受试者权益保护、个人资料保密；伤害赔偿。

14. 数据管理与资料保存（data management and data storage）　数据管理软件的名称、版本；数据填写、修改和收集要求与方法；CRF 的规定；数据安全保管。

15. 附录（appendices） 包括其他必要的内容。

16. 参考文献（references） 参考国际标准 ISO4-1997《文献工作·期刊刊名缩写的国际规则》及国家标准 GB/T 7714-2005《文后参考文献著录规则》著录。

五、药物不良事件的概念与评价

1. 定义 WHO 对 ADR 的定义是：因药物产生的任何有害或不需要的反应统称为药物不良反应。通常情况下，ADR 指在常用量条件下，由于药物或药物相互作用而发生的与治疗目的无关的意外的有害反应。至于因误用和滥用药物以及服药自杀等所造成的后果均不属 ADR。若发生在药物治疗期间，则称为药物不良事件（adverse drug event，ADE）；若能够明确 ADE 与怀疑药物存在因果关系，则定性为 ADR。AE 与 ADR 的关系如下：

$$AE \xrightarrow{用药期间} ADE \xrightarrow{因果关系} ADR$$

2. AE 的要点 AE 必须具备下述三个要点：

（1）需要同时具备"不良的"和"医学事件"两个要素 例如，某受试者在试验过程中与他人发生争执或打架是否为 AE，在打架的过程中受试者腿部骨折是否为 AE。根据 AE 的定义，打架本身不属于医学事件，但是如果受试者被打断了腿（骨折）则属于不良的医学事件，故该事件应认定为 AE。因此，受试者在临床试验过程中任何不良的、与临床研究不相关的医学事件都属于 AE 的范畴，包括车祸、外伤、溺水、电击等。

（2）AE 一定发生在临床试验开始后 按照《赫尔辛基宣言》和 ICH-GCP 的伦理学要求，一般认为知情同意（inform consent，IC）和 ICF 的签署为试验的开始，因此，签署 ICF 后发生的不良的医学事件均为 AE。

（3）AE 不一定与试验药物有关系 在临床试验结束时，所有的不良事件，无论是否判定为药物的不良反应，均要求作为安全性评价的重要内容而纳入统计分析。

3. AE 的分类 按发生的严重程度分为下述三类事件：

（1）严重不良事件（serious adverse event，SAE） 指临床试验过程中发生需住院治疗、延长住院时间、伤残、影响工作能力、危及生命或死亡、导致先天畸形等事件。

（2）重要不良事件（significant adverse event） 即在用药过程中发生的 AE 和血液学或其他实验室检查明显异常，并且这些 AE 和血液学或其他实验室检查明显异常必须采取针对性的医疗措施才能恢复正常。除 SAE 外，其他需要采取针对治疗的 AE 均属于重要不良事件。重要不良事件强调的是采取医疗措施（如停药、退出、调整剂量和对症治疗）。例如，在某心血管药物的临床试验中，某一受试者服药后出现呕吐的症状，若此症状可自行缓解，则此属于 AE；若需停药并于门诊治疗，则属重要不良事件；假设呕吐不能自已，诊断为反流性食管炎等，患者需住院治疗，则属于 SAE。

（3）非期望的不良事件（unexpected adverse event，UAE） 指所发生的 AE 在其前所有同类药物的临床试验中均未曾报道，即首次被发现的 AE。若非期望的不良事件多次发生，很可能是非预期的药物不良反应（unexpected adverse the reaction，UADR）。UADR 是性质或严重程度与相应的试验药品资料不一致的药品不良反应。许多临床前研究无法预见的医学事件会在临床试验中出现。当多个受试者出现或多个试验单位报告该 AE 时，即有可能成为事实上与试验药品有关的证据。

4. 判断 AE 是否与药物有关系的要点　①与用药是否有先后关系；②是否现可由此药物所含成分推理出所出现的症状、体征；③是否有国内外文献已经报道；④能否用其他原因解释；⑤去应激反应结果，即先停药，看症状/体征是否改变；⑥再应激反应结果，即停药后若症状/体征减轻，可再服药看症状/体征可否重复出现。

5. AE 的分析方法　国家食品药品监督管理总局（China Food and Drug Administration，CFDA）推荐的不良反应分析方法见表 8-18。

表 8-18　不良事件与试验药物的相关性

	很可能有关	可能有关	可疑	不可能有关
与试验用药有合理的时间顺序	+	+	+	+
已知的药物反应类型	+	+	+	−
停药后反应减轻或消失	+	+	±	±
再次给药后反应反复出现	+	?	?	?
无法用受试者疾病来解释	+	+	−	±

6. 判定 AE 的准则　Karch 与 Lasagna 提出的标准被认为是判定 AE 的基本准则（表 8-19），具体内容如下：

表 8-19　不良事件与所试药物之间关系的判定

5 级标准评定	7 级标准评定	5 级标准评定	7 级标准评定
与药物有关	与药物有关	与药物无关	很可能与药物无关
很可能与药物有关	很可能与药物有关	——	可能与药物无关
可能与药物有关	可能与药物有关		与药物无关
可能与药物无关	可能与药物无关		

（1）与药物有关　①该反应的出现符合用药后合理的时间顺序，或出现反应时，体液或组织中已有相应的药物浓度；②该反应符合所疑药物已知的反应类型；③该反应在停药后改善，重复给药又再现。

（2）很可能有关　①该反应的出现符合用药后合理的时间顺序；②该反应符合所疑药物已知的反应类型；③停药后该反应得到改善；④患者的临床状态不能合理解释该反应。

（3）可能有关　①该反应的出现符合用药后合理的时间顺序；②该反应符合所疑药物已知的反应类型；③患者的临床状态或其他治疗方式也有可能产生该反应。

（4）可能无关　不符合上述标准的任何反应。

六、中医临床试验的特点

中医的防病治病乃建立在中医学"整体观""辨证论治"等理论体系基础上，其主要特点表现如下：

1."同病异治""异病同治"是中医学"整体观"和"辨证论治"在临床治疗学上的具体体现。从整体观出发，中医防病治病重视脏腑、经络、气血功能活动的协调和有序，建立机体内环境的稳态，从而提高机体对于外环境（自然环境与社会环境）的适应能力。包括重要临床事件、功能状态、证候相关指标、受试者对治疗效果的总体满意度和生存质量在内的多维效应指标体系，对于许多受试方药的评价是十分必要的。

2. "辨证论治"是中医学有别于西医诊疗体系的一大特色和优势。然而，由于证候的判断（辨证）乃以症状、舌象、脉象等一系列软指标或定性指标为依据，并在很大程度上有赖于研究者的个人经验，因此，临床试验中，辨证的准确性很可能受到一定程度的影响。为了提高辨证的准确性，必须十分重视应用公认的证候标准，并在证候观测的方法上狠下功夫。

3. 针对疾病发生的多因素和多环节，中医学在重视复方对机体的多层次、多环节、多靶点作用的同时，更应重视人体对复方作用的整体反应。

4. 与化学药物的动物实验或人体试验模式显著不同的是，许多中药已有长期使用的历史，中药新药的发现或立题多来源于临床的直观观察和经验所获得的启示，对其安全性、有效性的评价也具有初步的临床基础，因此，从临床实践中提出并通过临床实践检验假说是中医临床研究的重要模式。这种从临床—临床的研究模式的优势为：避免了结论外推过程中从动物到人的种属差异。但是，由于影响因素不似动物实验易于控制而增加了研究结论的误差；也由于医学伦理，有些从临床观察中提出的假说无法通过临床加以检验，故动物实验→临床研究仍然是新药的发现、研究的重要模式。

5. 在新的历史条件下，对于中药新药的研制来说，不能只停留于经验层次，严格的临床试验是十分必要的。既往对于有效方药的发现和肯定，也许要经历失败—成功—再失败—再成功的漫长历程。通过有组织、有计划、有预见性、严格控制各种干扰因素的临床试验，可以大大缩短发现新的有效中药及其复方的进程。

6. 中医治疗方法、方药的临床试验，实际上是关于中医有效性、安全性的科学假说的建立和检验的过程。只有充分认识和把握中医理论与临床实践的基本特点和优势，才有可能在进行中医临床试验时建立起科学的假说和合理的评价方法与指标体系。

第九章　临床问题研究方法

　　临床医生在工作过程中经常遇见的临床问题主要来自疾病的病因、诊断、治疗和预后四个方面，仅凭借医生的个人经验进行病因推断、疾病诊断、治疗处理及预后估计难以认识总体规律。因此，以研究临床科研设计、衡量与评价为主要内容的临床流行病学方法越来越受到临床研究工作者的重视。

第一节　病因研究与评价

　　病因学研究对于疾病的特异性诊断、针对性治疗和预后估计以及对疾病的预防都有重要的意义，始终是医学各领域研究的热点。

一、病因的基本概念与分类

　　1. 概念　病因（etiological factor）指在该疾病发生中起重要作用的事件、条件或特征，或这些因素的综合作用。病因有广义和狭义之分：广义病因指一切与疾病发生有关的直接和间接原因；狭义病因指疾病发生的必不可少的直接原因。

　　2. 病因模型　即流行病学表达因果关系概念的关系图。具有代表性的病因模型如下：

　　（1）三角模型（triangle model）　该模型（图9-1）把致病因子（病因）作为独立要素，并强调致病因子、宿主和环境应同时存在，否则不发病；并且强调三者之间保持动态平衡，病因、宿主、环境三要素中的任何一个要素发生变化均可破坏平衡而发病。

　　（2）轮状模型（wheel model）　该模型（图9-2）的中心为宿主，宿主的核心为遗传背景，宿主处于生物、理化和社会环境的包围之中。其特点是强调环境与宿主的相互关系，且轮状构成各部分的内涵具有伸缩性，不同成分的大小可根据拟考虑的不同疾病而异。以宿主的遗传背景为主要病因的疾病，其遗传核可相对大；与生物学环境和宿主的免疫状况有关的疾病（如麻疹），则相应的部分可大些。

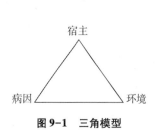

图9-1　三角模型

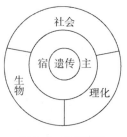

图9-2　轮状模型

（3）疾病因素模型 该模型（图9-3）将因素分为外围的远因和致病机制的近因。危险因素（risk factor）主要指外围的远因。

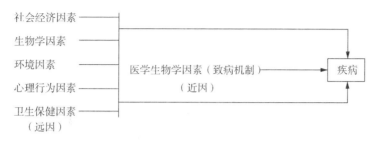

图9-3 疾病因素模型

（4）病因网（web of causation）模型 现代疾病病因观认为，疾病的发生与否并非单一因素作用的结果，均与许多因素有关，各种因素互相交错，且各有其前因后果。如结核杆菌是结核病的致病病原体，但并非暴露于结核杆菌者一定患结核病，是否患病除结核杆菌感染外尚与许多因素有关，如机体的免疫状况、遗传背景、居住条件、生活水平等，其中一些因素的作用对疾病的发生可能是直接的近因，一些因素的作用可能是间接的远因。这些病因按时间先后连接起来就构成一条病因链（chains of causation），多个病因链交错连接形成了病因网络模型，它提供因果关系的完整路径。这种因果网络模型的优点是表达清晰具体，系统性强，能为阐述因果关系的分析提供良好的基础（图9-4）。

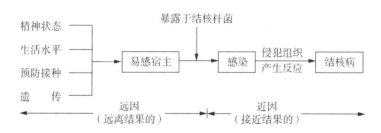

图9-4 结核病病因示意图

3. 病因的分类 根据病因作用的性质，可分为必要病因（necessary cause）、补充病因（component causes）和充分病因（sufficient cause）。根据病因作用的方式，可分为直接病因（direct cause）和间接病因（indirect cause），参见表9-1。

表9-1 病因的分类

分类原则	病因类别	定义	相互关系
作用性质	必要病因	疾病发生的必要因素，缺乏该因素时疾病就不会发生	充分病因必然包括必要病因，补充病因与必要病因一起构成充分病因，是充分病因的组成成分
	补充病因	不是疾病发生的必要因素，它同必要因素一起构成疾病发生的充分条件	
	充分病因	在与疾病发生有关的诸因素的综合作用后，一定会导致该疾病的发生，该综合作用即充分病因	
作用方式	直接病因	引起疾病发生的直接原因，与疾病的发生有直接关联的作用因素，亦称近因	对病因学的研究总是从间接到直接，从远因到近因的不断深入，两者的差别只是相对的
	间接病因	引起疾病的辅助因素，与直接病因协同作用而引起疾病的发生，亦称远因	

（1）必要病因（necessary cause）与充分病因（sufficient cause）　现代逻辑学认为，凡效应的产生都有必要条件和充分条件之分。疾病的发生即是一种效应，因此可将与疾病发生有关的诸因素区分为表9-2。

表9-2　必要病因和充分病因的关系

情况	x是必要病因	x是充分病因	结论
A	+	+	x是引起y的必要病因和充分病因。x和y常同时存在，唯x能引起y，即x→y。例如，在缺乏麻疹免疫的个体或人群中，麻疹病毒必然引起麻疹
B	+	−	x是引起y的必要病因而非充分病因。x在y发生时必然存在，但x存在时y未出现，应有其他因素时y才发生，即x+z→y。例如，结核杆菌是结核病的必要病因但不是充分病因，其他因素如贫穷、营养不良、居住拥挤等都会影响疾病的发生
C	−	+	x不是必要病因而是充分病因。x足以引起y，但y尚有其他病因。y可由x引起，也可能由其他病因引起，即x→y，z→y。例如，肺癌可由吸烟、石棉纤维或氡气所致
D	−	−	x对引起y既不是必要病因也不是充分病因。y出现时x可存在或不存在，但x存在时，必然另有其他因素存在，这时x在以y为果的因果关系中是补充病因，即x+z→y，w+z→y

必要病因，指缺乏该因素时疾病就不会发生的必要因素。充分病因，指与疾病发生有关的诸因素的综合作用，其中必然包含必要病因。如结核杆菌为结核病的必要病因，但并非所有暴露于结核杆菌的人均患结核病，其他因素如免疫状况、营养不良、过度疲劳、精神紧张、遗传背景等都可影响该病的发生。

（2）直接病因（direct cause）与间接病因（indirect cause）　即病因 x_1 导致 x_2，最终引起疾病 y。流行病学称 x_1 为间接病因，它与疾病 y 之间有一个或多个中间病因 x_2；x_2 为直接病因，它与疾病 y 之间没有中间病因。间接病因实际上反映了引发疾病的阶段性或中间过程。例如，静脉注射吸毒→共同使用注射器→注射器污染HIV→HIV感染→艾滋病发作。HIV感染称为直接病因，它以前的因素都是间接病因；若HIV感染与艾滋病发作之间还可以插入 CD_4^+T 细胞被破坏这个中间因素，那么HIV感染又成为间接病因。因此，直接与间接的区别只是相对的。较直接的病因离疾病结果较近，又称近因，多指较微观的致病机制因素；较间接的病因离疾病结果较远，又称远因，多指较宏观的危险因素或危险因子（risk factor）。危险因素指那些与疾病的发生有正的关联，但其本身尚不是充分病因的因素。

二、病因研究的基本程序

（一）建立病因假设

主要通过描述性研究（如现况研究、病例分析等）得到某一因素与疾病之间的相关现象，根据相关现象，结合相应的医学知识进行推理，建立病因假设。常遵循以下方法：

1. 求同法（method of agreement）　即从一致现象中获取病因假设。如果在不同情况下患某病者中均观察到与某种因素的联系时，则该因素有可能是该病的病因。

2. 求异法（method of different）　即从差异现象中寻找病因的假设。若两组人群某疾病的发病率不同，而某一因素在这两组人群中的分布也不同，这一因素可能是该疾病的病因。

3. 共变法（method of concomitant variation）　即从共变现象中寻找病因假设。如果某一因素的量变与某疾病的发病率或死亡率有关，该因素即有可能与该种疾病的发生有关。

4. 类推法（method of analogy）　即自类比中提出病因假设。若所研究的某种疾病与病因已经清楚的另一种疾病的分布特征相似，那么可以推测两种疾病的病因可能相同。

5. 排除法（method of exclusion）　即通过对假设的排除而产生假设的方法。经分析研究，某种疾病的病因假设有时可能会产生几个，此时可根据客观资料及相关的知识对这几种假设予以逐一排除，最难排除者则有可能是该病的病因。

（二）检验病因假设

检验假设的理想方法是实验。但实验性方法由于实施比较困难或涉及医德问题，往往难以进行。因此，在实际工作中，常采用分析性研究方法进行检验，若情况允许，再应用实验性研究方法。根据各种研究设计方案验证假设能力的强弱顺序，分述如下：

1. 基础实验研究（preclinical experimental study）　能阐明病因作用的机制，对病因假设有验证作用，是病因学研究的重要方法。

2. 随机对照试验（randomized control trial，RCT）　由于涉及医学伦理问题，RCT 较少用于病因的探讨。

3. 队列研究（cohort study）　用时长，费用高，不易很快得到研究结果，但一项设计良好的队列研究往往可以提供因果关系强有力的佐证。

4. 病例对照研究（case-control study）　操作简单，成本低，但容易产生偏倚，验证假设的能力较弱。

（三）因果推断

1. 因果推断的基本步骤

（1）确定事件间是否存在统计学联系　两事件间若存在因果关系，则两者间必定存在统计学的联系，即在统计学上两者有显著关联。

（2）判断事件间统计学联系的性质　在统计学上表现为相关的两事件不一定为因果关系所致。因为统计学上的相关，除因果联系外，也可能是由各种偏倚或机遇所致的假相关，即虚假联系；也可能是由第三因素的作用所导致的一种间接相关，即间接联系。因此，若观察到两事件之间存在统计学联系时，应要判明该联系的性质。

（3）检验是否符合因果联系的判断标准　确定两事件间存在真正的统计学联系后，以因果联系的判断标准，根据符合情况对其逻辑关系予以检验。

（4）进行科学的概括与抽象，作出判断　根据以上过程，结合其他资料或现有知识进行概括、推理，得出两事件间是否为因果联系的判断。

2. 因果推断的标准　因果推断是一个很复杂的论证、推理过程，不能仅根据下述一项或某几项条件或标准的符合作出推断。还需认真结合已有的知识或其他资料（如临床、病理等）进行科学的概括和逻辑推理，然后进行判断。

（1）关联的时间性（temporality of association）　"因"先于"果"是因果判断的基本条件。实验性研究和队列研究有关因素与疾病的时间顺序容易判断，病例对照研究则难判定。

（2）联系的强度（strength of association）　用研究因素与研究疾病之间的关联强度指标如比值比（*OR*）、相对危险性（*RR*）等进行衡量。强度越大，因果联系的可能性越大。

（3）剂量反应关系（dose-response relationship）　随着某暴露因素剂量的变化，研究疾病的频率或联系的强度亦发生相应的变化，那么，可以说两者间存在剂量反应关系。若研究因素与研究疾病间存在剂量反应关系，则因果联系的可能性增大。

（4）联系的一致性（consistency of association）　不同人群、不同时间和不同研究方法均可观察到两事件间的关联，这种现象称为联系的一致性，亦称联系的恒定性。在这种情况下，两者间因果联系的可能性增大。

（5）生物学合理性（plausibility of association）　在评价因果联系时，应对其是否与现有的关于该病发病机制的知识相符合予以重视。若无证据表明两事件之间联系的合理性，则两者间因果联系的可能性降低。

（6）联系的特异性（specificity of association）　指某疾病只与某因素的暴露有关，或某因素只引起某种疾病。某因素与某疾病之间的特异性越强，因果联系越大。

（7）实验证据（experimental evidence）　即观察到的两事件之间的关联，能得到实验性研究数据的支持。在这种情况下，两者间因果联系的可能性增大。

三、病因研究的评价标准

1. 病因研究的评价标准　可概括为：①是否选用了论证强度高的研究方案；②分析时是否注意偏倚的控制；③病因因果效应的时间顺序是否合理；④病因的因果关联是否存在剂量反应关系；⑤所论证的因果关系是否符合流行病学规律；⑥所论证的因果关系是否有充分的生物学依据；⑦在不同的研究中，是否得到相同的研究结果。

2. 病因学研究文献评价　参见表9-3。

表9-3　病因学研究的文献评价标准

研究的真实性	研究设计的类型是什么
	研究对象是否明确，组间基线是否可比
	研究的样本量是否合适
	是否充分说明了研究过程中可能产生的偏倚及其控制方法
	研究的观察时间是否足够长
	是否有因果效应的先后顺序
研究的价值	暴露和结果的联系强度多大，即 *RR*、*OR* 或病因分值（*EF*）多大
	暴露和结果间有无剂量-效应关系
	对有害作用的危险性估计的精确度如何（95%可信区间）
临床实用性	研究结果是否能应用于自己的患者
	有害因素的危险性的大小如何
	此暴露因素是否可控制

第二节　诊断试验研究与评价

诊断试验（diagnostic test）指临床工作中用于确定或排除某种疾病的一切检验方法。应用流行病学原理和方法研究评价诊断试验技术，对临床医师合理地选择各种诊断试验，科学地解释诊断试验的各种结果，提高诊断水平有着重要的意义。

一、诊断试验的基本步骤

1. 设立金标准（gold standard） 金标准指当前医学界公认的诊断某种疾病的最可靠方法。临床中常用的金标准包括临床医学专家共同制定的诊断标准、外科手术发现、病理学诊断、长期临床随访、影像学诊断等。

2. 选择研究对象 诊断试验的研究对象分为两组：①金标准确认的病例组，包括典型和不典型的病例，早、中、晚期的病例，轻、中、重型以及有和无并发症的病例等；②金标准证实无该病的患者或人群为对照组。对照组选择用金标准判断无该病的其他疾病患者，特别是容易和该病混淆的其他病例，这样的对照才有临床实用价值，而只选择正常人作为对照是不妥当的，因为诊断试验的临床诊断价值不仅取决于是否能区分正常人与典型病例，更重要的是能否区分容易混淆的疾病或疾病的严重程度。

3. 样本大小的估计 可按照估计总体率样本含量的方法估算，计算式如下：

$$n = \frac{u_\alpha^2 p(1-p)}{\delta^2} \qquad （式9-1）$$

式中：δ 为容许误差，一般定在 $0.05 \sim 0.10$ 之间；α 为第一类错误的概率，u_α 为对应的 u 值，可由 u 界值表中查得；p 为灵敏度或特异度的估计值，如 p 为灵敏度则计算的是所需患者，p 为特异度则计算的是所需的非患者，两者合计为研究所需的样本数。

4. 确定合适的参考值（范围） 不同的参考值标准，能明显地影响诊断试验评价指标的判断。参考值的确定方法如下：

（1）正态分布法 测定值的频数分布服从正态分布或近似正态分布，而且样本的均数和标准差趋于稳定、样本含量足够大时，可采用该法。

（2）百分位数法 测定值的频数分布为非正态分布时，可用百分位数法来确定正常与异常的界限，用这种方法可不考虑数据分布问题，比较简单方便。缺点是误差比较大。

（3）受试者工作特征曲线（receiver operator characteristic curve，ROC 曲线） 用 ROC 曲线的最佳临界点作为区别正常与异常的界限，是制定参考值较为可靠的方法。

5. 整理资料，计算各项指标 新的诊断试验对疾病的诊断结果应当与金标准诊断的结果进行同步对比，才能正确评价其诊断价值。在同步比较时应注意使用盲法，即要求判断诊断试验结果者不能预先知道金标准划分研究对象的结果，目的是避免疑诊偏倚。同步比较后，将用金标准划分的病例组和对照组，以及由诊断试验测试的所有研究对象获得的阳性、阴性结果填入 2×2 表中（表9-4），以便计算各项评价指标。

表9-4 评价诊断试验的 2×2 表

诊断试验结果	金标准（标准诊断）结果		合计
	有病	无病	
阳性	a（真阳性）	b（假阳性）	$a+b$
阴性	c（假阴性）	d（真阴性）	$c+d$
合计	$a+c$	$b+d$	$a+b+c+d$ (n)

二、诊断试验的评价指标

（一） 诊断试验的真实性评价

真实性（validity）又称为准确性（accuracy），是诊断试验的测定值与真实值相符合的程度。一项诊断试验得出的正确结果越多，该试验的真实性也越高。

1. 常用评价指标

（1） 灵敏度（sensitivity，Sen） 即采用金标准诊断为"有病"的例数中，诊断试验检测为阳性例数的比例。它反映了诊断试验检出患者的能力。表示一项诊断试验能将实际患病的病例正确地判断为患某病的能力。Sen 只与病例组有关，与非病例组无关。

$$Sen = a/(a+c) \qquad \text{（式 9-2）}$$

（2） 特异度（specificity，Spe） 即采用金标准诊断为"无病"的例数中，诊断试验检测为阴性例数的比例。它反映了诊断试验鉴别非患者的能力。表示一项诊断试验能将实际未患某病的病例正确地判断为未患某病的能力。Spe 只与非病例组有关，与病例组无关。

$$Spe = d/(b+d) \qquad \text{（式 9-3）}$$

（3） 假阴性率（false negative rate，FNR） 指一项诊断试验将实际有病的人错误诊断为非患者的比率，亦称漏诊率。Sen 与假阴性率互补，即：漏诊率 = 1-灵敏度。灵敏度越高，漏诊率越低。

$$FNR = c/(a+c) \qquad \text{（式 9-4）}$$

（4） 假阳性率（false positive rate，FPR） 指一项诊断试验将实际无病的人错误诊断为患者的比率，亦称误诊率。Spe 与假阳性率互补，即：误诊率 = 1-特异度。特异度越高，误诊率越低。

$$FPR = b/(b+d) \qquad \text{（式 9-5）}$$

（5） 正确诊断指数 亦称约登指数（Youden's index，YI）。YI 结合了 Sen、Spe 信息，是一项综合指标，反映了诊断试验发现患者与非患者的总的能力。

$$YI = Sen+Spe-1 \qquad \text{（式 9-6）}$$

2. Sen 与 Spe 的应用 医师希望一项诊断试验的 Sen 和 Spe 均高，但难以如愿。因为 Sen 和 Spe 一般成反比关系，提高 Sen 必然以降低 Spe 为代价，反之亦然。所以，应结合临床实际来选择高 Sen 或高 Spe 的诊断试验。

（1） 高 Sen 试验适用情况 ①疾病严重但又是可治疗的，疾病的早期诊断将有益于患者，而疾病漏诊可能造成严重后果；②有几个诊断假设，为了排除某病的诊断；③筛检无症状患者，而该病的发病率又较低。

（2） 高 Spe 试验适用情况 ①假阳性结果会导致患者精神和肉体的严重危害时；②要肯定诊断时，高 Spe 试验的阳性结果临床价值更大。

（二） 诊断试验的可靠性评价

可靠性（reliability）指一项诊断试验在完全相同的条件下，重复操作时获得相同结果的稳定程度，亦称可重复性或精确度。研究资料的类型不同，选用的评价指标也不同。计量资料常用标准差及变异系数来评价，其值越小，表示可重复性越好，精确度越高。计数资料一般用观察符合率和 kappa 值来评价。

1. 观察符合率

$$观察符合率 = \frac{重复试验获得相同结果的次数}{试验总次数} \times 100\% \qquad （式9-7）$$

部分观察符合率可以单独由机会造成。用 *Kappa* 值评价可排除机遇对符合率的影响。

2. *Kappa* 值　表示不同观察者对某一结果的判定或同一观察者在不同情况下结果判定的一致性强度。*Kappa* 值是判断重复诊断时，校正机遇一致率后的观察一致率指标，常用来评价诊断试验的可靠性。*Kappa* 值越高，表示一致性越好（表9-5）。例如，两次诊断结果如表9-6，*Kappa* 值的计算参见下式。

$$Kappa = \frac{2(ad-bc)}{(a+b)(b+d)+(a+c)(c+d)} \qquad （式9-8）$$

表9-5　判断 *Kappa* 值一致性的强度

Kappa 值	一致性强度	*Kappa* 值	一致性强度
<0	弱（poor）	0.41~0.60	中度（moderate）
0.00~0.20	轻（slight）	0.61~0.80	高度（substantial）
0.21~0.40	尚好（fair）	0.81~1.00	最强（almost perfect）

表9-6　两次诊断不同结果的一致情况

		第一次诊断		合计
		阳性	阴性	
第二次诊断	阳性	*a*	*b*	*a+b*
	阴性	*c*	*d*	*c+d*
	合计	*a+c*	*b+d*	*a+b+c+d*

（三）诊断试验的实用性评价

实用性即收益。收益，指经诊断试验后能使多少原来未发现的患者得到诊断和治疗。诊断试验的实用性评价可通过预测值来评价。

1. 预测值（predictive value）　表示试验结果的实际临床意义。临床医师一旦采用了某项诊断试验，就应仔细考虑试验结果的意义。若试验为阳性结果时，患某病的可能性为多少？若为阴性结果，未患某病的可能性怎样？预测值的计算方法如下：

（1）阳性预测值（positive predictive value，+*PV*）　即诊断试验阳性结果中真正患病的比例。它直观地反映了诊断试验阳性结果的临床应用价值，数值越大，患病的可能性越大。

$$+PV = a/(a+b) \qquad （式9-9）$$

（2）阴性预测值（negative predictive value，-*PV*）　即诊断试验阴性结果中真正未患病的比例。它直观地反映了诊断试验阴性结果对排除某病的临床应用价值，数值越大，不患该病的可能性越大。

$$-PV = d/(c+d) \qquad （式9-10）$$

2. 影响预测值诊断价值的因素　一方面，受诊断试验本身的特性（即 *Sen* 和 *Spe*）的影响。在其他情况不变的情况下，*Sen* 越高，阴性预测值的诊断价值越大（即试验诊断为阴性时，不患该病的可能性越大）；*Spe* 越高，阳性预测值的诊断价值越大。另一方面，预测值的诊断价值还受患病率的影响。在不同患病率的人群中，阳（阴）性结果的预测值不同。当患病率很低时，即使一个 Spe 很高的试验也会检出相当多的假阳性。可以根据诊断对象所处人群的某病患病率，按下式预测诊断对象患该病的概率。

$$阳性预测值=\frac{患病率×灵敏度}{患病率×灵敏度+(1-患病率)(1-特异度)} \quad （式9-11）$$

$$阴性预测值=\frac{(1-患病率)×特异度}{(1-患病率)×特异度+(1-灵敏度)×患病率} \quad （式9-12）$$

三、诊断试验的评价原则

1. 诊断试验的评价原则　①诊断试验是否与标准诊断方法（金标准）进行盲法比较；②该试验研究所用的病例和对照人群是否具有代表性；③该试验参考值范围（临界值）的确定是否合理；④是否描述了该试验的重复性；⑤该试验的实用性如何。

2. 诊断试验研究文献评价　参见表9-7。

表 9-7　诊断试验研究文献的评价标准

研究的真实性	诊断试验是否与金标准进行了独立的盲法比较
	所选择的患者样本中是否包括了临床实践中应该使用该诊断试验的各种患者
	诊断试验的参考值是否合理、可靠
	对诊断试验的实施方法的描述是否详细
研究结果的临床价值	诊断试验的验前概率（患病率）是多大
	诊断试验的灵敏度、特异度和似然比是多少
临床实用性	诊断试验的重复性如何
	研究结果是否适用于自己的患者
	诊断试验结果是否能改变治疗措施

四、提高诊断试验效率的方法

1. 选择患病率高的受检人群　可通过筛检发现高危人群，设立专科、专家门诊。

2. 采用联合试验　即平行试验及系列试验（表9-8）。

表 9-8　联合试验方式

联合方式	试验1	试验2	判断结果
平行试验 （并联试验）	+	+	+
	+	-	+
	-	+	+
	-	-	-
系列试验 （串联试验）	+	+	+
	+	-	-
	-	不必做	-

（1）平行试验（in parallel）　用并联诊断指标进行诊断时，几个指标中有一个指标阳性即诊断为阳性。此联合提高了 Sen，但 Spe 有一定程度的降低。其优点是减少漏诊率。当漏掉一个患者后果严重时，或再进行检查需费较多的人力物力时，要尽量减少漏诊，则可采取平行

试验。此种联合试验，如有 A、B 两种试验，则：

$$联合\ Sen\ （平）=ASen+\left[\ (1-ASen)×BSen\ \right] \quad\quad （式9-13）$$

$$联合\ Spe\ （平）=ASpe×BSpe \quad\quad （式9-14）$$

（2）系列试验（in series）　用串联指标进行试验时，应几个指标均为阳性才能诊断为阳性。此种联合试验提高 Spe，可以减少误诊率，但却增加了漏诊率。当误诊会造成严重后果时，应该用系列（串联）试验。此种联合试验，如有 A、B 两种试验，则：

$$联合\ Sen\ （系）=ASen×BSen \quad\quad （式9-15）$$

$$联合\ Spe\ （系）=ASpe+\left[\ (1-ASpe)×BSpe\ \right] \quad\quad （式9-16）$$

五、筛检

1. 定义　筛检（screening）是利用快速、简便的筛检试验自表面健康人群中发现未被识别的患者、可疑患者或某些疾病的高危个体的过程。用于筛检的诊断试验又称为筛检试验（screening test）。就试验本身而言，筛检试验与诊断试验是相同的，只是被应用在不同对象或场所时的称谓不同而已，其研究与评价方法相同。但由于应用的对象或场所不同，对试验的性质和要求也有所不同，两者的主要区别见表9-9。

表 9-9　诊断试验与筛检试验的区别

特征	诊断试验	筛检试验
试验目的	疾病的诊断或排除诊断	早期发现患者或高危个体
试验对象	患者或疑似患者	健康人或表面健康的患者
试验后的处理	试验阳性者大多数要进行临床治疗	试验阳性者需进一步进行诊断试验以确诊
对试验的要求	更多考虑试验的科学性，确保诊断的正确性，尽量减少误诊和漏诊	更多考虑试验的可行性，因为试验对象绝大多数是无病的健康人，要求试验应具有快速、简便、价廉、安全、真实的特点
对疾病的要求	无特殊要求	应是危害较重的疾病或公共卫生问题，且有可识别的早期特征并有有效治疗措施

2. 用途　主要用于：①早期发现某病的可疑患者和高危人群；②评价新技术。

3. 类型　筛检的形式可因研究目的而异。

（1）根据筛检对象的范围分类　①整群筛检（mass screening）：指当疾病的患病率较高时，需要从该范围内的整个人群中将患该病可能性较大的人筛检出来的一种方法；②选择筛检（selective screening）：指在某范围内重点选择高危人群进行筛检，最大限度地发现那些无临床症状的病例，以取得最大的筛检效益。

（2）根据筛检方法的数量分类　①单项筛检（individual screening）：指采用某一种方法筛检某一疾病；②多项筛检（multiphasic screening）：指采用几种方法筛检同一疾病。

4. 应用原则　①筛检的疾病已有有效的治疗方法；②筛检的疾病已成为严重的公共卫生问题；③筛检出的可疑患者有能力接受进一步的诊断和治疗；④被筛检的疾病有合适的筛检试验；⑤筛检的领先时间应足够长；⑥筛检应该符合成本-效益分析。

第三节　治疗性研究与评价

治疗性研究的主要目的是科学评价治疗性干预措施的干预效应。治疗性干预措施既可以是一种固定剂量的药物治疗或外科手术治疗，也可以是完整的一组治疗方案或某一种特定形式的治疗单元。干预效应可以是近期或远期疗效，也可以是治疗的毒副作用。

一、治疗性研究的常用设计方案

1. 随机对照研究（RCT）　RCT 是治疗性研究最佳的经典的研究设计方案，由于试验过程中，遵循了随机对照的原则，两组除处理措施不同外，其余条件基本一致，可减少混杂因子对结果的影响，论证强度高。

2. 非随机同期对照试验（NRCCT）　此方案与 RCT 基本相同，区别是研究对象分组时未遵循随机分组原则。此方案易实施，容易被医生和患者接受，但由于未遵循随机分组的原则，两组缺少严格的可比性，容易产生偏倚。

3. 其他临床试验方案　如历史对照研究（historical control trial，HCT）、自身前后对照研究（before-after study）、交叉对照研究（cross-over design，COD）及序贯试验（sequential trial）等设计方案，由于它们或是没有遵循随机分组原则，或是没有同期对照，有一定的局限性。

二、治疗性研究的基本步骤

以 RCT 为例，叙述其设计实施的基本步骤。

1. 选择研究对象　同样的治疗措施，可因选择对象的病情轻重不一，或是性别、年龄不同，或是基础状态及个体反应上的差异，会产生不同的效果，也可因为研究对象有不同的依从性等而影响最终结果。因此，在治疗性研究中，要求对研究对象的来源、诊断及病情等都应十分明确，这是确保研究结果重复性的重要环节。

（1）*确定病例的来源*　所选择的病例最好是来源于多家不同的地区、不同级别医院的门诊或住院患者，这样的病例才有代表性，所得的结果外推性好。

（2）*疾病的诊断标准*　所选择的病例应是符合统一诊断标准和得到明确诊断的患者。在选择诊断标准时，一般首先考虑国际通用的诊断标准，以便研究结果在国家间的对比和交流。其次，选择国家规定的统一诊断标准或专业学术组织定立的标准。

（3）*纳入和排除标准*　①纳入标准，即对研究对象疾病的类型、病期、病程等都有明确的规定，同时还应注意拟纳入患者的人口特征，如年龄、性别、文化背景、行为嗜好等，要有相对统一的考虑。②排除标准，指对虽然符合诊断标准和纳入标准，但不适宜进入研究的条件进行规定，如孕妇、儿童、精神病患者或药物禁忌证者，不宜选作研究对象。

2. 确定样本量　具体数量可根据研究目的、设计类型、资料类型等确定。

3. 确定对照组的方法　除了未接受所考核的治疗措施外，其病情特点和预后因素，以及同时接受的其他治疗措施，均应与治疗组病例相同，参见第九章第四节"三、临床试验"。

4. 随机分组　原则是使试验对象分配到各组的机会均等，方法参见第八章。

5. 疗效指标的选择与规定　首先要考虑指标的临床重要性，其次是具有明确的标准，能够客观地、准确易行地进行判断。根据治疗目的不同，实验室检查结果、症状、体征、病残、死亡、缓解、复发等都可以作为治疗性研究结果评定的指标。

6. 制订具体的治疗实施方案　在具体正式实施前，对药物的给药时间、给药方式、剂量、批号等均应有统一的规定，使研究能在标准的程序下进行，结果能重复验证。

7. 盲法观察、收集资料　使用盲法来观察、收集资料，可以减少主观偏倚的产生。

8. 资料分析　统计分析方法的选择主要取决于研究目的、资料性质及研究设计方案的类型等，统计方法的使用应在设计时有明确的规定，详见第十五章。

三、治疗性研究的资料分析

1. 均衡性分析　在进行疗效分析前，对两组可能影响治疗效果的其他因素进行对比分析，确定两组的可比性。

2. 疗效分析　根据研究目的与对照组的类型不同，分为下述三种假设检验类型：

（1）优效性检验　当对照组采用的是安慰剂对照、空白对照时，试验的目的主要是确定试验组的疗效是否比对照组好；或者采用标准对照时，研究者想了解试验药物疗效是否优于对照药物，应采用优效性检验。

（2）非劣效性检验　若临床试验时，对照组采用肯定有效的传统药物进行治疗（标准对照或阳性对照），目的是考察新的治疗方法的疗效是否不比标准治疗方案差，以确定是否可用新的治疗方案替代传统治疗方法，则用非劣效性检验。

（3）等效性检验　如果临床试验时，对照组采用的是标准对照，试验的目的是考察新的治疗方法的疗效是否与标准方法相等，则用等效性检验。

3. 疗效临床意义的分析

（1）相对危险度降低（relative risk reduction，RRR）　采取治疗措施后减少的不利事件（如并发症、病死率）发生率占对照组不利事件发生率的百分比。此值表示试验组在采取治疗措施后，发生不利临床事件的 RR 降低的程度。

$$RRR=(P-A)/P\times100\%　　　　　　（式9-17）$$

式中：P 为对照组事件发生率；A 为治疗组事件发生率（下同）。

（2）绝对危险度降低（absolute risk reduction，ARR）　对照组与试验组不利临床事件发生率的差值。此值越大，临床疗效越好。

$$ARR=P-A　　　　　　　　　　（式9-18）$$

（3）需要治疗人数（number needed to treat，NNT）　绝对危险度降低率的倒数。它的实际意义是：用某种治疗措施治疗某病，需要治疗多少患者才能防止一次不利结局的出现。

$$NNT=1/ARR　　　　　　　　　（式9-19）$$

四、治疗性研究的评价

1. 治疗性研究的评价原则　此治疗性研究的真实性和可靠性评价，一般可参考以下原则：①结论是否是从 RCT 中获得；②是否如实报道了全部临床结果，包括疗效和治疗的毒副反应两方面；③是否详细介绍了受试对象的情况；④是否同时考虑临床意义和统计学意义；⑤是否介绍防治措施的实用性；⑥论文结论中是否包括了全部研究对象。

2. 临床疗效性研究文献评价　参见表 9-10。

表 9-10　治疗性研究文献的评价标准

研究的真实性	研究对象是否被随机分配进入治疗组和对照组
	报告结论时是否包括了所有进入试验的患者，随访是否完整
	治疗的实施是否采用了盲法
	各治疗组在治疗开始时是否可比
研究结果的大小	治疗的效果有多大
	治疗效果的精确性如何
临床实用性	是否报告了临床上所有的重要结果
	研究结果是否能应用于自己的患者
	治疗可能得到的益处、害处及费用如何

第四节　疾病预后研究与评价

预后研究，即关于疾病各种结局发生概率及其影响因素的研究，包括预后的评定及预后因素研究。疾病预后研究不但可对疾病结局作出科学预测和判断，还可帮助临床医生作出正确的治疗决策，提高治疗水平。

一、疾病预后研究的基本概念

1. 预后（prognosis）　指疾病发生后的结局。疾病在治疗后的转归包括存活和死亡两个结局。存活者还可分为治愈、缓解、迁延、慢性化、恶化、复发、残疾及发生并发症等结局。通常以疾病经治疗后出现某种结局的可能性大小（如治愈率、复发率、生存率等）表示。

2. 预后因素（prognostic factors）　即影响疾病预后的一切因素。由于这些因素的影响，疾病出现某种结局的概率可能发生改变。预后因素的研究是预后研究的重要内容。由于疾病的多因性，影响疾病预后的因素也是复杂多样的，主要包括以下几个方面：

（1）疾病本身的特点　包括疾病的性质、病情、病程、临床类型与病变程度等，常是影响疾病预后的主要因素。一般情况下，患恶性疾病者预后差。病情严重者预后差。疾病的不同病程、病变部位及临床分型等都与预后有关。

（2）患者自身状况　主要包括年龄、性别、营养状况、遗传、心理状态、免疫功能及内分泌功能等。同一种疾病，由于患者身体素质不同，预后的差别可以很大。

（3）医疗条件　包括各种治疗和护理技术及条件。医院不同，对患者的医疗和护理条件不同，预后也有差别。医疗条件的优劣，直接影响疾病的预后。

（4）社会、家庭因素　如医疗制度、社会保险制度、家庭成员之间的关系、家庭经济情况、家庭文化教养、患者文化教养及心理因素等。

3. 疾病的自然史　指在没有医学干预的情况下，疾病自然发生、发展直至出现最终结局的过程。它是宿主、环境和病因之间相互作用的过程。根据疾病发生、发展过程不同阶段对预后的影响，可分为生物学发病期（biologic onset）、临床前期（pre-clinical duration of disease）、临床期（clinical duration of disease）和结局（outcome）。疾病的不同自然史阶段对预后有较大的影响，早期诊断和及时治疗可阻止疾病向不利的方向发展，常可获得较好的预后。

二、疾病预后研究的设计方案

尽管描述性研究、病例对照研究、队列研究等许多研究因果关系的设计方案均可被选择用于预后研究，但以队列研究和病例对照研究最为常用。

1. 队列研究　包括前瞻性和回顾性两种类型。前瞻性队列研究的随访时间比较长，有时很难做到对每一个研究对象都能全程随访，若队列中失访人数增多就会影响预后研究结果的真实性。如果有多年定期健康体检资料或临床治疗资料，可进行回顾性队列研究，可在较短时间内完成研究而得到可靠结果。预后研究采用队列研究时，在设计时应明确规定开始随访观察的起始点，即在病程的哪一点起开始观察，称为零点时间（zero time）。如出现某症状的那一天、确诊日、手术日或治疗开始日均可，但两个队列中的每一个研究对象都要用同一起始点，如果研究对象不采用同一起始点，研究结果会出现偏倚。最好采用起始队列，即收集队列的集合时间接近疾病初发时间，这样的队列为起始队列，选用起始队列进入预后观察是最理想的。

2. 病例-对照研究　即根据疾病的不同结局（死亡与痊愈，有无并发症）而将全部研究病例分为病例组和对照组（如死亡者为病例组，痊愈者为对照组），进行回顾性分析，追溯产生该种结局的有关影响因素。病例-对照研究，节省时间、人力、物力、财力，不需要长期随访，适用于一些少见的慢性疾病。但是，病例-对照研究在资料收集时存在回忆性偏倚，只能提供事件的 OR，而不是 RR，检验预后因素对疾病预后是否有影响的效力较弱。

三、疾病预后研究的实施步骤

以队列研究为例，简要说明预后研究的基本步骤。

1. 确定研究因素　可以从科学研究文献中查出该疾病的预后因素或从临床病例分析中发现可能的预后因素。在此基础上，选择这些因素作为研究的预后因素。

2. 确定研究结局　包括好转、缓解、痊愈、复发、恶化、伤残、并发症和死亡等。根据研究目的不同，所关心的疾病结局也不同。例如，有的关心疾病的治愈情况，有的关心疾病的缓解情况等。但不论何种疾病结局，对它的判断指标都要有明确的定义。

3. 确定研究起点　根据研究目的明确研究起点，即在疾病病程中从什么时点开始对疾病进行追踪，最好选用起始队列。

4. 确定研究对象及分组　同一种疾病选择来自不同级别医院的病例，其预后研究结果可能不同；来源于病情严重程度构成不同的患者人群作为研究对象，其研究结果也会有差异。因此，选择研究对象时要注意其对目标人群的代表性。队列研究的分组是根据暴露因素的有无进行的，很难遵循随机的原则，两组的均衡性较难得到好的保证。

5. 确定样本大小　可根据队列研究样本含量估计式法计算（参见流行病学专著）。

6. 随访　保证随访成功是保证预后研究成功的关键因素之一。随访期限的规定可根据疾病的病程、自然史等情况在研究前具体规定。过短则观察不到所有的研究结局，过长又会使失访率增加，并可能增加混杂因素的影响。因此，随访工作应组织严密，统一随访内容，培训随访调查员，尽量随访到所有的研究对象，降低失访率。如失访率超过10%，将影响结果的可靠性；如超过20%，则结果不可靠。失访率最好控制在5%以内。

四、疾病预后研究的判断指标及结果评定

1. 疾病预后的判断指标

（1）病死率（case-fatality rate）　是诊断与医疗水平的重要标志，可以说明疾病预后的严重程度，主要用于病程短且易引起死亡的疾病。

$$病死率（\%）=因某病死亡的人数/该病患者总数×100\% \qquad （式9-20）$$

（2）治愈率（cure rate）　是预后程度与医疗水平的标志，用于病程短、病死率低的疾病。

$$治愈率（\%）=某病治愈人数/同期接受治疗的该病患者总数×100\% \qquad （式9-21）$$

（3）生存率（survival rate）　是病例随访研究常用的指标，用于反映恶性肿瘤或其他死亡率较高的疾病在一定时间内的存活率。

$$生存率（\%）=患某病活过一定时间的人数/观察期内该病患者总数×100\%（式9-22）$$

（4）缓解率（remission rate）与复发率（recurrence rate）　主要用于病程长、病情复杂、易复发的慢性疾病。

$$缓解率（\%）=某病治疗后缓解人数/同期内接受治疗的该病患者总数×100\%$$

$$（式9-23）$$

$$复发率（\%）=某病缓解后复发人数/某病经治疗后缓解的总人数×100\% \qquad （式9-24）$$

2. 预后分析　主要应用生存分析方法对疾病预后的不同结局进行描述或比较分析，此处的生存是泛指疾病经治疗后出现某种结局的指标，如治愈、缓解、存活等。

（1）生存过程的描述　通过研究生存时间的分布特点，计算生存率的标准误，可估计不同时点的生存率；还可通过绘制生存曲线，描述患者经治疗后的生存过程。常用的方法有乘积极限法和寿命表法。

（2）生存过程的比较　在获得生存率及其标准误的估计值后，可进行两组或多组生存过程的比较，以研究不同治疗干预措施对疾病预后的影响，为临床决策提供依据。常用的方法有时序检验、Gehan比分检验等。

3. 预后影响因素分析　疾病的预后受多种因素的影响，对预后因素的研究与疾病的危险因素相似，应先从单个因素的研究再到多个因素的研究。疾病预后研究的多因素研究方法主要包括多元回归、逐步回归、Logistic回归及Cox风险模型等，其中以Cox风险模型最为常用（具体方法可参阅相关医学统计学书籍）。

4. 预后研究的评价原则　预后研究所得的研究证据是否真实，是否适用于类似的其他患者，其实用性如何，需对此研究进行客观评价。具体评价的指标可参照以下几点原则：①预后研究中对病例的随访观察是否都有统一的起始点；②随访的病例是否具有代表性；③进入研究的观察对象是否全部随访到；④评价预后的指标是否客观；⑤是否报道了全部的结局；⑥对非研究因素是否进行了统计学校正。

5. 疾病预防研究文献评价　参见表9-11。

表 9-11　预后研究文献的评价标准

研究的真实性	是否有一个具有代表性的、定义明确的患者样本群，且在病程的相同起点开始随访
	随访时间是否足够长，随访是否完整
	结果的判断是否采用了客观指标
	是否校正了重要的预后影响因素
临床价值	在一段特定时间内，所研究结果发生的可能性有多大
	对所研究结果发生的可能性的估计是否精确
临床实用性	研究对象是否与自己的患者相似
	研究结果是否能改变治疗决策
	研究结果是否可以直接用于临床，是否对患者有益

第五节　循证医学理念与实践

1989 年，伊恩·查默斯等的一项研究震惊整个医学界：临床试验或 SR 证明，在产科使用的 226 种措施中，一半的措施无随机对照试验证据，在有随机对照试验证据的措施中，40% 有效，60% 无效甚至有害。该项研究警示：①临床经验和不严格的评估方法不能肯定地回答某项医学技术是否有效这一医学至关重要的问题，即经验是不可靠的，医学干预方法（不管新旧）都应接受严格的科学评估；②医学界应该系统地总结来自随机对照试验的科学证据，停止或淘汰使用无效的干预措施，预防新的无效措施引入医学实践；③所有新的医学技术投入医学实践以前都必须经过严格的科学评估，即所有医学干预都应基于严格的研究证据之上，防止无效的干预措施进入医疗卫生服务实践。因此，产生了 21 世纪医学界的流行语——证据在哪里（where is the evidence）？

一、循证医学的相关概念

循证医学（evidence-based medicine，EBM）的概念是由加拿大临床流行病学家 Sackett 于 1979 年提出的。1992 年，循证医学工作组在美国医学会杂志（The Journal of the American Medical Association，JAMA）第 17 期首先提出"循证医学是一种临床实践新范例（new paradigm）"的新观点。

1. 循证医学的定义及理念　EBM 指医生慎重、准确而明智地应用目前所能获得的最佳证据，为自己所面临的具体患者作出处理决策。因此，EBM 的中心理念强调医生在处理临床问题时应该将当前最佳的研究证据与自己的临床经验结合起来，根据患者的需求，在诊断、预后和治疗等方面作出最佳决策。既往评价医学研究证据主要采用一些简单的统计学方法，将专家的意见放在与科研结论同等重要的位置。EBM 认为，虽然专家经验也是医学实践的一种总结，但它具有一定的专断性与主观性。EBM 期望患者的医疗基于证据而不仅仅是专家的看法，使医学在大量可运用的证据基础上由个人专断走向民主，形成"有权威性的医学（authoritative medicine）"。EBM 与临床实践的关系参见图 9-5。

2. 循证医学与传统医学的区别　EBM 的内容包括 3 个基本要素：①有说服力的临床试验

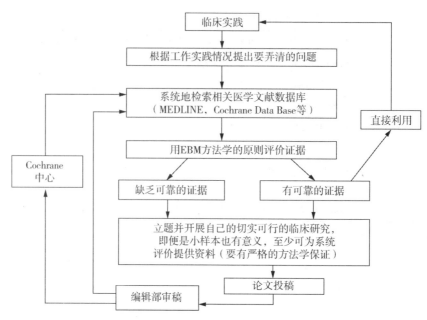

图 9-5　EBM 与临床实践的关系

证据；②临床医生的工作能力；③患者的自身价值和愿望。传统西医认为医学（尤其是临床医学）是一门实践学科，临床经验是最重要的，因而逐渐形成了以个人临床经验和推论为基础的认识方式，以病理生理学等实验或临床指标为评估标准的临床实践，以及以小范围或小规模临床研究为制定临床指导原则的传统西医模式。它评价药物或非药物治疗手段所用的指标是临床替代终点（clinical surrogate）或替代终点（surrogate end-point），例如用血压、血流动力学、血液生化指标（血糖、血脂等）、心律失常（室性早搏、非持续性室性心动过速、心房颤动）等推论其对疾病的治疗作用。进行这种有关药物的临床研究，仅需一个或少数几个中心，入选数十名至几百名病例，在数周至数月内即可完成。但近年来，国际上许多大规模多中心前瞻性双盲安慰剂对照的临床试验的结果表明，不少治疗手段对临床替代终点的影响并不平行反映该手段对患者预后终点（如心血管主要事件、总死亡率、生活质量和成本-效益比等药物经济学指标）的影响，并且一些对临床替代指标有明显"治疗效果"的药物，反而增加患者的死亡率，使患者的预后恶化。于是，进入 20 世纪 80 年代以来，一个注重评价患者预后的全新概念——"循证医学"被引入，它不但评价药物或非药物手段对替代终点的作用，而且还评价它对预后终点的影响。总之，EBM 来源于传统医学，又高于传统医学，它们之间的区别参见表 9-12。

表 9-12　循证医学与传统医学的区别

比较类别	循证医学	传统医学	
		西医学	中医学
证据来源	强调 RCT 及 Meta 分析	临床观察与实验室研究	临床观察
证据收集	较为系统、全面	不系统、不全面	引经据典
证据评价	非常重视	不重视，取决于个人意识	忽视
疗效评价	患者生活质量及经济效果指标	疗效指标	经验指标
判效指标	强调终点指标（结局）和生存质量	主要为中间指标	主要为主观指标
治疗依据	最佳临床研究证据	基础研究	个人经验
医疗模式	以患者（患病的人）为中心	以疾病（人患的病）和医生为中心	以人为本
决策依据	最佳临床研究证据	临床经验、教科书或专家意见	临床经验
医疗成本	注重考虑	较少考虑	部分考虑

3. 循证医学证据分类 证据是事实，证据只有两种属性，一为客观性，一为关联性。EBM 认为，过去的医学实践也是基于证据的，但该证据非 EBM "现有最好的证据"，在应用证据时，要考虑患者的特殊性，并根据自己的临床经验，综合考虑各种因素，作出最合适的选择；当高质量的研究证据不存在时，前人或个人的实践经验是最好的证据。EBM 的证据分类参见表 9-13。

表 9-13 EBM 的证据分类

分类依据	证据类型
研究方法	①原始研究证据；②二次研究证据
研究问题	①病因研究证据；②诊断研究证据；③治疗研究证据；④预后研究证据；⑤不良反应研究证据
用户需求	①临床证据手册；②临床实践指南；③临床决策分析；④SR；⑤卫生技术评估；⑥健康教育资料
证据的确定性和益害比	①肯定益处大于害处；②可能益处大于害处；③可能害大于益；④肯定害处大于益处；⑤没有任何证据显示其益害比

4. GRADE 证据质量评价系统 临床需要研究证据的真实性、重要性及适用性（与具体患者的相关程度），而证据的真实性最为关键。针对当前证据级别及推荐强度存在的不足，由WHO 在内的 19 个国家和国际组织于 2000 年成立 "推荐分级的评价、制定与评估（Grades of Recommendations Assessment，Development and Evaluation，GRADE）" 工作组，并于 2004 年正式推出了 GRADE 证据质量分级和推荐强度系统（简称 GRADE 系统）。

（1）证据质量及其定义 GRADE 证据质量分级方法中，无严重缺陷的随机对照试验成为高质量证据，无突出优势或有严重缺陷的观察性研究属于低质量证据。GRADE 系统将证据质量分为四级：高、中、低和极低。

高质量：进一步研究也不可能改变该疗效评估结果的可信度。

中等质量：进一步研究很可能影响该疗效评估结果的可信度，且可能改变该评估结果。

低质量：进一步研究极有可能影响该疗效评估结果的可信度，且该评估结果很可能改变。

极低质量：任何疗效评估结果都很不确定。

（2）可能降低证据质量的因素 ①研究的局限性；②结果不一致；③间接证据；④精确度不够；⑤发表偏倚。

（3）可能增加证据质量的因素 ①效应值很大；②可能的混杂因素会降低疗效；③剂量-效应关系。如果随机对照试验中存在可能降低证据质量的因素，则降低为中等质量；如果观察性研究中有增加证据质量的因素，则上升为中等质量；但观察性研究中如有增加证据质量的因素，则降低至极低质量。

5. 循证决策（evidence-based decision-making） 任何医学决策都是综合证据、资源/效益和意愿/价值取向三个方面因素的结果（图 9-6）。例如，据证据的确定性和益害比分类，目前大部分医学措施属于第二、第三或第五类，明智的做法是审慎地继续使用现行的此类措施，并且积极地开展这类措施的科学研究，待新的证据出现时再作评估。第一类措施的决策最复杂，因为是否应该采用一项充分证明有效的措施，已经不再取决于研究证据本

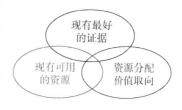

图 9-6 影响医学决策的三要素

身，而是取决于资源的多少和人们的价值取向。由于资源的短缺，而且需要做的事情很多（即存在大量的机会成本），大部分患者可能会简单地拒绝一项昂贵有效的治疗。由于价值取向的不同，当一个人同时存在多种疾病时，有人可能会把有限的钱花在抗血压治疗上，有人可能会花在腰背痛治疗上，这取决于他们对疾病转归和治疗效果的了解。然而，我国价值观中，孝道往往在决策中占主导地位，故有人可能在晚期癌症上花尽自己的积蓄，甚至不惜借钱贷款，以维持徒劳的治疗。因此，临床医生做的事情应该是提供有效的干预措施，找到利用最小的成本取得最大效益的最佳方案，使有限的医疗卫生资源发挥最大的社会效益和经济效益。

6. 循证医学的局限性

（1）EBM 在收集、总结、传播和正确利用研究证据上存在较大的难度。收集到客观证据的可靠性不是绝对的，如观察时间、对照设置、效益低估等是研究本身可能存在的缺陷，同时，由于研究人群的不同，年龄、国家、种属等的差异，客观证据也存在偏倚。

（2）由于 EBM 研究所需信息量大，查全率和正确纳入率都受到限制。此外，由于各种客观原因的存在，临床中还有大量的研究和试验没有纳入汇总分析，所以客观证据的查全率和正确纳入率也受到限制。

（3）客观证据不能代替医生的专长，需依靠个人专长判断客观证据是否适合某一患者。

（4）并非每个试验都可采用 RCT，况且 RCT 对于有关病原学、诊断方法和预后的信息较少。

（5）建立循证医学体系需要花费一定的资源。

（6）在医疗卫生决策受经济、价值取向、伦理等因素影响的情况下，科学证据必须作出让步。

二、循证医学实践的步骤

（一）循证临床实践的步骤

循证临床实践（evidence based clinical practice，EBCP）的实质是针对某一具体问题进行个体化决策，其过程包括五步骤，参见表 9-14。

表 9-14   EBCP 的步骤

序号	步骤	内容
1	确定临床实践中的问题	准确找出临床存在而需解决的疑难问题、重要问题、发展问题、提高问题
2	循证检索证据	关键词；期刊检索系统；电子检索系统；从证据中寻找相关资料，分析评价
3	评价证据	应用 EBM 质量评价标准，评价证据的真实性、可靠性、适用性和临床价值
4	应用最佳证据指导临床决策	①肯定最佳证据：临床应用；②无效或有害：停止/废弃→临床应用；③难定的证据：提供进一步研究
5	后效评价	评估 1~4 项的效果和效率，总结经验，不断改进，提高医疗质量和学术水平

1. 确定临床实践中的问题   一个理想的临床问题应包括三个要素：①患者或人群；②干预措施或暴露因素；③结局与对比。临床医生针对患者准确采集病史，查体，收集相关实验结果，分析论证，找出所需解决的临床疑难问题，如诊断、治疗方案选择等。

2. 循证检索证据   循证检索证据需要运用循证检索（循证资源）"5S"模型，即原始研究（studies）、系统综述（syntheses）、证据摘要（synopses）、综合证据（summaries）、证据系

（system），形成了以原始研究为基础，以证据系统为终端的金字塔模型（pyramid of evidence），参见图 9-7。一般情况下，检索文献原则上应遵循证据金字塔自上而下的顺序逐级检索。

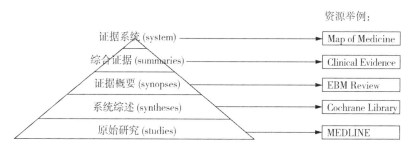

图 9-7　循证医学资源"5S"模型

循证医学将证据可靠性、实用性从高到低分为五个等级：

一级：大样本特定病种的系统随机对照试验。

二级：足够样本单项随机对照试验。

三级：非随机对照的临床观察。

四级：无对照病例系列观察。

五级：专家个人经验。

3. 评价证据　即评价这些资料的真实性（validity）、可靠性（reliability）和实用性（applicability）。

4. 应用最佳证据，指导临床决策　对所获得的真实可靠、具有临床应用价值的最佳证据，结合临床经验及患者具体病情，能解决所提出的临床问题，则应开展高质量的临床研究，为临床实践提供依据。将经过严格评价的文献、从中获得的真实可靠并有临床应用价值的最佳证据用于指导临床决策，服务于临床。反之，对于经严格评价为无效甚至有害的治疗措施，则予以否定；对于尚难定论并有希望的治疗措施，则可为进一步研究提供信息。

5. 后效评价　评价结果为最好证据，则可结合临床经验与患者个体情况进行应用，作出临床治疗决策，并对应用效果进行评估。如评价结果不理想，则应进行再检索。通过实践，提高临床学术水平和医疗质量。通过第四步实践，对于成功或不成功的经验和教训，临床医生应进行具体分析和评价，达到提高认识、促进学术水平和医疗质量提高的目的，此为自身进行继续教育的过程。

（二）　循证医学实践的重要观点

循证医学理念，即遵循最佳科学依据的医学实践思考，可具体表现为结合医生的个人专业技能和临床经验，考虑患者的主观愿望，对患者作出医疗决策，旨在传播和更新医学各领域的系统评述结果，提高医疗保健干预措施的效率，合理利用卫生资源，提高卫生管理部门决策的科学性，最终改善患者的诊疗结果，促进疗效与效益的高度统一。

循证医学实践的重要观点如下：

（1）重点是临床干预效果，但并不排斥基础研究的重要性。

（2）强调 RCT、SR 的重要性，但决不排斥设计良好的非随机对照研究所获得的证据。

（3）强调科学的证据，但并不排斥专家的临床经验。

第十章 医学文献检索与文献综述

医学文献是生命科学重要的信息载体。文献综述是概括某一学科或某一领域研究现状和动向的论述性专题资料，它依赖于大量的一次性文献，但又不同于撰写论文和专著时对医学文献的应用。

第一节 文献检索

文献检索（information retrieval）是从众多的文献群中查找出符合特定需要的文献信息的全部活动过程，故亦称信息检索（information retrieval）。

一、文献检索概述

1. 文献的要素 文献（information）由四个基本要素组成：①具体内容；②手段，如文字、图像、视频等；③载体，如纸张、光盘、计算机存储介质等；④表现形态，如图书、期刊、专利说明书、电子期刊等。

2. 文献的分类 按照不同的分类标准，文献可分为多种类型，参见表10-1。

表10-1 常见的文献类型

标志	类型	概念
载体形式	印刷型	以纸张为载体，以印刷技术为记录手段，包括图书、杂志、报刊等。优点是便于阅读，用途较广；缺点是存储密度低，占用空间大
	缩微型	指以感光材料为载体，以光学技术为记录手段，包括缩微胶卷、缩微胶片。优点是体积小，存储密度高，保存时间长；缺点是须借助于机器
	视听型	以感光材料或者磁性材料为载体，包括录音、幻灯、影片、录像等资料。优点是形象生动，存储密度高；缺点是成本高，不易检索和更新
	电子型	即电子出版物。优点是存储密度高、信息量大、存取速度快、寿命长、易更新等
文献级别	零次文献	原始的、未经加工处理或者未正式出版的文献，如实验记录、设计草图、书信等
	一次文献	作者以本人的研究工作或研究成果为素材写成期刊论文、论著、学位论文等。不仅具有创造性的特点，还具有原始性、分散性的特点
	二次文献	将大量分散无序的一次文献进行收集、整理、分析、归纳，使之系统化，便于查找而形成的文献，如目录、索引、文摘及数据库等。具有检索性、系统性的特点
	三次文献	在二次文献的指引下对检索到的一次文献进行分析、归纳、研究而写成的文献，如各种综述、数据手册等。具有实用性、针对性的特点

续表

标志	类型	概念
出版形式	图书	包括教科书、工具书、专著、论文集等。具有内容系统、全面、成熟可靠的优点
	期刊	又称杂志，具有内容有深度、专业性强、出版周期短、信息量大等特点
	学位论文	研究生为获取学位而撰写的学术性研究论文
	会议文献	在各种学术会议上宣读的论文、发言、论述、总结等形式的文献
	专利文献	专利申请书、专利说明书、专利公报等与专利有关的一切文献
	出版物	专门机构发表的文献，包括行政性文件、科研报告等

3. 文献检索的类型　按其查找对象的不同，可分为三种不同的检索类型：

（1）书目检索（bibliographic retrieval）　是以检索工具（书目、索引、文摘、题录）为检索对象的一种检索。凡是查找某一主题（时代、地区、著者、文种等）有关文献的检索过程，均为书目检索。其检索结果是一条条的书目记录，包括论著题名、作者、文献出处等书目数据记录。

（2）事实检索（fact retrieval）　是以事实为检索对象，要求查出文献中的某些基本事实记录。它不仅需要查出记录这些事实的资料，而且需要从中进行分析、比较，才能作出肯定性的回答。因此，事实检索也译作事项检索，属于数据检索的范畴。

（3）数据检索（data retrieval）　是以数据为检索对象，要求查出文献中所载的专门数据，包括统计数据、计算式、图表，以及物性数据、化学物质数据等，其检索结果都是经过高度浓缩可供直接利用的数据情报。

4. 文献检索语言　是一种人工语言，用于各种检索工具的编制和使用，并为检索系统提供一种统一的、作为基准的、用于信息交流的符号化或语词化的专用语言。检索语言按原理可分为四类（表10-2）。

表 10-2　文献检索语言的类型

类型	概念及作用
分类语言	按其所属的学科性质进行分类和排列，基本反映科学知识分类体系的逻辑系统
主题语言	指经过控制的、表达文献信息内容的语词，是文献内容的标识和查找文献的依据
关键词语言	指从文献内容中抽出关键词，是文献内容的标识和查找目录索引的依据
自然语言	指文献中出现的任意词

5. 文献检索途径　常用的文献检索途径参见表10-3。

表 10-3　常用的文献检索途径

类型	概念及应用
分类途径	以知识体系为中心分类排检，如利用分类目录和分类索引
主题途径	通过反映文献资料内容的主题词来检索文献
著者途径	从著者、编者、译者、专利权人的姓名或机关团体名称字顺进行检索的途径
题名途径	按题名字顺检索的途径，如书名目录和刊名目录
引文途径	从被引论文去检索引用论文的一种途径
序号途径	按序号（如专利号、报告号、合同号、标准号、国际标准书号和刊号等）自身顺序检索文献信息的途径，具有明确、简短、唯一性的特点

续表

类型	概念及应用
代码途径	从特定代码（如分子式索引、环系索引等）顺序进行检索
专门项目途径	从文献信息所包含的或有关的名词术语、地名、人名、机构名、商品名、生物属名、年代等的特定顺序进行检索

6. 文献检索方法　参见表10-4。

表10-4　文献检索方法

类型	概念及特点
工具法	亦称直接法，指利用检索工具查找文献，包括顺查法、倒查法和抽查法
追溯法	根据已知文献资料所记录的参考文献入手，逐一查找原著原文。缺点是所查的文献资料有限，不够全面，且相对滞后
分段法	亦称循环法，指将工具法和追溯法并用查找文献，分期分段交替进行查找，直到检索满足需要为止
浏览法	利用浏览法阅读检索核心期刊目次表或主题索引，以了解最新的文献资料

7. 文献检索步骤　一般来说，文献检索的步骤为：①明确查找目的与要求；②选择检索工具；③确定检索途径和方法；④根据文献线索，查阅原始文献。

8. 文献检索效果　指文献检索过程的有效程度和质量，目前评价检索效果的主要指标为查准率和查全率。查准率是反映文献检索的准确性，查全率是反映文献检索的全面性，二者成反比关系。

（1）查准率（precision ratio）　指检索出的相关文献数占检索出的文献总数的百分比。

（2）查全率（recall ratio）　指检索出的相关文献数占系统中相关文献总数的百分比。

9. 文献查阅的原则　文献积累的基础是资料的搜集，应该善于利用现有的检索工具和数据库，熟练运用文献检索方法，对本专业的文献进行全面、准确的检索。文献积累的关键是阅读，为提高积累文献资料的效率，阅读应遵循下述原则：

（1）先中文后外文　中文文献查阅熟读较快，有利于对所研究课题形成系统化的认识，是外文文献检索的基础。此外，中文文献可能引证了相关的外文文献，可再做进一步的检索。

（2）先近期后远期　先从最新、最近的文献开始，追溯以往的文献，这样可以快速了解现在的专业水平和最先进的理论观点及技术方法手段。

（3）先综述后专题　查阅综述文章，可以快速了解有关研究方向的历史、现状、存在的问题和展望。综述之后列有的文献线索，可以帮助扩大文献资料来源。在此基础上可以继续有目的地查阅有关专题论著。

10. 文献资料评估　检索获得的各种文献，对研究者来说并不一定都是有用的，有些文献对研究者的帮助很小，需要剔除，这就需要对文献资料进行评估，以保留有用的、有价值的文献。一般来说，应该从下述角度对文献资料进行评估：

（1）结构是否齐全　一篇文献应该包含基本的结构，例如，研究目的、研究方法、误差控制、研究结论等，但是，如果一篇文献有明显的缺项，将直接影响其参考价值。

（2）研究目的表达是否清楚　文献中论述的研究目的是否进行了清楚的表达，这是判断一篇文献是否优良的关键问题，如果研究目的不清楚，无法确定该文献是否值得参考。

（3）研究方法是否合理　研究方法的科学性和合理性直接关系到研究成果质量的优劣，

决定了一篇文献的参考价值。

（4）文献的引用情况 一篇好的文献往往会引起同行的认可和重视，被引用率相对较高，这也是文献学术影响力的世界通用指标。现实中，研究者可以通过"参考文献"检索的方式查看被引用情况，许多数据库都会提供被引用的查询功能。

二、OA 资源及其检索系统

1. OA 资源的概念 开放存取（open access，OA）是国际科技界、学术界、出版界、信息传播界为推动科研成果，利用网络自由传播而发起的运动。"布达佩斯开放存取倡议"（Budapest Open Access Initiative，BOAI）对 OA 的定义为：开放存取文献指因特网（Internet）公开出版的，允许任何用户对其全文进行阅读、下载、复制、传播、打印、检索或链接，允许爬行器（spider）对其编制索引，将其用作软件数据或用于其他任何合法目的，除网络自身的访问限制外不存在任何经济、法律或技术方面的障碍的全文文献。

开放访问包括两层含义：①学术信息免费向公众开放，它打破了价格障碍；②学术信息的可获得性，它打破了使用权限障碍。

2. 开放存取出版的基本特征 ①作者和版权人允许用户免费获取、拷贝或传播其数字化信息，前提是尊重其版权；②完整的论著至少存储在一个稳定、可靠的网络服务器中，以确保免费阅读，不受约束地传播和长期的数据库式储存。

3. 开放访问文献的主要类型

（1）开放存取期刊（open access journals，OAJ） 是一种免费的网络期刊，旨在使所有用户都可以通过因特网无限制地访问期刊论文全文。包括新创办的开放存取期刊和由原有期刊改造转变而来的 OAJ。此种期刊一般采用作者付费出版、读者免费获得、无限制使用的运作模式，论文版权由作者保留。在论文质量控制方面，OAJ 与传统期刊类似，采用严格的同行评审制度。OAJ 不再利用版权限制获取和使用所发布的文献，而是利用版权和其他工具来确保文献可永久公开获取。OAJ 出版模式的优势为：①投稿方便；②出版快捷；③出版费用低廉；④便于传送或刊载大量的数据信息；⑤检索方便；⑥具有广泛的读者群和显示度；⑦论文的被引频次显著提高。

（2）开放存取仓储（open access repository，OAR） OAR 不仅存放学术论文，还存放其他各种学术研究资料，包括实验数据和技术报告等。OAR 包括基于学科的开放存取仓库和基于机构的 OAR。OAR 一般不实施内容方面的实质评审工作，只是要求作者提交的论文基于某一特定标准格式（如 Word 或 PDF），并符合一定的学术规范。OAR 比较分散，利用 DOAR（www.opendoar.org）或者 ROAR（roar.eprints.org）两个汇集 OAR 的网站可以检索此类资源。OAR 的检索功能比较简单，读者可以尝试一下使用方法。

4. OA 期刊检索系统 常用的 OA 期刊检索系统如下：

（1）DOAJ 检索平台（http：//www.doaj.org） DOAJ（Directory of Open Access Journal）目录收录的均为学术性、研究性期刊，具有免费、全文、高质量的特点。其质量源于所收录的期刊实行同行评审，或有编辑做质量控制，故对学术研究有很高的参考价值。

（2）High Wire Press 电子期刊（http：//intl.highwire.org） 通过该界面还可以检索 MED-LINE 收录的 4500 种期刊中的 1200 多万篇文章，可看到文摘题录。网络平台将期刊 OA 方式标示于期刊列表中期刊名称的右侧。OA 期刊共有三种 OA 方式：①free SITE：完全 OA 的期刊，可以免费浏览、下载期刊出版商网络数据库中该刊任意卷期的全文；②free TRAIL：免费试用的期刊，在一段试用期内可以免费得到期刊全文；③free ISSUES：延迟 OA 的期刊，不能免费看到最新出版卷期的论文，但可获取几个月前或1~2年前的所有过刊全文。

（3）J-STAGE（http：//www.jstage.jst.go.jp） 日本科学技术信息集成系统（Japan Science and Technology Information Aggregatot，Electronic，J-STAGE）由日本科学技术振兴机构开发，收录日本各科技学会出版的文献（英文为主），大部分会议记录及研究报告可以免费浏览全文。J-STAGE 的目的在于向全世界即时发布日本科学技术研究的杰出成果和发展。

（4）SciELO（http：//www.scielo.org） 巴西网上科技电子图书馆（Scientific Electronic Library Online，SciELO）是科技期刊在网上的一种合作性的电子出版模式，SciELO 网络平台设英文、葡萄牙文和西班牙文 3 个界面。

（5）Open J-Gate（http：//www.openj-gate.com） 旨在使全球的任何人都能够不受限制地获取学术及研究领域的期刊文献，提供基于开放获取期刊的免费检索和全文链接，其中多数学术期刊经过同行评议。

（6）PLoS（http：//www.plos.org） 科学公共图书馆（Public Library of Science，PLoS）旨在推广世界各地的科学和医学领域的最新研究成果。PLoS 出版了 8 种生命科学与医学领域的开放获取期刊，可以免费获取全文，较具影响力。PLoS 系列期刊目前都已被 SCI 收录，期刊的影响因子列表见表 10-5。

表 10-5 2012 年度 PLoS 系列的期刊影响因子

期刊名称	影响因子
PLoS MEDICINE	15.253
PLoS Biology	12.690
PLoS Genetics	8.5170
PLoS Pathogens	8.1360
PLoS Computational Biology	4.8670
PLoS Neglected Tropical Diseases	4.5690
PLoS ONE	3.7300

（7）BioMed Center（http：//www.biomedcentral.com） BioMed Central（BMC）致力于通过因特网为科研人员提供经过同行评议的生物医学领域的研究论文的免费访问服务。BMC 系列期刊中的大部论文可以立即和永久在线获取，用户只要引用时准确注明论文出处，就可以不受任何限制地使用、传播和复制其论文。根据 BMC 的版权与授权协议（BioMed Central Copyright and License Agreement），在 BMC 期刊上发表原创性研究论文的作者拥有论文的版权，作者有权自由地打印文章，将其分发给他的同事，或把它发布到因特网上，只要求在引用文章时正确引述文章细节并明确标明 BMC 为文章的原始出版者。

（8）The Max Planck Society（http：//www.mpg.de/en） The Max Planck Society（德国马普学会）即马克斯·普朗克科学促进学会，是德国政府资助的全国性学术机构。网站有免费研究杂志、研究报告、年度报告、科学图画、视频文件、专利等，可通过搜索引擎搜索科学研究的相关文献。

（9）JSTOR（http：//www. jstor. org）　JSTOR 全名为 Journal Storage，是一个对过期期刊进行数字化的非营利性机构。目前对 JSTOR 的访问主要局限于美国、加拿大、英国和爱尔兰的图书馆、大学和出版商。

（10）Socolar（http：//www. socolar. com）　Socolar 开放存取一站式检索服务平台是一个旨在为用户提供 OA 资源检索和全文链接服务的公共服务平台，为非营利性项目，由中国教育进出口公司管理。用户在使用 Socolar 时，注册用户可以享受该平台所能提供的个性化服务；用户只要可以访问互联网，就可以不受任何限制地访问该平台。该平台是中文网页，收入的目录可以用中图法分类和其他分类方式查找，可以进行注册，以便得到个性化服务。需要注意的是，链接到最后能否获取全文，取决于平台链接的有效性、用户网络是否允许境外访问两个因素。目前还无法保证链接的 100% 有效；有些 OA 期刊会在一段时间后变成非 OA 期刊；OA 版本和订购版并存的期刊，在内容和出版时间上都会有差别。

（11）cnpLINKer（http：//cnplinker. cnpeak. com）　cnpLINKer 中图链接服务是由中国图书进出口（集团）总公司开发并提供的国外期刊网络检索系统。除为用户提供快捷灵活的查询检索功能外，电子全文链接及期刊国内馆藏查询功能也为用户迅速获取国外期刊的全文内容提供了便利。目前的主要功能有：

1）myLINKer 个性化服务功能　有"我的链接"和"我的订单"。"我的链接"中有文章收藏、全文收藏和期刊收藏服务功能，读者可以把检索到的文摘、文章和期刊收藏起来。"我的订单"提供订阅推送、订单查询等功能，主要为图书馆订购服务。

2）电子全文链接　在"期刊浏览"菜单下的"本馆期刊"项目中，可以查看该馆所订购的原版期刊，并可查看免费上网期刊的全文。通过标注年代提供用户访问基于 Web 的全文电子期刊的链接通道。网上浏览或保存全文（PDF 格式）需使用 Adobe Acrobat Reader 软件，用户要事先安装（建议使用 4. x 的版本）。存盘后的文件也需用 Acrobat Reader 软件阅读。

3）国内馆藏查询　在篇名目次后面的"馆藏"提供期刊目前在国内各大图书馆的馆藏情况说明，用户可了解到该刊在国内的馆藏情况，从而选择借阅。

（12）开放阅读期刊联盟（http：//www. oajs. org）　是由中国高校自然科学学报研究会发起的，在网站上提供全文免费阅读，或者应读者要求，在 3 个工作日之内免费提供各自期刊发表过的论文全文（一般为 PDF 格式）。读者可以登录各会员期刊的网站，免费阅读或索取论文全文。现共有 16 种理工科类期刊、3 种综合师范类期刊、3 种医学类期刊和 1 种农林类期刊。

（13）汉斯开源国际学术期刊（http：//www. hanspub. org）　汉斯出版社是一家国际综合性开源学术期刊出版机构，目前已有国际开源中文期刊 80 余本，所有期刊都是开源的（Open Access，OA），可免费下载所有期刊全文（无并发户限制），所有期刊均回溯至创刊。

（14）OALIB（http：//www. oalib. net）　是 Open Access Library 的简称，即开放存取图书馆，致力于为学术研究者提供全面、及时、优质的免费阅读科技论文。其论文涵盖数学、物理、化学、工程、生物、材料、医学和人文科学等领域。同时，OALIB 也在不断努力，增加论文数量，让更多的免注册、免费用的 OA 文章可以加入 OALIB。

三、文献类型标识及若干免费的英文文献网站

（一）文献类型标识

文献类型标识是标示各种参考文献类型的符号。参考文献的著录应执行 GB779-87《文后参考文献著录规则》及《中国学术期刊（光盘版）检索与评价数据规范》的规定，论文著者应用以下文献类型标示码，将自己引用的各种参考文献的类型及载体类型标示出来。根据 GB 3468-83《文献类型与文献载体代码》的规定，常用文献类型以单字母标识，电子文献以双字母标识，参见表 10-6。

表 10-6　常用文献类型标识

单字母标识	期刊［J］(journal)，专著［M］(monograph)，论文集［C］(collected papers)，学位论文［D］(dissertation)，专利［P］(patent)，技术标准［S］(standardization)，报纸［N］(newspaper article)，科技报告［R］(report)
双字母标识	磁带［MT］(magnetic tape)，磁盘［DK］(disk)，光盘［CD］(CD-ROM)，联机网络［OL］(online)
电子文献载体 ［文献类型标识/载体类型标识］	联机网上数据库［DB/OL］(data base online)，磁带数据库［DB/MT］(data base on magnetic tape)，光盘图书［M/CD］(monograph on CD-ROM)，磁盘软件［CP/DK］(computer program on disk)，网上期刊［J/OL］(serial online)，网上电子公告［EB/OL］(electronic bulletin board online)
专著、论文集中的析出文献	［A］
其他未说明的文献类型	［Z］

（二）若干免费的英文文献网站

1. 学术英文资料

（1）美国国家生物技术中心　即 National Center for Biotechnology Information，简称 NCBI，是美国国家医学图书馆（NLM）的一部分（该图书馆是美国国家卫生研究所的一部分）。NCBI 保管 GenBank 的基因测序数据和 MEDLING 的生物医学研究论文索引。所有的这些数据库（生物、医学、药学等）都可以通过 Entrez 搜索引擎在线访问。PMC 搜索入口（在 Search 下拉列表中找到）可以找到全文的免费文献。其他入口也有部分文献可查看全文，如 PubMed，右上角会有"Full-Text Article"。

网址：http：// www. ncbi. nlm. nih. gov

（2）High Wire Press　是世界上最大的可免费提供生命科学、医学文献全文文献的网站之一，收录的期刊覆盖生命科学、医学、物理学、社会科学等学科。通过该界面可以检索 MEDLING 收录的 4500 种期刊中的 1200 多万篇文章，可看到文摘题录。其主页界面友好，部分期刊（free ISSUES）在一定时限内（过刊）可免费提供全文。另外，部分期刊（free TRIAL）在一个特定时间前可免费提供全文，少数期刊（free SITE）全部论文均可免费提供全文。

网址：http：// highwire. stanford. edu

（3）Literature　综合类。类似于一个文献搜索的搜索引擎。"Free Full Text"一栏值得关注，提供了一些全文免费文献的搜索入口。

网址：http：// www. literature-free. com

（4）Google 学术搜索　提供广泛搜索学术文献的简便方法，可以从一个位置搜索众多学科

和资料来源，如学术著作出版商、专业性社团、预印本、各大学及其他学术组织的经同行评论的文章、论文、图书、摘要和文章，可帮助确定在整个学术领域中相关性最强的研究。此外，在搜索结果中还提供网页快照、被引用次数、相关文章、导入 EndNote 等功能。

网址：http：//scholar. google. com

2. 普通英文资料

（1）Wikipedia 即维基百科，英文大百科全书。

网址：http：//www. wikipedia. org

（2）Archive 资源丰富，被称为网络的"黑洞"。

网址：http：//www. archive. org

（3）Encyclopedia 英文大百科全书，类似于 Wikipedia。

网址：http：//www. encyclopedia. com

（4）Answers 搜索引擎 Answers 做的百科。

网址：http：//wiki. answers. com

第二节　文献综述

文献综述（literature review）是就某一科学问题全面收集大量国内外相关文献资料，继而对文献资料进行筛选、分析、整理、总结而创作的一种科研文体。文献综述分为学术性综述和论文综述两种类型。学术性综述是在大量收集原始文献资料的基础上，经过阅读、分析思考和综合归纳，对一定时期内某个学科或专题的研究成果和进展进行系统、全面的叙述和评论的科研文体，属三次文献。论文综述指研究生学位论文中的文献综述，是研究生学位论文的重要组成部分，一篇优秀的论文综述经过加工亦能成为一篇优秀的学术性综述。

一、文献综述的目的、类型与特点

文献综述主要包括两个方面，即对文献的"综"和"述"。"综"即搜集与整理，是基础、继承；"述"为分析与总结，是提高、创新。

1. 文献综述的目的与意义

（1）人才培养（training） 在文献的搜集、整理、归纳和总结过程中，培养和提高了学生分析和解决问题的能力、检索和鉴别文献的能力、文章的写作水平和能力。与此同时，拓展了学生的知识面，有利于学生对相关领域的专门知识的了解和掌握，为毕业论文的撰写及未来临床、科研或教学能力的培养与提高奠定了基础。在对外文文献的检索和阅读过程中，提高了学生的外语水平和外文文献的翻译及撰写能力。

（2）科学研究（scientific research） 文献综述主要包括两个方面："综"和"述"。"综"反映了某一领域或专题的历史背景、研究现状和未来可能的研究方向、热点及焦点。"述"是在"综"的基础上，作者对"综"进行分析与总结，明确当下问题之所在，为个人的研究选题指明方向，为个人学术观点和科研设计提供论据。"综"的阐析除了为"述"提供正面信息外，也为作者或读者提供避免重复研究的相关信息和依据，避免了人力、财力、物力和资源的浪费，同时为科研课题的设计和高水平论文的撰写提供依据。对于研究生的论文综述而言，其主要目的除了为毕业设计或论文撰写提供研究背景、现状及科学前沿动态外，主要在于为毕业论文的撰写和观点阐析提供文献支撑。

2. 文献综述的类型 参见表 10-7。

表 10-7 文献综述的类型

分类标志	类型	特点
创作方法和材料组织形式	纵向式	围绕研究专题，按时间先后顺序或专题自身发展规律进行动态性轴向撰写
	横向式	就某一专题的现状、观点等为轴心进行的描述、比较和分析，进而阐发新观点、新理念、新思路、新方法等
	纵横式	纵向上要求跨度大，背景资料丰富，阐述历史背景。横向上要求资料充分、权威，学术观点创新性强，科学、真实、可靠
综述内容	动态性	主要反映某一学科领域或某一专题在某一阶段的研究情况
	成就性	撰写医学科研领域内某一学科领域或某一专题的新成就、新技术、新进展
	展望性	主要是撰写某一学科领域或某一专题的今后发展趋势。着重介绍对未来的预测和对策，也包括对一些不同预测意见的反应
	争鸣性	对几种不同的有代表性的意见进行分析和归纳。原文的观点与作者的观点要严格分开，尽可能不去评价他人，让读者去识别真伪优劣

3. 文献综述的特点 取决于文献综述的创作目的与意图，概述如下。

（1）学术性综述的特点

1）时效性（timeliness） 无论是何种综述都要求收集的文献资料尽可能的全面，无论是历史性的还是当下的，越全面越能整体了解与把握某一领域或课题。无论是标书撰写，还是文献写作，文献的收集主要集中在近 3~5 年，尤其是文献检索截止到完稿时分，更具有权威性和说服力，因此文献综述具有时效性的特点。

2）客观性（objectivity） 文献综述的撰写除了时效性的特点外，更要注重索引文献的客观真实性，这就要求作者在文献收集时要检索并亲自阅读原始文献，即一次文献。这样才不会断章取义、以讹传讹，避免原创学术观点的非人为性扭曲，这样创作出来的文献综述才具有科学性和说服力。

3）继承性（inheritance） 文献综述包括了"综"和"述"两个方面，继承性主要体现在"综"，即站在前人研究成果和文献资料的基础上，分析、总结继而激发作者的灵感，产生"述"——创新。

4）创新性（innovative） 在继承性——"综"的基础上，进行"述"，对前人的研究成果进行分析、总结，甚至是客观的批判，从而产生新观点、新思想，这就是创新性之所在。创新性是文献综述的灵魂，尤其是研究生论文综述的撰写。如果论文综述的撰写没有创新性，说明毕业设计及毕业论文缺乏创新性，所进行的科学研究无显著的科学意义，可能属于重复性研究。

（2）论文综述的特点

1）目的性 论文综述是在导师的指导下确定了研究方向及目标的情况下开始撰写的，需围绕开题报告和毕业论文科研主体部分撰写，目的性较强，写作意图明确。

2）规范性 写作形式相对固定，应依据研究生管理条例，同时要符合本校研究生管理办法，包括综述的字数、篇幅、格式、参考文献的数量及格式等具体要求。

二、文献综述的格式内容

由于文献综述的文体及写作目的的特殊性，决定其格式内容不同于其他科研文体。总体而言，文献综述具体包括题目、作者及单位简介、摘要、关键词、前言、主体、总结和参考文献八个部分。

对于研究生论文综述而言，在其作者简介中应包括指导教师的简介。由于论文综述的主要写作意图是为了毕业论文后续写作奠定基础，因此在论文综述的写作过程中围绕着毕业论文的研究方向和内容撰写，并且写作重点在于前言、主体、总结和参考文献四部分。但是，题目也是非常重要的，题目要求简要、准确、新颖。对于研究生论文总数而言，题目越精准越好，这样有的放矢，突出主题。对于论文综述而言，往往需要精准到某项具体研究、具体指标，为毕业设计或毕业论文后续写作铺垫。

1. 前言（preface） 篇幅不宜过长，一般 200~300 字，主要是说明写作的目的，介绍有关的概念及定义以及综述的范围，扼要说明有关主题的现状或争论焦点，使读者对全文要叙述的问题有一个初步的了解。即说明为什么要写这篇综述，要解决哪些问题，有什么意义，让读者或论文评阅人对全文有整体的认识。

2. 主体（subject） 主体部分是文献综述的核心，要围绕主题，突出主题。根据文献综述分类的不同，主体部分的写作方法也大致分为三类：纵向式、横向式和纵横交织式。无论是采用哪种写作方法，主体部分主要体现"综"和"述"两大方面。"综"即围绕主题，将收集到的相关文献资料进行有机的组织与整理，阐明与主题相关的历史背景和研究现状，切忌进行流水账式简单的文献罗列或介绍，文献综述不是读书笔记。在此基础上进一步完成"述"的前半部分，即在"综"的基础上，对文献事实加以总结、分析与评述，归纳并阐明未来可能的研究方向、热点及焦点，为下一步阐明作者的个人观点奠定基础。

3. 总结（summary） 总结即是在主体的"综"和"述"基础上，对文献综述全文进行总结与浓缩，继而完成"述"的后半部分，即将主要论点和论据加以概括总结，客观地分析前人的研究成果，指出目前存在的问题，阐明作者的学术观点。对于研究生的论文综述而言，总结部分主要是画龙点睛，为毕业论文的主体科研部分提供理论依据，为科研成果的阐述奠定理论支撑，同时突出毕业论文设计和研究成果的科学性、必要性和创新性。

4. 参考文献（reference） 参考文献要真实可信，要引用一次文献，尊重原创，并且文献要全面，由史及今，尽量不要漏掉经典文献。同时要注意所引文献的科学性、权威性、代表性和创新性，从而撰写的文献综述才具有时效性、客观性、继承性和创新性。参考文献的具体格式要遵从《文后参考文献著录规则》，但也要参考出版单位的具体要求，对于毕业论文而言，要结合各高校研究生答辩及论文撰写的具体要求。

三、文献综述的写作步骤

文献综述的撰写遵循"定向选题→搜集文献→分析文献→确定大纲→撰写成文"的创作思路，参见图 10-1。

1. 定向选题 无论是一篇文章的写作，还是一项研究的设计，选题非常重要。选题虽然不是精准到某个指标、某个通道，但决定了文章或研究的大致区向。确定大致区向后，经过文献调研后才能够确定文章或研究的确切方向。然而，选题往往由个人的研究爱好、兴趣或需要决定，但要求选题具有实效性、可行性、科学性和创新性。

对于研究生而言，开题报告撰写之初涉及定向选题的问题，但是由指导教师把关、指导。对于论文综述而言，往往是在完成了科学研究之后、毕业论文撰写之前这一阶段，选题往往早已确定，甚至论文撰写所涉及的具体指标也已确定，因此论文综述的撰写往往已经确定好了主题。选题的

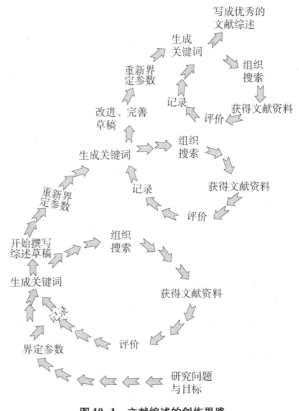

图 10-1 文献综述的创作思路

具体方法和原则参见本书第十一章"医学科研假说及选题"。

2. 搜集文献 文献检索要求具有科学性、权威性、代表性和创新性。从时效性角度来说，以近 3~5 年的文献为主，出自核心或知名期刊、权威论著、经典或优秀硕博论文、专职部门的研究报告等文献。

3. 分析文献 首先要对已经收集到的全部文献进行初步的浏览与筛选、整理与分类，过滤掉与主题关系性不强的文献。在初步浏览、筛选过程中，对某些论点或学术观点不充分的文献，要进行二次补充性文献搜集。通过浏览文献的摘要和总结部分，即可对文献有个整体的把握，是留是删一目了然。同时，在文献的整理和分析过程中会出现大量的二次、三次文献，以此为线索再次进行必要的、指向性的一次文献的搜集，从而全面汇集高质量、原创性文献，为进一步的文献精读、分析和整理、拟定大纲和文章的撰写提供原始文献资料。在此基础上，要对收集整理好的文献进行必要的精读，对于不同文献的不同结果、不同的学术观点，要进行对比、分析，并作出判断和鉴别，而不是盲从。此外，要做好阅读笔记，在此过程中要尊重作者的原创性成果，勿要断章取义。在精读过程中要做好精读笔记，笔记中一定要将一次文献的作者姓名、题目、期刊名称、年份、卷（期）、页码等做详细记录，为后续的参考文献的撰写积累原始资料。文献的分析与研究方法及管理软件应用参照本书第五章"科研常用IT的工具"。

4. 确定大纲 经过对文献资料的整理和加工，要确定撰写大纲，即文献综述的初级目录。撰写大纲要详细到三级标题的程度，从而确定文献综述的撰写骨架。在初步确定大纲的基础上，要反复推敲，仔细修改，尽量达到满意的程度，一旦修改过程中发现不足之处，就需重新搜集、整理文献，进行反复加工，直至满意。

5. 撰写成文　在构思明确、文献资料齐备的情况下，便可以组织材料撰写成文。在文献综述的撰写过程中，围绕综述的三种分类进行材料组合，并客观地对前人的研究过程、结论以及相关数据等重要成果进行分析、总结，将研究进展的方法或者相关问题予以清晰的表述，揭示现有研究中的不足，提出建设性的思考，尽量一气呵成，然后再反复推敲、修改、再加工，以防创作思路的断续，影响文章的整体性。初稿完成后，再仔细润色词句及文法的书写与表达，尽量客观、真实地反映文献资料的原创观点和作者自己的学术观点，突出文献综述时效性、客观性、继承性和创新性的特点。

第十一章　医学科研假说及选题

恩格斯指出："只要自然科学在思维着，它的发展形式就是假说。"科研假说作为科研立题的核心，发挥着指导科研的关键作用，但其正确与否必然要通过科研实践来证实。

第一节　医学科研假说

假说是根据一定的科学证据和科学理论，对所研究的问题提出假定性的说明或探索性的解释。医学科研应先有假说，后有设计/调查、实验、临床观察工作，后续工作只是验证假说的途径，因此，建立假说是科研选题、设计的核心环节。

一、假说的概念、特征与类型

1. 假说的概念　假说（hypothesis）是根据科学事实和科学原理，通过科学抽象和逻辑推理等科学思维方法，对所研究的自然现象及其规律提出的一种假定性推测和说明，是自然科学理论思维的一种重要形式。假说是科学研究的一种基本方法，也是建立和发展科学理论的一种途径。假说通过解释和预见这两个功能来解释世界和指导人类的实践，并以此来检验和证明自身的正确性。

（1）解释功能　假说能够对已存在和发生的事物现象作出假定性解释和说明，这是形成科学理论的基础。

（2）预见功能　假说是指导科学实践并接受实践检验的前提，也是假说转化为理论的一个关键性标志。

2. 假说的特征

（1）科学性　假说是以一定的科学事实为依据，以科学理论为前提而提出来的。

（2）创新性　假说的提出是研究者创造性思维活动的表现，体现了突发、飞跃、新奇的创新性特性。科学的发展是在前人基础上的再创造，所以任何假说都会被新的假说所超越。

（3）推测性　假设是对外界各种现象的猜测，尚未达到确切可靠的认识，有待于进一步通过科学研究来检验或证实。

（4）客观性　假说成立与否的判断标准是以客观研究结果为唯一依据，如果研究结果中某些证据与科研假说不符，则需修改科研假说；如果所获证据与科研假说完全违背，则要推翻旧的科研假说，重新论证并提出新的科研假说。

（5）逻辑性　假设不是经验事实的简单堆砌，而是由概念、判断、推理构成的逻辑体系。

（6）多样性　即对同一现象及其规律可以作出两种或多种不同的理论假设。

3. 假说的类型 参见表11-1。

表 11-1 假说的类型

分类标志	类型	概念
复杂程度	描述性假设	是关于对象的大致轮廓和外部表象的一种描述。目的是向人们提供关于事物的某些外部联系和大致数量关系的推测
	解释性假设	揭示事物的内部联系，以说明事物的原因
	预测性假设	对事物未来的发展趋势的科学推测
变量关系变化方向	条件式假设	指假设中两个变量有条件关系，在表述上采用"如果……那么……"的标准逻辑句型
	差异式假设	指假设中两个变量之间在一定程度上存在差异关系
	函数式假设	指假设中两个变量之间存在因果共变关系，用数学形式表达，即 $Y=f(x)$
假设性质	一般假设	推测一般种类之间关系的假设，指向普遍、抽象、可推广的事例
	特定假设	推测特定对象之间关系的假设，指向个别、特定、具体的事例
	虚无假设	又称统计假设，通过事实的检验来否定自己，否定了虚无假设，结果的倾向性也就明显地显现出来
变量关系的倾向性	定向假设	在陈述中示意假设结果的预期方向，指出变量之间差异的特点和倾向
	非定向假设	在陈述中不提示假设结果的预期方向，而是期望通过收集数据、检验结果来揭示变量间的差异，常用虚无假设来表示

二、假说的形成方法与建立步骤

1. 形成科研假说的一般方法 科研假说的形成应在客观事实的前提下以科研思维作为基础，科学思维包括非逻辑思维方法（如形象思维、想象、灵感、直觉等）和逻辑思维法（比较、分析、综合、概括、抽象、归纳、演绎等），逻辑思维法通常有以下三大方法：

（1）比较分类 比较法是确认认识对象间异同点的思维方法；分类法是根据认识对象的异同点将认识对象区分为不同类别的思维方法。比较与分类互为前提、互为因果。比较研究的主要目的是揭示事物间的不同点，可进行同类比较、空间比较、时间比较及质与量的比较等。分类法是在比较的基础上将事物分为不同的类别。

（2）分析综合 分析是将整体分解为多个局部，或将复杂事物分解为简单要素的研究方法；综合则是相反的思维过程和方法，即研究过程中将复杂的线变为易于分析的点，并重新将众多的结果综合为线，最后将各个部分组合成一个整体，这个综合过程是对复杂事物现象的规律性作出的合理解释。分析的方法可以用定性分析、定量分析、层次分析、结构分析等。综合的方法则是概念综合、模型综合、原理综合等。

（3）归纳演绎 归纳是由个别事实到一般原理或结论的思维方法。归纳法又分为求同法、求异法、剩余法、共变法及类比法等手段。演绎又称类推，是利用已知规律来推论未知事物的方法。归纳和演绎的关系是：没有归纳就没有演绎，演绎源于归纳；通过归纳得出的规律和理论的必然性需要应用演绎加以论证，参见图11-1。

2. 建立假说的步骤 一般分为下述三个步骤：

（1）发现已知事实与已有理论之间的矛盾 即根据客观事实，从中发现已知事实与已有理论之间的矛盾。例如，李政道和杨振宁发现了爱因斯坦的宇称守恒定律在弱相互作用

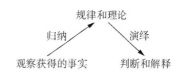

图 11-1 归纳和演绎的关系

下不成立，就是从介子的衰变与宇称守恒定律之间的矛盾开始的。

（2）提出科学问题 爱因斯坦指出："提出一个问题比解决一个问题更为重要，因为解决问题也许仅仅是一个数学或实验上的技能而已，提出新的问题、新的理论，从新的角度去看旧问题，却需要创造性的想象力，而且标志着科学的真正进步。"

（3）建立假说 以假设为线索，在提出问题的基础上，不断进行初步观察、实验，在想象、直觉、灵感、分析、综合、归纳、类比等多种因素作用下，对科学问题进行初步解答，提出尝试性的理论来对其进行解释，逐步形成一个结构比较完整、逻辑比较严谨的假说体系。具体来说，假说应满足四个条件：①对存在的理论和事实的矛盾给出一个令人满意的方案；②不仅可以解释新理论无法解释的事实，而且能解释旧理论已经解释的事实；③对有关的旧理论作出明确评断，即肯定或否定、限定或修正，并以新的观察或新的实验以资验证；④这个假说在逻辑上应是完备的、一致的。

3. 建立假说的注意事项

（1）大胆创新 建立科研假说应有根有据，同时还要大胆设想；另一方面，科学假说是对原理论的挑战，具有标新立异的特点，因此不要为那些常识性的推理或权威性的见解所束缚，要敢于想别人没有想到的问题，建立科学假说应突出创造性或创新性。

（2）紧抓机遇 尽可能多了解和熟悉相邻学科的理论知识和相关专业知识，关注那些已知理论尚不能解释的事实和现象，及时把握研究动态和发展方向，要重视科学探索中的"机遇"，随时记录自己"思想闪光"的点滴机遇。

（3）理论思维 注意培养和锻炼自己的判断力和想象力，养成良好的科学思维习惯，对一切未经科学实证的现象积极主动进行科学思维。

三、验证假说的原理及原则

假说的验证通常要经过推演阶段，以假说为前提，合乎逻辑地推出一个或一些可以直接加以验证的判断结论，该结论被证伪则假说就被推翻，但该结论被证实则假说得到一定程度的支持，从假说推出的诸多结论如果反复得到验证，假说就逐渐接近科学原理。因此，其验证过程中会不断对原来的假说进行修正，将已被证伪的内容删掉，将新发现的内容补充进去，从而形成新的假说，假说就是在这种不断修正的过程中一步一步接近真理的。

1. 以事实为依据 科学假说检验的唯一标准是以事实为依据。当科研假说与研究结果发生矛盾时，如事实能够肯定，应当对科研假说进行修正或放弃。固执己见，坚持主观偏见，不愿接受客观事实，必将使科研假说失去科学价值，相反还会阻碍科学的发展和进步。

2. 谨慎对待检验结果 在得到预期的实验结果后，研究者应持细心、分析、谨慎对待的求实作风，谨慎检验科研假说中哪些符合事实，哪些不符合事实，以确定科研假说的适用范围和存在的局限性，并及时修订科学假说，以便科研假说的进一步检验完善。若未得到预期结果，研究者要认真分析实验条件、操作程序是否符合要求，实验过程中是否存在其他干扰因素等，从中找出原因，重新验证。若得到与预期结果相反的实验结果，确定实验结果是真实、可靠的，则需放弃原科学假说，重新论证和建立科学假说。

3. 假说检验需要逐步深化 科研假说遵循"实践—认识—再实践—再认识"的规律。即使科研假说已经得到充分验证并上升为科学理论，随着科学和社会的发展，也需要不断更新与发展。例如，遗传中心法则的更新。

第二节　医学科研选题

科研选题指在特定的、具体的科学领域中，选择和确定那些尚未认识而又应探索和解决的科学问题，作为自己研究的对象。培根指出："如果你从肯定开始，必将以问题告终；如果从问题开始，则将以肯定告终。"科研选题是对整个科研工作全部内容和目标的高度概括，它关系到科学研究的方向、目标和内容，影响着科学研究的途径和方法，决定着科研成果的水平、价值和发展的途径，集中体现了科研人员的科学思维能力和科学研究水平。

一、医学科研选题概述

1. 选题的定义　选题指提出一个有待解决的问题，并且有一套借助文献资料和个人工作经验，经过分析、归纳、类比和推理等科学思维程序而形成的科学假说及掌握证实这一假说的有效方法和实验手段。其中包含三个关键词：一个有待解决的问题——问题；一个对问题的理论解释——假说；一个证实理论的切实手段——技术路线和方法。

2. 选题的指导思想　坚持以中医理论为指导，密切结合临床实际，充分运用现代科学方法，突出中医的特色和优势。中医学有其自身的科学内涵和学术结构，能以其独特的思维方式、理论和方法，保证科研选题的科学性和先进性；以临床疗效为基础，将基础理论与临床研究相结合，保证设计方案的实用性和可行性；以继承和发扬中医学为目的，在继承的基础上创新，保证科研设计的创造性和前瞻性。所以，中医科研的选题，一定要正确处理好现代医学科学和发展中医特色的关系，使中医整体观念、理法方药和辨证论治等特色得到发扬。

3. 选题的意义　选题是选择和确定研究课题的过程，也是决定论文成功的关键，选题能力是科研工作者的重要素质之一。

4. 选题的原则　中医科研是医学科研的重要组成方面，既有医学科研的特点，又有其独特的思维方式、思想理论。选择中医科研课题时，要遵循下述原则：

（1）可行性　指具备完成和实施课题的条件，从研究内容到研究方法都要可行。科研人员要从实际出发，充分考虑自身所具备的主观条件（如研究经验、能力素质、研究方向、专业特长、知识积累等）和客观条件（所需设备、资金等），保证课题按期进行。为保证课题的顺利实施，选题时应做到：①正确评价研究者的知识结构和水平、研究能力、思维能力及个人素质；②正确评价客观条件是否具备，包括研究手段、经费支持、研究时间、研究对象来源、伦理问题、协作条件等。

（2）科学性　即有一定的事实根据和科学的理论依据，主要体现在三个方面：①选题有依据；②符合客观规律，实事求是；③科研设计应科学，符合逻辑性。因此，在确定课题前，应阅读大量文献，了解有关研究题目的历史和现状，吸取别人的实践经验，掌握新发现的规律。医学科研课题的科学性体现在确定课题是否有科学依据，研究结果能否为以后的医学实践所证实，能否切实回答和解决有关的医学问题。

（3）先进性　科学研究是在前人取得研究成果的基础上进行的，不继承前人的理论观点、思维方法和研究成果，不研究探索前人没有解决的问题，不突破前人的观点、学说和方法，只是重复，就无先进可言。选题的先进性的一般标准如下：

1）补白性选题　该课题前人没有研究，至少是国内医学界没有做过研究，可填补某一领域的空白。

2）开拓性选题　该课题前人虽然有所研究，但成果很少，仅有几篇一般性文章，或者仅研究其个别部分、个别侧面而不是全部，本研究将拓宽研究范围，加深研究程度。现在提出新问题、新理论、新方法，是对前人的研究的发展或补充。

3）问题性选题　该课题是医学实践中出现的新情况、新问题，过去没有或没有意识到，当然更谈不到研究，现在提出这一问题本身就具有价值，标志学术研究的进步。

4）超越性选题　前人已经做过很多研究，可能已经形成假说，但本课题总结实践中的新经验，回答了实践中的新问题，所得出的研究结果远远超过了前人所达到的程度和水准。

5）总结性选题　该课题在不同时代、不同国家都有很多研究成果，不同的研究都有所侧重，有其局限，有所不足，本研究在前人所取得的研究成果基础上集其大成，做系统、全面、深入、带总结性的研究。

（4）实用性　即研究课题要有一定的实用价值。鉴于中医科研目前的水平、规模和条件，在科研选题时，应在不低估基础研究的重要意义的同时，更要强调和重视解决中医实践中的实际问题。在讨论实用性时，要正确看待理论与实践、基础与应用、远期效果与近期效果、理论研究与总结经验的辩证关系。

（5）自明性　"知己知彼，百战不殆。"学术研究也是如此。前述四项原则的目的是做到"知彼"，即了解研究对象。第五项原则是要"知己"，了解自己的长处和短处，尽可能回避自己的短处，尽可能发挥自己的长处。主要考虑三个方面：①是否擅长思辨研究；②是否擅长实证性研究；③掌握外语的种类及程度；④专业知识上的长处和短处。

5. 选题的步骤　科研选题步骤就是选题的思维过程，一般来说，课题选择没有固定的步骤，根据医学课题选择的实践与经验，归纳为以下步骤（图 11-2）。

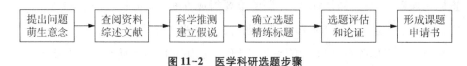

图 11-2　医学科研选题步骤

6. 课题界定　是对课题中的一些关键概念下比较明确的定义。简单地说，就是课题题目的解释，内容包括：①课题的涵义（简洁明了）；②课题的内容（简洁明了）；③课题研究的范围（把握好度）；④课题研究的对象（明确，不能泛指）；⑤课题研究的方法；⑥课题题目的名词解释应规范、正确。

课题界定，一方面可以使该课题研究在确定的范围内开展，使课题思路明确清晰，具有可操作性，使研究成为一个有确切涵义的问题，具有科学性；另一方面，便于别人按照研究者规定的范围来理解研究结果和评价该研究的合理性。因为在中医科研和实践中，许多概念说法不一，观点各异，所以不下明确定义就无法显示研究目标。

对一些关键概念给予界定，也称为"给变量下抽象定义"，即对变量的内涵作出明确说明。在实际研究中，通常用确定变量结构指标的方式来给变量下抽象定义，即分析一个变量的内容性质、范围角度结构，也就是说，从哪些方面或哪些角度对变量进行研究。

二、中医基础研究的选题方法

基础研究，指认识自然现象，揭示自然规律，获取新知识、新原理、新方法，探索新的领域的研究活动，如 DNA 研究、基因研究等。中医基础研究在继承传统研究方法的基础上，运用现代科学技术手段，对中医进行理论与实验研究，以阐明其科学内涵，提高中医学术水平，促进中医学术发展为目标。中医基础研究的重点是病因、脏象、证候、治则、治法、方剂配伍规律等基础理论研究。其选题方法主要有以下几个方面：

1. 重点基础研究　根据中医基础理论研究现状，选择对中医发展有重大影响并有研究基础和优势的研究领域，瞄准中医学科发展的前沿进行重点基础研究。如采用现代科学语言进行中医基础理论的概念、定义及使用范围确定、学科特征的表述等研究，为科学划定学科、界定学术内涵，完善和发展中医基础理论提供科学依据。如子午流注、中医生理学、中医病理学、中医诊断学的理论与实验研究；中医治则的理论与实验研究；中医自然辨证法的研究；中医文献学的研究。

2. 脏象学说研究的选题　要注重采用现代科学手段阐释脏腑作为一种功能结构，对人体整体稳定协调和适应特性所发挥的作用及其机制的研究，从新的角度去揭示生命活动现象、规律及调控机制。

3. 中医证候研究选题　证候是机体在致病因素作用下的整体综合反应，是疾病病理本质个体化的反应，是中医基础理论研究的关键问题。证候研究选题应注重从八纲证候和有代表性的证候入手，要注意病证的统一，从功能性疾病研究"证"的病理生理基础，以及医源性证候与原发性证候的异同等。可采用文献整理、临床流调和实验研究方法，从证候的核心特征、演变规律进行规范化研究；从典型方证、病证结合的临床实践出发，探索证候与疾病的关系、辨证论治的作用规律及机制研究；还可以采用分子生物学技术和理论，从分子水平阐述证候的现代生物学基础和机制。如中医"证"的实质研究、中医病证模型研究等。

三、中医临床研究的选题方法

中医临床研究属于应用研究的范畴。中医临床研究的重点是：常见病、多发病、疑难病、病毒性疾病、重大疾病，要充分发挥中医对这些疾病的治疗优势和特色，以产生新疗法、新方案、新设备和新药为目标，促进中医防治疾病水平的提高。

1. 从临床实践中选题　临床疗效是中医赖以生存的基础，也是中医科研的出发点和落脚点。临床实践中有大量未知或尚未解决的问题，要善于从临床中发现问题、提出问题，学会抓住在临床工作中经常遇到的难题和难以解释的问题进行分析，追根溯源。朱利安·赫胥黎（Sir Julian Sorell Huxley，1887—1975）指出："我要做的是叫我的愿望符合事实，而不是让事实与我的愿望调和。你们要像一个小学生那样坐在事实面前，准备放弃一切先入之见，恭恭敬敬地照着大自然的路走，否则，就一无所得。"

2. 从中医特点中选题　经历 2000 多年的临床实践，中医学总结了一整套关于病因、诊断、治疗和预防疾病的理论、方法和措施，无论是在指导思想还是研究方法等方面都有其自身的特点。因此，在进行中医临床研究的选题时，一定要保持中医特色，充分发挥中医的优势。选择中医防治有特长或具有低毒增效、改善生命质量作用的研究，如免疫功能低下、衰老及退行性病变的防治等。

3. 从项目指南中选题 国家指导性科研课题均给出申报指南，明确提出鼓励研究的领域和重点资助范围，详细提出一系列可供选择的研究项目和课题。申请人应仔细阅读项目指南，学会使用指南，领会指南的精神实质；瞄准市场，结合国家国民经济建设和发展中最关键的问题，及时收集科技信息，了解前沿技术及发展动态，在此基础上，可以根据自身条件选择适合自己的研究课题。

4. 从学术争论、学科的边缘交叉区选题 实践证明，医学发展在很大程度上依赖于其他学科新原理和新技术的发展，故学科交叉点选题已经成为时代发展的趋势。在百家争鸣的时代，学术争论必然存在，学术矛盾意味着新的研究领域的突破，留心存在争论的学术问题（文献报道相互矛盾、学术交流意见相左），深入分析争论产生的焦点，找出解决问题的思路和方法。

5. 从名老中医经验中选题 在中医科学研究工作中，应进一步做好中医临床经验的继承工作，特别是名老中医的临床经验和学术思想，仍需我们进一步努力继承与整理，从个性中找出共性，提高临床疗效。另外，对疗效确切的院内制剂、单验方及简便易行的诊疗技术亦当进一步整理、验证与推广，以丰富中医学术体系，提高临床诊疗水平。

四、中西医基础研究的选题方法

中西医结合的基础研究并非简单地用西医的研究方法去研究中医理论，它是将目前生命科学中最前沿、最热点的研究与中医研究联系在一起，如以分子生物学、生物信息学等有关的理论与方法为桥梁，在中医研究中发展相应的信息分析与整合手段，以便深入阐明以整体观、辨证论治为核心的中医诊疗规律，从多层次的信息中发掘中医的科学内涵，在系统层次上加深对于复杂性疾病的理解并提出新的防治途径。用现代技术包括现代医学知识和技术研究发展中医是中西医结合的核心内涵。根据中、西医两套理论体系的特点，寻找出中西医结合的最佳切入点，真正做到两者相互移植、相互渗透、优势互补，既有利于中医现代化的发展，又为西医学的研究提供新的途径，促进人类健康的发展。其选题方法和技巧有以下几个方面：

1. 中西医学之间的比较研究 两种医学有不同的文化背景，将两种医学不同的源头、发展轨迹、认知方式及临床思维，尤其是当前的形态及发展趋势进行多方位的比较，有助于对两种医学的特质进行深刻把握，有助于从对方的观点更好地理解自己，从而突出自身的优势，达到优势互补，从而扩展人们的视野，推进医学科学的多元化发展。例如，中医与西医对肿瘤的治疗各有优势，中医可以通过辨证施治，发挥扶正祛邪的作用，从而提高患者的抵抗力，具有减轻痛苦等功效；西医可以通过放化疗直接作用于肿瘤细胞，具有临床症状缓解快等优势。众多医家通过研究发现，在使用放疗或者化疗的同时，联合应用中药，减轻了放化疗的毒副作用，提高了患者的生活质量，在国际上被称为肿瘤治疗的中国模式。

2. 多学科融合探索中西医的结合点 以提高临床疗效和学术水平为核心，以中西医结合基础建设为基础，以研究中西医结合点为主线，积极探索，开拓创新，促进中西医结合学的理论和学科内涵建设不断向纵深发展。例如，通过现代科学技术把诊脉感觉用脉象仪等客观指标表示出来，把所见舌苔、舌质的变化通过西医检查手段，如病理形态学、细胞学、生物化学、血液流变学等方法客观地反映出来，并探求机理，将两者有机结合并不断创新，促进共同进步。

五、中西医临床研究的选题方法

中西医结合是我国独特的医学模式，中西医结合的临床研究是辨证与辨病相结合，功能辨证与形态辨证相结合，宏观辨证与微观辨证相结合。

1. 寻找西医治疗的空白点　在中西医结合的科研中，应注意"取长补短"，查阅已有的科研课题，寻找中西医盲点，结合中医的特点和亮点，寻找课题选取方向。

2. 寻找新的生长点　在信息来源多、病例丰富、病种多样的临床工作中，捕捉思维灵感，发现新线索，寻找细微的差异来扩大选题。

3. 从中医与西医的相似之处选题　中医与西医研究的对象是一致的，两者有许多相似之处，但这些相似之处常常需要现代科学的理论与实验依据来阐明。

4. 运用现代科学技术及实验手段对中医理论进行研究　中医要发展，应要引用现代语言来表述其基本概念和理论体系，中医实验研究的开展不仅对中医本身，而且对充实和深化西医学的内容有着重要意义。

5. 从中西医结合的理论差异中选题　由于中医和西医二者理论体系不同，所以出现较多的科研空白。在众多的差异或者空白区选题，结合自身的特点，紧紧围绕自己的专业强项，选取擅长的课题。

六、针灸康复治疗研究的选题方法

针灸康复是以中医理论为指导，在继承、发扬我国古代针灸学术思想、医疗实践经验的基础上，运用传统方法和现代技术研究经络、腧穴、针灸等方法的操作技能、治疗法则和临床应用的学科。针灸康复研究是中医特色，选题要与国际接轨，如果是捕捉科研前沿性的课题，最好设计周密，尤其是目的和结果的一致性、可获得性和可预期性。

1. 选题范围　要根据中医针灸基础理论和研究现状，选择对中医针灸发展有重大影响并有研究基础和优势的研究领域，瞄准针灸学科发展的前沿开展重点基础研究。如采用现代科学技术进行经络现象的研究，为科学划定学科，界定学术内涵，完善和发展中医针灸基础理论提供科学依据。

2. 选题的种类　科研选题有不同的类型，各类型选题的研究目的、设计要求及研究方法有很大的差别，资助经费的方式及强度也有所不同，研究者应当了解它们的特点，并结合研究方向及自身条件来决定选题类型。

（1）**基础研究**　以增加科学技术知识、解决未知领域的理论问题为目的，探索在中医针灸领域中带有全局性的一般规律的科学研究。这类研究的特点是一般不以具体应用为目的，探索性强，自由度大，风险高。由于未知因素多，在课题设计上要求有比较原则，对研究手段要求高。如中医针灸学中的经络现象、经络实质、腧穴功能与结构、经脉腧穴与脏腑相关、针灸作用的规律和原理、时效和量效等研究。

（2）**应用研究**　以应用为目的，针对中医针灸实践中的某一具体问题进行研究并提出解决问题的方案、方法。其特点是采用基础研究提供的理论和成果，解决具体的问题，因此实用性强，理论和方法比较成熟，风险较小，在课题设计上要求技术路线清晰，方法具体可行，成果具有推广价值。如针灸防治临床各科疾病的临床方案、疗效评估体系的研究。

（3）开发研究　以物化研究为目的，运用基础和应用研究的成果研制出产品，或对产品进行技术工艺改进的创造性研究。这类研究是采用较成熟的理论和技术进行产品研究，未知因素较少，风险低，成功率高，具有投资大、经济效益高的特点。如中医针灸诊疗仪器研制或改造等。除传统的针刺治疗外，还发展了许多新的有效的物理治疗方法，如"穴位理疗法"，即利用天然或人工的物理因子（包括电、光、声、磁、热及各种机械刺激）作用于经络穴位，引起双重反应，即穴位本身的特异性反应和该物理因子固有的生物学效应，可以提高健康水平，预防和治疗疾病，恢复健康的方法。

第十二章　医学研究设计

研究设计（research design）即根据研究目的，结合专业和统计学要求，对将要进行的课题工作进行全面的、科学的规划，制订出研究课题的具体实施方案。目的是保证研究的质量和研究目标的实现，确保结果可信，节省人力、物力、时间。

第一节　科研设计的要素

医学科学研究与其他自然科学研究的科研设计要素基本一致，由研究（受试）对象、研究（处理）因素和研究（实验）效应三个要素组成，也称科研设计（research design）的"三要素"。如何正确选择"三要素"，是科研设计的关键问题。例如，观察某中药的降压效果，某降压药为处理因素，高血压患者为受试对象，血压值的变化为实验效应（图12-1）。这些要素与专业的关系密切，亦称专业设计（specially designing）。

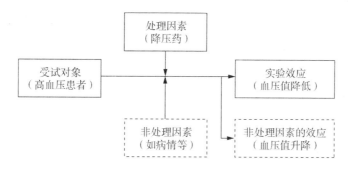

图 12-1　实验设计的三个基本要素

一、受试对象

受试对象（study subjects）又称研究对象，是处理因素作用的客体，即实验所用的动物、标本、患特定疾病的患者、健康志愿者等。受试对象的选择应根据研究目的与内容进行严格确定。如研究临床疗效时，受试对象为确诊为某病的患者；探索某种诊断方法时，受试对象为确诊为某病的患者和未患本病的人。

1. 受试对象的入选条件

（1）**基本条件**　受试对象应具有敏感性、特异性、稳定性和经济性。①敏感性：受试对象对被施加的处理因素应有较高的敏感性，容易显示效应；②特异性：受试对象对被施加的处理因素应有较强的特异性，排除非处理因素的干扰；③稳定性：受试对象对被施加的处理因素的反应有较大的稳定性，减少误差；④经济性：受试对象容易找到，费用低廉。

（2）特殊条件　①以人体为研究对象者：应考虑种族、性别、年龄（通常±2.5岁为同年龄组）、体重、职业、工种、工龄（±1年）、生理、精神状态、居住条件、生活习惯、家庭情况、经济以及社会因素等。②以患者为研究对象者：应考虑患者的一般情况、病种、病程、病期、病型、病情、病证以及治疗与护理情况等。③以实验动物为研究对象者：应考虑动物的种属、品系、窝别、性别、月龄、体重及健康、营养状态和饲养条件等。其中，动物的品系是特别重要的，动物品系不同，实验结果也有所不同，因而，在科研论文中应该标明动物的品系，在申报科研课题时，也应列出国家规定的动物实验条件级别的合格证书。④以离体器官、活体组织、分泌物、体液等为研究对象者：应考虑取材的条件、部位、新鲜程度和保存方法、培养情况等。⑤以细胞为研究对象者：来源于人或动物的细胞是深入研究生理或病理特点的材料。细胞有原代细胞和传代细胞两大类。原代细胞的反应与人或动物的反应特性相似，但来自不同个体的细胞有较大的差异，随着培养时间的变化，其反应也不够稳定；传代细胞的反应较稳定，但其反应与人或动物的反应有一定的区别。不同细胞株的特点各有不同，要根据研究目的加以选择。

2. 受试对象的标准化

（1）对象的选择应有一定的标准　例如，临床试验选择研究对象时，首先应明确西医诊断标准或中医证候诊断标准，符合纳入标准和排除标准等。同时，制定标准时，应有体征、化验或其他检查结果等客观指标。诊断标准定得越具体越好。其次，还应注意与某些疾病的鉴别诊断。最好使用国际或国内的统一病（证）型标准。在实际研究中，有时还可以根据实际情况自拟某些标准，但应详细说明。

（2）排除干扰因素　临床试验选择研究对象时，常需进一步精选对象，患者病情危重时，首先应考虑抢救，一般不宜作为科研对象。已知某种因素影响疗效时，可先规定某因素的入选范围，如儿童、成人 IgA 肾病的治愈率不同，故成人研究宜选 18 岁以上的成年人作为研究对象。当观察急性病的疗效时，应选择病程在一定范围内，且未经过其他主要治疗的患者作为观察对象。

3. 受试对象的集中性和代表性　首先是受试对象力求一致，以最大限度地缩小个体差异。其次是应考虑对象构成的均匀性，即所谓的齐同性或纯化对象。例如，原发性肾病的病理类型较多，有 IgA 肾病、隐匿性肾炎、微小病变、肾病综合征等，观察某药或疗法的疗效时，应当选择同种类的肾病才符合要求和具有研究价值。

4. 临床试验受试对象的选择

（1）临床试验选择受试对象的原则　根据国际疾病分类标准（international classification of diseases，ICD）和全国性学术会议规定的诊断标准选择患者。对于尚无公认诊断标准的疾病，可自行拟订标准，以书面形式明确规定并严格执行。

（2）临床受试对象应满足的条件　①对处理因素有较强的敏感性和特异性；②对处理因素有比较稳定的反应性；③可行性等。

（3）临床受试对象的选择要点

1）选择对干预措施有益无害的对象　不能选择已知可能对其有害的人群作为受试对象。例如，老人、儿童和孕妇一般不作为受试对象，因为他们比较敏感或容易产生药物不良反应而造成严重后果。

　　2）选择代表性好的人群　在明确疾病诊断的基础上，根据研究条件制定入选和排除标准，将符合纳入标准的受试者尽量顺序纳入，以使获得的结论具有较高的推广价值。

　　3）选择依从性好的人群　研究者可通过观察和谈话了解患者的情况，从中选择能够服从试验安排的患者作为受试对象。若不依从者的数量较大，研究结果就会出现误差。

　　4）签署知情同意书　是临床试验必须遵守的伦理要求。

二、处理因素

　　1. 处理因素的概念　处理因素（treatment）指研究者根据研究目的欲施加给受试对象的某些干预措施。处理因素的强度称为水平，如药物、毒物为处理因素，其剂量就是水平。在实验研究中，与处理因素同时存在的所有影响实验结果的干扰性因素都称为非处理因素，如年龄、体重、营养状况等。因此，应结合专业知识区分处理因素与非处理因素，并通过选用合适的实验设计方法预防和控制非处理因素的影响。

　　2. 处理因素设计的任务　①明确处理因素，即在一次实验中要研究几个因素、哪几个因素；②控制混杂因素，明确处理因素的同时要进一步分析有哪些影响因素，以便进行控制，避免其成为混杂因素。一个非处理因素符合两个条件即是混杂因素：参与试验过程，影响实验效应；在不同处理组中的分布不同。

　　3. 选择处理因素应遵循的原则

　　（1）明确处理因素的数目与水平　因素与水平是相对而言，但一般来说，因素下面包括水平。如药物作为一个因素，不同剂量则作为不同水平；射线作为一个因素，不同的照射剂量作为不同的水平等。一般习惯多用一个因素进行实验，即单因素的实验。如欲提高实验效应，说明更多的问题，可增加研究因素，分清主次及水平（浓度、强度或等级等）。如探讨不同的患者、不同的疗程间某药的疗效，其中患者、疗程各作为一个因素，即双因素。而疗程中又可分为不同水平，如治疗前3天、治疗后3天、1周、2周等。但是，在实验设计时，无论有几个因素或水平，都必须保证各因素及水平的可控性，否则，会降低实验结果的可行度。

　　（2）抓住实验中的主要因素　由于研究目的不同，以及人力、物力和时间所限，研究者不可能通过一次或几次实验就把已知的所有因素均进行处理与分析，只能抓主要因素。例如，要改进某种细胞的培养方法，与其有关的因素很多，如温度、pH值、培养液、培养时间等。其中，每个因素又分若干水平（或等级），若温度从34℃至38℃，每1℃为一个水平，则有5个水平；pH值从6.5~7.4，每0.1为一个水平，则有10个水平。培养液有两个水平、培养时间有3个水平时，须做5×10×2×3＝300种条件的实验，若每种条件的实验重复10次的话，就需要做3000次实验，不可能在一次或几次实验中完成。可根据专业知识和研究目的在众多因素与水平中抓住主要的因素，且因素的水平数不宜过多。

　　（3）分清处理因素和非处理因素　例如，研究综合治疗糖尿病的效果，处理因素为药物治疗加饮食疗法；合理调配作息时间和其他辅助治疗措施也能缓解症状，有助于康复，但不是本次研究的处理因素，而是非处理因素。非处理因素虽不是研究因素，但会影响实验结果，产生混杂效应。研究者应采取各种措施，尽可能使非处理因素在所比较的各组中基本相同，以便充分显示处理因素的作用。

（4）处理因素应标准化   指保证处理因素在整个实验过程中始终如一，保持不变。因此，一项研究正式开始前，应根据文献、预初实验等进行综合分析，选择科学的、实验的最佳条件及稳定的研究因素，研究因素一经确立，在整个研究过程中应该保持一致和稳定。例如，在进行药物疗效的试验观察中，在整个试验过程中，所使用药物的生产厂家、批号、药品标准、剂量、剂型、加工方法与给药途径等应一致。如果这些因素在实验/试验过程中有改变，则难以保证所得结果的可靠性，甚至可能得出错误结论。

（5）关注多因素的交互作用   实验设计方法中交互作用表示当两种或几种因素水平同时作用时的效果较单一水平因素作用的效果加强或者减弱的作用。几种因素联合可使作用增强，称为协同作用；反之则使作用减弱，称拮抗作用。中药复方在这方面体现得最为突出。

4. 选择处理因素时的注意事项   ①选择能反映"假说"的主要处理因素和恰当的水平；②注意处理因素间的相互作用；③注意因素的强度；④注意区别处理因素和非处理因素；⑤处理因素要标准化；⑥要明确具体检测方法、原理、特点、操作规程；⑦明确仪器的名称、产地、型号、规格、性能、精密度，并制定标准，使用及维修常规；⑧根据课题的性质、目的和要求，明确观测的时间及条件。

三、实验效应

实验效应（experimental effect）指处理因素作用于受试对象的客观反应和结局，往往通过观察指标来表达，故亦称效应指标，即能反映疗效或安全性的观察项目。若指标选择不当，不能准确地反映出有利因素的效应，研究结果则缺乏科学性。

1. 效应指标的分类

（1）按效应指标的数量特征分类   可分为计量指标和计数指标。

1）计量指标   指能够被检测并以计量单位表示的指标，如身高、体重、血压、血糖、血细胞计数等。计量指标更能清楚准确地反映事物的本质及其变化，所以在指标的设计上应尽量选择计量指标。

2）计数指标   指无适当尺度可以测量，只能以"是与否""阴与阳""有效与无效""存活与死亡"或"无效""好转""显效""痊愈"等分级表示的标准判断，再分别清点其数目的指标。

（2）按效应指标的性质分类   可分为客观指标和主观指标。

1）客观指标   指通过仪器或某些特定程序测量而得到的各种数值变量。客观指标能够真实地显示实验效应的大小或性质，并且易于排除人为因素的干扰。

2）主观指标   是来自受试者或研究者主观判断的描述，易受心理状态和暗示作用的影响，导致结果的偏倚。

（3）按实验目的分类   根据不同的试验目的，效应指标分为主要指标和次要指标。

1）主要指标（primary outcomes）   亦称目标指标或终点指标，是与研究目的（如确切反映药物有效性或安全性）有本质联系，能够提供可信证据的指标。通常主要指标只有一个。主要指标应根据试验目的选择易于量化、客观性强、重复性高，并在相关研究领域已有公认的准则或标准。主要指标也是样本量估计的依据。

2）次要指标（secondary outcomes）   指与研究目的相关的辅助支持性指标，或是与次要研究目的有关系的指标。研究方案中应明确次要指标的定义，并对这些指标在解释试验结果时的作用以及相对重要性加以说明。次要指标数目也应当是有限的，并且能回答与试验目的相关的问题。

（4）其他分类

1）复合指标（composite index）　指不同层次的指标体系，包括基础指标、核心指标。当难以确定单一的主要指标时，可按预先确定的计算方法，将多个指标组合构成一个复合指标。临床上采用的量表就是一种复合指标。

2）全局评价指标（global assessment variable）　是将客观指标和研究者对受试者疗效的总印象有机结合的综合指标，它通常是有序等级指标（scale of ordered categorical ratings）。用全局评价指标来评价某个治疗的总体有效性或安全性，一般都有一定的主观成分。如果要将其定义为主要指标时，应在研究方案中有明确判断等级的依据和理由。全局评价指标中的客观指标一般应该同时单独作为主要指标进行分析。

3）替代指标（surrogate outcome）　指在直接测定临床效果不可能时，用于间接反映临床效果的观察指标。替代指标所提供的用于临床效果评价的证据的强度取决于：①替代指标与试验目的组生物学上相关性的大小；②替代指标对临床结果预后判断价值的流行病学证据；③从临床试验中获得的药物对替代指标的影响程度与对临床试验结果的影响程度相一致的证据。

2. 选择效应指标的依据

（1）关联性（correlation）　与研究目的有着本质的密切联系，能够确切地反映处理因素的效应，可通过查阅文献资料或理论推导，或通过预试验、标准阳性对照验证其关联性。

（2）客观性（objectivity）　尽量选用能被测量的客观性指标，即可以借助检查、检验方法等手段获得所观测记录的指标及检验数据等。

（3）灵敏性（sensitivity）　对处理因素所产生的效应具有高敏感性，使实验效应能够充分地显示。即实验效应有变化时，指标值即能充分反映这种变化。

（4）特异性（specificity）　即指标的排他性。特异性高的指标易于揭示出事物的本质特点。

（5）稳定性（stability）　即指标的变异程度。应选择变异系数（coefficient of variation，CV）评价指标的稳定性。

（6）精确性（accuracy）　包括两个含义：①精密性（precision）：指重复观察时观察值与其均值的接近程度，受随机误差的影响；②准确性（veracity）：指观察值与真值的接近程度，受系统误差的影响。

第二节　科研设计的原则

科研设计主要对研究工作进行合理安排，以较小的试验规模（试验次数）、较短的试验周期和较低的试验成本，获得理想的试验结果并得出科学的结论。一般的实验设计应遵循对照、随机、均衡、重复四原则；新药研究则应遵循对照、随机、盲法三原则。这些原则与统计学内容关系密切，故实验设计亦称统计学设计（statistical designing），主要是从统计学角度对研究设计类型、对照设置、随机分配方案、样本含量估计、统计分析方法选用、误差控制等方面进行考量，目的是控制误差，保证研究成果的科学性、可靠性、重复性和经济性。

一、对照

对照（control）指在调查或实验/试验过程中，确立可供相互比较的组别。设立对照的目的是平衡非处理因素在实验中的影响，消除或减少误差，显示处理因素的效应。

1. 设立对照的意义　①科学地评定药物疗效或干预措施效果的有无及效果的优劣；②排除非研究因素对疗效的影响；③确定治疗的毒副反应；④控制各种混杂因素，鉴别处理因素与非处理因素的差异，消除和减少实验/试验误差，提高研究结果的真实性和可靠性。

2. 常用的对照类型　对照的种类有很多，可根据研究目的和内容加以选择。

（1）空白对照（blank control）　即对照组不施加任何处理因素，通常用于无损伤、无刺激的实验室研究、动物实验和临床试验。根据医德要求，不给患者任何处理因素不符合伦理道德。但对一些传统上都不予治疗的疾病（如聋哑），一旦发明了可能有效的疗法，可设置空白对照。因此，空白对照多用于动物实验及无法设盲和外科手术等研究中，不宜用于临床疗效研究。空白对照原理见图12-2。

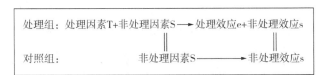

处理组：处理因素T+非处理因素S ──→ 处理效应e+非处理效应s
对照组：　　　　非处理因素S ──────→ 非处理效应s

图12-2　空白对照原理

（2）安慰剂对照（placebo control）　主要用于临床试验。安慰剂（placebo）是无药物活性的虚拟药物。安慰剂的主要成分是乳糖、淀粉、生理盐水，其外观、剂型、大小、颜色、重量、气味和口味等都与研究药物尽可能相同或相似，但不含有任何药理活性物质。设置安慰剂对照的目的在于最大限度地消除研究者、受试者和参与评价人员等由于心理因素等对药物疗效的影响，以及评价由于研究药物所引起的不良反应。

（3）标准对照（standard control）　即采用目前公认的、通用的方法作对照。在临床试验中，通常要求阳性对照药物应是药典中收载且疗效肯定、医务界公认的药物，特别是最近药典中的收载者。阳性药物对照使用的剂量和给药方案应是该药最优剂量和最优方案。

（4）阳性对照（positive control）　指使用有效的干预方法作为对照的试验。阳性对照试验的主要目的是为了说明新疗法T的有效性。为了证明新疗法T有效，需要证实T优于C（阳性对照）。与阴性对照相比，阳性对照是与要进行的实验内容很相似但不相同，而且其由经验可以预见其结果，即应该得出正面的结果是针对"预期结果"而说的。凡是肯定出现预期结果的干预组，为阳性对照组。

（5）剂量反应对照（dose-response control）　以试验药物几个剂量组间设计相互对照，称为剂量反应对照。零剂量可以采用安慰对照设计，也可不包括安慰剂。采用该对照形式，能够回答试验药物研究剂量与疗效、不良反应之间的关系，不仅可用于说明疗效，也可用于回答给药方案中采用的剂量是否合适。

（6）历史对照（historical control）　又称文献对照、潜在对照或回顾对照。这是一种外部对照形式，它将过去研究的结果与试验药物进行对照比较。历史对照是一种非随机和非同期的对照类型，可比性差、偏倚较大，对比结果不能作为推理的依据。因此，历史对照只用于一些特殊情况，如所研究的疾病严重威胁人类健康，目前又没有满意的治疗方法，且根据前期研究和早期经验，已经能推荐所研究的新药时使用。

（7）自身对照（self-control）　自身对照是对照与试验在同一受试对象的不同时间、对称部位、不同部位、不同器官采取不同处理措施的对照。此法的特点是在同一患者身上进行对照和试验。这样既节省病例数，又易控制实验条件，因此很适合有些不便于另设对照组的中医临床研究。自身对照设计有两种形式：①处理（治疗）前后对照；②自身交叉对照。同一受试对象对称部位或不同部位、不同器官的对比等均可视为自身对照。例如，观察比较身体的对称部位或同一对象在不同时期接受不同疗法的差异，这种方法亦称自身交叉对照。自身对照或自身交叉对照的应用受一定条件的限制，结论的推导也应慎重。

（8）实验对照（experimental control）　指对照组不施加处理因素，但给予与处理因素相关的实验措施的对照方法。凡实验因素夹杂重要的非处理因素，对实验效应产生影响时宜采用此法。实验对照原理见图12-3。

```
处理组：处理因素T₁+非处理因素S=处理效应e₁+非处理效应s
        ‖              ‖           ‖          ‖
对照组：处理因素T₂+非处理因素S=处理效应e₂+非处理效应s
```

图 12-3　实验对照原理

例如，在治疗心绞痛的冠心 2 号方中，有丹参、川芎、红花、降香四味中药，如想了解该方中丹参对治疗心绞痛的效果，可将患者随机分为两组，一组用冠心 2 号方（T_1），另一组为对照组（T_2），仅用冠心 2 号方中川芎、红花、降香三味中药，然后比较两组疗效的差别。

（9）相互对照（mutual control）　不另设对照，将几种处理因素互为对照或几个试验组相互比较。如中医各种不同证候的对照。值得注意的是，这种对照只能在已知几种治疗方案均有效、需要比较哪种更好时应用。

（10）复合处理对照（composite control）　临床试验中的复合处理对照属于实验对照的范畴，指在试验组与对照组除了均给予一种基础处理因素之外，试验组再加上新处理因素，以观察新处理因素的效应。其要点是不仅要保证综合性治疗的有效性，还应充分体现出被研究的某一特定因素（试验药物或治法、疗法）的临床效应的雄辩性，而后者是研究目的所在。在研究一些难治性疾病、急症以及中药新药时，估计对单用中药、新药或单用西药的疗效没有十分把握时，可采用复合处理对照，即中西药同用或进行多种疗法综合性治疗。如研究体现益气敛阳固脱的参麦针对感染性休克的疗效时，设抗休克、抗感染、扩充血容量、纠正酸中毒等传统的综合疗法为对照组，试验组除将抗休克的血管活性药物换成参麦针外，其他综合性治疗措施均同对照组，这样才能正确地比较出参麦针抗休克作用的优劣。

二、随机

随机原则（random principle），指在抽样时排除主观上有意识地抽取调查单位，每个受试单位以概率/机会均等的原则，随机地分配到实验组与对照组。例如，可以使用随机数字表等来保证随机性。随机方法（random method），即运用"随机数字表"实现抽样随机化；运用"随机排列表"实现分组随机化；运用计算机产生"伪随机数"实现随机化。

1. 随机的含义　随机是一种抽样方法和分组程序，不能理解为"随心所欲"的"随便""随意"和"非选择性"。故随机原则指通过随机方法使每一个受试对象有同等机会被抽取，并且有同等机会被分配到各组。包括下述三种含义：

（1）随机抽样（random sampling）　指符合标准的受试对象机会均等地被选择进入研究，使抽样研究的结果及其结论能够代表总体的特性。目的是保证样本的代表性。

（2）随机分组（random allocation）　指通过随机方法，使总体中的每一个受试对象都机会均等地被分配到试验组或对照组。目的是保证样本的均衡性。

（3）顺序随机（random sequence）　指每个观测对象机会均等地接受处理因素，平衡观测顺序的影响。

2. 随机的目的　①保证样本的代表性，使实验结果具有普遍的推广价值；②使非处理因素在实验组与对照组中分布均衡，保证组间具有充分的可比性；③避免研究者主观愿望破坏试验组和对照组的均衡性；④随机化分组是所有统计假设检验推论的前提条件。

3. 随机抽样方法

（1）概率抽样（probability sampling）　也称随机抽样，是指遵循随机化原则而进行的抽样，总体中每个单位都有一定的机会被选入样本。每个单位被抽中的概率是已知的，或是可以计算出来的。

1）单纯随机抽样（simple stochastic sampling）　指从总体 N 个对象中，利用随机方法（如随机数字）抽取 n 个，构成一个样本，也称简单随机抽样，是其他各种抽样方法的基础。其原则是总体中每个对象被抽到的概率相等（机会均等，均为 n/N）。

2）整群抽样（cluster sampling）　是将总体中各单位归并成若干个互不交叉、互不重复的集合（群），然后以群为抽样单位抽取样本的一种抽样方式。应用整群抽样时，要求各群有较好的代表性，即群内各单位的差异要大，群间差异要小。整群抽样的抽样误差大于单纯随机抽样，故需要增加50%左右的样本量。

3）系统抽样（systematic sampling）　又称机械抽样或等距抽样，是把总体观察单位按一定顺序分为 n 个部分，从第一个部分随机抽取第 k 位次的观察单位，再从每一部分中抽取相同位次的观察单位，由这些观察单位组成样本。

4）分层抽样（stratified sampling）　按总体人口学特征或影响观察值变异较大的某种特征（如年龄、病情和病程等）分成若干层，再从各层随机抽取一定数量的观察单位组成样本。不同层可以采用不同的抽样方法，独立进行分析。

5）多阶段抽样（multistage sampling）　指将抽样过程分阶段进行，每个阶段采用不同的抽样方法，即将各种抽样方法结合使用。其实施过程为：先从总体中抽取范围较大的单元，称为一级抽样单元，再从每个抽得的一级单元中抽取范围更小的二级单元，依此类推，最后抽取其中范围更小的单元作为观测单位。进行多阶段抽样时，各阶段可以采用不同的抽样方法，也可采用同一种抽样方法，要视具体情况和要求而定。

上述各种抽样方法的抽样误差由大至小依次是：整群抽样≥单纯随机抽样≥系统抽样≥分层抽样≥多阶段抽样。实际工作中，常常把两种或几种抽样方法结合起来使用，如分层整群随机抽样等。

（2）非概率抽样（non-probability sampling）　是根据研究者的意愿、判断或方便程度等条件，采用某种方式从总体中抽出部分单位对其实施调查。非概率抽样往往会产生较大的抽样误差，而且还无法估计这种误差的大小，难以保证样本的代表性。虽然根据非概率抽样的样本调查的结果也可在一定程度上说明总体的性质、特征，但不能从数量上推断总体。因此，在大型的正式调查中，很少采用非概率抽样，常常在探索性研究、研究初期、无法确知总体边界而难以实施概率抽样等情况下才会使用。常用的非概率抽样的方式如下：

1）重点抽样（intensive sampling） 只对总体中为数不多但影响颇大（标志值在总体中所占比重颇大）的重点单位进行调查。

2）典型抽样（typical sampling） 挑选若干有代表性的单位进行研究。

3）任意抽样（optional sampling） 随意抽取调查单位进行调查（与随机抽样不同，不保证每个单位相等的入选机会），如在街头、路边等公共场所拦人调查。

4）配额抽样（quota sampling） 对总体进行若干分类和样本容量既定的情况下，按照分配的定额，从总体各部分抽取调查单位。

5）方便抽样 调查过程中由调查员依据方便的原则，选取样本进行调查的方式。例如，某医生调查某病患病的情况，直接对就诊的患者进行调查等。

6）判断抽样 又称为立意抽样，是指研究人员根据经验、主观判断和对研究对象的了解来选择和确定样本的调查方法。

7）滚雪球抽样 在滚雪球抽样中，首先选择一组调查对象，对其实施调查之后，再请他们提供另外一些属于研究总体的调查对象，再由这些人提供第三批调查对象……依次类推，样本如同滚雪球般由小变大。

4. 随机分组的实现 参见第十五章第一节"四、SPSS 统计软件实现随机抽样与随机分组的方法"。

三、均衡

均衡原则（balance principle）亦称齐同原则，指相互比较的各组间（实验组与对照组间、实验组与实验组间）除欲研究的处理因素外，其他因素要尽量一致，也就是使实验组与对照组的非处理因素均衡一致。

在动物实验中，往往要求各组间动物的数量、种系、性别、年龄、体重、毛色等尽量一致，实验仪器、药品、时间等其他方面也应一致，这样才能有效减少实验误差。例如，饲养室有阳面和阴面，实验组和对照组的动物就不应一组一直放在阳面，另一组一直放在阴面，需要定期轮换位置。

四、重复

重复（replication）指实验组和对照组应有一定数量的重复观察结果，即要达到一定的样本含量。重复有两层含义：①样本量，指实验在不同受试对象中的重复数足够多；②结果的重现性，即实验结果经得起多次重复实验的考验。因此，正确估算样本量是一个重要问题。并非重复得越多越好，样本量太大，一是统计学没有必要，二是会导致伦理学和经济问题，三是增加非随机误差。

1. 与样本量大小有关的因素 ①试验设计的类型；②主要变量的性质（数值变量或分类变量）；③临床上认为有意义的差值；④检验统计量、检验假设、Ⅰ型和Ⅱ型错误等。

2. 国家食品药品监督管理总局（CFDA）的要求 最少例数：Ⅰ期临床：18~24 例；Ⅱ期

临床：试验组与对照组各 100 例；Ⅲ期临床：试验组≥300 例、对照组≥100 例；Ⅳ期临床：试验组≥4000 例。

第三节　技术路线设计

技术路线（technology road）是在申请项目的研究内容确定之后，对如何进行研究（即研究方案和技术措施）用文字和图形表达与展示，使别人能够明白你的研究程序，理解你的研究思路及主要的处理方法。在课题申报时，同行专家可根据申请人提出的技术路线，判断申请人提出的研究课题能否如期完成及所能达到的水平。

一、技术路线的概念

技术路线不是工作计划，也不是工作方法的简单罗列。从过去申报的申请书看，有些申请者把技术路线写成工作计划，也有的写成时间安排和工作步骤。这些都不符合要求。还有的申请者，把技术路线这一栏填上保密，这就无法让同行专家评议其水平。个别项目如涉及技术保密问题，申请者可以附件形式提供给有关的科研管理部门，并在申请书中注明。这样便于视具体情况与申请人协商妥善的评议办法。

1. 技术路线的概念　技术路线指课题申请者对要达到研究目标准备采取的技术手段、具体步骤及解决关键性问题的方法等在内的研究途径，或研究的准备→启动→进行→再重复→取得成果的过程，由设计→实施→完成的各技术环节组成。合理的技术路线可保证顺利地实现既定目标。技术路线的合理性并不是技术路线的复杂性。

2. 技术路线设计的内容　技术路线的内容包括怎么去完成研究内容、使用什么方法等。技术路线用图形表示具有直观、形象、生动、具体、清晰、简明等特点。技术路线中，要把关键问题及解决关键问题的方案、技术措施写清楚。即不但要写清楚解决这一关键问题可能遇到的困难，而且要写清楚解决这些困难所采取的措施等。

3. 技术路线的表达　通常采用流程图（flowchart）作为表达工具。流程图是按顺序分别对解决问题的思路、研究设计、实施等方法或过程的一种描述，具有绘制简单、结构清晰、逻辑性强、易于理解等特点。传统的程序流程图多是使用简单的几何符号来描述程序（椭圆形）、步骤（矩形）、结果（菱形）或输入输出过程（平行四边形）的开始或结束。这些符号在 ANSI×3.5 和 ISO 5807-1985 中有相关的规定。流程图的常用符号参见图 12-4。

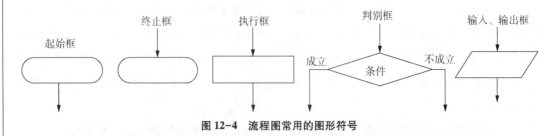

图 12-4　流程图常用的图形符号

4. 学位论文技术路线示意　技术路线可以采用流程图或示意图说明，再结合必要的解释。合理的技术路线可保证顺利地实现既定目标（图 12-5）。

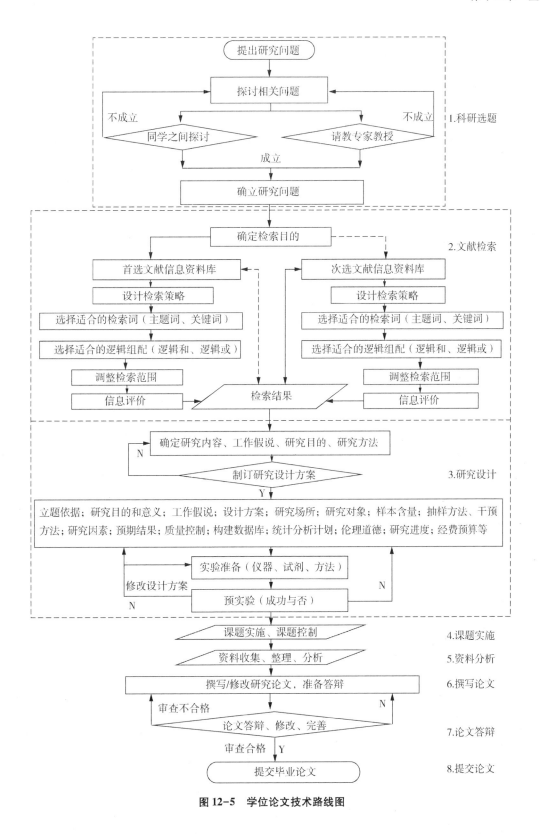

图 12-5　学位论文技术路线图

二、技术路线图的概念

技术路线图（technology roadmapping）是一种有效的科技决策和管理的工具，在科技战略规划和科技项目管理中具有重要的应用价值。当前，我国在科技项目实施过程中，将制定和修订针对科学技术研究的技术路线图作为一项制度化的管理程序，以提高科研项目的绩效。在我国医学科研界，针对科学技术研究的技术路线图的认识及绘制方法不足，在某种程度上限制了技术路线图的应用和发展。寻找一种简便的方法，补充或改进现有的设计思路与绘制过程，具有重要的应用价值。

1. 技术路线图的定义及应用　一般认为，广义的技术路线图反映了对某一领域的前景的看法和达到这个前景的方法，狭义的技术路线图指对技术前景的一致看法。技术路线图作为一个过程工具，用以帮助识别未来所需的关键技术，以及获得这些技术所需的项目或步骤，常因使用者的立场、经验、目的及路线图的制定过程、表达形式等存在较大的差异。目前，技术路线图方法广泛应用于科学研究、技术预见、知识管理、技术规划、技术方案选择、技术评估及投资决策、产品开发管理、项目规划等领域。

2. 技术路线图的起源及发展　技术路线图的雏形出现在美国汽车行业，1987 年发表的《摩托罗拉的技术路线图过程》（*Motorola's Technology Roadmap Process*）中首先提出了技术路线图的概念。随后，许多国家政府、产业团体和科研单位开始利用这种方法来对其所属部门的技术进行规划和管理，并且应用于政府和国家的战略规划。最先编制国家技术路线图的是美国。欧盟在 2006 年 1 月公布了《纳米领域技术路线图》，包括了材料、健康医疗和能源三个部分。目前，国际上已成立了两个专门的技术路线图研究中心，分别是普渡大学的技术路线图研究中心（The Center for Technology Roadmapping at Purdue University）和剑桥大学的技术管理中心（The Center for Technology Management within the Institute for Manufacturing at Cambridge University）。

3. 技术路线图在我国的发展概况　国家科技部于 2003～2007 年开展了"国家技术路线图研究"，研究成果形成了《中国技术前瞻报告（2006～2007）》。2007 年，中国科学院开始编制"中国至 2050 年重要领域科技发展路线图"。2009 年先后出版《科技革命与中国的现代化——关于中国面向 2050 年科技发展战略的思考（总报告）》《中国至 2050 年生态与环境科技发展路线图》等共计 14 个分领域技术路线图。

4. 技术路线图的表达形式　参见表 12-1。其中，流程图是对解决问题的思路、方法或算法的一种描述，具有绘制简单、结构清晰、逻辑性强、易于理解等特点，是医学科研工作广泛应用的技术路线图形式。

表 12-1　技术路线图的表达形式

表达形式	特点
单层结构	较为简单明了，不利之处在于不能直观地表达各层之间的互动关系
文本结构	将其他形式的路线图所附设的文字说明作为重点加以表达，强调的是交流内容
多层式	是目前最为常用的形式，比较适合产品开发
表格式	通常以时间作为标题栏，内容包含同一时间段的技术和产品的情况
数据图式	是表格式的直观化，一般以时间为横轴，表达不同时间的技术进步和产品性能的提升
条形图式结构	常用于表示随时间变化的数据，并带有限定的开始和结束日期
树形图结构	指元素之间存在着"一对多"的树形关系的结构
流程图结构	是流经一个系统的信息流或观点流的图形代表。在科研中，主要用来说明某一过程

5. 绘制科研工作流程图的步骤　绘制科研工作流程图，可以消除科研工作过程中多余的工作环节，使科研工作流程更为经济、合理和简便，从而提高科研工作的效率。

（1）目的分析 ①实际做了什么；②为什么要做；③是否真的必要；④应该做什么。

（2）地点分析 ①在什么地方做这项活动；②为何在该处做；③可否在别处做；④应当在何处做。

（3）顺序分析 ①何时做；②为何在此时做；③可否在其他时间做；④应当何时做。

（4）人员分析 ①谁做；②为何由此人做；③可否用其他人做；④应当由谁来做。

（5）方法分析 ①现在如何做；②为何这样做；③可否用其他方法做；④应当用什么方法来做。

第四节 调查问卷设计

调查问卷（questionnaire）是为了搜集人们对某个特定问题的态度、行为、观点和信念等信息而设计的表格，亦称调查表。问卷设计（questionnaire design）指研究者根据调查研究目的和内容的需要，编写问题并形成问卷的过程。较高的问卷回收率（questionnaire returns-ratio）是获得真实可靠资料的保证。回收率在30%左右时只能作为参考；回收率>50%时可以采纳建议；回收率>70%时方可作为研究结论的依据。

一、设计原则与步骤

1. 设计原则（design principle）

（1）目的性（objective-oriented） 目的决定问卷的内容和形式。

（2）简明性（conciseness） 使被调查者尽可能在较短的时间内一目了然地了解和理解问卷所提出的问题，较容易地作出回答。

（3）反向性（counter-direction） 即问卷的设计与研究步骤恰好相反，问卷中的问题是在考虑了最终想要得到的结果的基础上反推出来的。反向原则能够保证问卷中的每一个问题都不偏离研究者的目的，而且在问题提出时已充分考虑了问题的统计分析方法，避免出现无法分析和处理或使处理过程复杂化的问题和答案。

（4）实用性（practicality） 所用词句应简单、清楚，具体而不抽象，避免使用专业术语。

2. 设计步骤（design process）

（1）确定研究目的（clarify study objective） 明确调查目的和说明目的的指标。

（2）建立问题库（establish the bank of question） 可以由与调查有关的人员组成研究小组，采用头脑风暴法建立描述调查指标的系列问题。

（3）设计问卷初稿（design the draft of questionnaire） 根据研究目的和调查对象的特点，从问题库中选定若干问题，并安排它们的顺序。

（4）试用和修改（pre-test and revise） 常采用两种方法：①客观检查法：选择部分人对问卷初稿进行填答，发现问题并修改；②主观评价法：请该研究领域的专家、学者从不同角度对问卷进行评论。最好先用主观评价法，找出一些问题进行修改，然后再用客观检查法找出一些问题再次修改。

（5）检验效度和信度（test the validity and reliability） 参见本节"四、信度和效度的评价"。

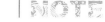

二、问卷类型与结构

问卷（questionnaire）是为了搜集人们对某个特定问题的态度、价值观、观点或信念等信息而设计的一系列问题，是用以搜集资料的一种工具。它的形式是一份精心设计的问题表格，主要用途是测量人们的态度、行为等特征。

1. 问卷类型

（1）开放型问卷　又称非结构型问卷，是由开放性问题组成的问卷，特点是受试者可以依据本人的意愿自由回答。这种形式比较适合于有深度的、调查人数较少的、资料不必量化的定性研究。

（2）封闭型问卷　亦称结构型问卷，是由封闭性问题组成的问卷，特点是受试者只能选择作答，有利于控制和确定研究变量之间的关系，易于量化和进行数据的统计处理，适合于大范围的现场调查。

（3）混合型问卷　又称半封闭型问卷，即对答卷者的回答作部分限制，另一部分让其自由回答，或者对答案的数量作出限制、内容不作限制的一种问卷。

2. 问卷结构　问卷一般包括封面信、指导语、问题和答案、编码等部分。

（1）封面信（cover letter）　封面信中需要说明的内容是：①我是谁（who）；②要调查什么（what）；③为什么要调查（why）；④这次调查有什么用（role）；⑤致谢（thanks）。

（2）指导语（instruction）　即对如何填写问卷、如何回答问题、填写的要求、方法、注意事项等做一个总的说明。

（3）问题和答案（question and answers）　问题可分为三类：①特征问题（characteristics）；②行为问题（behavior）；③态度问题（attitude）。

（4）编码（coding）　即赋予每一个问题及答案两个数字作为它的代码，以方便输入计算机进行处理和分析。在问卷设计的同时设计的编码称为预编码（precoding），待调查完成后再进行设计的编码称为后编码（postable）。在实际调查中，研究者大多采用预编码，编码一般放在问卷每一页的最右边，有时还可用一条竖线将它与问题及答案部分分开。

三、问题设计

1. 问题的类型

（1）开放式问题（open-ended question）　即由问答者自由填写答案。

1）优点　①可用于事先不知道问题的答案有几种的情况；②可让回答者自由发挥，得到意外的发现；③若问题和答案太长时用开放式提问为好。

2）缺点　①要求回答者有较高的知识水平和语言表达能力；②需花费较多的时间和精力；③不善用文字表达自己的看法时回答率低；④统计处理比较困难。

（2）封闭式问题（closed-ended question）　是在提出问题的同时，还给出若干个答案，要求被调查者选择其中之一作为回答。

1）优点　①容易回答，节省时间；②回收率较高；③更能获得相对真实的回答；④便于分析和比较。

2）缺点　①某些问题的答案不易列全，回答偏倚；②提供了猜答和随便选答的机会，因此，资料有时不能反映真实情况；③容易发生笔误。

（3）混合式问题（hybrid question）　又称半封闭式、半开放式问题，是在封闭式问题和答案后加一项"其他"，由被调查者在预留的空白处自由表达与该问题相关的未尽内容。混合式问题克服了封闭式问题的缺点，同时吸收了开放式问题的优点。

2. 答案设计

（1）填空式（blank form）　在问题的后面留长短不一的空白，让受试者自己填写。

例如：您有几个孩子？＿＿＿＿＿个

（2）二项选择式（two choices）　是，否。适用于互相排斥的定性问题。

例如：您饮酒吗？（在适当方格内打√）　①饮酒□　②不饮酒□

（3）多项选择式（multiple choices）　应按顺序排列。

例如：您的婚姻状况是（在合适号码上打√）　　①未婚　②已婚　③离婚　④丧偶

（4）排序式（sorting order）　适于表示一定先后次序、重要性或强弱程度的等级排列问题。

例如：开窗通风情况（在合适号码上打√）　①天天　②经常　③偶尔　④从不

（5）图表式（graph）　有的问题答案可以用图表的方式列出，回答者在图表上表示自己的意见，常采用线性尺度。即绘制一条10cm长的刻度线，线的两个端点分别表示某项特征的两个极端情况，回答者根据自己的实际情况、看法或意见，在线上的适当地方做标记。

例如：您认为疾病对您健康的影响程度如何？（请在适当地方打√）

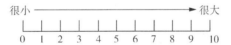

在答案设计中要避免下述一些问题：①问卷设计者与调查者对概念的理解不一致；②两个以上概念在同一题目中出现；③使用专门术语、行语、俗语；④问题缺乏受限制的前提或答案设置漏掉了综合性的选项；⑤出现带有某种倾向的暗示性问题；⑥使用不确定的词；⑦出现调查对象未经历过的，导致结果虚假；⑧使用可作多种解释、意义含糊的词；⑨陈述使用否定句，答卷者忽略而误解题意；⑩题目中供选择的项目未包含所有的程度。

3. 问题的排列顺序　应注意问题的逻辑顺序排列。对于有时间关系的问题，应按由近到远或由远到近的顺序排列；对于有内容关系的问题，应遵循由浅到深、由易到难的顺序排列；对于有类别的问题，其顺序一般是人口学资料问题、实际行为性问题和态度性问题；对于一般问题，应按照"漏斗顺序"，即由大的、一般性的、抽象性的问题到小的、特殊性的、具体的问题排列；敏感性问题和开放性问题应放在问卷后面。

四、信度和效度的评价

信度、效度检验是国内外公认的评价问卷测量能力的方法。在开展调查研究时，应该在统计分析之前，先对其信度和效度进行分析，只有信度和效度在可以接受的研究范围之内时，调查问卷的统计分析结果才是可靠和准确的。

1. 信度（reliability）　主要评价量表的准确性、稳定性和一致性，即测量过程中随机误差造成的测定值的变异程度的大小，大多以相关系数 r 表示，称为信度系数。信度系数高，表明测量的一致性程度高，测量误差少。

信度分析通过研究测量数值和组成研究项目的特性，剔除无效的或者对研究对象作用较小的项目，从而达到将一个多维的研究对象进行降维的目的，正是由于对分析数据进行了降维，发现了反映研究对象的数据结构，从而提高数据的可靠性。信度分析主要应用在用多个指标反映对象的问题，通过对多维变量进行变量降维，达到既不影响研究对象，又降低研究难度的作用。信度可分为内在信度和外在信度两类。

（1）内在信度（internal reliability）　指调查表中的一组问题（或整个调查表）是否测量的是同一个概念，也就是这些问题之间的内在一致性如何。如果内在信度系数在 0.8 以上，则可以认为调查表有较高的内在一致性。常用的内在信度系数为 Cronbach α 系数和折半信度。

1）Cronbach α 系数　用于判断量表的内部一致性。当量表内的项目被标准化为标准差取 1 时，根据项目的平均相关系数来判断；当项目没有进行标准化时，采用项目间的平均协方差进行判断。Cronbach α 系数可被看作相关系数，即该量表与所有含有其他可能项目数的量表之间的相关系数。其大小可以反映量表受随机误差影响的程度，反映测试的可靠程度。系数值越大，则量表受随机误差的影响较小，测试可靠。

2）折半信度（split-half reliability）　是将调查的项目按前、后分成二等份，或按奇、偶题号分成两部分，然后计算两部分各自的信度以及它们之间的相关性，以此为标准来衡量整个量表的信度。相关性高则表示信度好，相应的信度指标即为折半信度。如果折半信度很高，则说明这份问卷的各题之间难度相当，调查结果信度高。

（2）外在信度（external reliability）　指在不同时间进行测量时调查表结果的一致性程度。最常用的外在信度指标是重测信度（test-retest reliability），亦称稳定系数，即用同一问卷在不同时间对同一对象进行重复测量得分的简单相关系数 r。没有统一的标准规定上述各信度系数应当达到多大才能认为该问卷信度较高。一般认为，信度系数如果在 0.9 以上，则信度甚佳；信度系数在 0.8~0.9 是可接受的；信度系数在 0.7~0.8，则该量表应进行较大修订，但仍不失其价值；如果低于 0.7，则需要重新设计了。

2. 效度（validity）　主要评价量表的准确性、有效性和正确性，即测定值与目标真实值的偏差大小。效度意在反映某测量工具是否有效到了它所打算测定的内容，即实际测定结果与预想结果的符合程度。由于无法确定目标真实值，因此效度的评价较为复杂，常常需要与外部标准作比较才能判断。其常用的指标有：表面效度、内容效度、标准效度、结构效度、区分效度。

（1）内容效度（content validity）　又称表面效度或逻辑效度，指调查问卷所采用的题项能否代表所反映的内容或主题。通常是用单个问题的得分与总得分的相关系数来反映，如果相关系数不显著，表示该题的鉴别力低，就不应该再将该题纳入调查问卷。

（2）结构效度（construct validity）　指测量结果体现出来的某种结构与测值之间的对应程度。结构效度分析所采用的方法是因子分析。其目的就是为了检验问卷中的属于相同理论概念的不同问题是否能落在同一因子上，如果能够做到符合理论，即属于相同概念的题都归为同一因子，则说明问卷有着很好的结构效度。

（3）准则效度（criterion validity）　又称效标效度、预测效度或独立标准效度分析，是先根据已经掌握的理论，选择一个与调查问卷直接相关的独立标准，把它当作自变量。然后再分析调查结果的特性与该自变量的关系，如果对于自变量的不同取值，调查结果的特性表现出显著差异并与我们掌握的理论有很强的相关性，则说明调查问卷是有效的。

3. 效度和信度的关系（relation between validity and reliability）　信度和效度是任何一种科学研究的两个相互关联的重要标准。效度比信度有更高的要求，信度是效度的必要条件，没有信度的测量工具就谈不上具有效度，但信度高的测量工具未必具有高的效度。有信度不保证一定有效度，一个可靠的研究程序并不证明内容一定有效，而一个有效度的研究一定是一个有信度的研究。有效度必定有信度，效度高信度必定也高，因为不可能存在唯有效度而没有信度的情况。信度是为效度服务的，因而效度是信度的目的；效度不能脱离信度单独存在，所以信度是效度的基础。信度和效度之间的关系分为下述四种类型：

（1）信度高，效度未必高　调查结果反映调查对象实际情况的可信度很高，但是，对于调查所要说明的问题来说，它的效度可能很高，也可能不高。

（2）信度低，效度必然低　调查结果反映调查对象实际情况的信度很低，它就必然不能有效说明调查所要说明的问题。这说明，不可信的设计，就不可能有可信的调查，更不可能有效说明调查所要说明的问题。

（3）效度高，信度必然高　调查结果能有效说明调查所要说明的问题，那么，它所反映的调查对象的实际情况必然是可信的。

（4）效度低，信度未必低　调查结果不能有效说明调查所要说明的问题，对于反映调查对象的实际情况来说，它的信度可能很低，也可能很高。

总之，信度和效度是一项科学研究活动和结果具有科学价值和意义的保证。研究的信度是研究的效度的一个必要的前提，没有信度，效度不可能单独存在，也就是说，一项研究不可能没有信度却具有效度。由此得出两者的关系：①不可信的测量一定是无效的；②可信的测量既可能是有效的，也可能是无效的；③效的测量一定是可信的测量；④无效的测量可能是可信的，也可能是不可信的。

4. 提高信度和效度的主要途径

（1）科学设计调查指标和调查方案。科学设计调查指标是提高调查信度和效度的基础和前提。如果设计的调查指标本身就不科学，那么，以后的调查工作无论做得多么出色，其信度和效度都不会很高。此外，设计调查方案要特别强调实用性原则和一定的弹性原则。调查目标的确定、调查内容的工具和方法的设计、调查人员和调查对象的选择，要强调实用性。对调查工作的安排，则应强调一定的弹性。

（2）认真教育调查人员和调查对象。

（3）切实做好各个阶段、各个环节的工作。

五、SPSS 统计软件实现效度与信度分析的方法

1. 效度分析　选择 Analyze→Regression→Linear，作数值资料的平行效度分析；Analyze→Descriptive Statistics→Crosstabs……，选 Kappa→Continue→OK，作分类资料的平行效度分析；由因子分析（factor analysis）做结构效度分析。

2. 信度分析　SPSS 统计软件进行信度分析的模块为 Scale 下的 Reliability Analysis。Model 下拉菜单有五种方法，分别是 Alpha、Split-half、Guttman、Parallel、Strict Parallel。

选择 Alpha，给出 Cronbach-信度系数；选择 Split-half，给出分半每一部分 Cronbach-信度系数、两部分的相关系数、分半信度系数（Spearman-Brown 系数与 Guttman 分半系数）；选择 Guttman，给出六个分半信度系数，其中 Lambda 3 即 Cronbach-信度系数，Lambda 4 为范氏计算的分半信度系数。

对于重测信度或复本信度，需要将样本在二次（份）测验的分数（数值）数据合并到同一数据文件之后，利用 Correlate 之下的 Bivariate 求其相关系数，即为重测或复本信度。

对于重测信度和复本信度样本的二次测验的分类数据，运用 Descriptive Statistics 下的 Crosstabs 统计模块进行 Kappa 值一致性检验。Kappa 值的判定：$k > 0.75$，一致性好；$0.4 \leqslant k \leqslant 0.75$，一致性较好；$k < 0.4$，一致性差。

对于评分者信度，当评分者人数为 2 时，利用 Correlate 之下的 Bivariate 求 Pearson 相关系数或 Spearman 等级相关；当评分者人数多于 2 时，利用 Nonparametric Tests 中的 K-Related Samples 比较 Kendall 选项，求 Kendall 和谐系数。

第十三章　常用的医学科研设计方案

成功的科学研究，离不开周密的研究方案。根据研究者拟考察因素数目的多少，研究方案分为单因素设计和多因素设计，应根据具体情况，选择适宜的研究设计方案。

第一节　单因素设计方案

单因素设计指只有一个因素在变化，其余的因素保持不变的试验。但是，单因素设计并不意味着该实验中只有一个因素与效应指标有关联，故如何控制非研究因素（混杂因素）对研究结果的影响，是单因素设计的关键。

一、完全随机设计及其衍生类型

完全随机设计（completely randomized design，CRD）是目前最常用、最简便的随机设计方案之一，也是其他设计方案的基础。其特点是不受组数的限制，且各组的样本含量可以相等，即平衡设计（balanced design），也可以不相等，即非平衡设计（unbalanced design）。在总样本量不变的情况下，各组样本量相等的设计效率可提高 10%~15%。

（一）完全随机设计的类型

CRD 是医学科研中经典的设计方法之一，历经科研实践，已衍生出多种类型。

1. 单纯实验后对照设计（after only experimental design）　将研究对象随机分为试验组和对照组，试验组给予干预性措施，对照组不给予干预性措施，只比较两组试验后测量结果的差别，得出自变量对因变量的影响，设计模式参见图 13-1。

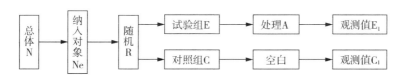

图 13-1　单纯实验后对照设计模式

由于单纯实验后对照设计方案在实验前未观测指标，研究对象完全不知道实情，有效避免了霍桑效应（Hawthorne effect），即受试对象意识到自己正在被别人观察时具有改变自己行为的倾向，从而有利于控制偏倚，适用于一些无法进行前后比较或霍桑效应较大的研究。如课题"信息支持对减轻母婴分离早产儿母亲产后焦虑的影响"，研究者选择产后母婴分离的早产儿母亲 100 例，随机分为试验组（E）50 例，对照组（C）50 例，产后第一天试验组在常规产后护理的基础上给予信息支持（A），对照组仅给予常规产后护理，产后两周时观测两组患者焦虑程度的差异。

2. 实验前后对照设计（before-after experimental design）　将研究对象随机分为试验组和对照组，试验组给予干预性措施，对照组不给予干预性措施，比较两组前后测量结果的差别，得出自变量对因变量的影响，设计模式参见图13-2。

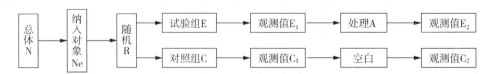

图13-2　实验前后对照设计模式

实验前后对照设计较单纯实验后对照设计方案偏倚较小，论证强度较大，较容易获得正确的结论。但由于对照组得不到新方法的治疗或护理，在临床实施中有一定的困难。一般用于探讨某种新措施的效果，或用于病因的探究。如课题"疼痛教育对妇科患者疼痛认知度的影响"，研究者将272例妇科子宫次全切除术患者分为两组（E组和C组），E组术前给予疼痛教育（A），C组术前未给予疼痛相关教育，比较两组患者对疼痛的认知情况，发现疼痛教育可提高手术患者的疼痛认知度。

3. 所罗门四组设计（solonmon four-group design）　是将实验前后对照设计和单纯实验后设计相结合的方法，主要是为了避免霍桑效应及其他因素的影响，设计模式参见图13-3。

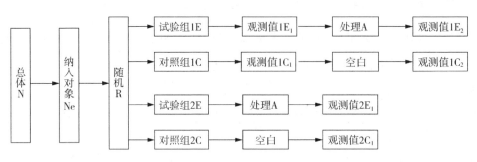

图13-3　所罗门四组设计模式

4. 随机对照试验（randomized controlled trial，RCT）　是将研究对象随机分为试验组与对照组，试验前先观测所研究的因变量，然后向各组施加不同的干预或处理因素，试验后再观测所研究的因变量，比较各组间效果的差异，其设计模式参见图13-4。

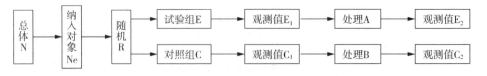

图13-4　RCT设计模式

在研究对象数量足够的情况下，RCT可以避免混杂因素对各组的影响相近，有较好的可比性。在常用的完全随机设计方案中，RCT论证强度较大，偏倚较小，容易获得正确的结论。如课题"蜂胶软胶囊对小鼠糖尿病预防作用的实验研究"，研究者将雄性昆明小鼠120只随机分成4组，用不同剂量的蜂胶软胶囊口服液灌胃，分别测定血糖和体重的变化，结果表明，蜂胶软胶囊具有降低血糖和体重的作用，且有剂量差异。

（二）完全随机设计的分组方法

1. 随机数字表法 随机数字表法就是先将受试对象按一定顺序编号，然后查随机数字表或由计算机生成随机数字，每个受试对象对应一个随机数（随机数要与样本量 n 的位数相同），再按受试对象对应的随机数确定受试对象被分配到哪一组。如果是分为两组，则可按随机数的奇偶来分组；如果是分为 k 组，则可按随机数除以 k 后的余数进行分组。

【例 13-1】取性别相同的大鼠 15 只，用随机数字表法随机分到 A、B、C 三个组，每组 5 只。

先将 15 只大鼠按体重由小到大编为 1~15 号，再从随机数字表中（附录 13）任一开始，如第 13 行第 1 列开始，横向连续取 15 个两位数字。将动物所得随机数除以 3，若余数为 0 则视同为余 3（相当于少除 1 个），故取余数 1、2、3（实为 0）分别对应于 A、B、C 三组（表 13-1）。

表 13-1 15 只大鼠随机数字表完全随机分组

编 号	1	2	3	4	5	6	7	8	9	10	11	12	13	14	15
随机数	61	96	48	95	03	07	16	39	33	66	98	56	10	56	79
除 3 的余数	1	0	0	2	0	1	0	0	0	0	2	2	1	2	1
分 组	A	C	C	B	C	A	C	C	C	C	B	B	A	B	A

分组结果为：A 组第 1、6、13、15 号共 4 只，B 组第 4、11、12、14 号共 4 只，C 组第 2、3、5、7、8、9、10 号共 7 只动物。如果是不要求各级样本量相等的非平衡设计，则分组结束。由于本例要求平衡设计，需从 C 组的 7 只中随机取 1 只到 A 组、1 只到 B 组。接着从随机数字表，再往后取下一个随机数为 77，除以 7，余数为 0 视同为余 7，将 C 组第 7 只即 10 号调整到 A 组；再往后取下一个随机数为 21，除以 6，余数为 3，将 C 组第 3 只即 5 号调整到 B 组。因此，最后的分组结果为：A 组第 1、6、10、13、15 号共 5 只，B 组第 4、5、11、12、14 号共 5 只，C 组第 2、3、7、8、9 号共 5 只。

2. 随机排列表法 是先将受试对象按一定顺序编号，然后查随机排列表，每个受试对象对应一个随机数。随机排列表是每行 20 个随机数（0~19），若样本量 $n \geq 20$ 则每次取 1 行，分数次完成；若样本量 $n < 20$ 则可一次完成，任取随机排列表 1 行，取值范围为 0~(n-1)。如【例 13-1】的取值范围为 0~14，舍弃>14 的数字；再按受试对象对应的随机数确定受试对象被分配到哪一组。如果是分为两组，则可按随机数的奇偶来分组；如果是分为 k 组，则计算每组个数 a=n/k，取随机数为 0~(a-1) 的到第 1 组，以此类推进行分组。

【例 13-2】取性别相同的 15 只大鼠，用随机排列表法随机分到 A、B、C 三个组，每组 5 只。

先将 15 只大鼠按体重由小到大编为 1~15 号，再从随机排列表（附录 14）中任选一行，如第 13 行的 20 个数字分别为：10、9、14、18、12、17、15、3、5、2、11、19、8、0、1、7、13、6、16。本例 15 只大鼠的取值范围为 0~14（于每只动物对应的编号下面），每组 5 只，则随机数 0~4 的分为 A 组，5~9 的分为 B 组，10~14 的分为 C 组，结果如表 13-2 所示。最后分组结果为：A 组第 5、7、10、11、12 号共 5 只，B 组第 2、6、9、13、15 号共 5 只，C 组第 1、3、4、8、14 号共 5 只动物。值得注意的是，每次随机分组的结果不会完全一致，否则，就不是真正意义上的随机。

表 13-2　15 只大鼠随机排列表完全随机分组

编　号	1	2	3	4	5	6	7	8	9	10	11	12	13	14	15
随机数	10	9	14	12	3	5	2	11	8	0	1	4	7	13	6
分　组	C	B	C	C	A	B	A	C	B	A	A	A	B	C	B

（三）完全随机设计的样本量估计

样本量估计，指在保证研究结论具有一定可靠性的条件下，确定最少的样本例数。估算样本量的方法有查表法和式法，前者尽管使用简便，但受条件限制；式法可满足多种设计的要求，应用较广泛，目前还可通过统计软件来实现。样本量估算的常用公式如下：

1. 两样本均数比较　以 α 表示检验水准，通常取 $\alpha=0.05$；以 β 表示检验效能，通常取 $\beta=0.1$；Z_α 与 Z_β 分别表示与 α 和 β 相应的标准正态变量值（通过查表获得）；s 为两样本的标准差；以 δ 表示允许误差，即有临床意义或研究意义的两样本均数最小差值（通过查阅文献或预试验获得）。两样本均数比较的每组样本量计算式见式 13-1。

$$n=\frac{2(Z_\alpha+Z_\beta)^2 s^2}{\delta^2}$$
（式 13-1）

2. 多个样本均数比较　以 k 表示组数；$\bar{x}$ 是 k 个 x_i 的平均值；s 为样本的标准差；φ 为计算多个样本均数比较所需的系数（通过查表获得）。多个样本均数比较的每组样本量计算式见式 13-2。

$$n=\frac{\varphi^2(\sum s_i^2/k)}{\sum(\bar{x_i}-\bar{x})^2/(k-1)}$$
（式 13-2）

3. 两样本率比较　以 p_1 与 p_2 分别表示两组的样本率；p 表示两组的合计率；其他符号意义同前。两样本率比较的每组样本量计算式见式 13-3。

$$n=\frac{2(Z_\alpha+Z_\beta)^2 p(1-p)}{(p_1-p_2)^2}$$
（式 13-3）

4. 多个样本率比较　以 k 表示组数；p_{max} 与 p_{min} 分别表示最大频率和最小频率；λ 为根据参数 α、β 及自由度 ν 查表获得的界值；其他符号意义同前。采用三角函数的弧度计算，多个样本率比较的每组样本量计算式见表 13-3 与式 13-4。

表 13-3　$\alpha=0.05$ 的 λ 弧度值

$\nu=k-1$	1	2	3	4	5	6	7	8	9	10
$\beta=0.10$	10.51	12.65	14.17	15.41	16.47	17.42	18.28	19.08	19.83	20.53
$\beta=0.20$	7.85	9.63	10.90	11.94	12.83	13.62	14.35	15.02	15.65	16.24

$$n=\frac{\lambda}{2(\sin^{-1}\sqrt{p_{max}}-\sin^{-1}\sqrt{p_{min}})^2}$$
（式 13-4）

二、配对与配伍设计

由于完全随机设计单纯依靠随机分组的方法对混杂因素进行平衡，缺乏有效的控制，因而误差往往偏大，故该设计对个体间同质性要求较高，在个体同质性较差或达不到设计要求时，完全随机设计并不是最佳设计，此时可采用配对设计（matched-pairs design）与配伍设计（randomized block design）等方案，其中，配伍设计是配对设计的扩展。

（一）配对设计

配对设计，指先将条件相同或相近的受试对象配成对子，而后按随机原则给予每对中的个体施以不同处理。由于实验对象间条件基本均衡，处理组间有较好的可比性，能最大限度地排除非处理因素的干扰，因而抽样误差小，试验效率高，所需样本含量相对较少。

1. 类型　可分为同源配对设计和异体配对设计两种类型。

（1）同源配对设计　也称自身对照设计，包括自身前后对照设计和自身左右对照设计。其中，自身前后对照设计主要应用于急性与短期的实验，也可包含于其他各种设计方案之中；自身左右对照设计只适用于局部作用因素的研究（如扩瞳药、局部反应药等）。

（2）异体配对设计　即进行同期平行观察，可以排除时间、自然条件与医疗条件等因素对疗效的干扰，均衡性好，结论的可靠性较高，适于急性、慢性实验。

配对设计的关键在于将对实验结果有较大影响的非被试因素包括在配对条件之内，本节仅以异体配对设计为例进行介绍。

2. 设计模式　在临床研究中，常将年龄、性别、体重、病情、病史等相近的病例配成对子，把每对的两个受试对象随机分配到试验组和对照组，给予不同的处理，观测同一指标，进行比较分析。其设计模式类似于 RCT，参见图 13-5。

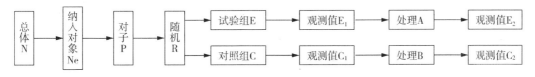

图 13-5　配对设计模式

【例 13-3】将病种相同、病情与年龄相近的男、女患者各 4 对随机分到甲、乙两组。

先将 4 对男、女患者编对子号（1~8 号），再从随机排列表中任选一行，如第 10 行第 1 列，从左到右依次读取 8 个两位数的随机数字，若该对随机数为奇数则第 1 个进甲组（则另一个只能为乙组），若为偶数则第 2 个进乙组（则另一个只能为甲组）。分配结果见表 13-4。

表 13-4　8 对患者配对随机分组

性　别	男								女							
对子号	1		2		3		4		5		6		7		8	
编　号	1	2	3	4	5	6	7	8	9	10	11	12	13	14	15	16
随机数	58		71		96		30		24		18		46		23	
分　组	乙	甲	甲	乙	乙	甲	乙	甲	乙	甲	乙	甲	甲	乙	甲	乙

3. 样本量估计　配对设计较完全随机设计的所需样本量要小，其估算式如下。

（1）两样本均数比较的样本量估计　以 s_d 表示每对差值的总体标准差，其他符号意义同前。样本量（n 对）计算式见式 13-5。

$$n = \frac{(Z_\alpha + Z_\beta)^2 s_d^2}{\delta^2}$$

（式 13-5）

（2）两样本率比较的样本量估计　符号意义同前，样本量（n 个）计算方法见表 13-5 与式 13-6。

表 13-5　配对设计四格表资料的一般形式

甲方法	乙方法		合计
	阳性	阴性	
阳性	a	b	$a+b$
阴性	c	d	$c+d$
合计	$a+c$	$b+d$	n

$$n=\left[\frac{u_{\alpha}\sqrt{\left(\frac{b}{a+b}\right)+\left(\frac{c}{a+c}\right)}+u_{\beta}\sqrt{\frac{4\left(\frac{b}{a+b}\right)\left(\frac{c}{a+c}\right)}{\left(\frac{b}{a+b}\right)+\left(\frac{c}{a+c}\right)}}}{\left(\frac{b}{a+b}\right)\left(\frac{c}{a+c}\right)}\right]^{2} \qquad (式 13-6)$$

（二）　配伍设计

配伍设计又称随机区组设计，是将条件相同或相近的受试对象划成一个配伍组（区组），在每个配伍组内按照随机原则，将各受试对象分配到不同的处理组。它实质上属于两因素设计，它不仅要分析处理因素（第一因素）间的差异，还要分析配伍因素（第二因素）间差异对结果的影响。各处理组的受试对象不仅数量相同，且对已知重要的非处理因素（配伍因素）的影响进行了控制，提高了组间的均衡性，降低了抽样误差，因而实验效率较高。

配伍设计在医学研究中属于常用的重要设计方法，适用于研究目的是回答两种因素（被试因素、配伍因素）各自的差异有无统计学意义的情况。如临床上研究不同方剂对乙型肝炎的不同证型的疗效，可以将不同方剂作为第一因素，不同证型作为第二因素。由于配伍设计要求条件相同的样本含量较配对设计为多，并不是任何情况下都可以做到的，所以，配伍设计在实验中主要用于小动物实验，临床上主要用于同类型病例较充裕的专科医疗机构。

1. 配伍设计模式　将配伍（区组）因素按其特征分为 g 个区组，同一区组内各个对象随机分配到 k 个处理组中（当 $k=2$ 时就是配对设计）接受不同的处理，观测同一指标，进行比较分析。区组数 g 与处理组数 k 可以相同，也可以不同，其设计模式参见图 13-6。

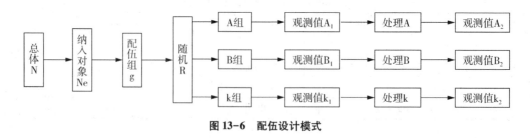

图 13-6　配伍设计模式

【例 13-4】为了研究甲、乙、丙 3 种药物的效果，以 6 窝雌性小白鼠（每窝 3 只）为受试对象，以体重增加量为效应指标，评价 3 种药物的效果。

本例以药物为处理因素（处理组数 $k=3$），以窝别为区组因素（区组数 $g=6$），对所有的小鼠依次编号为 1~18 号。设从随机数字表第 11 行第 1 个两位数的随机数开始，从左往右依次抄 18 个随机数，每只小鼠对应一个随机数，每个区组最小的随机数所对应编号的小鼠分到甲组，中间大的随机数所对应编号的小鼠分到乙组，最大的随机数所对应编号的小鼠分到丙组，结果如表13-6所示。

表13-6 【例13-4】的随机区组设计

区组号	1			2			3		
编 号	1	2	3	4	5	6	7	8	9
随机数	57	35	27	33	72	24	53	63	94
组 别	丙	乙	甲	乙	丙	甲	甲	乙	丙
区组号	4			5			6		
编 号	10	11	12	13	14	15	16	17	18
随机数	09	41	10	76	47	91	44	04	95
组 别	甲	丙	乙	乙	甲	丙	乙	甲	丙

2. 配伍设计的样本量估计 配伍设计的均衡性要好，以 MSe 表示误差的均方，Q 为两组均数在 $P=0.05$ 时应为标准差的倍数（通过查表获得），其他符号意义同前。每组所需样本量的估算方法见表13-7与式13-7。

表13-7 $\alpha=0.05$ 的 Q 值

组数 k	3	4	5	6	7	8	9	10
Q 值	3.4	3.8	4.0	4.2	4.4	4.5	4.6	4.7

$$n=\frac{2MSe(Q+Z_\beta)^2}{\delta^2}$$

（式13-7）

三、序贯试验设计

1. 概念 序贯试验设计可事前先不规定样本量，而是试验一个或一对研究对象后，再进行分析，决定下一步试验，到可以作出结论时即可停止试验。这样就可以避免由于不切实际地增加样本量或研究对象数量过小而造成的缺陷。

2. 优缺点

（1）优点 ①临床试验中，它可尽早地使受试者停止接受较差的处理，符合伦理学的要求，适合于临床应用；②缩短试验周期，减少样本量，节省人力、物力；③计算方便。

（2）缺点 ①只适用于单指标试验；②不适用于大样本试验和慢性病的疗效观察。

3. 设计的类型 序贯试验有开放型和闭锁型（图13-7）。前者先不规定样本量，后者则规定。不论是哪一型，序贯试验均可分为单向或双向试验。前者得出新药是否优于老药的结论，后者则除上述外，还要得出老药是否优于新药的结论。序贯试验按资料性质分为质反应和量反应两类。序贯试验也可配对以缩小误差，可自身前后配对，也可用条件相同的两个个体配对。

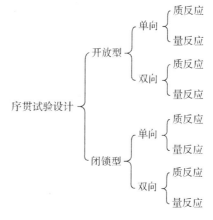

图13-7 序贯实验设计的类型

4. 试验步骤　选定试验指标；制定试验标准，规定观察指标的有效和无效水平；确定试验类型；在算术坐标纸上绘制序贯试验边界图，包括接受界限（U）和拒绝界限（L）；进行试验与结果分析。试验开始后，试验结果在边界图内游动，直至接触 U 界限时，表示接受试药，试验结束。若接触 L 界限时，表示拒绝试药，试验也结束。若试验线不接触 U 或 L 界限时，表示尚不能得出确切的结论，试验尚需继续，如图 13-8 所示。

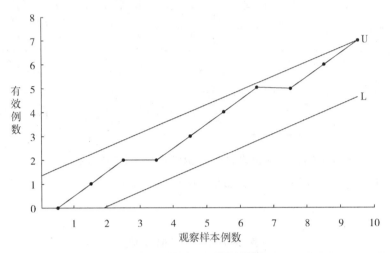

图 13-8　序贯试验设计示意图

5. 注意事项

（1）序贯试验设计不适合对混杂因素的分析，一般仅适用于单一指标效应的判断，对综合指标则需转化为数量级别才能用序贯试验。

（2）由于序贯试验设计的统计分析图边界方程是根据研究人员自己选定的较小假阴性率和假阳性率制定的，所以，能够在保证结论可靠的情况下作出统计推断。序贯试验设计实施时，应严格按照随机原则引入受试对象，绝不能随意更改试验设计时确定的引入顺序编号，更不能在试验后更改顺序。

6. 开放型序贯试验设计

（1）**单向质反应序贯试验设计**　本设计适用于以计数资料作为观察指标的试验。设计时，先确定 α 和 β 的取值，对 π_1、π_2 要预先规定。如 $\pi_1 > \pi_2$，当 $\pi \geq \pi_1$ 时，认为有效；$\pi \leq \pi_2$ 时，认为无效。其边界线方程的计算式为：

上界（有效）U：$Y = a_1 + bn$；下界（无效）L：$Y = a_2 + bn$。其中：

$$a_1 = \frac{\lg \frac{1-\beta}{\alpha}}{\lg \frac{\pi_1}{\pi_2} + \lg \frac{1-\pi_2}{1-\pi_1}} \text{ 或 } a_1 = \frac{\lg \frac{1-\beta}{\alpha}}{\lg \frac{\pi_1(1-\pi_2)}{\pi_2(1-\pi_1)}} \qquad (\text{式 13-8})$$

$$a_2 = \frac{\lg \frac{\beta}{1-\alpha}}{\lg \frac{\pi_1}{\pi_2} + \lg \frac{1-\pi_2}{1-\pi_1}} \text{ 或 } a_2 = \frac{\lg \frac{\beta}{1-\alpha}}{\lg \frac{\pi_1(1-\pi_2)}{\pi_2(1-\pi_1)}} \qquad (\text{式 13-9})$$

$$b = \frac{\lg \frac{1-\pi_2}{1-\pi_1}}{\lg \frac{\pi_1}{\pi_2} + \lg \frac{1-\pi_2}{1-\pi_1}} \text{ 或 } b = \frac{\lg \frac{1-\pi_2}{1-\pi_1}}{\lg \frac{\pi_1(1-\pi_2)}{\pi_2(1-\pi_1)}} \qquad (\text{式 13-10})$$

注：α 为假阳性的概率，第一类错误；β 为假阴性的概率，第二类错误；π_1、π_2 分别代表两个总体的有效率；n 为实验次数（样本例数）；Y 为有效例数；U 为上界；L 为下界。

【例13-5】观察某种中药对正常人空腹血糖的影响，研究者首对用药的效应作出规定，用药后空腹血糖下降1.6mmol/L 时为无效。然后规定试验标准：①以有效率 $\pi \geq \pi_1$（80%）作为药物有效；②以有效率 $\pi \leq \pi_2$（30%）作为药物无效；③$\alpha = 0.05$，$\beta = 0.05$。

$$b = \frac{\lg \frac{1-0.3}{1-0.8}}{\lg \frac{0.8 \times (1-0.3)}{0.3 \times (1-0.8)}} = 0.56$$

根据上述规定，计算药物有效或无效的两条边界方程。两条边界的直线方程为：

U：$Y = 1.32 + 0.56n$　　　　　L：$Y = -1.32 + 0.56n$

表13-8　中药对正常人空腹血糖影响的试验结果

编号	1	2	3	4	5	6	7	8	9	10
效应	−	+	+	−	+	+	+	−	+	+

注："−"表示无效，即血糖降低<1.6mmol/L；"+"表示有效，即血糖降低≥1.6mmol/L。

根据两条边界的直线方程绘制序贯试验图（图13-9）。试验线触及上界为有效，触及下界为无效。

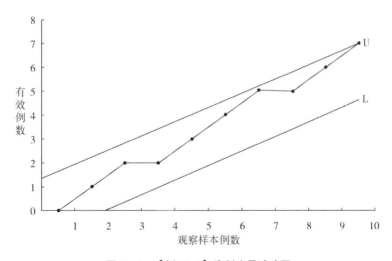

图13-9　【例13-5】资料序贯试验图

（2）单向量反应序贯试验设计　本设计适用于以计量资料作为观察指标的实验。设计时，同样先确定 α 和 β 的取值，并最好对 δ^2 根据以往大样本资料预先求得或近似估计。规定 $\mu_1 > \mu_2$，$\mu \geq \mu_1$ 时，其处理有效；$\mu \leq \mu_2$ 时，其处理无效。其边界线方程的计算式为：

上界$_{(有效)}U$：$Y = a_1 + bn$　　　下界$_{(无效)}L$：$Y = a_2 + bn$　　　$b = \frac{\mu_1 - \mu_2}{\delta^2}$

注：δ^2 被试药作用值的总体方差，μ_1、μ_2 分别为两个平均效应的量，其余同前。

【例13-6】研究某种降压药物的降压作用。规定如能比常规降压药降低收缩压的效应多6mmHg，可以认为某作用良好。经长期观察，已知常规降压药对收缩压的平均降压幅度为26.4mmHg，标准差为3mmHg，问新药对收缩压的降压作用是否优于常规降压药。

本例的规定试验标准：$\alpha = 0.05$，$\beta = 0.05$。

$\mu \geq \mu_1$，认为新药优于常规药；$\mu \leq \mu_2$ 即 $\mu \leq 26.4$ 时，认为新药与常规药相同或不如常规药。

计算药物有效或无效的两条边界方程估计 δ^2 值。

常规药的标准差（δ）为 3mmHg，均数（$\bar{x}$）为 26.4。

$$变异系数\ CV = \frac{\delta}{\bar{x}} = \frac{3}{26.4} = 0.1136$$

现假设新药的 CV 也是 0.1136，则其标准差的估计值为：

$$a_2 = \frac{\delta^2}{\mu_1 - \mu_2} \ln \frac{\beta}{1-\alpha} = \frac{3.68^2}{32.4 - 26.4} \ln \frac{0.05}{1-0.05} = -6.6$$

U：$Y = a_1 + bn = 6.6 + 29.4n$　　　L：$Y = a_2 + bn = -6.6 + 29.4n$

为作图方便，设 $b' = b - 25 = 4.4$，则 U：$Y = 6.6 + 4.4n$；L：$Y = -6.6 + 4.4n$

绘制序贯试验图，进行序贯试验，并画试验线（表 13-9、图 13-10）。

表 13-9　【例 13-6】资料序贯试验

n	降压幅度（x）	x'	$\sum x$	$\sum x'$
1	31	6	31	6
2	30	5	61	11
3	27	2	88	13
4	32	7	120	20
5	27	2	147	22
6	36	11	183	33
7	30	5	213	38

注：$b' = b - 25$；$x' = x - 25$。

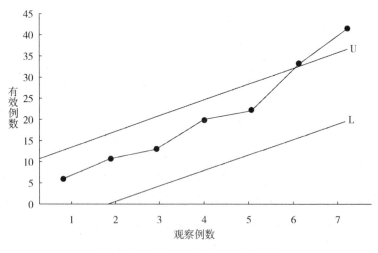

图 13-10　【例 13-6】资料序贯试验图

结论：新药对收缩压的降压作用优于常规药。

（3）双向质反应的序贯试验　双向序贯试验是用于两种药物（受试药与对照药）的比较试验。试验中，受试药优于对照药记作 T；对照药优于受试药记作 C。双向质反应序贯试验设计适用于计数的配对资料，并预先规定一个 Q 值和确定 α、β 的取值。其式为：

U：$Y=a_1+bn$；　L：$Y=-a_1-bn$；　A：$Y=-a_2+bn$；　B：$Y=a_2-bn$

其中：$b=-\dfrac{\lg\left[4Q(1-Q)\right]}{\lg\dfrac{Q}{1-Q}}$

$$Q=\frac{T}{T-Q}\text{或}Q=\frac{\pi_2(1-\pi_1)}{\pi_2(1-\pi_1)+\pi_1(1-\pi_2)}\ (\pi_2>\pi_1)$$

U代表上界线；L代表下界线；M、M'分别代表中界线；n表示受试对象的对子数；π_1、π_2表示有效率；T代表受试药物的作用优于对照的个数；C代表对照药物的作用优于受试药物的个数（即对子数）；Q为比值。

【例13-7】研究某种新药治疗慢性支气管炎的疗效。将患者根据一定的条件（性别、年龄、病情、病程）进行配对，一个接受新药试验，另一个接受常规药物治疗，再根据一定的标准对治疗结果进行评价。若新药优于常规药（对照）记为T；反之，则记为C。

本例规定$\alpha=0.05$，$\beta=0.05$。Q值：规定若T为C的3倍（或C为T的3倍），即可认为新药优于常规药（或常规药优于新药）。

即：$Q=\dfrac{3}{3+1}=0.75$；或$Q=\dfrac{1}{3+1}=0.25$

当$Q=0.05$时，即$T:C=1:1$，则两药效果相同。计算边界线及M、M'线。

$$a_2=\frac{2\lg\dfrac{1-\alpha/2}{\beta}}{\lg\dfrac{Q}{1-Q}}=\frac{2\lg\dfrac{1-0.05/2}{0.05}}{\lg\dfrac{0.75}{1-0.75}}=5.41$$

$$b=-\frac{\lg\left[4Q(1-Q)\right]}{\lg\dfrac{Q}{1-Q}}=-\frac{\lg\left[4\times0.75\times(1-0.75)\right]}{\lg\dfrac{0.75}{1-0.75}}=0.26$$

U：$Y=6.62+0.26n$　　　L：$Y=-6.62-0.26n$
A：$Y=-5.41+0.26n$　　B：$Y=5.41-0.26n$

绘序贯试验图的边界线。试验线越过U线，表示新药优于常规药（对照药）；若越过L线，说明常规药（对照药）优于新药；若试验线越过M、M'线，表示两药效果无显著性差异；试验线在U、M之间或M'、L之间摆动，表示还不能作出判断，需继续试验。

根据试验结果绘制序贯试验图（表13-10、图13-11）。

表13-10　试验结果

对子号	1	2	3	4	5	6	7	8	9	10	11	12	13	14	15	16	17	18	19
结果	T	T	C	T	T	T	T	C	T	T	T	T	T	T	C	T	T	T	T

当试验进行到19对时越过了U线，说明新药治疗慢性支气管炎的疗效优于常规药。

（4）双向量反应的序贯试验　双向量反应序贯试验，适用于计量配对资料，其余要求同双向质反应序贯试验的要求。

U：$Y=a_1\delta+b\delta n$；　L：$Y=-a_1\delta-b\delta n$；　A：$Y=-a_2\delta+b\delta n$；　B：$Y=a_2\delta-b\delta n$

其中：$a_1=\dfrac{2.3}{Q}\lg\dfrac{1-\beta}{\dfrac{\alpha}{2}}$，$a_2=\dfrac{2.3}{Q}\lg\dfrac{1-\beta}{\dfrac{\alpha}{2}}$

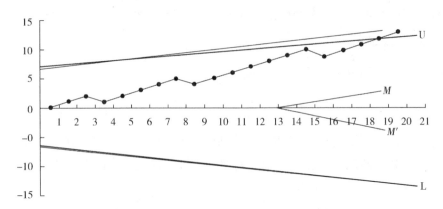

图 13-11   【例 13-7】资料序贯试验图

或 $a_1 = Q\ln\dfrac{1-\beta}{\dfrac{\alpha}{2}}$，$a_2 = -Q\ln\dfrac{\beta}{1-\dfrac{\alpha}{2}}$

$b = \dfrac{Q}{2}$

δ：表示配对资料的计量数值之差数的标准差，其余符号同前。

【例 13-8】现有甲、乙两种降糖药物，要用序贯试验比较它们对正常成人餐后 0.5 小时血糖的影响。两药降糖之差的标准差 δ 经测定为 1.6mmol/L。规定若甲药的降糖量比乙药的降糖量大一个 δ 时，就可以认为甲药优于乙药；反之，若甲药的降糖量比乙药的降糖量小一个 δ，则认为乙药优于甲药。

本试验中，甲、乙两药比较时存在两种可能，一是甲优于乙，二是乙优于甲，故应采用双向反应序贯试验。首先，将受试者按一定条件进行配对，然后，随机安排用药次序。

本例规定：$\alpha = 0.05$，$\beta = 0.05$。若甲药优于乙药，$Q = 1$；乙药优于甲药，则 $Q = -1$；两药作用相同，则 $Q = 0$。

本例 $\delta = 1.6$，$a_1 = \ln\dfrac{1-0.05}{0.025} = 3.64$，

$$a_2 = -\ln\dfrac{0.05}{1-0.025} = 2.97$$

$$b = \dfrac{Q}{2} = \dfrac{1}{2} = 0.5$$

将 $\delta = 1.6$、$a_1 = 3.64$、$a_2 = 2.97$、$b = 0.5$ 代入式中，计算边界线：

U：$Y = a_1\delta + b\delta n = 3.64\times1.6 + 0.5\times1.6n = 5.8 + 0.8n$

L：$Y = -a_1\delta - b\delta n = -3.64\times1.6 - 0.5\times1.6n = -5.8 - 0.8n$

M：$Y = -a_2\delta + b\delta n = -2.97\times1.6 + 0.5\times1.6n = -4.8 + 0.8n$

M'：$Y = a_2\delta - b\delta n = 2.97\times1.6 - 0.5\times1.6n = 4.8 - 0.8n$

绘制序贯试验图，进行序贯试验，画出试验线（表 13-11、图 13-12）。

表 13-11 甲、乙药的降糖作用

序次	降糖量（mmol/L）		差数	Σd
	甲药	乙药		
1	0.8	1.5	-0.7	-0.7
2	1.6	1.8	-0.2	-0.9
3	0.2	1.8	-1.6	-2.5
4	0.4	1.2	-0.8	-3.3
5	0.2	2.0	-1.8	-5.1
6	0.4	2.0	-1.6	-6.7
7	0.2	1.4	-2.2	-8.9
8	0.2	2.6	-2.4	-11.3
9	0	2.8	-2.8	-14.1
10	0.2	2.6	-2.4	-16.5

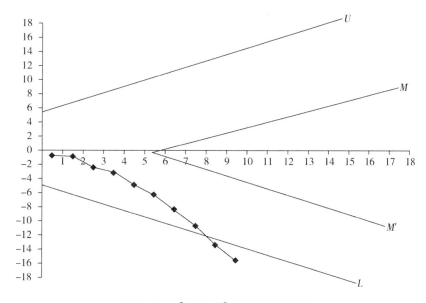

图 13-12 【例 13-8】资料序贯试验图

图 13-12 显示，试验到 10 次已越过 L 线，提示乙药降糖作用优于甲药。

7. 闭锁型序贯试验设计 闭锁型序贯试验设计中，闭锁双向序贯试验的方法和试验标准与开放性双向序贯试验相同。其不同点是：闭锁型序贯试验图不是由 4 条直线组成，而是根据试验标准的规定由附表中查得坐标，这些坐标围成一个闭锁的试验图，样本数在一定范围内可使试验线触及上、中、下三个界限之一。

四、交叉设计

交叉设计（cross-over design）又称交叉配对设计（cross-over & matched-pairs design），指样本分配按异体配对方式，但两种或数种处理先后交叉进行观察，即在前一处理作用完全消失之后接受另一处理，最后对不同处理的效应进行比较。

1. 交叉设计模式 交叉设计不仅兼有异体配对与自身配对的优点，而且每个对象先后接受不同的处理因素，一个受试对象至少能当作两个使用，因此大大节省了样本量。不同的处理因素先后阶段的机会均等，从而平衡了试验顺序的影响，而且能把处理方法之间的差别与时间先后之间的差别分开来分析，因此效率较高。交叉设计方案中最基本的是两因素两阶段试验，即 2×2 交叉设计，其设计模式类似于配对设计，如图 13-13 所示。

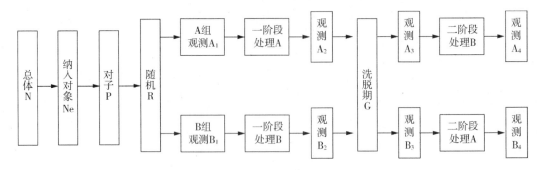

图 13-13   2×2 交叉设计模式

应注意，交叉设计的两个被试因素应没有蓄积作用或交互效应，在两次处理之间应有足够的间歇期，一般为处理因素半衰期的 6~8 倍。因此，交叉设计不宜用于具有自愈倾向或病程短的病症研究，临床上适用于目前尚无特殊治疗、病情缓慢的慢性病患者的对症治疗研究，如稳定型高血压的降压效果、血糖的控制、类风湿关节炎的镇痛效果等。

2. 交叉设计的样本量估计   由于交叉设计是异体配对与自身配对的结合，并且每一个受试对象至少能当作两个使用，因此，其样本量的计算方法，可在配对设计方法计算的样本量的基础上减半。

第二节   多因素设计方案

一、拉丁方设计

拉丁方设计（latin square design），指用拉丁字母从横行和直列两个方向进行双重局部控制，使得两向皆成单位组，是比随机单位组设计多一个单位组的设计方法。尽管有的方阵中有其他元素符号，但仍称这种试验设计为拉丁方试验。这种排列的条件是在同一列与同一行的字母只能出现一次。该设计的优点是误差小、效率高，但灵活性较差，只能安排 3 个因素，而且要求各因素的水平相等。

拉丁方以 k 个拉丁字母（A、B、C……）为元素做一个 k 阶方阵，若这 k 个拉丁方字母在这 k 阶方阵的每一行（行区组）、每一列（列区组）都出现且只出现一次，则称该 k 阶方阵为 $k×k$ 阶拉丁方。例如：3×3 阶、4×4 阶拉丁方（表 13-12）等。

第一行与第一列的拉丁字母按自然顺序排列的拉丁方，叫作标准型拉丁方。3×3 阶标准型拉丁方只有 1 种，4×4 阶标准型拉丁方有 4 种，5×5 阶标准型拉丁方有 56 种。使用这种方法设计试验时，应注意以下三项：①根据试验处理数选定一个标准拉丁方，但不用于试验设计。②随机拉丁方的行、列：3 阶拉丁方先随机 1、2、3 列，再随机 2、3 行即可；4 阶拉丁方先随机 1、2、3、4 列，再随机 2、3、4 行即可，也可随机所有的行列；5 阶及以上拉丁方先随机所有列，再随机所有行即可。③随机确定哪个字母代替何种试验处理。

表 13-12　4×4 阶拉丁方表

		列区组			
		Ⅰ	Ⅱ	Ⅲ	Ⅳ
行区组	1	A	B	C	D
	2	B	A	D	C
	3	C	B	A	A
	4	D	C	B	B

【例 13-9】研究 A、B、C、D 四种胰岛素注射液剂量对 STZ 糖尿病大鼠血糖下降的百分比的影响，根据试验目的设计出拉丁方设计方案（表 13-13）。

表 13-13　四种胰岛素注射液剂量对 STZ 糖尿病大鼠血糖下降的百分比的影响

试验日期（天）	STZ 糖尿病大鼠			
	1 号	2 号	3 号	4 号
一	C 23.6	A 16.6	B 23.9	D 48.3
二	B 24.2	D 34.8	C 24.5	A 16.9
三	A 13.7	C 22.1	D 37.6	B 26.6
四	D 36.8	B 26.5	A 15.2	C 24.3

注意事项：①除样本分配需要在区组内随机外，处理因素诸水平与拉丁字母关系的确定也要随机化；②须明确三个因素彼此之间无交互作用；③若一个受试对象作为一个区组时，应当在前一处理作用确实消失后，方可进行后一项处理；④为提高结论的可靠性，应用另一个或两个拉丁方的工作方进行重复。

二、析因设计

1. 概念　析因设计（factorial design）是研究变动着的两个或多个因素效应的交叉分组设计方法。它不仅可检验每个因素各水平间的差异，而且可检验各因素间的交互作用。交互作用（transaction）指两因素或多因素间效应互不独立的情况，即当某一因素的水平有变化时，另一或几个因素的效应也相应发生改变。析因设计是通过各因素各水平间的相互组合进行的。总的试验数是各因素水平数的乘积。如两个因素 A、B 同时试验，每个因素取两个水平，试验总数为 2×2＝4，即 A_1B_1、A_1B_2、A_2B_1、A_2B_2。如水平是 3，试验总数为 3×3＝9。一般认为，两因素间的交互作用为一级交互作用，三因素间的交互作用称二级交互作用，余类推。

2. 特点　①对各因素不同水平的全部组合进行试验，具有全面性和均衡性的特点。通过该设计与数据处理，可获得三方面的信息。②各因素不同水平的效应大小，各因素间的交互作用，通过比较，可找出各因素各水平间的最佳组合。这是一种高效率的设计。

【例 13-10】对 12 例缺铁性贫血患者的疗效进行观察，将患者分为 4 组，给予不同的治疗，1 个月后检查各组患者的红细胞增加数（百万/mm³），结果见表 13-14。

另外，析因设计的优点之一是可以考虑交互作用，但有时高级交互作用是很难解释的，而且分析的工作量会很大，所以实际工作中常只考虑一、二级交互作用。

表 13-14 4 组不同疗法治疗缺铁性贫血患者的疗效分析

		B 药	
		未用	已用
A 药	未用	0.8	0.9
		0.9	1.1
		0.7	1.0
	已用	1.3	2.1
		1.2	2.2
		1.1	2.0

注意事项：①在侧重了解两个因素的主次与交互作用时，应注意设立空白对照组，没有空白对照组很难说明前三组的作用是正性还是负性；②样本分配方法是随机的，但应尽量保持组间样本的均衡性；③析因设计试验结果的统计分析宜采用方差分析，而不宜采用成组 t 检验或配伍组 F 检验，因为这些检验无法分析交互作用。

三、正交试验设计

正交试验设计（orthogonal experimental design）是利用正交表安排多因素试验并分析试验结果的一种设计方法。它从多因素的全部水平组合中挑选部分有代表性的水平组合进行试验，通过对这部分试验结果的分析了解全面试验的情况，找出因素最佳水平组合。

每个正交表都有一个表头符号，记作 $LN(mk)$，表示这个正交表有 N 行 k 列，每一列由 1，2，…，m 个数字组成。用表 $LN(mk)$ 安排试验时，N 表示试验次数，k 表示最多可以安排的试验因素个数，m 为各因素的水平数。

选择正交表的原则：①各试验因素的水平数最好相等。当 $m=2$ 时，可选 $L_4(2^3)$、$L_8(2^{11})$、$L_{16}(2^{15})$ 等；当 $m=3$ 时，可选 $L_9(3^4)$、$L_{18}(3^7)$、$L_{27}(3^{13})$ 等；当 $m=4$ 时，可选 $L_{16}(4^5)$、$L_{32}(4^9)$ 等。当水平数不等时，则可选 $L_8(4\times2^4)$、$L_{16}(4^2\times2^4)$、$L_{18}(2\times3^7)$ 等。②试验的操作简单或希望得到较多的信息，可选择 N 较大的正交表。反之，操作复杂或成本较高的试验，可选 N 较小的正交表。③分析交互作用（主要是两因素之间的交互作用），选 k 较大的正交表。若已知因素间的交互作用很小，则选 k 较小的正交表。

【例 13-11】有研究者为研究某种呼吸机的四个参数选择对通气量的影响，这四个参数分别为频率（A 因素）、驱动压（B 因素）、呼吸比（C 因素）和管径（D 因素），每个参数分高、低两个水平。按析因设计，有 $2^4=16$ 种处理分组，如选择正交表 $L_8(2^7)$ 进行试验，只需 8 种处理分组。

将 $L_8(2^7)$ 表中第 1、2 列分别安排 A、B 两因素后，第 3 列为 A、B 的交互作用（A×B），C 因素只能安排在第 4 列。查交互作用表，第 5 列为 A、C 的交互作用，第 6 列为 B、C 的交互作用，只能将 D 因素安排在第 7 列。由此，完成表头设计如下：

列号	1	2	3	4	5	6	7
因素	A	B	A×B	C	A×C	B×C	D
			C×D		B×D	A×D	

按表 13-15（正交设计表）设计试验即可。

表 13-15　$L_8(2^7)$　正交设计表

编号	A 因素	B 因素	A×B	C 因素	A×C	B×C	D 因素	观察指标
	1 列	2 列	3 列	4 列	5 列	6 列	7 列	
1	1	1	1	1	1	1	1	##.#
2	1	1	1	2	2	2	2	##.#
3	1	2	2	1	1	2	2	##.#
4	1	2	2	2	2	1	1	##.#
5	2	1	2	1	2	1	2	##.#
6	2	1	2	2	1	2	1	##.#
7	2	2	1	1	2	2	1	##.#
8	2	2	1	2	1	1	2	##.#

注意事项：①正交设计依正交表进行，都有若干个试验号。在受试对象分配时，注意各试验号的均衡可比性。在可能的条件下，尽量争取按随机区组分配，这就要求每个区组的样本含量应等于试验号或是它的倍数。②不同试验号的试验尽量同时平行进行，不宜在不同时间和条件下进行不同试验号的试验。若的确无法安排同时平行试验时，应设法保持不同试验号试验条件的严格一致。③采用正交试验设计时，需注意将主效应安排在主效应列，一般不安排在交互作用列，如果从专业理论上认为无此交互作用，才可将主效应安排在交互作用列。④由正交试验得到的诸因素最佳组合，均应以常规或经验组合为对照，进行再确认试验。特别注意试验值是否落在最佳组合指标值 95% CI 内。如果远离此区间，应查寻原因或重新进行试验。⑤在条件允许的情况下，表头设计尽量不留空白列，利用重复试验的办法，这样既可增加信息量，又可提高准确性。⑥正交设计重复试验结果若有个别缺项，可参照随机区组试验的补缺方法。

四、均匀设计

均匀设计（uniform design）是一种只考虑试验点在试验范围内均匀散布的一种试验设计方法。

1. 均匀设计的基本步骤　①明确试验目的，确定试验指标；②选因素，确定因素的水平；③根据试验的因素数和水平数来选择均匀设计表；④进行表头设计，均匀表中的空列，既不能安排交互作用，也不能用来估计试验误差；⑤明确试验方案，进行试验；⑥试验结果统计分析。

2. 均匀设计表中符号的意义　现以 $U_7(7^6)$ 均匀设计表为例，解释均匀设计表的意义。U 为均匀表代号；7 是试验次数；括号中的 7 为因素的水平数，6 为因素数。如 $U_6(6^4)$ 表示要做 6 次试验，有 4 个因素，每个因素有 6 个水平（表 13-16）。

表 13-16 $U_6(6^4)$

	1	2	3	4
1	1	2	6	6
2	2	4	6	5
3	3	6	2	4
4	4	1	5	3
5	5	3	1	2
6	6	5	4	1

每个均匀设计表都附有一个使用表，它指示我们如何从设计表中选用适当的列，以及由这些列所组成的试验方案的均匀度。表 13-17 是 $U_6(6^4)$ 的使用表。它告诉我们，若有 2 个因素，应选用 1、3 两列来安排试验；若有 3 个因素，应选用 1 列、2 列、3 列……最后一列 D 表示刻画均匀度的偏差（discrepancy），偏差值越小，表示均匀度越好。

表 13-17 $U_6(6^4)$ 的使用表

s	列 号				D
2	1	3	——	——	0.1875
3	1	2	3	——	0.2656
4	1	2	3	4	0.2990

【例 13-12】当归芍药散化学成分、剂量配比与药效学研究——改善学习记忆功能的配伍比例研究（表 13-18）。

表 13-18 按 $U_7(7^6)$ 表安排试验方案及结果（$\bar{x}\pm s$，$n=15$）

试验号	因素（mg/kg）						潜伏期（s）	
	A	B	C	D	E	F	实测值	计算值
1	0	120	200	300	480	600	91.6±80.4	92.5
2	180	360	500	0	240	480	97.5±84.1	103.1
3	360	600	100	400	0	360	87.2±69.5	80.7
4	540	0	400	100	600	240	151.0±101.2	144.5
5	720	240	0	500	360	120	116.5±98.6	122.1
6	900	480	300	200	120	0	131.0±102.8	132.7

D、E、F 三个因素在回归过程中未被选入方程，提示川芎、泽泻、茯苓对方程的贡献不大，对实验结果影响小，在进一步的拆方研究过程中可以将其固定在某一个水平。

对于选入方程的 A、B、C 三元素经最优化处理，得该方程的标准回归系数，分别为 A：0.8658；B：-0.5645；C：0.35013。提示方中白芍对药效的影响最大，这与有关文献报道相吻合，其次为当归。本次试验的最佳结果为试验号 4，归芍比（1∶1.35）与当归芍药散方中采用归芍比（1∶1.3）相当接近。提示归芍比在当归芍药散益智作用中起关键作用。

3. 均匀设计和正交设计的比较 正交设计和均匀设计两种试验设计的特点如下：

（1）正交设计具有正交性 正交设计可以估计出因素的主效应，有时也能估计出因素的交互效应。均匀设计不能估计出方差分析中的主效应和交互效应，但是它可以估计出回归分析中的主效应和交互效应。

（2）正交设计用于水平数不高的试验　因为它的试验数至少为水平数的平方。如有 5 个因素，每个因素取 31 个水平，其全部组合有 $31^5 = 28625151$ 个。若用正交设计，至少需要做 $961 = 31^2$ 个试验。而用均匀设计只需 31 次，所以均匀设计适合于多因素多水平试验。

（3）正交设计的数据分析程式简单　"直观分析"可以给出试验指标 y 随每个因素的水平变化的规律。均匀设计的数据要用回归分析来处理，有时需用逐步回归等筛选变量。

五、重复测量设计

重复测量设计（repeated measurement design）指在不同场合和时间点进行多次测量的一种试验设计方法。目的是推断处理因素、时间因素对于受试对象某一观察指标的影响作用，以及分析该观察指标在不同时间点上的变化趋势。重复测量设计的处理因素：g（$\geqslant 1$）个水平，每个水平有 n 个试验对象，共计 gn 个试验对象。时间因素：同一试验对象在 m（$\geqslant 2$）个时点获得 m 个测量值，共计 gnm 个测量值。数据处理分析可用方差分析。

前后测量设计是重复测量设计的特例，即 $g=1$，$m=2$，如表 13-19。

表 13-19　高血压患者治疗前后的舒张压（mmHg）

编号	治疗前	治疗后	差值
1	130	114	16
2	124	110	14
3	136	126	10
4	128	116	12
5	122	102	20
6	118	100	18
7	116	98	18
8	138	122	16
9	126	108	18
i0	124	106	18
$\bar{x}$	126	110	16
s	7	9	3

当前后测量设计的重复测量次数 $\geqslant 3$ 时，称重复测量设计或重复测量数据（表 13-20）。

表 13-20　高血压患者治疗前后的舒张压（mmHg）

编号	放置时间（分）			
	0	45	90	135
1	5.32	5.32	4.98	4.65
2	5.32	5.26	4.93	4.70
3	5.94	5.88	5.43	5.04
4	5.49	5.43	5.32	5.04
5	5.71	5.49	5.43	5.93
6	6.27	6.27	5.66	5.26
7	5.88	5.77	5.43	5.93
8	5.32	5.15	5.04	4.48

　　重复测量设计与随机区组设计比较：①重复测量设计的处理因素各水平是在区组间随机分配的，同一区组内受试对象接受的处理是相同的，只是时间点不同，区组内数据间存在相关性；②随机区组设计则要求处理因素各水平在区组内随机分配，区组内数据间相互独立，每个受试对象接受的处理是不相同的。

第十四章 误差及偏倚控制

在科学研究过程中，人们通过各种测量手段取得可以描述研究对象各种属性特征的数值变量，并加以分析论证，从而得出研究结论。但误差公理提示，误差自始至终存在于一切科学实验过程中。因此，对误差及偏倚的发现、评估和控制，已经成为科学研究工作中的一项重要任务。

第一节 误差及其控制

误差（error）指实际观测值与真值之差或样本指标与总体指标之差。测量值是对研究变量的观察、测量或计算的量值，而客观真值往往难以得到，通常以更高级的精确度量器具的测量值、相同条件下多次重复测量的算术平均值或理论值作替代。任何科研工作过程及其结论都会涉及观察、测量与计算，但所得结果总是不可能与客观真值完全相同，即必然存在误差，这种被称为误差公理的必然性具有普遍性意义。

一、测量及其相关概念

1. 测量（measurement） 即给出关于某物的属性，并且赋予这种属性一个数。测量总是通过某种仪器或设备来实现的，尺子、秒表、衡器、温度计等都是测量仪器。被测量的测量结果通常由两部分组成（一个数和一个测量单位），它们构成了量值。例如，某人的体温 36.3℃ 是量值，人体温度是被测量的，36.3 是数，℃是单位。

2. 测量精度 泛指性名词，可细分为下述三个概念：

（1）准确度（veracity） 表示系统误差的大小程度。准确度高，不一定精密度高。即测得值的系统误差小，不一定其随机误差亦小。

（2）精密度（precision） 表示随机误差的大小程度。精密度高，不一定准确度高。即测得值的随机误差小，不一定其系统误差亦小。

（3）精确度（accuracy） 是测得值的随机误差和系统误差的综合反应。

3. 测量的可靠性（reliability of measurement） 指在相同测量条件下，对同一批受试者使用相同的测量手段，重复测量结果的一致性程度，包含重复性与复现性两个概念。重复性，指在相同测量条件下，对同一被测量进行连续多次测量所得结果之间的一致性。复现性，指在不同的测量条件下，对同一被测量进行连续多次测量所得结果之间的一致性。

一般认为，测量的可靠性代表着测量结果的准确性。这显然是一种误解。测量的可靠性和测量的准确性是两个不同的概念，在大多数情况下，测量的可靠性并不代表测量结果的准确性：①可靠性的引入是人们在无法测得真值，即无法确知测量误差的情况下，试图依靠多次重复测量，对结果进行确认的一种无奈之举；②测量的可靠性是以测量方法的正确性和测量工具的精确性为前提的；③对测量可靠性的估价，是与所使用的方法——信度计算方法相关联的。因此，只有在保证采用标准条件和正确方法的前提下，可靠性才可以部分代表准确度。

4. 测量不确定度（expression of uncertainty）　不确定度表示随机误差和未定系统误差的综合分布范围，它可以近似地理解为一定可信度下的误差限值。例如，某人的体温为 36.3℃，有 0.1℃ 的"出入"。由于对任何测量总是存在怀疑的余量，所以需要回答"余量有多大"和"怀疑有多差"这样的问题，给不确定度定量时需要有两个数：①一个是测量不确定度的大小，即可信区间的宽度；②对其相信的程度，即可信度，表明测量结果落在该区间有多大把握。例如：某人的体温值为 36.3℃，或加或减 0.1℃，可信度为 95%。则该结果可以表示为36.3℃±0.1℃，可信度为 95%。这个表述是说，测量的人体温度处在 36.2℃ 至 36.4℃ 之间，有 95% 的把握。测量结果的可用性很大程度上取决于其不确定度的大小。不确定度越小，测量结果的使用价值越高，使用价值越高，其测量水平也越高；反之亦然。因此，测量结果的表述应同时包含赋予被测量的值及与该值相关的实验不确定度，才是完整并实际有意义的。

5. 测量误差与不确定度的区别　参见表 14-1。

表 14-1　测量误差与不确定度的区别

内容	测量误差	测量不确定度
定义	表明测量结果偏离真值，是一个确定的值	表明被测量之值的分散性，是一个区间。用标准偏差、标准偏差的倍数或说明了可信度区间的半宽度来表示
分类	按出现于测量结果中的规律，分为随机误差和系统误差，它们都是无限多次测量的理想概念	按是否用统计方法求得，分为 A 类评定和 B 类评定。它们都以标准不确定度表示。在评定测量不确定度时，一般不必区分其性质
可操作性	由于真值未知，往往不能得到测量误差的值。当用约定真位代替真值时，可以得到测量误差的估计值	测量不确定度可以由人们根据实验、资料、经验等信息进行评定，从而可以定量确定测量不确定度的值
数值符号	非正即负（或零），不能用正负（±）号表示	是一个无符号的参数，恒取正值。当由方差求得时，取其正平方根
合成方法	各误差分量的代数和	当各分量彼此独立时用方和根法合成，否则应考虑加入相关项
结果修正	已知系统误差的估计值时，可以对测量结果进行修正，得到已修正的测量结果	不能用测量不确定度对测量结果进行修正。对已修正测量结果进行不确定度评定时，应考虑修正不完善引入的不确定度分量
结果说明	误差是客观存在的，属于给定的测量结果。相同的测量结果具有相同的误差，而与得到该测量结果的测量仪器和测量方法无关	测量不确定度与人们对被测量、影响量以及测量过程的认识有关。合理赋予被测量的任一个值，均具有相同的测量不确定度
实验标准差	来源于给定的测量结果，它不表示被测量估计值的随机误差	来源于合理赋予的被测量之值，表示同一观测列中，任一个估计值的标准不确定度
自由度	不存在	可作为不确定度评定可靠程度的指标
可信度	不存在	当了解分布时，可按可信度给出可信区间

6. 数字修约　计算机和数据表格、软件都能对答案给到许多位小数。对结果修约的推荐做法如下：

（1）对计算值采用修约到有意义位次。测量结果的不确定度可能规定应报告到多少数位。例如，假设测量结果的不确定度是到小数点第一位，那么测量结果也应该表述到小数点一位，如 20.1cm±0.2cm。

（2）使计算至少到比你最终求得有效数字多一位。在进行计算时，要意识到需要用多少位有效数。

（3）对数值的修约应在计算的最终进行，以避免有修约误差。举例来说，如果对 2.346 在计算中早一步就修约到 2.35，那么后来就可能修约到 2.4。但如果在整个运算中都用 2.346，那么在最终就会正确修约到 2.3。

（4）虽然计算结果最终修约成或进或舍，这取决于最接近的数字，但对不确定度修约的规则是与此不同的。对最终不确定度的修约都是尾数进位，而不是舍去。

二、抽样误差及其控制

1. 误差的分类 常见误差的类型及其区别参见表 14-2。

表 14-2 误差的类型及其区别

误差分类		产生原因	特点	影响	处理方法
非随机误差 （non-random error）	粗差 （gross error）	粗心大意	无规律性，可以避免	变量值无方向性、系统性	数据核查
	系统误差 （systematic error）	仪器、方法、试剂、条件、顺序、操作的差异，感观、理论和实验方法的差异	按照某一确定的规律变化	变量值有方向性、规律性地偏离真值	通过实验对比、理论分析、残差观测等发现；通过完善实验设计和技术措施等消除或减小
随机误差 （random error）	测量误差 （measurement error）	由一系列实验或观测条件的随机波动造成的实测值与真值之差	对称性、有界性、单峰性、抵偿性	变量值无方向性、系统性，随机变化	误差变量一般服从正态分布，可通过统计处理估计随机误差
	抽样误差 （sampling error）	随机抽样引起的统计量与参数之间的差异			

2. 影响抽样误差的因素

（1）**研究变量的变异程度** 在其他条件不变的情况下，研究变量的变异程度越小，抽样误差越小；研究变量的变异程度越大，抽样误差越大。如果总体中的各变量值相等，则变异程度为零，样本指标等于总体指标，此时不存在抽样误差。

（2）**抽样单位的数目** 在其他条件不变的情况下，抽样单位的数目越多，抽样误差越小；抽样单位的数目越少，抽样误差越大。这是因为随着样本数目的增多，样本结构越接近总体。当样本扩大到总体时，也就不存在抽样误差了。

（3）**抽样方法** 重复抽样和不重复抽样的抽样误差的大小不同。采用不重复抽样比采用重复抽样的抽样误差小。

（4）**抽样组织方式** 研究设计类型不同导致采用不同的抽样组织方式，会有不同的抽样误差，这是因为不同的抽样组织所抽中的样本，对于总体的代表性也不同。

3. 控制抽样误差的方法   根据抽样误差的不可避免性和统计学规律性，结合研究目的和性质对置信度和把握度的要求，以及影响机遇的因素等方面，就可以正确评估机遇对研究结果的可能影响，并将其控制在允许的范围以内。

（1）研究设计阶段   首先要有严密的科研设计，包括专业设计、实验设计和统计设计。应有明确的研究目标、流程、预期结果及其评价指标；有明确界定的研究对象及范围，选定和规范抽样方法和抽样组织方式；建立准入和剔除标准，确定样本量大小；建立质量控制制度，估计各种误差的存在或出现的可能性，并有避免和控制的具体措施。

（2）研究或实验阶段   严格遵循对照、随机、均衡、重复及盲法的原则。对照可选用空白、标准、阳性、组内或多重对照方式；抽样、分组及顺序应随机化；实验与对照的非处理因素均衡一致，如饲养室有阳面和阴面，实验组和对照组的动物就不应一组一直放在阳面，另一组一直放在阴面，需要定期轮换位置；实验人员的严格培训及操作的随机与均衡性，如对甲、乙两组动物做同一针刺，一名操作者承担不了两组动物，需要用两人，这时就不能每人承担一组，而是应该两人各自针刺甲组的一半和乙组的一半，交叉进行操作；保证有效样本量；用平行实验的均值作为观测值，如两个平行的测定管得出的数据误差超过 5% 时，则应重新测定一次，直至误差在 5% 以内为止；其他参见实验设计的章节内容。

（3）资料分析阶段   对研究基础资料进行检查、核对、改错、补漏，保证录入准确，在建立分析数据库的基础上进行统计分析。主要是按随机误差分布的类型正确选择相应的统计方法，计算标准差反映均数的代表性，即各变量值之间及各变量值与均数之间的差异。如有个别变量值超出均数 ± 2 标准差，表明除了随机误差的原因外，可能主要受系统误差的影响，因此应查明具体原因，予以纠正或考虑剔除。此外，还有分层分析、多因素分析模型等，具体参见统计学及相关书籍。

第二节   偏倚及依从性控制

偏倚（bias）又称为系统误差（systematic error），指研究结果系统地偏离了真实情况。它可能发生在研究设计、资料的收集、分析、解释或发表等整个研究过程中。与随机误差不同，偏倚的存在总是造成研究结果高于真值或低于真值，因而具有方向性。偏倚一般可分为三类：信息偏倚、选择性偏倚和混杂偏倚。由于定量估计偏倚的大小较困难，而确定偏倚的方向却相对较容易。当偏倚使研究结果高于真值时称为正偏倚，使研究结果低于真值时称为负偏倚。要完全避免偏倚几乎是不可能的，但对于观测工作中可能存在的各种偏倚，我们应该尽量加以控制，使观测结论更符合实际情况。

一、信息偏倚及其控制

1. 信息偏倚的概念与种类   信息偏倚（information bias）指进行信息收集时产生的系统误差。主要来源于研究对象、研究者本身（如询问技巧不佳、检验技术不熟练、医生诊断水平不高或标准不明确、记录错误甚至造假等原因）、测量的仪器设备、测量方法的缺陷、诊断标准不明确、资料的缺失遗漏或结果报告偏差等。信息偏倚的表现是使研究对象的某种特征被错误分类，又称为错误分类偏倚（misclassification bias）。如暴露于某因素者被误认为是非暴露者、某病的患者被误诊为非该病的患者等。常见的信息偏倚类型参见表 14-3。

表 14-3 常见的信息偏倚类型

类型	概念
回忆偏倚（recall bias）	指观测对象在回忆过去的暴露史或既往史时，其记忆失真或回忆不完整而引起的偏倚
调查者偏倚（observer bias）	指调查者在对试验组与对照组的调查中标准不统一，存在系统误差而造成的偏倚
报告偏倚（reporting bias）	指观测对象有意夸大或缩小、隐瞒某些信息所引起的偏倚
测量偏倚（measurement bias）	由于各组采用的测量仪器、试剂质量、方法、检测条件或操作技术不统一，从而导致组间产生系统误差
调查者偏倚（observer bias）	观察者以主观愿望或偏见在观测过程中搜索某种结果而引起偏倚
错分偏倚（misclassification bias）	由于测量标准或诊断标准不统一，便利暴露或疾病状态的判断出现了错误，从而导致归类的结果出现偏倚
诊断怀疑偏倚（diagnostic suspicion bias）	由于研究者事先了解研究对象对研究因素的暴露情况，怀疑其已患某病，或在主观上倾向于应该出现某种阳性结果，于是在做诊断或分析时，倾向于自己的判断
暴露怀疑偏倚（exposure suspicion bias）	研究者若事先了解研究对象的患病情况或某种结局，可能会对其以与对照组不可比的方法探寻认为与某病或某结局有关的因素，如多次认真调查和询问病例组某因素的暴露史，而漫不经心地调查和询问对照组，从而导致错误结论
不接受测量偏倚（unreceptive measure bias）	由于测量方法会造成损伤、羞辱、侵犯个人权利和隐私，研究对象逃避和拒绝检查，若这种情况在病例组和对照组发生不均衡，则会产生不接受测量偏倚
顺序偏倚（sequence bias）	当研究按一定时间顺序进行，以及研究对象或研究者机体状况发生系统的变化，即由于顺序规律而发生的系统误差
临床资料遗漏偏倚（missing clinical data bias）	由于对临床资料未测量或未作记录所造成的临床资料遗漏，与完整的临床资料之间存在系统的差异
发表偏倚	主要指某些研究结果始终不能被发表
文献查寻偏倚	指系统评价过程中，没有全面获得已发表的相关文献
文献筛选偏倚	由于文献筛选不当，错误地剔除了某些有用的文献

2. 信息偏倚的控制 应针对研究的各个环节中产生信息偏倚的原因，采取有效的措施来控制或消除信息偏倚，以保证原始资料的完整性和准确性。

（1）统一收集标准 在研究设计时，应制定统一规范的问卷，调查员或观测员要经过统一严格规范的培训，熟练掌握调查或测量的相关知识与技术，以严肃认真、客观的态度和统一的标准来收集资料。

（2）采用客观指标 在研究设计时，应尽量采用量化的指标，如定量描述、封闭式问卷、仪器测量等，以排除主观因素对结果的干扰。

（3）采用盲法技术 在收集、整理与分析的各个环节，应根据情况，选择单盲法或双盲法，以减少主观因素对结果的干扰。

（4）采用随机应答技术 对于敏感性问题的调查，可以采用适当的调查技巧，如随机应答技术、扩大资料收集范围等，以隐蔽性地收集相关资料来降低报告偏倚的影响。

二、选择性偏倚及其控制

1. 选择性偏倚的概念与种类   选择性偏倚（selection bias）指被选入到研究中的研究对象与没有被选入者在与研究有关的特征上的差异所造成的系统误差。这种偏倚也可产生于资料收集过程中的失访或无应答等。在研究设计阶段，应充分估计选择偏倚发生的可能性及其对结果分析的影响，并尽量加以避免与控制。常见的选择性偏倚参见表 14-4。

表 14-4   常见的选择性偏倚类型

类型	概念
入院率偏倚（admission bias）	又称伯克森偏倚（Berkson bias），指医院间由于入院率不同而引起的偏倚
患病率-发病率偏倚（prevalence-incidence bias）	指由于现患病例与新发病例在某些特征上存在差异，提供的信息不一致而引起的系统误差，又称奈曼偏倚（Neyman bias）
诊断性偏倚（diagnostic bias）	指由于诊断不准确或标准不统一而引起的偏倚
分组偏倚（misclassification bias）	指将研究对象进行分组时，各组的成员与总体情况存在差别，特别是在研究因素方面有明显的差异，从而导致出现系统误差
检出证候偏倚（detetion signal bias）	指某一因素客观上与某一疾病并无因果联系，但这一因素能导致类似该疾病的症状或体征的出现而提高了该病的检出率
排除偏倚（exclusive bias）	指没有按照既定的标准，排除试验组或对照组中不符合研究标准的研究对象，从而导致对某因素与某疾病之间存在联系的错误估计
志愿者偏倚（volunteer bias）	指选择志愿者为研究对象所导致的偏倚
无应答偏倚（non-respondent bias）	因各种原因不回答或不能回答所提出问题的人，称为无应答者。如果无应答者超过一定的比例，由此产生的偏倚称为无应答偏倚
幸存者偏倚（survivor bias）	调查对象均为幸存者，无法调查死亡者
易感性偏倚（susceptibility bias）	有些因素可能直接或间接影响观察人群或对照人群对所研究疾病的易感性，导致某因素与某疾病间的虚假联系
成员偏倚（membershipbias）	由于试验组成员与一般人群在各方面尤其是健康状况有差异所致
时间效应偏倚（time effect bias）	尚未出现临床症状与体征、用现有检测手段未能发现的患者，常常被错误地归入健康对照组而引起的误差
领先时间偏倚（lead time bias）	某些患者在筛检时被及时发现，其生存期从筛检之日算起，从而使报告的生存期更长
异地对照偏倚（offsite comparison bias）	不同医院之间的医患双方的差别使组间可比性差所带来的偏倚
失访偏倚（lost to follow-up）	因为在一个较长的追踪观察期内，总会有对象迁移、外出、死于非终点疾病或拒绝继续参加观察而退出队列
非同期对照偏倚（non-contemporary comparison bias）	也称历史对照。由于不同时期影响研究的许多因素不同，可能影响结果，组间可比性差而引起的偏倚

2. 选择性偏倚的控制   选择性偏倚主要因为在科研设计及观察阶段设计不周及（或）测量带有倾向性而造成。选择性偏倚一经产生，其对研究结果的影响在事后是不能纠正或消除的，必然造成研究结论真实性不同程度的改变。因此，应针对其产生的原因，在科研设计及观察阶段采取控制和消除的措施。

（1）**严谨设计方案**　在选择对象时，尽可能采用随机抽样原则，如果在医院选择病例，则应从多个医院选择研究对象，并尽可能采用新发病例。在实验研究中，应严格按照随机分配原则将研究对象分组，使各组除所观察的因素外，其他条件均衡可比，绝不可以将研究对象随意分组。在抽样设计中，被抽取的研究对象不应随意由他人替代，遇有应由他人替代的情况，对替代的标准条件在设计时亦应规定明确。问卷的设计应既具备所有的必备项目又不能过于繁杂，还要注意应使被调查者能够明确回答。实验检测项目要做好质量控制，以提高观测结果的特异度、灵敏度和准确度。

（2）**统一选择标准**　选择研究对象应有严格、明确的诊断标准、纳入标准和排除标准。诊断标准应注意采用 WHO 或全国统一标准，在无统一标准时，应参考文献报道并结合实际条件自行制定。但在制定标准时，应有明确的体征和检验指标作为依据。一般来说，肿瘤及其他便于采集到组织或细胞标本者要以病理检查为诊断标准，手术治疗疾病要求以手术所见与病理检查为诊断标准，感染性疾病要求以临床表现加病原学和血清学检查综合判断作为诊断标准，单凭临床表现不能作为诊断依据。制定纳入标准也有利于其他研究者在不同地区、不同时间里，按此标准进行重复性验证。

（3）**设立多组对照**　为控制偏倚的产生，应选用两个或两个以上的对照组，将不同来源的对照组所获得的结果进行比较，可对是否存在选择性偏倚予以判断，并可对结果真实性作出估计。在病例对照研究中，当通过不同对照所得结果的差异不大时，则可能不存在选择性偏倚，否则提示可能存在选择性偏倚。

（4）**提高应答率**　应针对无应答的原因，积极采取相应的措施，尽量取得研究对象的合作，以减少无应答率或中途退出的现象等。应该事先做好研究工作的组织和宣传工作，向研究对象介绍研究的意义，选择简便易行的调查方法，以及对调查内容中的敏感问题应尽量设计好。对于研究时间长或研究范围广、涉及对象多、难以避免的无应答偏倚，要对无应答者出现的原因进行分析，针对原因采取补救措施，努力争取按原设计取得研究对象的资料。若无应答率达到 10% 以上，则应对无应答者进行随机抽样调查，并对研究结果有影响的有关变量与应答者进行比较。如差异无统计学意义，提示对结果影响不大；若差异有统计学意义，提示对研究结果会有影响，应评估其影响程度。

三、混杂偏倚及其控制

1. 概念　混杂偏倚（confounding bias）指在研究过程中，由于一个或多个潜在因素（混杂因素 confounding factor）的影响，缩小或夸大了研究因素与疾病（或事件）之间的联系，使两者之间的真正联系被错误地估计。主要产生于研究设计和资料分析阶段。

2. 混杂因素　混杂是对因果关系的混淆，在多病因疾病的研究中，混杂问题特别重要。混杂具有方向性，分为正混杂和负混杂。因此，在混杂偏倚分析中，先要识别一个潜在危险因素是不是混杂因素，然后采取下列措施控制混杂因素的作用。混杂因素应满足三个条件：①应与所研究疾病的发生有关，是该疾病的危险因素之一；②应与所研究的因素有关；③应不是研究因素与疾病病因链上的中间环节或中间步骤。常见的混杂因素有年龄、性别、社会经济状况、婚姻状况、服药的持续时间与剂量、依从性、疾病的严重程度等。

3. 混杂偏倚的控制

（1）配对设计　可使两组研究对象的特点保持相对的一致性，以增强试验结果的强比性。常用的配对变量为性别、年龄、病情、暴露的期限、疾病的发展阶段等。但配对项目不宜太多，因素越多越难找到合乎条件的对照组，注意不能将研究因素进行配对。

（2）随机化　严格的随机化方法能够消除各种混杂因素在组间的分布差异，从而平衡掉不同混杂对组间效应的不等比影响。随机分配方法分为简单随机分配与分层随机分配两种。简单随机分配是按照随机分配原则，直接将研究对象分配在各组中，适合在对混杂因素了解不够充分的条件下使用。分层随机分配是根据拟控制的混杂因素预先将研究对象分层，然后再将每一层的研究对象随机分配到各组中，适于对主要混杂因素比较了解的情况。

（3）限制条件　为了保证研究的准确性，在科研设计中可以对研究对象条件加以某种限制，作出严格要求。从统计学角度看，是对研究总体作出限定，以增强样本的代表性。

（4）分层分析　把暴露与未暴露人群或病例与对照放在匀质或较为匀质的范围内进行比较。将研究资料按照混杂因素分层，若各层间研究因素与疾病之间的联系一致，可用 Mantel-Haenszel 分层分析方法进行分析，得到将该混杂因素调整后的效应估计值。利用分层分析，可定量判断某因素是否为混杂因素。

（5）多因素分析　当需要控制的混杂因素较多，或者期望同时研究多种因素对结果的综合作用时，需要采取统计学的多因素分析方法，如多元协方差分析、Logistic 回归、Cox 比例风险模型等方法。在多因素分析时，研究因素与混杂因素同时进行分析，以权衡各自影响的大小。

四、依从性及其控制

患者的依从性是药物治疗有效性的基础，关系着试验性治疗和护理措施的真实效应，也关系到对科研结论的正确评价。如果研究对象不能按照要求完全接受合理的干预措施，则会在很大程度上影响其呈现的结果，进而导致误判试验效应，歪曲研究结论。

1. 依从性的概念　依从性（patient compliance）也称顺从性、顺应性，指患者按医生规定进行的治疗、护理与科研试验措施的接受和服从的客观行为和程度，即患者依从治疗计划的程度。依从性可分为完全依从、部分依从（超过或不足剂量用药、增加或减少用药次数等）和完全不依从三类，一般各占 1/3 左右。不依从主要表现为拒绝接受试验措施、选择性地接受治疗、中途退出、自行换组等。

2. 产生不依从性的可能原因　影响依从性的因素很多，既有患者本身的原因，也有医院、经济、家庭和社会等方面因素的影响，归纳为如下几个方面：

（1）医患沟通不够　医师、药师与患者缺少联系，对患者缺乏指导，如药房工作人员常常不说一句指导、提醒注意之类的话，就把封好的药袋交给患者，致使一些患者错用药物，将外用药物内服，或按说明书服药而不遵守医嘱，导致剂量错误。

（2）患者求治心切　患者盲目地超剂量用药，如心衰患者认为症状控制不满意，违背医嘱，超剂量服用地高辛，造成蓄积中毒。有些患者"久病成良医"，不经医院诊治，自行下药，如镇痛剂性肾病患者中，有相当一部分是由于患者自行长期购买服用止痛剂造成的。

（3）药物毒副作用　在服用某些药物时，由于药物的毒副反应，药效出现之前患者会感到自己的病情在加重，因而他们对药物治疗效果往往产生怀疑，进而可能中断治疗。

（4）治疗方案复杂　治疗方案中，药物种类或剂型过多、使用方法或次数过多，均可增加不依从的现象。据报道，处方开写的药物数目由 1 种增加到 4 种时，漏服率增加 1 倍。同样，服药次数由每天 1 次增加到每天 4 次时，漏服率也增加 1 倍。

（5）药物制剂因素　药物制剂本身不受患者的欢迎，从而引起患者不依从。如药片太小，不利于伴有视力和手指灵活性减退的老年患者抓捏及分辨，而药片太大又难以吞咽；带有不良气味及颜色的制剂，会导致患者尤其是儿童患者的不依从。

（6）经济社会因素　医疗费用过高而使家庭难以承受，看病难、看病贵，常常是患者不能坚持下去的重要原因。此外，医疗机构提供医疗服务的态度和质量、社会的关怀与支持等因素，也对患者的依从性产生重要影响。

3. 依从性的监测　在实际工作中，应根据研究内容选择相应的方法监测依从性，以便定期总结，改进提高。目前对依从性的监测可以有以下几种方法：

（1）直接法　直接法是直接测定血或尿中所服药物及代谢产物来判断患者是否按规定用药。此为检测依从性的最基本方法，准确性高。若原药物或代谢产物不能直接测定，则可在原药物中加入某种便于检测的指示剂（如维生素 B_2 和荧光素）供检测用。目前直接法在临床上应用尚不普遍，主要是由于检测方法不简便、所需费用较高等原因所致。

（2）间接法　主要通过三个方面进行监测：①面询患者：直接询问患者，可了解研究对象的依从情况，发现问题并及时改进，当试验对象复诊时，采取问卷的方式，测定患者的依从性，为防止患者不愿意承认他是低依从者，在询问时应注意方式、方法和技巧，如您服何种药物、剩了多少量、未服用的原因、在服药过程中是否有遗漏或停服，要求按实回答不能回避，以获得真实情况；②药片计数：依从率＝服用药品量/处方药品量，高于 80% 者为依从性好，否则为不依从；③防治效果：根据防治效果来间接推断依从性，但受疗效的个体差异影响较大。

4. 依从性的改善途径　产生不依从的原因很多，应针对原因，研究改进工作，以提高患者的依从性。加强医患沟通、合理用药、改善治疗方案、开展治疗药物监测工作和加强经济与社会支持，是基本的改善途径。

第十五章　数据管理与统计分析

在科学研究中，数据是反映客观的记录符号，也是科学研究进一步分析的基础。但是，有了数据不等于有了信息，数据只有经过科学加工整理、统计分析后才能转化成信息。在数据日益成为一种重要信息的信息社会里，应该学会如何正确地进行统计思维，形成用数据说话的科学态度。

第一节　数据管理

随着统计方法的广泛应用与不断发展，当前的科学研究过程，已不仅仅是跟踪别人正在做什么或者解决尚未解决的问题，而且还要从数据中发现自己不知道的问题。数据管理（data management）指利用计算机技术或人工处理方式，对数据进行有效的收集、存储、处理和应用的过程。其目的在于用及时、准确、有效的方式为获得科研结论提供精确、正确的科研数据支撑。研究设计思路与数据管理分析步骤的关系参见图 15-1。

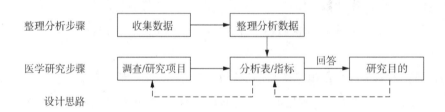

图 15-1　研究设计思路与数据管理分析步骤的关系

一、数据管理概述

1. 数据类型　了解数据类型是建立统计分析数据文件的基础。常见的数据类型如下：

（1）分类数据（categorical data）　只能归于某一类别的非数字型数据。

（2）顺序数据（rank data）　只能归于某一有序类别的非数字型数据。分类数据和顺序数据说明事物的品质特征，统称为定性数据或品质数据（qualitative data）。

（3）数值型数据（metric data）　按数字尺度测量的观测值。

（4）观测数据（observational data）　通过调查或观测而收集到的数据。

（5）实验数据（experimental data）　在实验中控制实验对象而收集到的数据。

（6）截面数据（cross-sectional data）　在相同或相近的时间点上收集的数据。

（7）时间序列数据（time series data）　在不同时间上收集到的数据。

2. 数据筛选　数据筛选通常包括两个方面：①纠错或剔除。一般经数据审核中的专业检查、统计检查、逻辑检查和计算机检查等可以发现数据中的错误，然后通过核对，对错误数据进行纠正，无法纠正者予以剔除。②筛选数据。通过资料搜集可得到大量数据，但有时并非所有数据都与研究目的有关。此时，需要根据研究目的或要求，从所有数据中选择研究所需的资料。

3. 数据处理

（1）离群值的处理　离群值（outlier）即个别离群较远的数据。一般认为在±3倍标准差以外区域出现的点所对应的原始数据为离群值；在±2倍标准差以外、±3倍标准差以内区域出现的点对应的原始数据可能为离群值。在离群值产生原因未明之前，不能简单决定其取舍，尤其是观测值个数较少时，离群值的取舍对分析结果会产生很大的影响，须慎重对待。其处理分两种情况：①若确认数据有逻辑错误，又无法纠正，可把数据直接删除。②若数据并无明显的逻辑错误，可将该数据剔除前后各做一次分析，若两次结果不矛盾，则不剔除；若结果矛盾，并需要剔除，须给出充分合理的解释。

（2）缺失值的处理　缺失值（missing data）即在统计资料构成的行列表中，行列相交的单元格中未能记录应有的数据。数据缺失是统计资料中常见的问题，其危害大小取决于缺失的方式、缺失数据的数量和缺失的原因，其中最重要的是缺失方式。对于缺失值的处理，常见的有删除存在缺失值的记录或变量、估计缺失值和建立哑变量等，应根据具体情况选择适当的处理方法。

（3）数据分组　数据分组的方法很多，最常用的是：①数量分组：即按照研究对象某项指标数量的大小进行分组，如按照年龄的大小、血压的高低等分组，适用于数值型资料。②性质分组：即按照研究对象的性质、特征或类型等分组，如按照性别、血型等分组，适用于分类型资料。

（4）数据排序　有时需要对数据采用升序、降序和按习惯等方法排序。

4. 数据库　指将不同研究对象、不同观测指标的观察结果逐一有序记录的二维表格形式，是存放数据的"仓库"。二维表中除第一行属于观察指标外，其余每一行代表一个观察对象的所有观察指标值（即变量值）；每一列代表某项观察指标所有观察对象的观察值。严格的数据库数据可以使观察对象的研究指标一目了然，使研究思路清晰明确，可以应用相关软件直接进行计算分析。

5. 常见的数据质量问题及其影响因素　这些问题主要表现在：①数据不正确；②数据不完整；③数据重复；④数据缺失；⑤数据逻辑错误；⑥相同含义的数据实体在不同系统中的属性值不一致，没有权威的解释。影响数据质量的因素主要来源于下述四个方面：

（1）信息因素　产生这部分数据质量问题的原因主要有：元数据（metadata，用来描述数据属性的数据，如年龄、身高、体重、相貌、性格等）描述及理解错误、数据度量的各种性质（如数据源规格不统一）得不到保证和变化频度不恰当等。

（2）技术因素　主要指由于具体数据处理的各技术环节的异常造成的数据质量问题。数据质量问题的产生环节主要包括数据创建、数据获取、数据传输、数据装载、数据使用、数据维护等方面的内容。

（3）流程因素　指由于系统作业流程和人工操作流程设置不当造成的数据质量问题，主要来源于系统数据的创建流程、传递流程、装载流程、使用流程、维护流程和稽核流程等各环节。

（4）管理因素 指由于人员素质及管理机制方面的原因造成的数据质量问题。如人员培训、人员管理、培训或者奖惩措施不当导致的管理缺失或者管理缺陷。

6. 数据质量管理（data quality management） 数据质量是科学试验的生命，没有严格的数据管理与质量控制便无法保证数据的正确性和真实性，科学试验得到的结论就会受到怀疑，甚至得出错误和虚假的信息。数据的质量控制就是运用科学技术和统计方法控制科学试验及其过程，使获得的结果符合事先设计的标准，同时试验数据真实可靠，提高数据质量。数据质量管理，指对数据从计划、获取、存储、共享、维护、应用、消亡生命周期的每个阶段里可能引发的各类数据质量问题，进行识别、度量、监控、预警等一系列管理活动，并通过改善和提高组织的管理水平，使得数据质量获得进一步提高。主要作用为：①保证数据质量，从而保证研究的质量；②提高临床研究的效率；③是临床研究符合医学伦理学要求的重要保证；④为统计分析提供正确的数据；⑤便于监督机构对临床研究实施监管。

7. 数据质量控制的内容 数据质量控制包括下述两个阶段：

（1）试验前条件控制 指在试验开始之前确保可能影响试验结果的各种试验条件符合要求。主要有四个方面：①受试者入选标准和排除标准；②实验操作人员技术能力的合格要求；③仪器设备、实验材料和试剂等规格统一；④良好的实验室条件和测量操作规范。

（2）试验过程中状态的控制 指在试验过程中，定期或随机地抽查样品，测量其观察数据，考查其真实性、准确性和可靠性，以及其变化是否超过允许的差异波动范围。

8. 数据质量控制的方法 数据管理与质量控制的所有工作均应有书面材料为据。通常包括：原始数据、图片、数据管理计划、数据库确认、病例报告表交接、数据确认细节描述、疑问表交接、质控检查、数据审核与锁定文件等。数据质量控制技术主要包括：①观念上重视质量：试验主要负责人应高度重视数据质量，树立过程质量管理的概念，制定严格的操作规程。②人员培训与组织：对于一项大型科研课题，应有专门负责的质量监察员、数据管理员、数据录入人员，并对他们进行相应的培训；使他们能够掌握并应用统一的诊断标准、测量方法和实验操作技术，使得不同操作者对同一个样品观察结果一致等。③观察过程控制：数据收集前要求对每个被观察对象建立观察的时间表；观测记录表格的填写，明确观察方式，在进行观察的同时填写表格；要求做到全部观察项目都获取数据。④数据的核查：对重要的指标要进行普查，其他数据进行抽样调查。

9. 评估数据质量的指标

（1）精确性（accuracy） 描述数据是否与其对应的客观实体的特征相一致，用于度量哪些数据和信息是不正确的，或者哪些数据是超期的。

（2）完整性（completeness） 描述数据是否存在缺失记录或缺失字段，用于度量哪些数据丢失了或者哪些数据不可用。

（3）一致性（consistency） 描述同一实体的同一属性的值在不同的系统或数据集中是否一致，用于度量哪些数据的值在信息含义上是冲突的。

（4）有效性（valid） 描述数据是否满足用户定义的条件或在一定的域值范围内。

（5）唯一性（uniqueness） 描述数据是否存在重复记录，用于度量哪些数据是重复数据

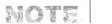

或者数据的哪些属性是重复的。

10. 统计数据质量评估方法　参见表 15-1。

表 15-1　统计数据质量评估方法

方法	概念
逻辑关系检验法	以统计指标体系中各个统计指标之间存在的包含、恒等以及相关等内在逻辑关系为判断标准，实现对统计指标数据的可信度的粗略检验。按照检验所依据逻辑关系的不同，该方法可分为比较逻辑检验法和相关逻辑检验法
计量模型分析法	以建立计量模型为基础，对相关指标的数据质量进行评估的一类方法
核算数据重估法	以从统计核算的角度重新估计特定的统计指标数据为基础，以实现对相关统计指标的数据质量进行评估的一类统计数据质量评估方法
统计分布检验法	对各个个体的标志值进行特定的统计分布检验，判断出各个个体的标志值是否正常、可信
调查误差评估法	统计数据的可信度评估归根结底是对数据中所包含误差的评估
多维评估法	统计数据质量的内涵经历了由一维向多维发展的过程，相应的，统计数据质量的评估方法也由一维的准确性评估向多维评估延伸。目前，多维评估法主要包括多维多级测量法、质量指标集法、用户满意度调查法和模糊综合评价法

二、临床数据管理

医学研究特别是临床研究的数据，对于临床工作，常常具有一定的指导或借鉴价值。因此，加强医学研究，特别是临床研究的数据管理，对于提高研究质量、指导临床工作，具有重要意义。

1. 数据管理计划　临床试验数据是论证药品安全有效的最重要实证，良好规范的数据管理则是保证临床试验质量的关键。进行临床试验数据管理应根据项目实际情况制订数据管理计划（data management plan，DMP）。主要内容如下：

（1）CRF 的设计与填写　病例报告表（case report form，CRF）是临床研究数据获取的主要工具，其重要性仅次于方案。书面与电子 CRF 对于数据收集与数据管理的效率与数据质量有不同的影响。CRF 设计属于临床研究数据管理（clinical data management，CDM）设计与计划阶段的一个程序步骤。因此，从 CDM 的角度出发，考虑 CRF 的设计要求、设计时点、流程与设计要点，不仅有助于获得正确、有效的数据，还能使数据管理的其他程序步骤的效率提高、错误发生率降低。

1）CRF 的设计　临床试验主要依赖于 CRF 来收集试验过程中产生的各种临床试验数据。CRF 的设计应保证收集试验方案里要求的所有临床数据。

2）CRF 填写指南　是根据研究方案对于关键字段和容易引发歧义的条目进行特定的填写说明。CRF 填写指南可以有不同的形式，并可以应用于不同类型的 CRF 或其他数据收集工具和方式。对于纸质 CRF 而言，CRF 填写指南应作为 CRF 的一部分或一个单独的文档打印出来。对于电子 CRF 或 EDC 系统而言，填写指南也可能是针对表格的说明、在线帮助系统，或是系统提示以及针对录入的数据产生的对话框。

3）注释 CRF　是对空白的 CRF 的标注，记录 CRF 各数据项的位置及其在相对应的数据库中的变量名和编码。每一个 CRF 中的所有数据项都需要标注，不录入数据库的数据项则应标注为"不录入数据库"。注释 CRF 作为数据库与 CRF 之间的联系纽带，帮助数据管理员、统计人员、程序员和药物评审机构了解数据库。

4）CRF 的填写　临床研究者应根据原始资料的信息，准确、及时、完整、规范地填写 CRF。CRF 数据的修改应遵照标准操作程序，保留修改痕迹。

（2）数据库的设计　临床试验方案设计具有多样性，每个研究项目的数据收集依赖于临床试验方案。临床试验数据库应保证完整性，并尽量依从标准数据库的结构与设置，包括变量的名称与定义。就特定的研究项目来说，数据库的建立应当以该项目的 CRF 为依据，数据集名称、变量名称、变量类型和变量规则等都应反映在注释 CRF 上。数据库建立完成后，应进行数据库测试、确认。

（3）数据接收　数据可以通过多种方式进行接收，如传真、邮寄、可追踪有保密措施的快递、监察员亲手传递、网络录入或其他电子方式。数据接收过程应有相应的文件记录，以确认数据来源和是否接收。提交数据中心时，应有程序保证受试者识别信息的盲态。

（4）数据录入　数据录入流程应明确该试验的数据录入要求。一般使用的数据录入流程包括：双人双份录入、带手工复查的单人录入和直接采用电子数据采集（electronic data capture，EDC）方式。数据录入方式和采用时间的选择取决于资源技术水平。

（5）数据核查　目的是确保数据的有效性和正确性。在进行数据核查之前，应列出详细的数据核查计划。数据核查的主要内容为：①确定原始数据被正确、完整地录入到数据库中：检查缺失数据，查找并删除重复录入的数据，核对某些特定值的唯一性（如受试者 ID）；②随机化核查：在随机对照试验中，检查入组随机化实施情况；③违背方案核查：根据临床试验方案检查受试者入选/排除标准、试验用药计划及合并用药（或治疗）的规定等；④时间窗核查：核查入组、随访日期之间的顺序，判断依从性情况；⑤逻辑核查：通过相应事件之间的逻辑关联来识别可能存在的数据错误；⑥范围核查：识别不可能出现或参考值范围外的极端数值。此外，数据管理人员应对方案中规定的主要和次要有效性指标、关键的安全性指标进行充分的核查，以确保这些数据的正确性和完整性。

（6）医学编码　临床试验中收集的病史、不良事件、伴随药物治疗，建议使用标准的字典进行编码。编码的过程就是把从 CRF 上收集的描述与标准字典中的项目进行匹配的过程。医学编码员须具备临床医学知识及对标准字典的理解。临床试验中采用的字典应在研究方案中明确规定。例如，常用的 AE 编码为：①世界卫生组织药物不良反应术语集（WHO Adverse Drug Reaction Terminology，WHO-ART）；②美国 FDA 不良反应术语集（Coding Symbols for a Thesaurus of Adverse Reaction Terms，COSTART）；③日本不良反应叙词表（Japanese Adverse Reaction Thesaurus，JART）；④ICH 国际医学用语词典（Medical Dictionary for Drug Regulatory Affairs，MedDRA7.0）。

CRF 上出现的项目不能够直接与字典相匹配时，应当通过数据质疑表与研究者沟通以获得更详细的信息来进行更确切的编码工作。医学编码应在锁库前完成。

广泛使用的标准字典有 MedDRA、WHOART、ICD10 等。数据管理部门应建立标准流程，适时更新字典并保证医学和药物编码在不同版本字典之间的一致性。临床研究使用的字典版本应储存在数据库里。

（7）数据盲态审核　无论临床试验过程是开放操作还是盲法操作，在临床试验数据库锁定前，应由研究者、数据管理人员和统计分析师在盲态下共同最终审核数据中未解决的问题，并按照临床试验方案进行统计分析人群划分、核查严重不良事件报告与处理情况记录等。

（8）数据库锁定　是为防止对数据库文档进行无意或未授权的更改而取消的数据库编辑权限。数据库锁定过程和时间应有明确的文档记录。

（9）数据库锁定后发现数据错误　如果数据库锁定后发现有数据错误，应仔细考虑处理并记录这些错误的数据。最重要的是，应评估这些错误数据对安全性分析和有效性分析的潜在影响。

（10）受试者个人私密性的保护　临床试验受试者的个人私密性应得到充分的保护。受保护医疗信息包含：姓名、生日、单位、住址；身份证/驾照等证件号；电话号码、传真、电子邮件；医疗保险号、病历档案、账户；生物识别（指纹、视网膜、声音等）；照片；爱好、信仰等。个人私密性的保护措施在设计数据库时就应在技术层面考虑，在不影响数据的完整性和不违反 GCP 原则的条件下，尽可能不包括上述受保护的医疗信息。例如：数据库不应包括受试者的全名，而应记录下全名的缩写。以中文姓名为例，应该采用该受试者姓的首字母和名字的首字母。

2. 数据管理标准操作规程

（1）目的　对数据管理过程作出定义，从而确保得到高质量标准的临床数据。执行本 SOP 中的操作规程，能够保证数据库中的数据完整、逻辑一致，能准确反映出受试者的情况，以及保持试验基地临床数据的一致性。

（2）范围　数据的录入及审核由统计和数据管理部门的数据管理人员来完成，使用 SAS、SPSS 等软件进行数据处理。CRF 表和临床数据库设计制作由 CDMs/CDAs/CDBAs. 来完成。（在得到新的数据处理系统之前，数据录入及数据库建立是用 MS ACCESS 来完成，同样的，在完整的数据检验程序编出之前，数据审核需要手工进行。）

（3）负责人员　①临床数据经理（CDM）；②临床数据管理员（CDA）；③临床数据库管理员（CDBA）；④临床数据协调员（CDC）；⑤文件编辑人员（DS）；⑥医学监察员（MM）；⑦临床监察员（CRA）。

（4）操作　①数据录入；②数据审核；③数据库锁定。

3. 临床试验数据管理工作指南

（1）研究者认真填写病例报告表（CRF 表），保证准确无误。

（2）监察员应定期去各试验中心，确认所有的数据记录、报告正确完整，与原始记录一致，对于完成的 CRF 表，监察员应及时送至数据管理员处。

（3）数据管理员在第一份 CRF 表送达之前准备好数据库（需要保密性强、可靠）。

（4）数据管理员对 CRF 表做进一步检查，发生疑问时，填写疑问表（query form）并返回监察员，通知研究者作出回答。

（5）数据录入。由两个数据录入员分别将数据双份输入计算机数据库中。

（6）利用软件将两份独立的数据文件进行对比，并对照 CRF 表进行修改核对。

（7）质控核对。从全部病例中随机抽取一部分（为 5%，但不能少于 5 份病例）进行人工核对（数据库中的数据与 CRF 表中的数据），如果数据错误大于 0.15%（10 000 个数据有 15

个错误），应对数据库中的全部数据进行人工核对。

（8）制订统计分析计划。由统计人员配合主要研究者在制订试验方案时写成初稿，在试验进行的过程中不断完善分析计划，但必须在数据锁定前定稿。

（9）盲态审核。数据录入完成后，直到第一次揭盲之前，由主要研究者、统计人员、数据管理员和申办者对数据库内数据进行核对和评价。审核内容包括：对统计计划书的修改和确认；对研究方案中主要内容的确认；对全部入组病例和全部数据的确认（包括脱落病例、主要疗效、安全性数据等）。盲态审核完后，锁定数据。

（10）第一次揭盲。打开第一次揭盲信封，将 A、B 两组数据进行统计分析。

（11）第二次揭盲。在临床试验总结报告会上进行第二次揭盲。参加开盲人员有：申办者或申办者委托人、主要研究者、统计分析人员或组长、单位临床研究基地负责人等。如试验组与对照组比例不是 1∶1，则临床试验仅开盲一次。

（12）统计单位出具临床试验（设盲试验）的揭盲记录。

三、常见医学数据管理及分析软件

1. Epi Data　是一款免费的数据录入和数据管理软件，可以方便地设计调查表，处理简单的表格以及识别错误，比如常见的双录入核查。内置的 EpiData Analysis 模块可用于一般的统计分析、图表和综合的数据管理，比如常见的描述性统计、SPC 图表、重新编码数据、标注值和变量等。更多详细信息，可通过 http：//www.epidata.dk 了解。

2. Epi Calc　即 Epidemiological Calculator（流行病学计算器），是由英国的 JosephG 和 MarkM 基于 R 语言共同设计的用于流行病学表格数据处理的统计分析软件。该软件可以完成统计描述、两个或多个样本的比较、表格数据的计算、样本的估计、样本的精确度计算、抽样的随机数字和概率的计算等统计功能，EpiCalc 软件被广泛应用于医学研究尤其是流行病学研究领域。更多详细信息，可通过 http：//www.brixtonhealth.com/epicalc.html 了解。

3. Epi Info　是由美国疾病预防控制中心和世界卫生组织为公共卫生专业人士开发的一系列应用程序。该软件充分考虑了疾病调查数据的特点，能方便地对数据进行录入、存储、核对和链接，该软件还可以最大限度地与其他数据库兼容，包括 Microsoft Access、SQL、ODBC 数据库等不同类型的数据文件。更多详细信息，可通过 http：//wwwn.cdc.gov/epiinfo 了解。

4. Review Manage（Rev Man）　是由国际 Cochrane 协作网出品的免费 Meta 分析软件，它和 Cochrane 的 Archie 数据库一起组成 Cochrane 信息管理系统，是目前最常用的循证医学软件。利用该软件可以制作和保存 Cochrane 系统评价的计划书或全文，对录入的数据进行 Meta 分析，并且将分析结果以森林图等形式较为直观地进行展示，以及对系统评价进行及时更新。更多详细信息，可通过 http：//tech.cochrane.org/Revman 了解。

5. SPSS　最初软件全称为"社会科学统计软件包"（Solutions Statistical Package for the Social Sciences），随着 SPSS 产品服务领域的扩大和服务深度的增加，于 2000 年正式将全称更改为"统计产品与服务解决方案"（Statistical Product and Service Solutions），标志着 SPSS 的战略方向正在做出重大调整。SPSS for Windows 是一个集数据整理、统计分析等功能于一身的组合式软件包，是目前公认最优秀的统计分析软件包之一。更多详细信息，可通过 http：//tech.cochrane.org/Revman 了解。

6. Stata 是一个用于分析和管理数据的功能强大又小巧玲珑的实用统计分析软件。该软件具有数据管理软件、统计分析软件、绘图软件、矩阵计算软件等的特点，并且占用很少的磁盘空间，软件输出结果简洁，方法先进，内容较齐全，制作的图形精美，可直接被图形处理软件或字处理软件（如 Word 等）直接调用，帮助科研工作人员更直观地观测数据。更多详细信息，可通过 http：// www. stata. com 了解。

7. SAS（Statistical Analysis System）　是由美国 SAS 公司推出的著名的统计分析系统。该系统是一个集大型数据访问、数据管理、统计分析、报表图形、数据探索分析等多种功能于一体的大型软件系统。目前，该软件已广泛用于医学、社会学、市场学、经济学和自然科学等各个领域的信息处理、定量研究和科研数据分析中，是科研研究的重要工具。更多详细信息，可通过 http：// www. sas. com 了解。

四、SPSS 统计软件实现随机抽样与随机分组的方法

统计软件产生的随机数是用数学方法计算出来的，不是真正意义上的随机数，因而称为伪随机数（pseudo random number）。伪随机数具有随机数的性质，即等可能性、无序性。同一软件用相同种子数所产生的伪随机数是一样的，统计学上称为重现性，这一特点使得科学研究中使用伪随机数进行随机化更严谨、更科学，也经得起他人的核查或验证。

（一）采用 SPSS 统计软件实现随机抽样的方法

【例 15-1】对表 15-2 资料的 20 例某病患者采用 SPSS 统计软件进行单纯随机抽样，随机抽取 10 名患者作为临床观察对象。

表 15-2　某地 20 名患者的资料

编号	1	2	3	4	5	6	7	8	9	10	11	12	13	14	15	16	17	18	19	20
性别	0	1	0	0	1	0	1	1	0	0	0	0	1	0	1	1	1	0	1	0
年龄	60	64	47	35	42	51	63	45	58	26	48	53	23	37	55	43	39	40	59	67

1. 建立数据文件　以编号、性别（0＝男，1＝女）、年龄为变量名，建立 3 列 20 行的数据集 "sjcy1501. sav"。参见图 15-2。

2. 操作步骤

（1）产生随机数之前的设置　Transform（转换）→Random Number Generators（随机数发生器）→在随机出现的视窗中选 Set Starting Point，点击 Fixed Value（固定种子数），在 Value 框内输入 1000→OK→回到数据编辑窗口。

	编号	性别	年龄
1	1	0	60
2	2	1	64
┊	┊	┊	┊
19	19	1	59
20	20	0	67

图 15-2　数据集 sjcy1501. sav

本步是固定种子数为实现重现性而设置，即在新的数据视窗里如此设置，得出的伪随机数是一样的。若不考虑重现性，本步可省略。不过，一般情况下有此步为好。

（2）单纯随机抽样　Data→Select Cases→点击 Random Sample of Cases 下的 Exactly 按钮，在其对应的前后两个空白框内分别输入 10 与 20→Continue→OK。

上述为定量抽样，点击 Approximately，可进行比例抽样。

这样，在原数据集中增加了一列系统命名为 "filter_ $" 的变量，其数值 1 为抽到的观察

值，0 为未抽到的观察值，且用斜杠在左面系统默认的标号中标出。

（3）优化　Data→Sort Cases→将"filter_$"变量移入 Sort by 框内→OK。此外，可根据需要，进一步对数据集进行加工、存储与分析。

3. 主要结果　编号为 2、4、6、7、8、9、11、14、16、20 的 10 名患者被抽到。参见图 15-3。

（二）采用 SPSS 统计软件实现随机分组的方法

【例 15-2】 研究某复方中药对小白鼠抗疲劳作用的效果，试将 10 只小白鼠按完全随机分组方法等分到 A、B 两组，分别接受复方中药和对照药治疗。

1. 建立数据文件　以"编号"为变量名，建立 1 列 10 行的数据集 sjfz1502. sav。参见图 15-4。

2. 操作步骤

（1）产生随机数之前的设置　步骤同【例 15-1】。

（2）产生随机数　Transform（转换）→Compute（计算），在 Target Variable（目标变量）框中输入"随机数"；在 Function Group（函数类别）列表框中选择 Random Number（随机数），然后在 Functions and Special Variables（函数和专用变量）列表框中选择 Rv. Uniform（随机变量函数）并送入 Numeric Expression（数学表达式）框中，将 Rv. Uniform（?,?）（产生指定值间均匀分布的随机数）中的（?,?）改为(0, 1)→OK。

（3）随机数排序　Transform（转换）→Rank Cases（编秩次）→将"随机数"变量移入 Variable（s）框内→OK。在数据集里增加了一列名为"R 随机"变量的秩次。

（4）分组　Transform（转换）→Rcode into Different Variables→"R 随机"变量→Numeric Variable 框内→Output 框，在 Name 框中键入"组别"→Change→点击 Old and New Values，选中 Old Value 栏内的 Range 选项，在框中输入"1"，在 Through 框中输入"5"；在 New Value 栏内，选中 Value，在其框内输入"1"→Add。这样就在 Old-New 框中增加了"1 thru 5——1"为第 1 组，同理，设置"6 thru 10——2"为第 2 组→Continue→OK。如此建立了新变量"组别"，并增加到原始数据集中。

（5）组别排序与优化　Data→Sort Cases→将"组别"变量移入 Sort by 框内→OK。

在变量视窗（Variable View）中，将"编号、组别"变量的小数位数（Decimals）都设置为 0。组别变量赋值：1="A"，2="B"。

3. 主要结果　数据视窗（Data View）出现的变量"编号"与"组别"对应的数字即为随机分组的结果。例如，编号 2、6、7、8、9 的小鼠为 A 组，1、3、4、5、10 号的小鼠为 B 组。

	编号	性别	年龄	filter_$
1	1	0	60	0
2	3	0	47	0
3	5	1	42	0
4	10	0	26	0
5	12	0	53	0
6	13	1	23	0
7	15	1	55	0
8	17	1	39	0
9	18	0	40	0
10	19	1	59	0
11	2	1	64	1
12	4	0	35	1
13	6	0	51	1
14	7	1	63	1
15	8	1	45	1
16	9	1	58	1
17	11	0	48	1
18	14	0	37	1
19	16	1	43	1
20	20	0	67	1

图 15-3　【例 15-1】资料随机抽样结果

	编号
1	1
2	2
3	3
4	4
5	5
6	6
7	7
8	8
9	9
10	10

图 15-4　【例 15-2】资料数据集 sjfz1502. sav

【例 15-3】研究 3 种复方中药对小白鼠肉瘤抑瘤效果。将小白鼠体重作为分层（区组）因素，试将 15 只小白鼠按分层随机化分组方法分配到 A、B、C 三组，分别接受甲、乙、丙三种复方中药。

1. 建立数据文件　以"编号"和"区组"为变量名，建立 2 列 15 行的数据集 sjfz1503. sav。参见图 15-5。

2. 操作步骤

（1）至（2）步骤同【例 15-2】。

（3）随机数排序　Transform（转换）→Rank Cases（编秩次）→将"随机数"变量移入 Variable（s）框内，"区组"变量移到 by 框内→OK。

（4）变量重新命名　在变量视窗中将"R 随机"变量改为"处理组别"。

（5）变量排序与优化　Data→Sort Cases→将"区组"与"Rank of 随机数 by 区组（处理组别）"变量依次移入 Sort by 框内→OK。

在变量视窗中将"编号、区组、处理组别"变量的小数位数（Decimals）都设置为 0。处理组别变量赋值：1 = "A"，2 = "B"，3 = "C"。

3. 主要结果　参见图 15-6、图 15-7。

	编号	区组
1	1	1
2	2	1
3	3	1
4	4	2
5	5	2
6	6	2
7	7	3
8	8	3
9	9	3
10	10	4
11	11	4
12	12	4
13	13	5
14	14	5
15	15	5

图 15-5　【例 15-3】资料数据集 sjfz1503. sav

	编号	随机数	R随机	组别
1	2	.12	2	1
2	6	.21	3	1
3	7	.04	1	1
4	8	.40	5	1
5	9	.23	4	1
6	1	.65	7	2
7	3	.95	10	2
8	4	.48	6	2
9	5	.87	9	2
10	10	.84	8	2

图 15-6　【例 15-3】资料随机化分组结果

	编号	区组	随机数	处理组别
1	2	1	.12	1
2	1	1	.65	2
3	3	1	.95	3
4	6	2	.21	1
5	4	2	.48	2
6	5	2	.87	3
7	7	3	.04	1
8	9	3	.23	2
9	8	3	.40	3
10	11	4	.21	1
11	12	4	.74	2
12	10	4	.84	3
13	14	5	.18	1
14	13	5	.39	2
15	15	5	.74	3

图 15-7　【例 15-3】资料分层随机化分组结果

第二节　统计描述方法的选择与应用

统计学的主要内容分为统计设计、统计描述和统计推断三个部分。统计描述（statistical description），是用统计指标、统计图、统计表等方法描述样本资料的数据特征及其分布规律，是统计推断的基础与前提。

一、变量类型及转化

1. 变量类型　变量（variable）指观察单位的某种特征或属性，即研究的项目或观察指标，由变量名和数据类型组成。变量的观测结果称为变量值（value of variable）或观察值（observed value）。变量一般分为两类：①影响变量（influence factors）：也称自变量，指自身变化并影响结果变量变化的量；②结果变量（outcome variable）：又称因变量，指随影响变量的变化而变化的量，看作是影响变量变化的结果。例如：在"运动对骨质疏松症骨代谢生化指标的影响"的研究中，自变量是运动，骨质疏松症骨代谢生化指标则是因变量。

按是否反映观察对象的数量指标或属性指标，变量又可分为两类：①数值变量（numerical variable）：又称定量变量，其变量值一般有度量衡单位，可以带小数点，如身高、体重、血压等；②分类变量（classified variable）：又称定性变量，指能按观察单位某项属性分类或特征分类的指标。辨明变量的性质和类型是合理选择统计分析方法的基础（表 15-3）。

表 15-3　变量的类型

变量类型		变量值表现	举例
数值		定量（具体数值）	血压（mmHg）、体重（kg）
分类	有序（等级）多项有序分类	类间有程度差异的属性	低血压、正常、高血压；疗效等级
	无序　二项分类	对立的两类属性	正常、异常
	多项无序分类	不相容的多类属性	证型、性格、职业

2. 变量转化（casting variable）　指一个变量的类型被再指定。变量类型的划分不是唯一的，有时为了研究需要或数据分析方便，或使变换后的数据达到某种要求，可以对变量类型进行转化。转化是单向的、降维的。转化顺序为：数值变量→多项有序分类变量→多项无序分类变量→二项分类变量。例如，作为数值变量的血红蛋白（Hb），可按正常（110～140g/L）、轻度贫血（90～109g/L）、中度贫血（60～89g/L）、重度贫血（<60g/L）转成多项有序分类变量；若规定女性 Hb 量<110g/L 为贫血，可清点贫血和不贫血的个数而转换为二项分类变量。再如，方差分析的应用条件是：各样本所来自的总体分布是正态的，方差是相同的，以及处理的效应是可加的。如果样本所来自的总体偏离这三个条件太远，方法之一是进行变量变换，使之达到上述要求。又如，求曲线回归方程时，常做变量转化，使之达到直线化的要求。此外，在计算过程中，常用变量转化达到简化运算的要求等。

二、统计描述方法的选择

统计描述（statistical description）指应用适当的统计指标和统计图表来展示资料的数量特征和分布规律。统计描述的主要形式为：①列表描述：用统计表格来描述数据的特征，如频数表等；②图示描述：采用统计图来描述数据的特征，如直条图、直方图和构成图等；③数字描述：采用统计指标来描述数据的特征，如平均数、标准差等。

1. 数值变量的统计描述　主要是基于其集中性、离散性两个显著特征的描述。

（1）集中趋势指标（central tendency）　表达数值变量资料的平均水平，参见表 15-4。

表 15-4　描述集中趋势的指标

指标	符号	定义	计算式	应用条件	特点	说明
算术均数 （arithmetic mean）	$\bar{x}$	一组观察值之和与观察值个数之商	$\bar{x}=\dfrac{\sum x}{n}$	正态、近似正态分布	数量上的平均	在合理分组的基础上，对同质事物求均数才有意义
几何均数 （geometric mean）	G	n 个数值连乘积的 n 次方根	$G=\sqrt[n]{\Pi x}$	等比数列资料	比例或倍数上的平均	变量值不能为 0，也不能同时有正值和负值
中位数 （median）	M	将一组观察值按大小顺序排列，位次居中的数值	$M=L+\dfrac{i}{f_m}\left(\dfrac{\sum f}{2}-\sum f_L\right)$	不拘分布、分布类型不明和数据一端或两端无界限的资料	位次上的平均	正态分布时，理论上 $\bar{x}$ 与 M 相同

注：$\sum$ 为求和的符号；x 为变量；n 为样本量；Π 为求积的符号；L 为 M 所在组段的下限；i 为该组段的组距；f_m 为中位数所在组段的 f；$\sum f$ 为总例数（f 之和）；$\sum f_L$ 为小于 L 的各组段的频数之和。

（2）离散趋势指标（dispersion）　描述一组同质观察值的变异程度大小的指标，反映研究指标数值的稳定性、均匀性和集中性指标的代表性，参见表 15-5。

表 15-5　描述离散趋势的指标

指标	符号	定义	计算式	应用
极差 （range）	R	最大值与最小值之差	$R=x_{\max}-x_{\min}$	比较组间样本例数相近、有度量衡单位的资料
四分位数间距 （quartile range）	Q_R	第 75 百分位数与第 25 百分位数之差	$\begin{aligned}Q_R&=Q_U-Q_L\\&=P_{75}-P_{25}\end{aligned}$	偏态分布、有度量衡单位的资料
方差 （variance）	s^2	离均差平方和的均值	$s^2=\dfrac{\sum(x-\bar{x})^2}{n-1}$	描述所有观察值与均数的平均离散程度；方差分析
标准差 （standard deviation）	s	方差的平方根	$s=\sqrt{\dfrac{\sum(x-\bar{x})^2}{n-1}}$	正态分布或变量变换后近似正态分布、度量衡单位相同的资料
变异系数 （coefficient of variation）	CV	一组观察值的标准差与均数的百分比	$CV=\dfrac{s}{\bar{x}}\times100\%$	比较度量单位不同或均数相差悬殊时样本资料的离散性；比较实验指标的稳定性及测定方法的精密度
标准误 （standard error）	$s_{\bar{x}}$	均数的标准差	$s_{\bar{x}}=\dfrac{s}{\sqrt{n}}$	描述统计量的变异程度及可靠性

注：$x_{\max}$ 为最大值，$x_{\min}$ 为最小值；Q_U 为上四分位数（第 75 百分位数，P_{75}），Q_L 为下四分位数（第 25 百分位数，P_{25}）。

2. 分类变量的统计描述　主要采用相对数（relative number）——两个有联系的绝对数、相对数或平均数之比。常用的相对数指标有率、构成比和相对比。

（1）率（rate）　表示某现象发生的频率或强度，是频率指标。常以百分率、千分率、万分率或十万分率来表示。计算通式为：

$$\text{率}=\frac{\text{某现象实际发生例数}}{\text{观察总例数}}K=\frac{A_{(+)}}{A_{(+)}+A_{(-)}}K \qquad\text{（式 15-1）}$$

式中：K 为比例基数，可取 100%、1000‰、10000/万或 100000/10 万。

医学中常用的频率指标有：

1）发病率（incidence rate） 指某一时期内（一般为一年）某人群中发生某病新病例的频率。常用于表示急性病的发生或流行情况。期间患病率等于某期间开始时的患病率加上该期间的发病率。在人口相对稳定时，某病的发病率升高，则患病率也升高；病程延长，患病率也升高；疾病恢复快或死亡快，则患病率降低。

$$发病率=\frac{一定期间内某人群中发生某病的新病例数}{同期暴露人口数}K \qquad (式15-2)$$

2）患病率（prevalence rate） 亦称现患率，指某一时点/期间某人群中现患某病（新、旧病例）的频率。常用于表示病程较长的糖尿病、肺结核等慢性病的发生或流行情况。

$$时点患病率=\frac{某一时点一定人群中现患某病新旧病例数}{该时点人口数}K \qquad (式15-3)$$

$$期间患病率=\frac{某时期一定人群中现患某病新旧病例数}{同期平均人口数}K \qquad (式15-4)$$

3）死亡率（death rate） 指某地某人群在一定时间内（一般为一年）的总死亡人数与该地同期平均人口数之比。用于反映某地不同时期人群健康状况和卫生保健水平。

$$死亡率=\frac{某期间某人群死亡总人数}{同期平均人口数}K \qquad (式15-5)$$

4）病死率（fatality rate） 指一定时期内，某病患者中因某病死亡的频率，受疾病严重程度、早期诊断水平和医院治疗水平的影响。用于反映疾病的严重程度和医院的医疗水平。

$$病死率=\frac{某时期内因某病死亡人数}{同期患某病的病人数}\times100\% \qquad (式15-6)$$

5）生存率（survival rate） 指在患某病的人或接受某种治疗的患者中，随访满 n 年（通常为1、3、5年）仍存活的患者数所占的比例。常用于评价慢性病的远程疗效，也可反映疾病的严重程度。

$$生存率=\frac{随访满\,n\,年仍存活的病例数}{随访满\,n\,年的病例数}\times100\% \qquad (式15-7)$$

6）变化率和增分率、减分率

$$变化率=（干预前-干预后）/干预前\times100\% \qquad (式15-8)$$

$$减分率=（干预前-干预后）/（干预前-最低分）\times100\% \qquad (式15-9)$$

$$增分率=（干预前-干预后）/（干预前-最高分）\times100\% \qquad (式15-10)$$

（2）构成比（constituent ratio） 指事物内部某一组成部分的观察单位数与该事物各组成部分的观察单位总和之比。表示比重或分布，常用百分数表示。某一事物各组成部分构成比的总和一定等于1或100%。

$$构成比=\frac{事物内部某一组成部分的观察单位数}{同一事物各组成部分观察单位总数}\times100\% \qquad (式15-11)$$

（3）相对比（relative ratio） 指两个有联系的指标之比。说明两指标的比例关系，以倍数或百分数表示。

$$相对比=\frac{A}{B}（或\times100\%） \qquad (式15-12)$$

计算相对比时，若 A 指标大于 B 指标，结果用倍数表示；若 A 指标小于 B 指标，结果用百分数表示。

三、统计图表的应用

1. 统计表（statistical table） 是将相互关联的数据按照一定的顺序排列的表格。广义上的统计表包括搜集原始资料的调查表、整理资料的汇总表、分析资料的计算表及表达结果的统计表。狭义上的统计表特指表达统计分析结果的统计表。本节的统计表指狭义上的统计表。其作用是用数字展示研究对象之间的相互关系和变化规律，便于发现问题；用数字呈现研究对象之间的差别，便于分析和研究问题。

（1）**统计表的基本格式** 可归纳为三条线（顶线、标目线、底线）、三部分（标题、标目、数字）。参见表15-6。

表 15-6　标题

横标目的总标目	纵标目
横标目	数字

（右侧标注：顶线、标目线、底线）

（2）**统计表的种类** 主要分为简单表和组合表。

1）**简单表（simple table）** 指按一个标志/特征分组的统计表。如表15-7按干预措施分为治疗组和对照组。

表 15-7　感冒舒冲剂对某地外感发热患者的疗效

组别	例数	无效	好转	显效	痊愈	治愈率（%）	总治愈率（95%CI）
对照	36	2	4	7	23	63.88	48.19, 79.57
治疗	109	1	2	4	102	93.58	88.98, 98.18

$\chi^2 = 20.0853$，$\nu = 3$，$P = 0.0002 < 0.05$

2）**组合表（combinative table）** 亦称复合表，指按两个或两个以上标志/特征结合分组的统计表。表15-8是按性别、病程、年龄、突出部位、外伤史和直腿抬高试验6个标志（纵标目）分为治疗组和对照组，用于治疗前的组间基线资料分析。

表 15-8　乌头汤加减对 58 例腰椎间盘突出症患者临床试验的基线资料

组别	例数	性别		平均病程（年）	平均年龄（岁）	突出部位		外伤史		直腿抬高试验	
		男	女			单间隙	多间隙	有	无	阳性	阴性
对照	58	41	17	3.1±1.8	41±8.2	39	19	35	23	52	6
治疗	58	45	13	3.3±1.5	42±9.7	36	22	37	21	49	9

$\chi^2_{性别} = 0.7194$，$\nu = 1$，$P = 0.3963$；$\chi^2_{突出部位} = 0.3395$，$\nu = 1$，$P = 0.5601$；$\chi^2_{外伤史} = 0.1465$，$\nu = 1$，$P = 0.7019$；
$\chi^2_{直腿抬高试验} = 0.6891$，$\nu = 1$，$P = 0.4065$；$t_{病程} = 0.6501$，$\nu = 106$，$P = 0.5170$；$t_{年龄} = 0.0600$，$\nu = 106$，$P = 0.9523$

（3）**统计表的制表原则** ①重点突出，简单明了：一张表格表达一个中心内容；文字、数字和线条都尽量从简，使人一目了然。②主谓分明，层次清楚：表的内容要按照逻辑顺序合理安排，主语、谓语划分清楚，通常主语（横标目）放在表的左边，谓语（纵标目）放在表的右边。由左向右阅读表格时能构成一个完整的语句。

（4）统计表的结构　①表号：位于顶线上方，标题的左侧，与标题之间空两个字符，以阿拉伯数字表示。②标题：位于顶线上方，表号之后，简明扼要地说明表的内容（因素、对象、效应），流行病学研究必须注明时间和地点。③标目：横标目是统计表的主语，用以说明事物的主要标志（被观察的对象）。纵标目是统计表的谓语，说明主语的各项指标。必要时，在横标目或纵标目之上还要冠以总标目。④线条：一般只有顶线、标目线、底线 3 条等长线，组合表可在标目线上出现小标目线，合计上面的横线左侧不到头。⑤数字：一律采用阿拉伯数字，同一指标的小数位数应一致，位次对齐。表内不留空格，暂缺或未记录用"……"表示，无数字时用"——"表示，数字为"0"时则填写"0"。⑥备注：不列入表内，需要时用"＊"等符号标在表下。

2. 统计图（statistical graph）　以点的位置、线段的升降、直条的长短或面积的大小等描述资料的形式。它揭示各种现象间的数量差别和相互关系，说明受试对象内部构成和动态变化等，具有简明清晰、形象直观、易为人理解等优点（表 15-9）。

表 15-9　统计图的类型、概念与用途

类型	概念与用途
条图 （bar graph）	用等宽直条的长短或高低表示某研究指标按属性、种类和等级分组资料的数量（频数、率或均数）大小。若涉及一项指标、一个因素分组，则采用单式条图；若涉及一项指标、两个以上因素分组，则采用复式条图
圆图 （pie graph）	以圆形的总面积代表 100%，把面积按比例分成若干部分，以角度大小来表示事物各部分所占的比重。适用于百分构成的资料
百分条图 （percent bar graph）	以直条总长度作为 100%，直条中各段的面积表示事物各组成部分所占的比重。适用于百分构成的资料
线图 （line graph）	用线段的上升和下降来表示事物在时间上的变化，或某现象随另一现象变化的情况。用于表示连续性资料的频数或率。根据纵轴尺度的不同，可分为普通线图和半对数线图。普通线图的纵横轴均为算术尺度，表示时间变化趋势和变化幅度；半对数线图的横轴为算术尺度，纵轴为对数尺度，表示消长趋势和变化速度。根据线条的数量不同，可分为单式线图和复式线图。前者表示某一事物或现象的动态；后者表示两种或两种以上事物或现象的动态
直方图 （histogram）	以直方面积表示频数的多少，以直方面积在总面积中的比例表示频率大小的图形。用于表示数值变量资料的频数分布
散点图 （scatter diagram）	以直角坐标系中各点的密集程度和趋势表示两现象间的关系
箱式图 （box plot）	以上端为 P_{75}，下端为 P_{25}，中间横线示 P_{50}，最大值、最小值为上、下两个柄绘成的箱状图形。描述非正态分布数值变量资料的集中趋势和变异情况，对一组/几组数据的分布的直观比较

3. 研究论文中的图形的正确应用　统计图便于读者直观了解研究结果。描述数值变量观察值的分布情况可运用直方图（频数分布图）、箱式图、茎叶图、P-P 图、Q-Q 图；描述分类变量的指标可运用直条图、圆图、百分条图。由均数加减标准误可绘出误差条图；用箱式图可绘出 P_{75}、P_{50}、P_{25} 的数据；用散点图可描述两变量的相关和回归关系；普通线图描述观察值随时间变化的趋势；半对数线图可描述观察值随时间变化的速度；生存曲线图可描述生存状况随时间变化的情况；可用直条图比较多组率、均数的差异；用圆图和百分条图描述多分类资料各部分的构成情况；动态百分条图可描述多分类资料构成情况随时间变化的情况；统计地

图可描述数量在地域上的分布情况（表 15-10）。

表 15-10 常见设计类型与常用的统计图

变量类型	设计类型	适宜的统计图形
数值变量	配对设计	误差条图、散点图、箱式图
	完全随机化设计	误差条图、箱式图
	随机区组设计	误差条图
	重复测量设计	线图（x 轴为时间，y 轴为均数）
分类变量	析因设计（两因素）	线图（x、y 轴为各因素的水平）
	单个构成比	圆图
	完全随机化设计率之间比较	直条图
	完全随机化设计构成比之间比较	百分条图

第三节 统计推断方法的选择与应用

世界上各类现象的发展变化规律都表现为质与量的辩证统一。要认识某现象客观存在的规律性，就必须认识其质与量的辩证关系，认识其数量关系的特征及度的界限，这一切都离不开统计推断。统计推断（statistical inference），指用样本信息推论总体特征的归纳过程，包括参数估计和假设检验两个重要领域。

一、参数估计的方法

为了获得带有规律性的结果，应该进行大数量的实验或观测。然而，研究者的时间、精力、人力和物力是有限的，大多数研究者只能进行抽样研究（sampling study），以期通过样本所提供的信息去推论总体的规律性，由此产生了随机抽样思想，形成了医学科学研究的基本方法——抽样研究方法（图 15-8）。抽样研究的目的是以样本指标值（统计量 statistic）推断总体指标值（参数 parameter），或者说是通过样本的信息估计出其总体中相应指标的数值（参数）大小及范围，统计学称为参数估计（parameter estimation），分为点估计与区间估计两种方法。

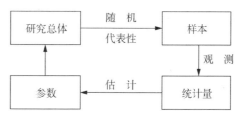

图 15-8 抽样研究示意图

1. 点估计（point estimation） 即给出被估计参数的适当数值及其误差。方法是：以样本统计量加减标准误作为被估计参数的点估计值。例如，某医院辨证治疗皮痹 36 例，临床治愈 17 例，治愈率为 47.2%，总治愈率为 47.2%±8.3%（$p±s_p$）。

点估计的优点是方法简单；缺点是未考虑抽样误差的影响，估计的正确程度很难评价。

2. 区间估计（interval estimation） 指给出一个具有较大可信度的包含总体参数的数值范围。统计学称该范围为被估计参数的可信区间（confidence interval，CI）。可信度或可信系数的符号为 $1-\alpha$，其中，α 是研究者预先给定的概率水准，常取 0.01 或 0.05，因而，可信度常取

95%或99%，称按此水准确定的 CI 为95%可信区间或99%可信区间。

3. 区间估计的内涵　CI 包括两部分内容：①可能范围的大小；②总体指标落在这个可能范围内的概率。故 CI 的涵义可理解为若从被估计的总体中随机抽取一个样本，并给出其95% CI 或99% CI，那么，这个区间包含参数的可能性为95%或99%，不包含参数的可能性是5%或1%。因此，95% CI 的估计方法存在5%的判断错误风险或可能性，将这个仅有5%可能性的事件称为小概率事件。根据统计学的判断原则，小概率事件在仅仅一次试验结果中不会发生，在实际工作中就认为总体指标在这个区间内。由于区间估计既说清估计结果的准确程度，又同时表明这个估计结果的可靠程度，所以区间估计是比较科学的。

4. 估计总体均数的方法　可按式15-13直接计算出总体均数的 CI。

$$(\bar{x}-t_{\alpha/2,\nu}s_{\bar{x}}, \ \bar{x}+t_{\alpha/2,\nu}s_{\bar{x}}) \qquad (式15-13)$$

【例15-4】 测得某地52例男性肝郁气滞型痤疮患者体内睾酮含量为：17.60，17.18，13.94，17.56，19.02，12.41，18.96，20.12，19.33，11.90，15.62，10.50，21.31，17.97，19.36，21.11，16.39，20.52，17.83，14.06，21.32，20.44，19.86，18.15，21.95，13.90，21.34，17.29，19.75，17.73，15.56，20.33，11.83，19.81，14.66，19.57，22.39，17.60，15.36，20.49，15.30，16.19，22.37，18.21，18.22，23.39，17.77，17.51，23.04，17.24，10.64，16.79。其均数为17.86nmol/L，标准差为3.16nmol/L。试估计该地男性肝郁气滞型痤疮患者体内睾酮总体均数的95% CI。

本例：$n=52$，$\bar{x}=17.86$nmol/L，$s=3.16$nmol/L

$s_{\bar{x}}=s/\sqrt{n}=3.16/\sqrt{52}=0.44$nmol/L

$\nu=n-1=52-1=51$

查 t 分布界值表（参见附录15），得 $t_{0.05/2,51}=2.009$，代入式15-13，得：

$95\%CI=(17.86-2.009\times0.44, \ 17.86+2.009\times0.44)=(16.98, \ 18.74)$nmol/L

故该地男性肝郁气滞型痤疮患者体内睾酮总体均数95% CI 为16.98～18.74nmol/L。

5. 估计总体率的方法

（1）**计算法**　当样本量较大（$n>50$），且样本率 p 与（$1-p$）不接近0也不接近1时，如 np 与 n（$1-p$）均大于5时，可按式15-14直接计算出总体率的 CI。

$$p\pm u_{\alpha}s_p \qquad (式15-14)$$

【例15-5】 某医师用中药辨证施膳治疗痛风患者120例，治愈100例，治愈率为83.3%。试估计该治疗方法总体治愈率的95% CI。

本例：$n=120>50$，$p=0.833$，$u_{\alpha}=1.96$，$s_p=\sqrt{0.833\times(1-0.833)/120}=0.034$，代入式15-4得：$95\%CI=0.833\pm1.96\times0.034=(0.766, \ 0.900)$

故中药辨证施膳治疗痛风治愈率的95% CI 为76.6%～90.0%。

（2）**查表法**　此法用于小样本资料。方法是：根据统计量的抽样分布，查相应的可信区间表。如百分率资料可根据样本量 n 和阳性数 x，查"百分率的可信区间"表，得到总体率的可信区间（参见附录12）。

注意：附录12的 x 值仅列出 $x\leq n/2$ 的数列，若 $x>n/2$ 时可用反推法，以（$n-x$）的值（阴性数）查表，然后以100减去查得的数值，即为所求的 CI。

【例15-6】某医院用中医方法治疗类风湿性关节炎40例,其中27例有效,有效率为67.5%。试估计其总体率的95%CI。

本例:$n=40$,$x=27>40/2$,故以($n-x$)$=40-27=13$,查附录12得:总体无效率的95%$CI=(19,49)$。将其上、下限分别用100相减,得:$100-19=81$,$100-49=51$,反推结果为:总体有效率的95%$CI=(51,81)$。

故该医院用中医方法治疗类风湿性关节炎的总有效率的95%CI为51%~81%。

6. 可信区间的意义与应用

(1)可信区间的意义 CI不仅用于确定未知参数值的可能范围,而且可用于回答假设检验的问题,并能够比常用的假设检验(P值)法提供更多的信息,具有将注意力由统计结论转移到所观察到的实际效果的大小以及对真实值估计的统计精确性上来的作用。

(2)可信区间的应用 其应用体现在估计总体参数和提供假设检验信息两个方面。在假设检验方面,95%CI与α为0.05的假设检验等价。如两疗效的总体差值为0时,两疗效无差别。若某个研究的两样本差值的95%CI不包含0,即上、下限均大于0或上、下限均小于0,均为有统计学意义($P<0.05$)。再者,由于CI给出了具体的数量范围,不但可回答其差别有无显著的统计学意义,当有实际意义的界值已知时,还可提示差别有无实际(专业)意义。即若算得的CI包含检验假设(H_0),则按α水准不拒绝H_0,结果无显著的统计学意义;若不包含H_0,则按α水准拒绝H_0,接受H_1,提示该结果可能在其α水准上有显著的统计学意义。

例如,图15-9显示①~③的CI未包含H_0,均提示有显著的统计学意义。其中:①CI的下限超过有实际意义的界值,提示其既有显著的统计学意义又有实际意义,值得重视;②CI包含有实际意义的界值,但不包含H_0,提示有显著的统计学意义,也可能有实际意义;③CI的上限不包括有实际意义的界值,下限不包括H_0,提示尽管有显著的统计学意义,却无实际意义。④与⑤均提示无显著的统计学意义。其中:④CI包含有实际意义的界值和H_0,提示样本含量过小,抽样误差太大,尚难作出结论;⑤CI的上限在有实际意义的界值以下,且包含H_0,提示既无显著的统计学意义,也无实际意义,即使增加样本例数,得到有显著的统计学意义的结果,也可能没有实际意义。必须注意,尽管CI亦可回答假设检验的问题,并提供更多的信

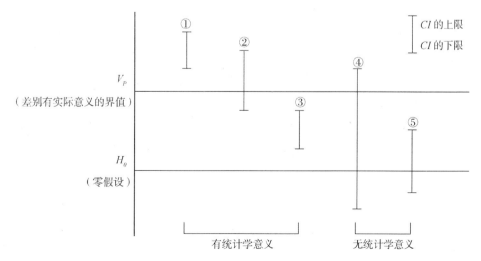

图15-9 可信区间提供的假设检验信息

息，但并不意味着可以用 CI 代替假设检验。因为假设检验可以获得较为确切的概率 P 值；CI 只能在预先规定的检验水准 α 的前提下进行计算，仅揭示在 α 水准上有无显著的统计学意义，并不能提供确切的概率 P 值，两者各有所长。只有把 CI 与假设检验结合、相互补充，才是完整的分析。

二、假设检验方法的选择及注意事项

假设检验（hypothesis testing）是利用样本信息，根据一定的概率水准，推断指标（统计量）间的差别有无意义的统计分析方法，其本质是一种决策的概率思想与反证法。因此，统计方法的正确应用有赖于对统计内容的认识与理解程度。统计方法的选用不但要考虑分析的目的、资料类型与分布特征、设计方案、研究因素与水平数和样本量大小等因素，还应当根据专业知识与资料的具体情况选择适宜的统计分析方法。

1. 假设检验的类型　根据不同的分类依据有不同的分类方法，参见表 15-11。

表 15-11　假设检验的类型

分类依据	类型	概念、应用条件与方法
理论分布	参数检验（parametric test）	依赖总体分布的具体形式的统计方法。应用条件是假定抽样总体的分布为已知，且满足相应的统计分析方法。常用的方法有 χ^2 检验、u 检验、t 检验、F 检验和直线相关与回归分析等。其优点是信息利用充分，检验效能高
	非参数检验（nonparametric test）	是一类不依赖总体分布的具体形式的统计方法，检验的是分布或分布位置。常用的方法有 Ridit 分析、秩和检验、符号检验、中位数检验、序贯试验、趋势检验和等级相关分析等。其优点是不拘于总体分布，应用范围广、简便、易掌握，可用于不能精确测量的资料
处理因素	单因素分析（single factor analysis）	每次仅分析一个处理因素（其他则作为非处理因素）的治疗效果或不良反应的统计方法，如常用的 t 检验、u 检验、F 检验、χ^2 检验和秩和检验等。该分析方法单独地研究每个因素对结果的影响，可能将具有联合作用的因素忽略掉，有一定的局限性
	多因素分析（multiple factors analysis）	亦称多元分析，是研究多因素和多指标之间的关系以及具有这些因素的个体之间关系的一种统计分析方法。常用的方法有重复测量的方差分析、多元回归与相关分析、判别分析、因子分析、聚类分析、主成分分析、典型相关分析、通径分析、生存分析等
比较类型	优效性检验（superiority test）	目的是显示试验药的治疗效果优于对照药，包括试验药是否优于安慰剂，试验药是否优于阳性对照药，剂量间效应的比较
	等效性检验（equivalence test）	目的是显示试验药物等同于对照药，要和对照药的药效相同，既不优于对照药，也不差于对照药
	劣效性检验（noninferiority test）	目的是显示试验药物的疗效在临床上不劣于阳性对照药。特别强调对照药必须在既往的优效性临床试验中证实疗效。其次是非劣效界值的确定取决于临床实践，必须由临床医生作出结论

2. 假设检验方法的选择　通常要求根据分析目的、设计类型、变量类型，并结合相关专业知识来恰当地选择和运用统计分析方法，也可考虑采用"以变量类型为基础"的方式选择适宜的统计分析方法。变量一般分为结果变量（因变量）、影响变量（自变量）两种类型。在函数关系式中，某特定的数会随另一个或另几个会变动的数的变动而变动，就称为因变量。

如：$Y=f(X)$。此式表示：Y 随 X 的变化而变化。Y 是因变量，X 是自变量。由于结果变量（因变量）、影响变量（自变量）各有 4 种类型（数值变量、多项有序分类变量、多项无序分类变量和二项分类变量），所以相互组合有 16 种情形，相对应的则有 16 种首选的统计分析方法。例如，二项分类变量与二项分类变量关系的分析选用两个率比较的 c^2 检验（四格表 c^2 检验）；二项分类变量与多项无序分类变量关系的分析选用多个率比较的 c^2 检验；多项无序分类变量与二项分类变量关系的分析选用两个构成比比较的 c^2 检验；多项无序分类变量与多项无序分类变量关系的分析选用多个构成比比较的 c^2 检验；数值变量与二项分类变量关系的分析选用 t-检验；数值变量与多项无序分类变量关系的分析选用完全随机设计的 F-检验；数值变量与数值变量关系的分析选用 Pearson 直线相关回归分析等。如果首选统计方法的条件不适合，一般通过降级转化选择"低"一级或"低"二级、三级的统计方法或其他统计方法。例如，t-检验是数值变量与二项分类变量关系分析时首选的统计方法，如果该方法的条件不适合，此时将 t-检验中数值变量"降级"当作多项有序分类变量看待，故可次选 Wilcoxon 秩和检验，如果再"降级"，依次选择两构成比比较的 c^2 检验，甚至四格表 c^2 检验。又如，如果 Pearson 直线相关回归分析的条件不符合，可根据情况将其中的一个或两个数值变量"降一级"，选择 Spearman 等级相关，如果再"降级"，相应可以选择秩和检验、Logistic 回归或者 t-检验、c^2 检验等。其他仿此，详见表 15-12。必须指出，降级选择统计方法可能出现假阴性错误，即把差异有统计学意义的结果当作差异无统计学意义的结果看待。

表 15-12 两变量关系分析的统计方法

影响变量 （自变量、行变量）	结果变量（因变量、列变量）			
	数值变量	多项有序分类变量	多项无序分类变量	二项分类变量
数值变量	①直线相关回归 ②Wilcoxon 秩和检验	①Spearman 等级相关 ②有序多分类 Logistic 回归 ③R×C 表关联分析	①无序多分类 Logistic 回归 ②R×C 表 χ^2 检验	①二分类 Logistic 回归 ②R×2 表 χ^2 检验
多项有序分类变量	①Spearman 等级相关 ②完全随机设计 F 检验 ③重复测量设计 F 检验 ④Kruskal-Wallis H 秩和检验	①Spearman 等级相关 ②有序多分类 Logistic 回归 ③R×C 表关联分析 ④Kruskal-Wallis H 秩和检验 ⑤多组 Ridit 分析	①无序多分类 Logistic 回归 ②R×C 表 χ^2 检验	①二分类 Logistic 回归 ②R×2 表 χ^2 检验
多项无序分类变量	①完全随机设计 F 检验 ②重复测量设计 F 检验 ③Kruskal-Wallis H 秩和检验	①Kruskal-Wallis H 秩和检验 ②多组 Ridit 分析 ③R×C 表 χ^2 检验	①R×C 表 χ^2 检验（多个样本构成表分析）	①R×2 表 χ^2 检验（多个样本率分析）
二项分类变量	①t 检验 ②重复测量设计 F 检验 ③Wilcoxon 秩和检验	①Wilcoxon 秩和检验 ②两组 Ridit 分析 ③2×C 表 χ^2 检验	①2×C 表 χ^2 检验（两样本构成表分析）	①2×2 表 χ^2 检验（四格表 χ^2 检验，两样本率分析）

此外，不同变量类型的统计方法的选择也可参见表 15-13。

3. 统计结论与专业结论的区别 统计结论是从宏观层面，根据样本（很多个体）作推断，特指机会（P）大小，是概率性的。专业结论则是从微观层面，针对每个个体的对症治疗作出结论，提示生物学价值的大小，是经验性的，靠的是直觉、经验、医学理论。统计结论、专业结论与研究结论的关系参见表 15-14。统计结论仅仅表明某事件发生的机会大小，并不宜说明专业意义或生物学价值的大小（表 15-15）。

表15-13 不同变量类型的统计方法

数值变量	单因素 / 两组均数比较	样本与总体比较	样本均数与总体均数比较的 t 检验
		两样本比较 / 配对资料	配对 t 检验 (paired t-test)
			符号秩和检验 (sing rank-sum test)
		两样本比较 / 非配对资料（平行比较）	两独立样本比较的 t 检验 (group t-test)
			两组资料的秩和检验 (Wilcoxon rank-sum test)
			中位数检验 (median test)
	单因素 / 多组均数比较	完全随机设计资料	单因素方差分析 (one-wey ANOVA)
			q 检验 (Student Newman-Keuls test)
			多个独立样本比较的秩和检验 (Kruskal-Wallis H test)
		配伍组设计资料	两因素方差分析 (two-way ANOVA)
			M 检验 (Friedman's M test)
		拉丁方设计资料	三向方差分析 (three-way ANOVA)
		正交设计	多向方差分析 (multiway ANOVA)
	多因素	重复测量资料：重复测量资料方差分析	
		①一般方法：判别分析 (discriminatory analysis)、聚类分析 (cluster analysis)、主成分分析 (principal component analysis)、因子分析 (factor analysis)、典型相关分析 (canonical correlation analysis)；②回归分析：直线回归 (linear regression)、多元回归 (multiple regression)、逐步回归 (stepwise regression analysis)；③曲线拟合与非线性回归：曲线拟合 (curve regression)、Cox 回归 (Cox regression)、Logistic 回归 (Logistic regression)	
分类变量	无序资料	两样本比较	若 $n>40$，$T>5$，四格表 χ^2 检验
			若 $n>40$，$1<T\leqslant5$，四格表 χ^2 检验校正式
			若 $n\leqslant40$ 或 $T\leqslant1$，四格表精确概率法
		配对资料	配对资料的 χ^2 检验 (paired χ^2-test)
		多样本比较	$R×C$ 表资料的 χ^2 检验
	有序资料	等级资料	Ridit 分析 (Ridit analysis)
			H 检验 (Kruskal-Wallis H test)
		序列资料	升降趋势检验 (Cox-Stuart test)
		角度、昼夜时间资料	圆形分布 (circular distribution) 法

表15-14 统计结论、专业结论与决策的关系

统计结论（机会大小）	专业结论（生物学价值）	研究结论
$P<0.05$	有临床意义	有临床意义
$P>0.05$	无临床意义	无临床意义
$P<0.05$	无临床意义	更改研究方案
$P>0.05$	有临床意义	扩大样本数

表15-15 专业意义与统计学意义的评价判断

类别	专业意义	统计学意义	应用价值
1	+	+	样本量足够时真实；小样本时可能为机遇的影响
2	+	−	计算 β 错误水平，若 β 过大，应扩大样本再试
3	−	+	无论样本量大小均无应用价值
4	−	−	样本量足够时，可否定其应用价值

4. 应用假设检验的注意事项

（1）事先进行严密的统计学设计　目的在于保持组间均衡、可比。

（2）单侧检验与双侧检验的选择　二者是研究者根据分析目的和专业知识等信息采用的两种不同的检验形式。例如，要了解新研制的某中药对肝炎的治疗效果，以常用传统中药作对照，事先无法确定新研制的中药是否优于市场常用的传统中药，用双侧检验。其无效假设为两药疗效相同（H_0：$\mu_1=\mu_2/\pi_1=\pi_2$），备择假设是两药疗效不同（H_1：$\mu_1\neq\mu_2/\pi_1=\pi_2$）。如果能够明确试验组的疗效不会低于对照组，就可以用单侧检验。备择假设为：试验组的疗效优于对照组（H_1：$\mu_1>/<\mu_2/\pi_1>\pi_2$）。

双侧检验的特点是：思路比单侧检验宽，且无限制条件，故较为常用，特别适用于对预试验结果进行分析。但是，双侧检验的接受域位于某一特定分布的中部，拒绝域分布在两侧；而单侧检验的接受域和拒绝域各占某一特定分布的一侧，在同一检验水准下，单侧检验比双侧检验的界值小，其拒绝域比双侧检验的拒绝域大，故比双侧检验更易得出接受 H_1 差别有统计学意义的结论，参见图 15-10。

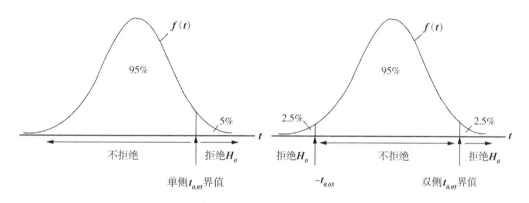

图 15-10　单侧检验与双侧检验的显著性界值比较（$\alpha=0.05$）

（3）灵活确定 α 水准　α 是根据研究目的与分析要求，在研究设计时就确定的，不宜在统计分析时随意变动。但是，根据实际工作中的不同分析目的和要求，所选用 α 的大小往往有一定的灵活性。如新老疗法的疗效比较，研究者期望得到阳性的结果，此时的目的在于控制假阳性（α），取 $\alpha=0.05$ 水准比较合适；而对于组间方差齐性检验或资料的正态性检验，研究者期望得到阴性结果，此时为了减少假阴性结果的概率（β），由于 α 与 β 呈反比关系，α 取 0.10、0.20 或更大的值较为适宜。

（4）选择正确的统计分析方法　应根据分析目的、不同的资料类型以及资料分布、研究设计方案的种类、样本含量大小、应用条件等，选用适当的检验方法。

（5）正确理解统计推断的意义　统计推断的结论是依据现有的设计、现有的研究方法与条件、现有的资料及其分析目的和要求、所取的检验水准、所采用的统计分析方法等所作出的具有相应概率意义的解释。以两组比较的 t 检验为例，当 $|t|\geq t_{0.05/2,\nu}$，$P\leq0.05$ 时，正确的理解应为：如果 H_0（两总体均数相同）是正确的，那么，根据 H_0 从同一总体中抽取的样本计算的 $|t|$ 值等于或大于 $t_{0.05/2,\nu}$ 的可能性应小于 0.05。根据"小概率事件在一次试验中是不可能发生的"这一著名的小概率事件原理，如果该小概率事件发生了，可怀疑 H_0 的正确性，因此拒绝 H_0。但是，不能理解为两总体均数相同的可能性小于 0.05，这是不能反推的，正如乳

腺癌患者有 50% 在 50 岁以上，而不能推论 50 岁以上者有 50% 为乳腺癌患者一样。因此，P 越小，越有理由认为被比较的总体参数之间有差异（定性的推断），但不能认为总体参数之间的差别越大（定量的推断）。例如，$P<0.01$ 比 $P<0.05$ 更有理由拒绝 H_0（假阳性率较小），但并不表示 $P<0.01$ 比 $P<0.05$ 揭示被比较的总体参数之间的差别更大。

（6）假设检验的结论不能绝对化　差别有或无统计学意义，仅仅是对样本统计量与总体参数或样本统计量之间的比较而言，相应的推断是：可以认为（或还不能认为）两个或多个总体参数之间的差别有（或无）统计学意义。至于两者的差异有多大，是否有专业意义，应在统计学上确定它们之间实际相差有多大之后，再结合专业知识作出专业推论，而不是由 $P<0.05$ 决定差别的意义。因此，统计结论是具有概率性质的推论，不能使用"证明""肯定""一定""说明"等词语表述。总之，统计学只能帮助发现规律而不能创造规律，只有正确运用，方能收到事半功倍的效果。

三、多因素分析的特点及应用

由于多因素统计分析技术能以比较高的统计效率同时控制多个变量的混杂作用，并能合理地评价因素之间的交互影响，因此，多因素统计分析技术应该成为当今医学科研的主要工具。多因素分析是研究多个随机变量之间相互依存关系以及内在统计规律性的方法。医学科研常用的多因素统计分析方法参见表 15-16。

表 15-16　医学科研常用的多因素统计分析方法

方法	概念	用途	应用条件
多元线性回归分析	多元线性回归研究的是一个因变量 Y 与 m 个自变量 x_1，x_2，…，x_m 之间的线性依存关系	①建立一个可反映因变量与自变量关系的多元回归方程；②利用多元回归方程，用已知的自变量去估计未知的因变量；③分析一个因变量与多个自变量之间的相互关系	①因变量是数值变量，自变量是分类；②因变量必须服从正态分布；③样本量一般要求是自变量个数的 5~10 倍
Logistic 回归分析	属于概率型非线性回归，是研究二项分类观察结果与某些影响因素之间关系的一种多变量分析方法	①建立以多个危险因素去估计某事件（或疾病）在一定时期内发生概率的 Logistic 回归方程；②常用于探索某疾病发生的危险因素的分析；③计算各自变量的 OR 值	①因变量要求为二项分类或多项分类资料；②自变量可以是任何变量类型
Cox 比例风险回归模型分析	是用风险率作为因变量分析多种因素对生存时间的影响，而且允许有/截尾 0 存在，是生存分析中最重要的模型之一	①建立以多个危险因素估计生存或死亡的风险模型，估计相对危险度（RR）；②用已建立的模型，估计患病后随时间变化的生存率；③用已建立的模型，估计患病后的危险指数（或预后指数）	①已知观察对象的生存时间；②已知观察对象在事先确定的观察时间内，其是否发生某事件的结果；③自变量可以是任何变量类型
典型相关分析	是研究两组变量之间相关关系的一种多元统计分析方法	研究两组变量之间的典型的相关关系	①两组变量都是连续变量；②资料必须服从多元正态分布
判别分析	以已知事物的实际资料为基础，依据未知事物的观察数据，给所研究的对象进行分类	判别分析和聚类分析都是研究分类问题的多元统计分析技术，但判别分析是在已知分为若干个类的前提下，判别观察对象的归属；而聚类分析是在不知道应分多少类合适的情况下，试图借助数理统计的方法，用已收集到的资料找出研究对象的适当归类方法。近年来，随着人类基因计划的实施，聚类分析已成为发掘海量基因信息的首选工具	
聚类分析	是根据某些个体（样品）或变量（指标）的若干特征加以分类的统计方法		

方法	概念	用途	应用条件
主成分分析	是从多个数值变量（指标）之间的相互关系入手，利用降维思想，将多个变量（指标）化为少数几个互不相关的综合变量（指标）的统计方法	①对原始指标进行综合；②探索多个原始指标对个体特征的影响作用；③对样品进行分类	①变量之间存在高度相关性；②必须进行 KMO 检验与 Bartlett 检验
因子分析	是一种从多个原始指标的相关关系入手，找出支配这种相关关系的有限个不可观测的潜在变量，并用这些潜在变量来解释原始指标之间的相关性的多元统计分析方法	构造因子模型	①变量是计量的，能用线性相关系数（Pearson 积叉相关系数）表示；②总体的同质性

四、双向 t 检验的应用

1. 问题的提出　临床疗效研究应该考虑的基本问题有两个：首先是有无疗效（效应）；再者是疗效（效应）的优劣。只有在确定具有干预效应的基础上再比较效应的优劣时方具有专业意义。但是，许多临床研究者往往在研究设计和资料分析时，在缺乏无疗效（效应）研究证据的情况下，盲目进行组间疗效（效应）优劣的分析。

2. 双向 t 检验的概念　t 检验有三种检验类型：①样本均数与总体均数比较（单样本 t 检验），一般用于预实验；②两样本均数的比较（独立样本 t 检验，independent sample t test），两样本 t 检验（成组 t 检验）是组间比较的方法，通常用于完全随机化设计，目的是判断干预措施效应的优劣；③配对样本均数的比较，即配对 t 检验，配对方式有自身配对和同源配对两种类型，是组内比较的方法，一般用于配对设计，目的是判断干预措施有无效应。

3. 双向 t 检验的分析思路　在进行两个样本均数的比较时，增加一列干预前的数据，首先进行自身配对 t 检验（纵向组内比较），再进行独立样本 t 检验（横向组间比较），即将两种 t 检验的方法用于两个样本均数的比较，进而得出通常独立样本 t 检验不可及的结论。

【例15-7】中西医结合治疗 30 例卵巢过度刺激综合征的子宫直肠陷凹积液变化（表 15-17）。

表 15-17　中西医结合治疗 30 例卵巢过度刺激综合征的子宫直肠陷凹积液最大深度的变化（mm，$\bar{x}\pm s$）

组别	n	治疗前	治疗后	t	P
治疗	30	116±35	67±35	7.6064	0.0001<0.05
对照	30	113±35	89±30	4.3490	0.0002<0.05

$t_{治疗前}=0.2774$，$P=0.7824>0.05$；$t_{治疗后}=2.7037$，$P=0.0090<0.05$

表 15-17 的统计分析结果如下：

（1）治疗组子宫直肠陷凹积液最大深度治疗前、治疗后资料的配对 t 检验结果为：$t_{治疗组}=7.6064$，$P=0.0001<0.05$，提示治疗组的干预措施具有降低子宫直肠陷凹积液最大深度的效应；对照组治疗前与治疗后子宫直肠陷凹积液最大深度资料的配对 t 检验结果为：$t_{对照组}=4.3490$，$P=0.0002<0.05$，提示对照组的干预措施同样具有降低子宫直肠陷凹积液最大深度的效应。

（2）治疗前组间子宫直肠陷凹积液最大深度差别的独立样本 t 检验结果为：$t_{治疗前}$ = 0.2774，P = 0.7824>0.05，提示子宫直肠陷凹积液最大深度的组间资料均衡可比。

（3）治疗后子宫直肠陷凹积液最大深度组间差别的独立样本 t 检验结果为：$t_{治疗后}$ = 2.7037，$P_{治疗后}$ = 0.0090<0.05，治疗后组间子宫直肠陷凹积液最大深度的差别在 α = 0.05 水准上有显著的统计学意义（P<0.05），提示尽管两组的干预措施均有使子宫直肠陷凹积液最大深度下降的效应，但治疗组的效应优于对照组。

若对表 15-17 资料按照常用的独立样本 t 检验方法进行横向组间比较（表 15-18），则分析结果仅仅为 "治疗后组间子宫直肠陷凹积液最大深度的差别在 α = 0.05 水准上有显著的统计学意义（P<0.05），提示治疗组干预措施的效应优于对照组"。但是，并无治疗组、对照组本身有无效应、组间是否均衡可比的证据。孰优孰劣显而易见。此外，形式逻辑认为，如果前提不真实，即使推理形式正确，从前提中得出真实的结论也是不可能的。

表 15-18   中西医结合治疗 30 例卵巢过度刺激综合征的子宫直肠陷凹积液最大深度的变化（mm，$\bar{x}\pm s$）

组别	n	治疗后
治疗组	30	67±35
对照组	30	89±30

t = 2.7037，P = 0.0090<0.05

五、重复测量资料 F 检验的应用

在临床试验及实验研究中，经常需要对研究对象重复观察多次，由于同一受试对象在不同时点的观测值之间往往彼此不独立，存在某种程度的相关，若将每次观察结果割裂开进行分析，则破坏了数据之间的关联性，降低数据信息的利用度，甚至可能导致错误的结论。此外，较多的研究文献将配对设计、配伍组设计以及交叉试验设计与重复测量试验的设计加以混淆，因而导致引用错误的分析方法，最终得出错误的结论。再者，一些传统的统计方法，如 t 检验、方差分析、线性回归模型等，都要求各次观察是相互独立的。而重复测量资料由于是对同一受试者的某项观察指标进行的多次测量，在同一受试者的多次测量之间可能存在某种相关性，用通常的统计方法就不能充分提示其内在的特点，有时甚至会得出错误的结论。因此，有关重复测量资料的分析方法是近代统计学研究的热点之一。

1. 概念   重复测量（repeated measurement）指对同一观察对象的同一观察指标在不同时间或环境下进行的多次测量，所获得的数据称为重复测量资料（repeated measurement data）。在医学实验中，重复测量包括三种情况：①在试验条件相同的情况下，对同一总体中抽取 N 个受试对象进行 R 次观测；②将一个受试对象分成 k 份，在试验条件相同的情况下，观察 k 次；③在部分试验条件变动时，从同一个受试对象身上重复测量 k 个数据。重复测量设计的方差分析是在研究中减少个体差异带来的误差的一种有效方法，而且由于对相同个体进行重复测量，在一定程度上降低了人力、物力、财力的消耗。如果重复测量是在一段时间内或一个温度间隔内进行的，还可以研究因变量对时间、温度等自变量的变化趋势，这种重复测量研究称为趋势研究。

2. 目的   推断处理、时间、处理×时间作用于受试对象的观测指标的作用，用于分析观测

指标的变化趋势及有关的影响因素。

3. 资料特征

（1）处理因素　g（≥1）个水平，每个水平有 n 个试验对象，共计 gn 个试验对象。

（2）时间因素　同一试验对象在 m（≥2）个时点获得 m 个测量值，共计 gnm 个测量值。

（3）数据特点　重复测量数据属于非独立数据范畴，数据不独立或不完全独立，即重复测量值在不同试验的受试者间是独立的，但就同一受试者而言，不同时点的测量值之间可能不独立。

（4）变化趋势　观察值之间有随重复测量时间变化的趋势。

4. 分析方法　重复测量资料的方差分析，其应用条件如下：

（1）各处理组满足正态性　处理因素各水平的样本个体之间是相互独立的随机样本，且其总体服从正态分布。

（2）各处理组总体方差相等　相互比较的各处理水平的总体方差相等。

（3）球对称性　指各时间点组成的协方差阵（covariance maxtrix）具有球形性（sphericity）特征，即所有两两时点变量间差值对应的方差相等。

5. 重复测量设计的优缺点

（1）优点　①每一个体作为自身的对照，克服了个体间的变异，分析时可更好地集中于处理效应；②因重复测量设计的每一个体作为自身的对照，所以研究所需的个体相对较少，因此更加经济。

（2）缺点　①滞留效应（carry-over effect）：前面的处理效应有可能滞留到下一次的处理；②潜隐效应（latent effect）：前面的处理效应有可能激活原本以前不活跃的效应；③学习效应（learning effect）：由于逐步熟悉试验，研究对象的反应能力有可能逐步得到了提高。

6. 趋势分析的注意事项　首先检查最高阶次的参数在两对比组之间是否具有统计学意义。如果组间差异具有统计学意义，则可认为包括本阶次及其余各阶次之间都具有不同的趋势。否则，应继续对次高阶次的参数作评价。如果在任何阶次上差异都不具有统计学意义，提示这两条曲线的变化趋势是一致的。

7. 重复测量设计与配对设计的区别　重复测量，实际上最简单的情况是每个观察对象只有两次测量结果，如治疗前后观察指标的变化，其与配对设计 t 检验的试验结果表示完全相同，其区别在于：①配对设计同一对子的两个实验单位可以随机分配处理，两个实验单位同期测量试验结果，可以比较处理组间的差别。重复测量设计不能同期测量试验结果，虽然可以在前后测量之间安排处理，但本质上是比较前后测量的差别。重复测量的前提条件是假定除处理因素外，前后两次测量期间，所有影响测量结果的因素没有任何改变。②配对 t 检验的检验假设为差值 d 与第一次测量结果 x 无关。而重复测量设计前后两次测量结果的差值，往往与第一次测量结果可能存在负相关。③配对设计用平均差值 d 推论处理的作用，重复测量设计往往关心前后两次测量结果的相关性，如重测信度、相关系数和回归系数。

8. 重复测量数据与随机区组数据的区别　单因素重复测量设计关心的是处理效应的不同时间点的连线变化趋势的特征（或有所不同）。其资料的主要特点为受试对象内的各时间点是固定的，非随机的；且数据之间存在不同程度的相关性，非独立的。随机区组设计主要关心的是处理因素的效应，比较多个样本均数的差别。其资料的特点为每个区组的数据是不同的受试对象的处理效应结果（而重复测量的数据是同一受试对象在不同时间点的处理结果）；区组内的数据是受试对象随机分配后的处理效应的结果；数据间是独立的。

尤其要注意的是，对于单因素重复测量设计的资料，当满足球对称条件时，虽然采用随机区组设计处理与单因素重复测量分析结果一致，但两种设计的方法和分析目的均不同，不可混同。所以应该明确：随机区组设计资料不适合重复测量。球不对称时，若 F 值$>F$ 界值，其概率会远远小于 $\alpha = 0.05$，采用随机区组设计处理与单因素重复测量分析校正前后的结论，会出现一致情况，这种情况尤应注意，两种方法不可混用。参见表 15-19。

表 15-19 重复测量数据与随机区组数据的区别

	横向数据排列的随机性	纵向数据之间的相关性	应用条件	SS 总分解
重复测量数据	横向数据按时间顺序排列，不能随机	各时间点的测量值（数据）之间存在不同程度的相关	正态、等方差、球对称	时间因素、处理因素、处理和时间交互作用、处理因素误差、重复测量误差
随机区组数据	横向数据按处理因素排列，可随机	各处理组数据之间彼此独立	正态、等方差、独立	处理因素、区组因素、抽样误差

9. 重复测量数据统计分析常见的误用情况

（1）误用 t 检验 重复进行各时间点的 t 检验，增大假阳性错误。

（2）忽略个体曲线变化特征 重复测量数据的个体差异是每个观察对象的 m 次测量结果（即横向差异），不能用纵向均数比较差别。

（3）差值比较缺乏效度 因为前后测量转换为差值后，信度降低，且差值一般不符合正态性和方差齐性的条件。效度，指测量指标或观测结果在多大程度上反映了事物的客观真实性，说明数据的准确性。信度，指在相同的条件下，对同一客观事物重复测量若干次，测量结果的相互符合程度，说明数据的可靠性。

六、研究论文中统计分析结果的正确表达

研究论文中统计分析结果的表达要注意以下几点：

1. 摘要 要有表示研究结果的重要统计指标（统计量）的数值、95%CI 及假设检验结果（P 值）。如处理组和对照组的均数±标准差，或中位数±四分位数、率、实际 P 值，或二组均数（率）之差、95%CI、OR 值及多个观察指标的相关系数等。

2. 材料和方法

（1）描述研究设计的内容 包括研究类型、观察对象类型、入选和剔除标准、观察方法和测量技术以及实验或调查资料的搜集过程等。尤其应具体地描述研究对象的来源和选择方法（如是否配对、随机抽样），包括观察对象的基本情况、有无随机分组（随机抽样）、随机化分组方法、样本量及其估计的依据等。对于非随机化分组的观察性研究（含调查研究），还应给出影响因素（如年龄、性别、病情）的均衡性分析结果。对于临床试验，还需要特别说明诊断标准、疗效评价标准、病例入选标准、病例剔除标准、依从性如何、有无失访及失访的比例、有无"知情同意"、疗效评价是否采用"盲法"等。

（2）描述统计分析方法与统计软件的内容 论文中不但要说明用到的所有统计分析方法及检验水准，而且应指出在何处用了何种方法。统计计算软件一般应给出名称与版本，如

SPSS22.0、SAS9.4等。

3. 结果　统计结果应包括基线资料分析结果、描述性结果和假设检验结果的表达。

（1）**基线资料分析**　通常我们会在实验或临床研究中设立对照组，以保证研究结果的真实性和可比性，便于推广应用。但是，往往忽略基线资料分析，特别是有些人会选择刻意回避一些有差异的内容，避免对研究结果造成影响。正是这种刻意的回避使我们失去了发现问题的机会，甚至丢掉了真正的科学发现。基线数据分析（baseline data analysis）主要是基于可比性、重现性的目的，比较研究对象组间的基本特征是否存在着不同。

基线数据分析的主要内容包括：人口学资料，体格检查，实验室检验数据，观察指标入组、访视、出组、随访情况和数据，实验室数据异常，合并疾病，合并用药，不良反应，不良事件等。

基线数据分析的作用为：①针对所干预对象（人或动物）干预前的一些相关数据进行统计描述和各组间比较，表明研究分组符合随机、均衡的原则，没有引入选择性偏倚（如将病情轻的患者纳入干预组，病情重的纳入对照组），是客观的；②用于干预前后某些指标间的比较；③如果某项指标在两组之间存在显著差别，而这个又是潜在因素，那么，在多元分析的时候，就要考虑是否包括这个因素。

基线数据分析的方法是：在满足样本量大小的前提下，采用单因素方法对组间各个基线资料的指标数值是否有统计学差异进行均衡性分析。如果有统计学差异，一般表明随机化失败；如果没有统计学差异，可以认为基线资料随机、均衡、可比。

（2）**描述性结果的表达**　统计指标比较多且需分组比较时，常需借助统计图表（参见本章第二节"三、统计图表的应用"）。在生物医学论文中，对不同类型的研究资料需用不同的统计指标进行描述。对于计量资料，当资料为近似正态（或对称）分布时，可用算术均数和标准差（标准误）描述。当资料为偏态时，应采用中位数和四分位数间距来描述。对于配对设计的资料，应给出差数的均数及标准误（标准差）或差数的中位数及四分位间距；若对原始数据进行了变量转换，则原始数据的均数及标准差不能很好地反映数据的中心位置及其散布范围，不必将其列出。对于计数资料，常用的统计指标有率和构成比，分母要交代清楚。

（3）**假设检验的结果表达**　不仅要给出具体的 P 值，还要给出检验统计量的实际值，如 u 值、t 值、F 值、χ^2 值和相应的自由度等，无论检验结果是否有统计学意义，均应列出。

第十六章　学术论文的撰写

学术论文和科技论文是对某个科学领域中的学术问题进行研究后表述科学研究成果的理论文章，分为一般学术论文和研究性学术论文。一般学术论文，指学术刊物上的学术论文，一般篇幅较短；研究性学术论文，包括长篇专题研究论文、学位论文（硕士/博士学位论文）。研究性学术论文的写作过程即是学术研究过程。

第一节　医学科研论文的撰写

医学科研论文的撰写方法，不单是一般文章的写作技巧和语言修辞，而是研究方法和研究过程在文字上的一种科学的表述和再提高，是撰写者在实际过程中知识广度和综合能力的体现，也是医学科学自身发展的结晶。

一、科技论文概述

1. 科技论文的要求　写科技论文的目的是报告自己的研究成果，说明自己对某一问题的观点和看法，接受同行的评议和审查，以图在讨论和争论中渐进真理。论文撰写的总体要求可概括为 5C——正确（correctness）、清楚（clarity）、简洁（concision）、完整（completion）、一致（consistency）。评价论文则应注重其实用性、统计学（包括研究设计、数据分析、结果推断与统计报告）和写作水平三个方面的系统评价。

2. 科技论文的类型　参见表 16-1。

表 16-1　科技论文的类型

分类依据	类型
写作目的和作用	学术类；科技论文（科学论文或学术论文）；学位论文（学士、硕士、博士学位论文）；科技报告（可行性、开题、进展、实验、考察）；专题研究、研究简报和快报；综述与评论
写作体裁	评论类；论著类；简报类；病例报告类；综述、讲座类；会议纪要类；消息动态类
研究类型	基础研究论文；实验研究论文；调查研究论文
发挥的作用	理论型论文；技术型论文；学位论文
研究方式和论述内容	实（试）验研究报告；理论推导；理论分析；设计计算；专题论述；综合论述

3. 医学论文的特点　医学论文是医学科学研究成果的文字表述。一篇好的论文不仅要求层次清楚、逻辑严谨、语言精练、文字准确、医学术语应用规范，还要具有下述特点：

（1）创新性　没有新的观点、见解、结果和结论，就不能称为科技论文。创新性是科技论文同其他科技文章的基本区别。如科技报告和综述等具备科学性、学术性等特点，但不一定具备创新性的特点。在科技论文写作中，要特别谨慎使用"首创""首次提出""首次发现"等词。"首次提出"等词一般是指具有重大价值的研究成果。

（2）科学性和准确性　科学性是科技论文同一般议论文以及一切非科技文体的基本区别。科学性主要包括两个方面：一方面是指科技论文的内容是科学技术研究的成果；另一方面是指科技论文表达形式的科学性和实事求是的科学精神，即科技论文的结构严谨、思维符合逻辑规律、材料真实、方法准确可靠、观点正确无误。准确性主要是指科技论文的实验过程、实验结果具有可重复性。

（3）学术性或理论性　指一篇科技论文应具备一定的学术价值（理论价值）。一篇科技论文的学术价值一般包括两个方面：①对实验、观察或用其他方式所得到的结果，要从一定的理论高度进行分析和总结，形成一定的科学见解，包括提出并解决一些有科学价值的问题；②对自己提出的科学见解或问题，要用事实和理论进行符合逻辑的论证与分析或说明，要将实践上升为理论。

（4）规范性　科技论文必须按一定格式和要求进行规范写作。如科技论文的参考文献著录应规范，文字表达应规范，语言和技术细节应采用国际或本国法定的名词术语、数字、符号、计量单位等。科技论文的文字表达要求准确、简明、通顺、条理清楚。

（5）逻辑性　医学论文的逻辑性是指论题、论点、论据、论证之间的联系一环扣一环，循序撰写，首尾呼应，顺理成章，并做到资料完整，设计合理，避免牵强附会，虎头蛇尾，空洞无物。

（6）可读性　即文字通顺，结构清晰，所用词汇具有专业性，而且是最易懂的字眼，使读者用较少的脑力和时间理解所表达的观点和结论，并留下深刻的印象。

4. 论文撰写前的准备

（1）提出问题　即写什么？如何写？可以归纳为 IMRD 四个问题：①introduction，你为何要开始？②materials and methods，你做了什么？③results，你发现了什么？④discussion，它的意义是什么？

（2）资料准备　首先是围绕问题收集资料和研究资料，虽然在课题研究或临床观察之前，已对有关资料和学术动态进行了搜集和分析，但是在撰写科研论文时仍要查阅大量有关文献，以作为对已掌握的文献的补充。统计显示，国内外多数科学工作者查阅文献的时间约占整个科研工作的三分之一，如果没有这些最新的参考文献，要想使论文达到新颖和独创性是不可能的。

1）科研资料的整理分析　科学实验或试验结束后，获得大量的数据与资料。对这些数据与资料，要按科研设计的框架进行整理，用适当的统计学方法进行统计，根据数据与资料的特点予以适当的表现。科研数据与资料表现的主要方法有表格、统计图、照片、典型病例与文字表述等。文字表述要注意修辞，符合自然科学的表达习惯。

2）资料的取舍　科研资料在论文中未必全部应用，能支持假说、说明结论的资料予以保留，对在观察中发生测量偏差的资料，要坚决舍弃。但如果数据不是由有意或无意的人为因素而与原假说不符的，要进一步分析，如果数据支持新假说者，则完善或改变原假说或结论。

3）资料的挖掘　对无统计学意义的资料与数据，不可轻易舍弃，可从多角度进行进一步分析；总体不显著者，可分析局部；分组资料不显著者，可分析亚组。

4）资料的编辑　对资料按照研究专题的逻辑关系进行排列与组合，使之成为一个完整的有机体。按系统分类或功能、形态逐个排列，如可按呼吸系统、循环系统依次排列。一个系统内，按照固有关联，逐层深入，如血液变化→血生化指标（肝功能、肾功能）等。

5. 写作方法　养成"先组织好结构，后逐步填充内容，多次修改最后定稿"的写作模式。提纲结构框架写好后（当然，结构不是一确定后就不能再变的），就有了一个总体脉络，不再是一片混沌。有了一些即兴的想法，也可以在相应的结构框架部分里记下来。此外，科技论文可以采用增量写作（incremental writing）模式，一段一段地写，甚至东写一点西写一点，然后总稿、检查、多次修改。这种增量写作模式不必用大段整块的时间来酝酿情绪，有时只需数分钟的零碎时间即可完成写作（比如介绍数据处理方法）。

6. 论文的论证　论文写作要达到的目的是论据与论证的统一。在论文选题和论证的主攻方向已经确定的情况下，写作是将许多论据，经过论证，证明作者的假设是成立的，或者对某种现象的解释、提出的解决问题的方法是成立的。

（1）论据（argument）　即为证明自己的观点而准备的各种材料，包括实证调查的数据、众多的事实、权威人士的意见、历史证据等。论据如果不经过论证，是没有任何价值的。

（2）论证（demonstration）　即围绕每一个立论，动用自己头脑中各方面的知识进行论证。论证包括基本的逻辑论证，即常见的三段论（大前提、小前提和结论），还有归纳论证（这要遵循严格的定性研究方法）等；再者是定量论证（数据分析）。就论证的形式而言，还可以分为正论、反论、驳论、设论、喻论等。

1）正论　即通过使用论据，正面阐述自己的观点。

2）反论　将有关对立观点的正面材料拿来作为论据，反过来证明自己的论点成立（以其之矛，攻其之盾）。

3）驳论　即通过反驳对方的论点而阐述自己的观点。

4）设论　即用设问的方式进行论证："假如……那么就会……"

5）喻论　是用比喻的方式论证问题。

学术论文的论证要以基本的逻辑论证、实证为主要论证方式，论证形式以正论为主；少数情况下的驳论也可以作为阐述自己观点的论证方式。而反论、设论、喻论等，只能作为辅助性的论证方式。如果一篇学术论文，充满了喻论、设论，很难说它是学术研究。另外，学术论证中的论据，不能像时评那样信手拈来，要交代明确的来源。

7. 优秀论文的五大要素

（1）创新性（creativity）　国内外期刊对创新性的主要观点如下：

Nature 认为创新是科研成果新颖，引人注意（出人意料或令人吃惊），而且该项研究在该领域之外具有广泛的意义，无论是报道一项突出的发现，还是某一重要问题的实质性进展的第一手报告，均应使其他领域的科学家感兴趣。

Science 认为创新指对自然或理论提出新见解，而不是对已有研究结论的再次论证，内容激动人心并富有启发性，具有广泛的科学兴趣。具体而言，就是说在已沉寂的研究领域提出创新思想，在十分活跃的研究领域取得重大进展或者是将原先彼此分离的研究领域融合在一起。

　　《科学通报》《中国科学》和《自然科学进展》对创新性的要求是：在基础研究和应用研究方面具有创造性的高水平和有重要意义的最新研究成果。它们对创新性的要求与 Nature、Science 的不同之处在于没有特别强调论文的内容应能引起科技界广泛的兴趣（广泛关注的热点问题）。因此，一篇论文或一项研究课题规模不一定很大，但研究深入，结果深刻，能反映研究者独到的见解的论文，必然为高水平的论文。

　　（2）可读性（readability）　指读者在读过文章之后，能够明了要说明的问题，知道是怎样着手解决的。因此，一篇科学论文的可读性是至关重要的，简明、清楚、易懂是一篇论文必须具备的基本条件。决定可读性的因素为：①研究工作是否取得了实质性的进展，所得结论是否可靠，结果是否深刻和有启发性；如果是阶段性成果，它对后续的研究有什么指导意义，是否是重要发现的前奏。②有完整的构思，体现严密的逻辑思维。一项研究课题经过长期努力工作而得到结果时，应当一丝不苟、精雕细刻，对论文的论述方式、内容的取材、学术思想的解释、研究背景介绍等反复推敲，仔细斟酌，以期做到论文的结论严谨，内容充实，论述完整，逻辑性强。③论述方式深入浅出，表达清楚、简练，专业术语准确，前后一致，语言要规范、生动。④文字与插图恰当地配合。利用图、表生动地阐述学术内容，可以避免过多的文字说明。⑤论文的体例格式要统一。尽管各期刊都制订了能反映它们自己风格和特点的体例要求，但学术期刊有一个共同的体例要求。体例不仅保证了论文形式上的规范，也保证了内容上的可读性。其中，论文的标题、摘要和关键词是否规范基本上决定了论文能否被期刊所采纳和能否引起读者的兴趣。

　　Nature 在投稿指南第二条上对可读性的解释是：来稿应写得清楚、简练，以便让其他领域的读者和母语为非英语的读者能够读懂。基本的但又属于专业的术语应作简明解释，但不是说教式的。在投稿之前，请从事其他学科研究的同事对最终文稿在清楚易懂方面提供意见往往很有用。Nature 杂志的编辑常常建议修改并重写论文的摘要和正文的第一段（即引言），并保证文章和图片对非该领域的读者来说既明确又能读懂。

　　（3）信息量（information content）　指在篇幅有限的情况下，论文本身能向读者提供多少有关该论题的信息。即读之前或许不知道，或者模糊不清，或不确切的知识，在读过该文之后不仅获得新知识，而且还消除了模糊不清或不确切之处，就说明这篇文章包含较多的信息量。简言之，当你读完一篇文章后获得的新知识越多，说明它的信息量就越大。

　　（4）参考文献（references）　是评价一篇论文质量的标准之一。《科学引文索引》（science citation index，SCI）涉及的对正式发表的论文如何给出合理的评价问题已成为学术期刊的主要评价标准。SCI 除了收录论文的作者、题目、源期刊、摘要、关键词之外，还特意将论文所列的参考文献全部收录，从而沟通了不同作者群体之间的学术联系，并进一步统计出期刊的影响因子（impact factor，IF），即某一期刊在连续两年内发表的论文总数为 A，第三年它被引用的次数为 B，影响因子 IF＝B/A，意指该刊两年内所发表的论文在第三年被引用的平均次数。它反映了该期刊在世界范围内的影响，在不同刊物上发表文章，其难易程度相差可能很大。

　　一篇论文所代表的研究只能起到承前启后的作用，除了自己独立而创新的那一部分内容外，在论文中不必也不可能对涉及的相关问题逐个详细论述，这时给出有关的参考文献，以说明结论、观点、数据的来源，读者如想深入了解这个问题就可查阅文献，这样一来，文献就成了自己论文的补充和完善，人们将根据论文中开列的文献清单初步判断该论文的水平以及作者对有关学科的背景知识水平，自然在一定程度上也可以判断作者的科学道德，如果不是受文献检索条件的限制，未能在论文中列出与你的研究密切相关的主要文献，可能会看作是一种不良学风。因此，参考文献关系到论文的可信度和作者的声誉，论文的作者必须对所开列的主要参考文献认真阅读，并向读者保证论文中某处引用的参考文献的确与该处的内容有关，文献发表的刊物、年代、卷号、标题、页码同样应核实无误。

（5）署名与致谢（authors and acknowledgment） 署名应按研究工作实际贡献的大小确定署名。论文中的每一位作者均应对其论点、数据和实验结果负责，其中责任作者还应当对读者的质疑有答辩的能力与义务。此外，一篇科技论文所涉及的研究工作在很多情况下是由一个研究小组完成的，至少包含了课题组的贡献，或作者与老师、同事、同行的学术交流与讨论，甚至向其他专家学者当面的或书面的请教，也包括经费的支持和工作条件的保障等，故作者通过论文对提供过帮助的主要人员表示致谢是必要的，同时也体现了科研道德。

二、医学论文的基本结构

医学论文一般由题名、作者、摘要、关键词、正文、参考文献和附录等部分组成，其中部分组成（如附录）可有可无。论文各组成的排序为：题名、作者、摘要、关键词、英文题名、英文摘要、英文关键词、正文、参考文献、附录和致谢。

1. 题名（title） 我国《科学技术报告、学位论文、学术论文以及其他类似文件编写格式》提出："题名应力求简短，一般不宜超过 30 个字。"尽可能不用标点符号。一般不用英文缩略语（普通熟知且全称较长者例外，如 DNA、DIC）。中文名词以写全称为宜。题名应简明、具体、确切，能概括论文的特定内容，有助于选定关键词，符合编制题录、索引和检索的有关原则。文题应与文章内容相符，一忌泛，二忌繁，同时还应具备可检索性、专指性、信息性，必要时可加副题，要给人一种"非看不可"的魅力。

2. 作者（author）及其工作单位（organization） 署名应符合 GB 7713 的有关规定。作者署名置于题名下方，团体作者的执笔人，也可标注于篇首页地脚位置。名字的首字母大字，双名中间加连字符，姓氏与名均不缩写。或按汉语拼音拼写，采用姓前名后，中间为空格，姓氏的全部字母均大字，复姓连写。翻译单位名称不要采取缩写，要由小到大写全，要采用该单位统一的译法，并附地址和邮政编码，确保联系方便。

3. 目录（catalog） 目录是论文中主要段落的简表（短篇论文不必列目录）。

4. 摘要（abstract） 是文章主要内容的摘录，要求短、精、完整。字数少可几十字，多则不宜超过 300 字。摘要是对论文的内容不加注释和评论的简短陈述，要求扼要地说明研究工作的目的、研究方法和最终结论等，重点是结论，是一篇具有独立性和完整性的短文，可以引用、推广。撰写摘要应该注意以下几点：①不得简单重复题名中已有的信息，忌讳把引言中出现的内容写入摘要，不要照搬论文正文中的小标题（目录）或论文结论部分的文字，也不要诠释论文内容。②尽量采用文字叙述，不要将文中的数据罗列在摘要中；文字要简洁，应排除本学科领域已成为常识的内容，应删除无意义的或不必要的字眼；内容不宜展开论证说明，不要列举例证，不介绍研究过程。③摘要的内容必须完整，不能把论文中所阐述的主要内容（或观点）遗漏，应写成一篇可以独立使用的短文。④摘要一般不分段，切忌以条例式书写；陈述要客观，对研究过程、方法和成果等不宜作主观评价，也不宜与别人的研究作对比说明。以上中文摘要编写的注意事项也适用于英文摘要，但英语有其自己的表达方式、语言习惯，在撰写英文摘要时应特别注意。

5. 关键词/主题词（key words） 关键词是从论文的题名、摘要和正文中选取出来的反映论文主题概念的词或词组。关键词是用作计算机系统标引论文内容特征的词语，便于信息系统汇集，以供读者检索。每篇论文一般选取 3～8 个词汇作为关键词，另起一行，排在"摘要"的左下方。主题词是经过规范化的关键词，在确定主题词时，要对论文进行主题分析，依照标引和组配规则转换成主题词表中的规范词语（参见《汉语主题词表》和《世界汉语主题词表》）。

应标注与中文关键词对应的英文关键词。中文在前，外文在后。

关键词应尽量从国家标准《汉语主题词表》中选用；未被词表收录的新学科、新技术中的重要术语和地区、人物、文献等名称，也可作为关键词标注。关键词应采用能覆盖论文主要内容的通用技术词条。关键词的一般选择方法是：由作者在完成论文写作后，从其题名、层次标题和正文（出现频率较高且比较关键的词）中选出来。

6. 引言（introduction） 说明研究的总体范围和目的。具体内容包括：①背景：说明所研究问题的目前总体情况或历史；②意义：说明研究的意义或必要性；③进展：说明有关该问题的先有发现、报告或研究；④目的：说明本研究的目的；⑤范围：说明要研究问题的具体范围。简而言之，就是从已知的研究现状、进展到未知的问题，再提出问题，然后提出问题的解决方案，有时还需要陈述选择某个方案的理由，最后给出研究的结果和价值。引言大多采用漏斗结构，其写作步骤是：从已知背景材料中，将话题引向问题的提出和解决，即由宽到窄，由面到点。开始时应该让读者明白问题是什么，是怎么解决的，结果和结论是什么，即突出研究的意义。在引言中，很多背景材料和结论性的语句不可能全是作者本人的工作，即使是作者本人的工作，也应该标出文献，以利于读者全面理解。

7. 正文（text） 正文是论文的主体，正文应包括论点、论据、论证过程和结论。主体部分内容包括：①提出问题——论点；②分析问题——论据和论证；③解决问题——论证方法与步骤；④结论。

为了做到层次分明、脉络清晰，常常将正文部分分成几个大的段落。这些段落即所谓的逻辑段，一个逻辑段可包含几个小逻辑段，一个小逻辑段可包含一个或几个自然段，使正文形成若干层次。论文的层次不宜过多，一般不超过五级。

论文正文的基本要求应是客观、真实地反映事物的本质，反映事物内部的规律性。医学论文的内容必须有材料与方法、有概念、有判断、有观点，合乎逻辑，顺理成章，且材料确实（经得起考证）、概念明确、判断恰当、观点正确、不含水分。即应具有实用性、科学性、真实性、新颖性、先进性（创新性）、可读性等内容。

8. 致谢（acknowledgements） 一项科研成果或技术创新，往往不是独自一人可以完成的，还需要各方面的人力、财力、物力的支持和帮助。因此，在许多论文的末尾都列有"致谢"，主要是对论文完成期间得到的帮助表示感谢，这是学术界谦逊和有礼貌的一种表现。

9. 参考文献（references） 一篇论文的参考文献是将论文在研究和写作中可参考或引证的主要文献资料列于论文的末尾。参考文献应另起一页，标注方式按《GB7714-87 文后参考文献著录规则》进行。参考文献类的标识参见第十章的表 10-6。

参考文献的作用是：①反映论文作者的科学态度和论文具有真实性、广泛性的科学依据，也反映出该论文的起点和深度；②方便地把论文作者的成果与前人的成果区别开来；③著录参考文献能起索引作用；④有利于节省论文篇幅；⑤有助于科技情报人员进行情报研究和文摘计量学研究。

所列参考文献的要求是：①所列参考文献应是正式出版物，以便读者考证；②所列举的参考文献要标明序号、著作或文章的标题、作者、出版物信息。

三、医学论文的写作要求

医学论文的撰写方法，不单是一般文章的写作技巧和语言修辞，而是研究方法和研究过程在文字上的一种科学的表述和再提高，是撰写者在实际过程中知识广度和综合能力的体现，也是医学科学自身发展的结晶。医学论文的撰写一般分为资料的准备、构思、拟定提纲、拟写草稿、修改等过程。其写作的基本要求如下：

1. 标题（title）   标题的要求：①阐述具体、用语简洁：一般不超过 20 个字；②文题相称、确切鲜明：标题体现内容，内容说明标题；③重点突出、主题明确：突出论文主题，高度概括，一目了然。不足以概括论文内容时，可加副标题（破折号、括号或加序码）。

2. 作者署名（author）

（1）意义   ①明确论文责任：文责自负；②获得应有的荣誉：载入科技发展的史册；③文献检索的需要：著者检索；④明确著作权：人身权和财产权。

（2）原则   署名的个人作者，只限于选定研究课题和制订研究方案，直接参加全部或主要部分研究工作并做出贡献，以及参加撰写论文并对内容负责的人。

（3）要求   ①第一作者应是论文课题的创意者、设计者、执行者，是论文的执笔者。②多人合写时，主在前，次在后；多单位合写时，用脚注标明。③作者人数不宜过多，一般不超过 6 人。④导师可列入通信作者。⑤指导、协作、审阅者可列入致谢中。

3. 摘要（abstract）   目前主要采用四段式格式。

（1）目的（objective）   说明论文要解决的问题及其起源、由来。

（2）方法（methods）   说明研究时间、参加完成研究的患者或受试者的人数和研究的主要方法。

（3）结果（results）   说明研究内容中的主要结果，包括数据和统计学检验结果。

（4）结论（conclusions）   说明主要结论，包括直接的临床应用。

摘要的写作要求：①连续写出，不分段落，不加小标题，不举例证；②格式规范化；③简短、完整，一般占全文字数的 10%左右；④文字性资料，不用图、表、化学结构式；⑤附上内容基本一致的英文摘要。

4. 关键词（key words）   关键词可以表达科技文献的要素特征，是论文中最能反映中心内容的词或词组。

（1）关键词的类型   关键词分主题词和自由词。

1）主题词（subject headings）   是专门为文献的标引和检索而从自然语言的主要词汇中挑选出来并加以规范化的单词或术语，也可以说是规范化的关键词。主题词应采用最近 1 年的《医学文献索引》（*Index Medicus*）第 1 期的医学主题词表（medical subject headings，MeSH）中所列的词，中文译名参照《医学主题词注释字顺表》及以后逐年增加的新增主题词《汉语主题词表》（中国科技情报研究所和北京图书馆主编）。如果最新出版的 *MeSH* 词表上仍无相应新学科、新技术中的重要单词和术语，可使用自由词作补充。

2）自由词（free word）　是未经规范化的自然语言，即非 *MeSH* 词表上的词。选作关键词的自由词应以最新出版的工具书上的医学名词术语为准。中医药关键词以高等中医药院校编制的《中医药主题词表》为准。

（2）关键词的格式　3~8 个词或词组，之间空一格书写，不加标点符号。外文字符之间可加逗号，除专有名词的首字母大写外，其余均小写。

（3）选择关键词的方法　①一般从标题中选择，也可从摘要和全文内容中选择。若从文题、摘要中仍不能选出足够的关键词时，可进一步从前言和正文中选择。②要严格筛选，充分、准确、全面地反映文章的中心内容。③应该查阅 *MeSH* 确认。

5. 引言（introduction）

（1）基本内容　①简要叙述研究此项工作的起因和目的；②研究此项工作的历史背景；③国内外对研究此项工作的研究现状和研究动态；④强调此项工作的重要性、必要性和研究意义；⑤适当说明研究此项工作的时间、材料和方法。

（2）写作要求　①简明扼要，重点突出：一般为 200~500 字，占全文的1/8~1/10；②实事求是，客观评价：不能蓄意贬低前人，切忌妄下断言；③少用套话：水平如何，自有共论；④勿与摘要相同，避免与正文重复：不涉及结果或结论；⑤标题一般不写"引言"。

6. 材料与方法（materials and methods）　材料是表现研究主题的实物依据，方法指完成研究主题的手段。材料与方法是科技论文的基础，是判断论文科学性、先进性的主要依据。它可以使读者了解研究的可靠性，也为别人重复此项研究提供资料。材料与方法的标题因研究的类型不同而略有差别，调查研究常改为"对象与方法"，临床试验则用"病例与方法"。不同类型研究的材料与方法的写作也不完全一样。主要回答"怎样做"的问题：①实验目的、原理、条件、仪器和试剂；②实验方法：分组情况、观察指标、记录方法；③操作过程；④出现的问题和采取的对策。

（1）实验研究　要交代实验条件和实验方法：①实验条件：包括实验动物的来源、种系、性别、年龄、体重、健康状况、选择标准、分组方法、麻醉与手术方法、标本制备过程以及实验环境和饲养条件等。②实验方法：包括所用仪器设备及规格、试剂、操作方法。③试剂：如系常规试剂，则说明名称、生产厂家、规格、批号即可；如系新试剂，还要写出分子式和结构式；若需配制，则应交代配方和制备方法。④操作方法：如属前人用过的、众所周知的，只要交代名称即可；如系较新的方法，则应说明出处并提供参考文献；对某方法进行了改进，则要交代修改的根据和内容；对创新的方法，要注意不要将新方法的介绍和运用该方法研究的新问题混在一篇论文中。若论文系报道新方法，则应详细介绍试剂的配制和操作的具体步骤，以便他人学习和推广。

（2）临床研究　说明患者来自住院部或门诊，同时简要说明病例数、性别、年龄、职业、病因、病程、病理诊断依据、分组标准、疾病的诊断分型标准、病情和疗效判断依据、观察方法及指标等情况。①新诊断方法的论文，应说明受试对象是否包括了各类不同的患者（病情轻重、有无并发症、诊疗经过等），受试对象及对照者的来源（如不同级别的医院某病患病率及就诊率可能不同），正常值如何规定，该诊断方法如何具体进行等。②研究疾病临床经过及预后的论文，要注意说明患者是在病程的哪一阶段接受治疗，患者的转诊情况，是否制定了观察疾病结果的客观标准。③病因学研究论文，则要交代所用研究设计方法（如临床随机试验、队列研究等），是否做剂量-效应观察。④对临床疗效观察研究来说，主要说明病例选择标准，病例的一般资料（如年龄、性别、病情轻重等），分组原则与样本分配方法（配对、配伍或完全随机），疗效观察指标和疗效标准。⑤治疗方法如系手术，应注明手术名称、术式、麻醉方法等；如系药物治疗，则应注明药物的名称（一般用学名而不用商品名）、来源（包括批号）、剂量、施加途径与手段、疗程，中草药还应注明产地与制剂方法。

7. 结果（results） 即实验研究、临床研究、分析观察、调查的各种资料和数据，经过分析、归纳，经必要的统计学处理后所得的结果。全文的结论由此得出，讨论由此引发，判断推理和建议由此导出，决定论著质量是否严谨、数据是否准确可靠，是研究成果的结晶和论文价值所在，要求高度真实准确、实事求是地撰写。失败就是失败，成功就是成功。

（1）结果的内容 ①数据：不用原始数据，要经统计学处理；②图表：用于显示规律性和对比性；③照片：能形象客观地表达研究结果；④文字：对数据、图表、照片加以说明。

（2）结果的写作要求 ①按实验所得到的事实材料进行安排，可分段、分节，可加小标题；②解释客观结果，不要外加作者的评价、分析和推理；③结果要真实性，不可将不符合主观设想的数据或其他结果随意删除；④因图表和照片所占篇幅较大，能用文字说明的问题，尽可能少用或不用图表或照片。

8. 讨论（discussion） 是作者对所进行的研究中所得到的资料进行归纳、概括和探讨，提出自己的见解，评价其意义。讨论的深浅、正确与否，很大程度上取决于掌握文献的多少和分析能力。讨论的内容为：①对实验观察过程中各种数据或现象的理论分析和解释；②评估自己结果的正确性和可靠性，与他人结果比较异同，并解释其原因；③实验结果的理论意义及对实践的指导作用和应用价值；④作用机制或变化规律的探讨；⑤同类课题国内外研究动态及与本文的关系。

四、临床研究论文的种类及特点

1. 临床医学研究论文的种类 临床医学研究论文属于科技文献的重要组成部分，是医学发展的重要信息源，也是记录医学进步的历史性文件。欲成为临床医学研究论文的优秀作者，必须了解和熟悉临床医学研究论文的种类，从而自如地撰写临床医学研究论文，积极地参与医学学术交流。

临床医学研究论文的种类较多，体裁各异，主要可分为七大类：①评论类；②论著类；③简报类；④病例报告类；⑤综述、讲座类；⑥会议纪要类；⑦消息动态类。

2. 临床医学研究论文的特点 临床医学研究论文必须具备下述六个特点：

（1）要有理论指导 要求在掌握相关专科基本理论的基础上，了解近年来有关这一学科的论点，这一点涉及资料的收集与整理过程。

（2）要有实践中获得的一手资料 这部分应该是文章的核心内容，要把自己在实践中所获取的知识，经过科学的取舍，树立自己的观点。

（3）要经过归纳分析 这部分内容要求对所得的数据与前人所得出的结果进行综合分析，

明确自己的观点，应该有理有据。

（4）要有统计学处理结果　检验所得数据是不是经过科学的分析，是不是经得起推敲，统计处理很重要，只有经过统计学分析的数据才有可重复性。

（5）具有先进性及实用性　选题的先进性与实用性，对临床研究论文是不可忽视的部分，是文章的中心。文章组织得再好，如果不具有先进性，只是前人工作的重复，就失去了其发表的意义；另一方面，即使有了先进性，但脱离医学实际，对于实用性医学杂志来说，也同样会使其失去刊发的意义。

（6）重视医学名词术语的规范使用　医学名词术语是医学概念的语言符号，是医学交流的载体。医学名词术语的统一和规范是医学期刊及文献检索质量的重要标志，随着计算机在文献检索中的普遍应用，对医学名词术语的规范化使用提出了更为严格的要求。目前，医学论文中存在医学名词术语的使用不规范、概念不清以及误用字等诸多问题，不但影响到论文及期刊的学术质量，而且直接关系到医学成果学术交流及知识传播的效果，因此，应重视医学名词术语使用的规范化、标准化。

第二节　学位论文的撰写

学位（Degrees，Academic Degrees）是授予个人的一种学术称号或学术性荣誉称号，表示其受教育的程度或在某一学科领域里已经达到的水平，或是表彰其在某一领域中所做出的杰出贡献。学位论文是为申请相应学位而独立撰写用于评审和答辩用的学术论文，体现作者的基础理论、专业知识、实践技能、科研能力，有专业性、科学性、学术性、创新性、系统性等特点。

一、学位论文的组成要素、基本格式与撰写流程

1. 定义与要求　国家标准 GB 7713-87 对学位论文的定义是："学位论文是表明作者从事科学研究取得创造性的结果或有了新的见解，并以此为内容撰写而成，作为提出申请授予相应学位时评审用的学术论文。"学位论文分为学士学位论文、硕士学位论文和博士学位论文三种。其基本要求是掌握坚实理论和系统专业知识，有独立科研工作能力，论文具有科学性、创新性、学术性、规范性，见解独到，成果有一定的创造性、理论意义和实际应用价值。但只解决实际问题而没有理论分析；仅用计算机计算，而没有实践证明和理论意义；对于实验工作量比较大，但只探索了实验全过程，做了一个实验总结而未得出肯定的结论；重复前人的实验或自己设计工作量不大的实验，得出的结论是显而易见的，或者只做过少量几个实验，又没有重复性和再现性，就匆忙提出一些见解和推论的，或是资料综述性文章，都不能算有新的见解，不能作为硕士学位论文。

2. 组成要素　归纳为七要素：①选题；②资料；③结构；④方法；⑤见解；⑥文章；⑦社会责任。

3. 结构　包括封面与扉页、原创与授权声明、中外文摘要、关键词、目录、绪论、综述、正文、结语、参考文献、附录、致谢。

4. 基本格式与内容

（1）论文封面　由学校统一设计，包括分类号、UDC 号、密级、学位代码、学号、校名、题名、作者、导师、专业、申请学位类别、论文提交日期等。①分类号与 UDC 号即中国图书馆分类号和国际十进分类号；②密级分不保密、内部、秘密、机密四级，不保密论文不标注；③校名即学位授予单位学院或研究机构全称；④学科专业一般按照《授予博士、硕士学位和培养研究生的学科、专业目录》（2008 年版）确定二级学科名称；⑤申请学位类型分为专业学位（实际应用型）和科学学位（基础或科研型）；⑥论文题目应与开题报告相同。

（2）原创性与使用授权声明　由学校统一内容。

（3）摘要　主要分为下述 5 种类型。要求简短、明确、精辟概括研究目的、方法、创造性成果和主要观点，包含与论文等同量的主要信息。要简明扼要、语义确切、术语规范、主题突出、陈述客观。外文摘要要翻译准确、语意通顺、语法语态正确。

1）评论性摘要（critical abstract）　不常用，可见于综述，内容上侧重于评价/论理。

2）说明性摘要（descriptive abstract）　又称指示性或通报性摘要（indicative abstract），说明文章的内容范围，只是简单地报道研究主题，泛泛而谈，不涉及具体内容。一般只有一到三句话，多见于临床医学论文。

3）资料性摘要（informative abstract）　突出强调研究中的发现和结果，语言简洁，并力求在此前提下给读者提供尽可能翔实的内容（重要观点和数据）。

4）资料-指示性摘要（informative-indicative abstract）　内容比资料性摘要更完整，多了一条提示。

5）结构式摘要（structured abstract）　包括目的、方法、结果与结论四部分，文辞力求简明易懂。

（4）关键词　可准确概括全文核心内容与内涵的主题词，按学科、成果、方法、对象依次排列。

（5）目录　列出前言、综述、正文、结语、参考文献、附录、致谢、章、节、目序号、名称和页码，以便导读、查阅。之后可有图表目录。

（6）绪论　简述既往研究的不足、研究背景、目的、意义、依据、创新点和基本思路，用于判断参考和阅读价值。应言简意赅，重点突出，精彩精练，彰显对象、方法和已有成果上的差异与独特性。

（7）正文　是学位论文的核心，系统介绍材料、方法、结果、讨论和小结，重点是得出独特的见解。务必结构合理、层次清楚、脉络清晰、条理分明、重点突出、简练通顺、规范可读。

1）研究材料　列出可影响主要结果的对象、原料、仪器、条件和选择标准。

2）研究方法　叙述处理因素施加特定对象产生特定效应的观察过程，真实、详尽描述影响关键结果的细节、特征、原理、准则、工具、技术、程序和操作流程，方法可重复，结果可重现；采用国家法定文字、单位、符号、外文、公式和标准；注明引用和略作修改的内容。

3）研究结果　筛选、整理和分析后的插图、统计数据、图表及文字说明，按逻辑联系依次列出，并对比分析，明确规律与特征。结果必须实事求是，数据可靠，计算无误，报表规范，统计恰当，图片清晰，思路清晰，层次分明，描述客观，文图相符，简明易懂。

4）讨论　对比前人研究与新理论、新成果的异同，从理论、实用的角度进行论证、辨析方法选择的合理性、结果的科学性和正确性，解释其因果关系、偏差原因，立论要正确客观、清晰准确，论据充实，推理严谨，论证严密，合乎逻辑，说理透彻。

5）结论 高度概括和总结论文的主要观点，包括主要结果、创新点、展望。要观点鲜明、完整准确、措辞严谨、精练精辟、公正客观，凸显新成果、新见解和新贡献；指明研究的局限性和不足，总结教训，提出建议、设想。

6）小结 总结本章节的结果。

7）结语 论文总体结果、创新点和展望。

8）参考文献 体现论文依据的充分性、研究背景与渊源、尊重他人成果而引用的文献排列，引用时务必忠实原文、应用正确、关系密切、必要适量、格式统一规范，权威性、代表性和时效性强。

（8）附录 不便编入正文的补充材料。包括调查问卷、工具、图表、程序全文；过长式的推导；重要符号说明、计量单位、标志；名词、术语、单位缩写与注释；攻读学位期间发表的成果等。

（9）致谢 简要对给予资助、指导、建议、帮助，提供资料或便利条件的主要单位和个人表示真诚的感谢。

（10）文献综述 广泛收集、汇总、评判与选题最相关的文献，引用原作最恰当的内容，客观、全面评述新进展、发展趋势和得失，结合成功范例，以扬弃取舍、继承创新、为我所用，力求主题明确、概念清晰、内容系统、逻辑严谨、层次分明、文字精练、表达准确、评论客观全面。

二、学位论文应引用的国家标准与法规

1. 学位论文应引用的国家标准 相关国家标准的应用对提高论文质量具有重要意义。论文需引用的主要的相关国家标准如下：

中华人民共和国国家标准 GB 7713-87《科学技术报告、学位论文和学术论文的编写格式》

中华人民共和国国家标准 GB/T 7713.1-2006《学位论文编写规则》

中华人民共和国国家标准 GB 6447-86《文摘编写规则》

中华人民共和国国家标准 GB/T 7714-2005《文后参考文献著录规则》

中华人民共和国国家标准 GB/T 3358.1-2009/ISO 3534-1：2006《统计学词汇及符号》

中华人民共和国国家标准 GB/T 15835-2011《出版物上数字用法》

中华人民共和国国家标准 GB/T 15834-2011《标点符号用法》

中华人民共和国国家标准 GB 3100~3102-93《量和单位》

2. 学位论文应引用的法规与规则 主要包括 2010 年 2 月 26 日通过的《中华人民共和国著作权法》，教育部 2013 年 1 月 1 日起实施的《学位论文作假行为处理办法》，新闻出版署 1992年 7 月 7 日发布的《出版物汉字使用管理规定》，中国科学技术信息研究所与北京图书馆主编的 1980 出版的《汉语主题词表》等相关法规与国家标准等。

3. 学位论文的评价标准 新思想、新方法和新资料是学位论文出彩的 3 个要素。当前，对学位论文的评价主要根据《中华人民共和国学位条例》，采用校内外专家双盲送审制度，评阅学位论文质量是否达到学位论文标准（如某高校的评价指标，参见表 16-2）。

表 16-2　学位论文的评价指标

评价指标	评价要素	权重（%）
选题与文献综述	选题创新性、必要性、意义和价值；文献阅读评述的广泛性、全面性	20
科研能力与创新性	有独立科研工作能力；视角独特、方法先进、方案可行；观点有新意，成果有创造性	15
基础理论和专业知识	有坚实的理论基础和系统的专业知识	25
应用性及论文价值	成果有重要学术意义，或有一定的应用价值	30
系统性、规范性	主题明确、结构严谨、层次分明、格式正确、术语准确、措辞严谨、文笔流畅、行文规范	1
学风、学术道德	无抄袭、造假、作伪、假冒，无代写	9
总分数		
综合评价	优秀√　　良好√　　合格√　　不合格√	

注：评价结论分为优秀、良好、合格、不合格四种。优秀：≥90；良好：89~75；合格：74~60；不合格≤59。

三、学位论文需要具备的条件及常见问题

1. 需要具备的条件　写一篇好的学位论文需要具备下述三个基本条件：

（1）第一手资料　必须勤奋，要做到眼勤、手勤、腿勤，内容翔实。

（2）方法正确　指理论联系实际，实事求是。若所采用的方法如果不是从实际出发，不能反映实际的状况，不能解决实际的问题，甚至连自己都无法说服，那就不是一种"正确"的方法。

（3）问题意识　指对研究对象的"症结"的把握。对症结的准确把握，主要是靠先天的悟性，但有时也与后天对实践的全面认识和正确的认识方法有关。如果缺乏问题意识，则论文的选题是个假命题、伪命题，或者是一个不重要的、非根本的、无关痛痒的命题。那么，即使搜集的资料翔实，采用的方法正确，也写不出一篇有价值的论文。

2. 常见问题

（1）选题、文献综述和方案设计　详见第十七章第一节"开题报告"。

（2）绪论　重要内容缺失或缺乏关联。

（3）材料　材料堆积，关键材料及其关键信息缺失；对象收集有误；质量和来源不可靠。

（4）研究方法　缺少引文支持；关键步骤不详细或缺失；分组不随机，无样本量估计，缺少对照；指标不全面，过于主观，无统一标准，灵敏度与特异性差；检测方法误差大，不准确可靠；无统计或方法错误、不齐全。

（5）结果　数据不真实、片面，数据堆积或重要数据缺失；图表不规范，图文不匹配；表达不规范，推断有误；描述不客观，只统计不分析，或描述中夹杂分析讨论。

（6）讨论　缺少论据或不充分，堆砌文献；重复结果，无分析或分析不透彻，推理不严谨，不合乎逻辑或脱离结果；观点不明确，见解缺失；论证不充分、不全面、不系统；核心模糊，归纳不全面，总结不深入，概括不凝练；结构混乱，缺乏逻辑；未上升至理论层面。

（7）结论　重复结果；内容过多，缺少结果支撑；累赘冗长，未抓住重点。

（8）参考文献　引文标识错误，标识与文献列出有缺失；文献数少，新的、原始的、经典

或国外的文献比例低，质量无保证；引用错误或模糊，与论点无关或矛盾；转述内容不完整，断章取义；著录格式不规范，信息缺失。

（9）内容　原始记录不完整；剽窃、抄袭或造假泛滥；主题不明确，偏题跑题，内容拼凑；层次混乱，结构不合理，次序颠倒，语意不连贯，逻辑性差；重点不突出，详略不得体；翻译不准确，编辑校对不认真，错误百出。

（10）写作　格式欠规范；计量单位、式、标点符号错误；语言能力差，修饰泛滥，术语不准确，前后不一致；句型复杂，不简明扼要；外文翻译不准确，编辑校对不认真，错误百出。

【案例分析】

题目　中药对哮喘动物 NF-κB 信号通路的影响

摘要　目的：观察中药治疗哮喘的药理效应。方法：将动物随机分成中药组等四组。10只/组。据 1992 年《支气管哮喘动物模型的研究》复制哮喘模型；造模成功后，中药组、西药组大鼠分别予小青龙汤煎剂和地塞米松灌胃，每只 2mL。31 天后，小鼠断头采血，取肺组织，分离血清备用，观察肺组织的病理变化，免疫组化法、PCR、Western blot（WB）法测 NF-κB 信号通路分子表达，t 检验比较组间均值大小。结果：中药组大鼠灌胃致死 5 只，其余各组小鼠无死亡。与模型组比较，中药组 NF-κB 转录因子表达经 t 检验无显著性差异（$p<0.05$），数据修改后两组间有显著性差异（$p<0.05$）。结论：中药可抑制哮喘动物 NF-κB 信号通路分子表达。

【点评】

1. 题名不具体，术语不规范。

2. 目的不明确，无特色、无创新；研究水平和意义不明，与研究内容不符。

3. 专业设计不合理，对象不一致，造模方法陈旧，无入组与效应判定标准，处理因素不明，方法不可重复。

4. 无统计设计，方法及统计符号错误，主要结果缺失。

5. 标本制备、保存、前处理方法不详，标本、方法与指标不对应。

6. 篡改数据，结论非理论性。

第十七章　研究生开题报告及学位论文答辩

　　开题报告指为阐述、审核和确定毕业论文题目而做的专题书面报告。它是研究生实施毕业论文课题研究的前瞻性计划和依据，是监督和保证论文质量的重要措施，同时也是训练研究生科研能力与学术论文撰写能力的有效实践活动。学位论文作为研究生教育的重要组成部分和研究生教育的成果，其质量直接影响和综合反映研究生教育的水平和质量。

第一节　开题报告

　　开题报告是在研究生理论学习、医学实践及研究方向确定后，通过广泛的文献阅读，按统一格式为阐述学位论文课题的选题依据、研究思路、方案和预期结果撰写的计划书，是审核研究水平、选题价值、可行性、答辩资格的重要依据，主要解决为什么进行研究、怎样进行研究及如何开展研究等问题。

一、开题报告的组成要素与撰写要求

　　1. 开题报告的组成要素　开题报告一般由题目、立题依据（目的与意义、文献综述）、研究方案（研究目标、内容、方法、技术路线、拟解决的关键问题、创新点）、可行性（研究基础、预实/试验、人、单位、材料、场所和装备）、预期结果、计划进度、经费预算、保障机制和主要参考文献等部分组成。但是，最重要的是能够回答下述四个问题：

　　（1）你打算做什么？（What do you intend to do?）

　　（2）你的工作为什么是重要的？（Why is the work important?）

　　（3）已经做了些什么？（What has already been done?）

　　（4）你将如何进行你的工作？（How are you going to do the work?）

　　2. 开题报告的撰写要求

　　（1）选题　是方向性的关键决策，决定预期成果水平和科研成败，可由学生自选或由导师指定，一般应遵循科学性、创新性、必要性、可行性、实用性原则，立足于专业、专长和所具备的研究条件，斟酌选题范围。

　　（2）题目　题目的确定是开题报告的精髓和核心，表达的是立项依据和研究内容的统一，是研究方法和研究结果的统一。要求表达方法简洁明了，语言修辞正确，具有召唤力和可信度，一般不超过 25 个汉字。

（3）选题依据　包括研究的目的与意义和文献综述。

1）目的与意义　说明选题的原因，可从学术理论和实用性层面，阐明做此项研究可满足的需求及不研究的代价，也可从流行病学、现有干预代价高、效果差等角度阐述。

2）文献综述　要求从核心期刊、经典著作、权威报告中选择最新、最具代表性的文献，在充分了解和掌握本领域最新研究现况和趋势预测的基础上，从研究中的争议、困惑、疑问和不足中寻找切入点，拟定选题，形成假说。即从文献研究思路和方法中构建研究思路、方案。在积累足量原始文献的基础上，结合现有的研究条件，对原方案进行反复推敲、细节补充和完善，选择恰当的研究方法和技术，重新选题。综述应提供选题的重要性、必要性、迫切性、新颖性、科学性、应用性和可行性的依据，反映在当前研究中所处的位置和研究价值。综述的撰写要求：内容具体、客观、系统、概括，专题性与时效性强，逻辑关系明确，详略适宜，述评结合，观点清楚，忌文献搬用，最后务必附上参考文献。

（4）研究方案设计　分为专业设计和统计设计。①专业设计：运用专业知识与技术验证假说后确定的研究内容和方案；②统计设计：为满足专业设计要求而进行样本量估计、随机抽样与分组、选择统计方法和设盲编盲，以减少实验误差和排除系统误差，以最少样本获得最优结果和可靠结论。具体的设计内容如下：

1）研究目标　即预期要达到的研究程度、水平和结果，要求明确具体的研究方向，突出研究重点和拟解决的主要问题，应匹配现有的条件与能力，忌过高或过低。

2）研究内容　所需解决的科学技术问题的具体化，要以假说为中心，根据研究顺序，将研究目标全面、具体、翔实、周密地拆分成若干阶段性任务。

3）研究方法　是为解决问题、验证假说、达到目的而选择的最佳技术组合，而非方法的罗列。根据科研重复、对照、随机三原则，界定对象（特征，诊断，纳入、剔除、脱落、退出标准，样本量与抽样、对照、分组方法）、因素（性质、质量、强度、频次、施加方法和持续时长）和效应（指标、检测记录方法、时间、频次、工具、表格、问卷和操作规程、判断标准），以及质量控制、数据收集、数据管理和统计方法。

4）技术线路　以流程图的方式描述研究的内容和先后次序，是方案可行性、可靠性、准确性评价的重要依据，包括文献检索的方法、途径、策略和步骤，目标人群与研究人群的界定，对象的选择、纳入标准，随机抽样和随机分组的方法，处理因素的施加方法与步骤，标本的采集与处置，效应指标的观察与检测，质量控制的方法和步骤，数据收集与管理方法，统计分析计划与步骤，清楚、具体、详细地绘制技术路线图。（图17-1）

5）研究计划与进度　划分阶段性的研究内容、起止时间、目标任务、预期成果和考核标准，保证研究连续、研究内容完整以及时长与工作量、难易程度相匹配。可分为前期准备（文献检索、方案更新、预实验或预调查）、正式研究、数据收集与分析、论文撰写四步。

6）拟解决的关键问题　分条目阐述预期要解决的主要学术问题（即假说的分论点，重要问题在前，次要问题在后）。勿与实际困难（对象难收集、装备缺乏、经费少等）相混淆。

7）研究的创新点　指选题、切入点、研究方向、对象选择、处理因素、效应指标、检测与统计方法的新颖性、科学性、全面性、方便性、高效性等与众不同之处。应精准、明确，凸显研究的学术与应用价值、鲜明观点和主要贡献，而非工作量的大小和研究的难易。

8）预期成果　所能取得的阶段研究成果和终结研究成果，如研究报告、论文、专利、新

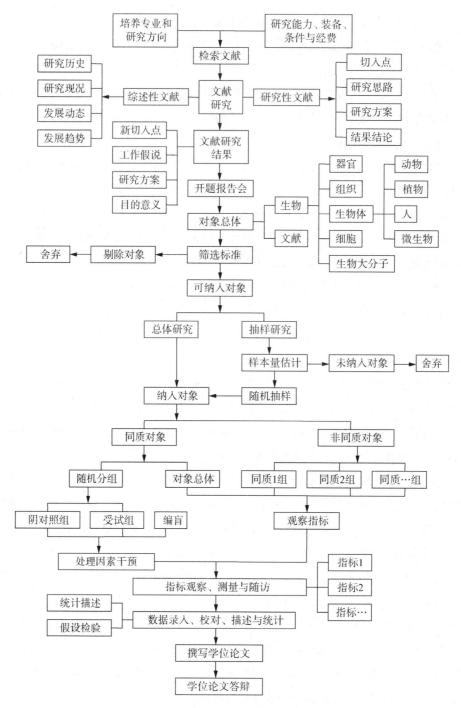

图17-1　研究生实施毕业论文和课题研究的技术路线图

药、新技术、新装备和人才培养等。

9）可行性分析　即分析研究论文是否有可实施性，包括选题范围、理论水平、科研能力、人员培训与分工、依托与协作单位、研究基础与预研究、现有条件（人、对象、材料、科研场所、装备和研究经费等，尚缺少的条件和拟解决途径）、科研组织与管理、质量保证及计划进度等。

10）经费预算　确保专款专用、精打细算、经费与研究任务相匹配，力争以最小的成本获得最大的研究成果。包括材料费、试制费、检测分析费、装备费、协作费和其他费用。

二、开题报告的要求及评价标准

1. 开题报告的要求

（1）选题范围恰当，符合学位类型（科学学位 Scientific Degree、专业学位 Professional Degrees）及专业培养方案。

（2）掌握国内外最新研究现状和发展趋势，选题依据充分、新颖，有较大的学术意义或应用价值，成果可期。

（3）有良好的研究基础，条件具备；方案设计合理，技术路线清晰、可行。

（4）计划进度和经费预算科学、合理。

（5）国内、国外文献较新，格式规范，来源可信，与假说关系密切。

（6）工作适量，研究难度与能力相匹配，既具有一定的挑战性，又能及时完成。

（7）术语应用规范、准确、清楚，文字精练，表达清晰，问题回答逻辑性强，简明扼要，衣着合适，谦虚严谨，自信坚毅，认真求实。

2. 评价标准　参见表 17-1。

表 17-1　开题报告评分表

	评分依据	权重（%）
实用性	选题依据：对本学科有何指导意义或应用价值	30
创新性	国内、外是否有报道，在他人研究的基础上有无创新性	25
可行性	研究工作已有基础，人员、设备、临床或实验基地条件具备	25
科学性	研究设计构思严密，方案、科研工作时间安排的合理性	20

评审人：

年　月　日

3. 导师指导开题报告和学位论文申请程序流程　参见图 17-2。

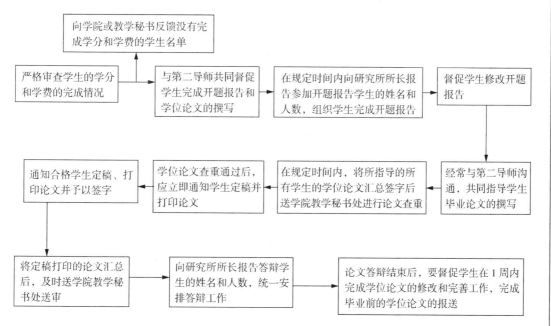

图 17-2　导师指导开题报告和学位论文申请程序流程

NOTE

三、开题报告的评审及常见问题

1. 开题报告的评审 开题报告的评审目的是评议选题是否科学、方案设计是否完善和科研思路是否明晰。答辩专家团队一般由 3~5 名相关学科的专家组成，其中至少 1 名是外单位专家。专家听取研究生对所选题目的论述及答辩，从而对开题报告的选题依据、创新性、研究价值、研究方案、可行性及预期结果等方面进行评议，并现场填写开题报告评议表，给出相应的评审意见，送交主管部门备案保存。研究生须在规定日期内做出修改，必要时，限期重新开题。

2. 开题报告的常见问题

(1) 选题内容空洞、模糊、不实用；假说重复、过时；范围过大或过小，与专业培养目标不符。

(2) 标题不够准确、精练、新颖，缺乏自明性；术语不准确、不规范，题不对文。

(3) 文献类型及数量少且陈旧、层次低，与选题关系不大或无关；内容逻辑性、系统性差，只述无评，文献堆积；最新研究现况和趋势不明，未凝练出假说；引文格式不当。

(4) 研究目标不明确、模糊；内容与目标不符，内容缺失、不完整。

(5) 研究设计思路不清，内容不科学，方案可行性差；对象不适合且无选用标准；缺乏统计设计或不恰当（样本量估计、抽样、分组有违统计原理，组间不均衡，统计方法错误）；处理因素不详细、干扰多；效应指标过少或过多，与选题关联性小，主观与定量指标无或少，灵敏度、特异性和可用性小；测量方法精确度、稳定性小，检测法复杂、费用高。

(6) 拟解决的关键技术问题混淆为实际技术难题。

(7) 研究次序颠倒，计划进度安排不合理；时间与工作量、难易不匹配。

(8) 经费预算不准确，研究条件和可行性较差。

(9) 开题报告书写不规范、术语不准确、文字粗糙、错别字偏多。

【案例分析】

学科专业名称：中医外科学

题目：饮食控制干预血糖异常研究

立题依据：降糖药物价格高、毒副作用大，目前研究认为饮食控制能降低糖尿病患者的血糖水平，延缓病情进展，固有望代替药物治疗血糖异常。

研究方案

1. 研究目标 探讨减少饮食对糖代谢的影响。

2. 内容 减少饮食对糖耐量异常患者胰腺病理的改善；探讨减少饮食对 1 型糖尿病患者炎性因子表达的影响；分析饮食量与胰岛素敏感性的相关性。

3. 方法 随意选取研究 15 例成人，病情重、病程长者入对照组（5 人），无病或病情轻微者入观察组（10 人）。观察组一日三餐减为两餐，对照组不予任何处理。测餐后血脂含量并观察胰腺病理和临床疗效，比较两组数值大小。

4. 拟解决的关键问题 收集足量血糖异常患者等。

5. 其他 技术路线、可行性、经费等略。

【点评】

1. 选题与专业培养目标不一致，不科学、无创新、不实用、不可行。

2. 题目不具体，术语不准确、不规范，题不对文，研究无特色、无创新、无深度。

3. 选题依据不充分：国内外研究现况与发展趋势不了解，述评脱节，假说为个人臆断，无研究意义和价值。

4. 研究目标、内容与选题无关，目标不明确，内容非验证假说。

5. 研究方案较笼统，研究对象不明，选择标准缺失；处理因素不详细，干扰因素多；效应指标选择不当，无判定标准；缺少样本量的计算依据及方法，缺乏随机抽样与随机分组的具体方法，未介绍具体的统计描述、参数估计与假设检验方法。

6. 误将研究实际困难当作拟解决的关键问题。

第二节　学位论文答辩

学位论文答辩是研究生教育的重要组成部分，也是对研究生理论基础、专业知识、科研学术水平等的现场考核，可以反映研究生的综合学业水平。

一、学位论文答辩的目的、流程及程序

1. 答辩目的　学位论文答辩的主要目的如下：

（1）审查论文的真伪，评价论文的质量，从一定程度上考察学生的科研能力和专业水平。

（2）考察学生的知识广度、深度和理解创造能力。

（3）全面考核学生的综合素质，考查学生临场发挥的思维活跃能力、语言表达能力、紧急应变能力、仪表体态展示能力等。

（4）申请学位的必要环节，为能否毕业和授予相应学位提供依据。

2. 答辩流程　各院校的研究生学位论文答辩的程序各有特点，但总体看来，硕士研究生答辩的基本流程相同，参见图 17-3。

3. 答辩程序

（1）答辩前的准备工作　研究生答辩前需先通过答辩资格审查、学位论文审查、论文评阅等环节（图 17-4）。

（2）预答辩　是导师组专家对学生答辩的集体指导，通过模拟正式答辩现场、答辩流程、论文汇报、专家提问等环节，评价学生的论文和答辩水平，保证答辩的质量。

（3）正式答辩

1）汇报论文　答辩研究生需要在规定的时间内向专家呈现学位论文的全貌，一般要求研究生事前准备讲稿，借助多媒体，抓住重点汇报，特别强调时间的把握，硕士研究生控制在 15~20 分钟，博士研究生控制在 25~30 分钟。

2）专家提问　专家所提问题应注意难易结合，能公平、公正、科学地考察学生的知识水平。同时，在学生回答问题时应深入引导，加以启发。

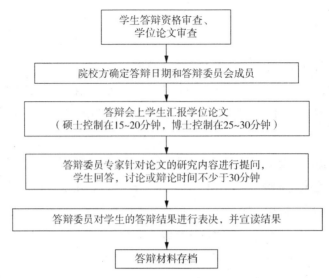

图17-3   学位论文答辩流程

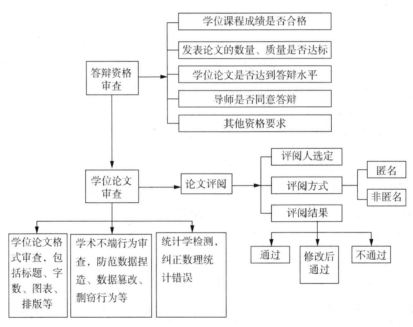

图17-4   答辩前的工作环节

3）回答问题   该环节通常有两种形式：①集中提问集中回答；②边提问边回答。无论所在院校采用何种形式，答辩人都应集中注意力记录问题、理解题意。整个提问与回答时间通常控制在 30 分钟内。

4）专家表决   答辩完成后，研究生暂时离场。答辩委员会综合学位论文前期的评阅意见和答辩情况进行讨论，最后以无记名投票方式对答辩是否通过进行表决并记录在案。学位论文须经过全体专家的三分之二以上赞成方能通过。

5）宣读结果   答辩研究生返回会场，由答辩委员会主席宣读答辩结果。硕士学位论文答辩不合格的，经论文答辩委员会同意，可在一年内修改论文，重新答辩一次。博士学位论文答辩不合格的，经论文答辩委员会同意，可在两年内修改论文，重新答辩一次。

答辩会结束后，为准时获得学位，通过答辩的研究生须在完成答辩后认真备好学位申请的材料，如学位申请书、申请答辩表、论文评阅意见表、毕业鉴定表等，并上交所在院校的学位办公室。

二、学位论文答辩准备及 PPT 制作要点

1. 答辩准备 临近答辩，做好充分的准备是必需的，可以从下述三个方面着手。

（1）物质准备 包括答辩用品（如论文底稿）、答辩 PPT、答辩简要讲稿（包括简单的开场白）、主要的参考资料和笔录稿纸等。

（2）思想准备 做好心态调整，以平和的心境、良好的精神风貌、正确的态度对待论文答辩。

（3）问题准备 研究生可通过反复试讲练习和预答辩，揣摩答辩会专家可能提出的问题，立足论文，理解透彻，熟悉专家的出题方向。一般而言，专家的出题方向有：

1）真实性 考察研究生是否熟练把握论文所涉及的基本理论、重要概念、数据来源、引文出处、实验过程、成果价值等。

2）创新点 考察论文的立意是否新颖、实验过程是否创新、成果是否有创新价值等。特别要注意，此部分内容是评分的重中之重。

3）错误观点 专家指出论文的错误观点，有时候并非就是错误的，可能目的是为了考察研究生的论证能力和应变能力。因此，研究生在回答时，既要据理辩驳，又要虚心受教。

4）论文的扩展性 这是开放性的题目，涉及论文的展望、相关的政策措施、社会热点问题等，主要考察研究生知识面的广度和深度。

5）专家擅长的领域 专家的提问可能涉及自己擅长的研究领域，研究生可结合论文的研究方向和专家的专业领域加以揣摩。

2. PPT 制作要求 答辩 PPT 在研究生答辩中起着辅助性和指示性的作用，可影响答辩质量。因此，制作一份简明扼要、思路清晰的 PPT 显得格外重要。一般来说，答辩 PPT 的制作需注意以下几点要求：

（1）严格控制好答辩时间，内容分配要详略得当 答辩时间有限，应抓住核心内容，提纲挈领。一般来说，答辩专家最为关注的是创新性、关键技术路线以及分析讨论的结果等内容，应在 PPT 中重点展示。其余部分精简描述，占一两页 PPT 即可。

（2）语言风格要科学严谨，图表展示规范 清晰标注所引用的文献内容、数据图表等，并避免使用类似"首创""唯一""提出了"等具有争议性的字眼。同时，相对于堆砌文字，图表展示所研究的技术路线和数据讨论结果等内容更为直观。

（3）模板庄重典雅，文字搭配对比鲜明 过于花哨的模板喧宾夺主，让观众忽视汇报人的表述内容。PPT 模板底色选定后，字体颜色应选用与底色对比明显的颜色，如深底浅字，或浅底深字。同一页幻灯片字体颜色取一两种即可。若需区分正文和标题，形成对比效果，可适当调整字号大小。

（4）页面切换动静结合，内容过渡醒目 PPT 页面切换可适宜加入动画，增添播放的动感，但切忌切换花式繁多，让观众眼花缭乱。不同内容之间的过渡要有明显区分，引起观众的注意。

以上介绍的只是一些基本的 PPT 制作技巧，要使答辩 PPT 更出彩，仍需深入研究 PPT 制

作的相关专著，在此不赘述。

三、学位论文答辩的注意事项

1. 印象为先，注意形象　答辩时应做到仪表干净整洁、举止大方得体。学位论文答辩不仅是对研究生学习技能的考察，也是对研究生综合素质表现的测评。答辩开始要主动问好，答辩结束要致谢，体现尊师重道的道德修养，切忌穿着随意，言行粗鲁。

2. 精简汇报，重"讲"忌"读"　论文汇报应抓住重点、简明扼要。切忌照本宣科，一字不漏地把PPT上的文字读完，然后结束汇报。一般而言，论文答辩汇报包括以下内容：选题的背景及现状、论文的结构安排和各部分的内在逻辑关系、科研实验的主要方法和关键技术路线、分析讨论的成果结论、主要的参考文献和获奖展示、致谢等。答辩人自信大方，吐字清晰，强调重点，略述枝节，言简意赅地呈现论文全貌即可。

3. 听明题意，及时笔录　答辩过程中，一般先听取专家提出的问题，预留准备时间，再进行学生回答。部分学生或过于慌乱或过分自信，错过了及时笔录的时间，准备不到位，严重影响了答辩质量。"好记性不如烂笔头"，专家提问时务必在有限的时间内弄清题意，快速记录。如听不清楚题目，应及时礼貌地请求专家复述，切忌故作镇定，凭空揣摩。

4. 从容应答，据理辩驳　答辩时，忌不切题意，答非所问。要求研究生回答问题应注重条理性，保证用词准确、论证充分、语言流畅，切忌吞吞吐吐、含糊作答。如遇到反驳意见，研究生在据理辩驳的同时应保持谦卑有礼的态度；如遇到不懂回答的问题，可如实答复，寻求提示，或与专家探讨，切忌搪塞应付。

【案例分析】

中西医结合临床专业硕士研究生学位论文答辩

2013年5月30日，某医学院中西医结合临床专业硕士研究生学位论文答辩会。答辩会委员由5名行内专家组成。通过答辩资格审核，共有张超、李明、赵飞3名学生参加答辩。

在导师介绍其学习、毕业论文的选题和指导情况后，研究生开始向专家汇报论文工作。

张超汇报的是《大承气汤治疗重症急性胰腺炎的临床观察与研究》，汇报简洁并突出重点，能较好地把握时间。答辩时，张超能保持良好的心态，沉稳作答，但对于专家提出的涉及"大承气汤的配方和主治病症"等的基本概念问题，他未能作答。

李明汇报的是《中西医结合治疗慢性心力衰竭疗效指标临床适用性研究》，汇报PPT多达40多页，PPT文字内容过多，超时1分钟。答辩时能基本准确地回答答辩专家提出的问题。

赵飞汇报的是《肝郁痰凝型乳腺增生症中西医疗效比较》。大致呈现了论文的全貌。答辩时，专家问及"中西医对乳腺增生症治疗配方的不同"时，他错误回答了"中西医对乳腺增生症治疗效果的不同"。其余作答基本准确。

全体研究生答辩结束退场后，答辩委员会投票表决答辩结果，然后当众宣读结果，并集体合影留念。

【点评】

1. 张超对基本概念性问题不熟悉，影响了答辩得分。

2. 李明汇报的 PPT 文字堆砌过多，页数过多，汇报超时。

3. 赵飞答辩过程中没有听清题意，回答离题。

4. 对于答辩很差者，答辩委员会一般可提出不通过答辩，或者要求重新答辩。

附　录

附录 1　AMSTAR 清单评估条目

AMSTAR 是国外最新研发的用于评价系统评价/Meta 分析方法学质量的测量工具，具有良好的效度、信度和反应度，得到了较为广泛的运用，参见附表 1。

附表 1　AMSTAR 清单评估条目

序号	条目内容
1	是否提供了前期设计方案
2	纳入研究的选择和数据提取是否具有可重复性
3	是否实施了广泛而全面的检索
4	发表情况是否已考虑在纳入标准中，如灰色文献
5	是否提供了纳入和排除的研究文献清单
6	是否描述纳入研究的特征
7	是否评价和报道纳入研究的科学性
8	纳入研究的科学性是否恰当地运用在结论的推导上
9	合成纳入研究结果的方法是否恰当
10	是否评估了发表偏倚的可能性
11	是否说明相关利益冲突

附录 2　PRISMA 声明
（Meta 分析报告标准）清单

附表 2　PRISMA 声明（Meta 分析报告标准）清单

单元/条目	序号	检查项目
标题		
题目	1	能鉴定出是否为系统综述或 Meta 分析，抑或两者皆是

续表

单元/条目	序号	检查项目
摘要		
结构式摘要	2	提供结构化摘要，按照实际情况包含以下部分：背景、目的、资料来源、纳入标准、研究人群、干预措施、质量评价方法和合并方法、结果、限制、结论和对主要结果的分析、系统评价注册号
引言		
原理	3	描述综述所使用的已知原理
目的	4	使用 PICOS（即研究对象、干预措施、对照措施、结果、研究设计类型）明确问题
方法		
方案和注册	5	是否有研究方案，在什么地方能获得研究方案（如网址），如有可能，提供包括注册号在内的注册信息
纳入标准	6	使用纳入研究的方法学特征（如 PICOS、随访时间）和报告特征（如发表年份、语言、发表状态）作为可靠、合理的标准
信息来源	7	在检索策略中列出所有的信息来源（如使用的数据库、与研究作者联系获得详细信息）和最后检索日期
检索	8	至少提供一个数据库的完整检索方式，包括对检索的限制，这个策略是否能被重复使用
研究筛选	9	表明研究筛选过程（如筛查可靠性、是否在系统综述中，如有可能是否在 Meta 分析中）
资料提取过程	10	描述从研究中提取资料的过程（如导向表格、独立地、复制地），调查者获得或确定数据的过程
资料类型	11	定义和列出所有的资料类型（如 PICOS、资金来源），任何假设和简化
单个研究偏倚	12	描述用于评价每个研究的偏倚危险的方法（提供是在实施阶段或是在结局阶段），在数据合成过程中是如何使用这些方法的
合成方法	13	描述主要的合成方法（如危险度、均差）
合成结果	14	描述数据处理方法和合成的结果，在每个 Meta 分析中进行异质性检验（I^2）
研究间偏倚	15	注明任何可能影响合成证据的偏倚（如发表偏倚、研究内选择偏倚）
补充分析	16	描述任何补充分析（敏感性分析、亚组分析、Meta 回归分析），是否是预先计划的
结果		
研究筛选	17	提供检索、纳入标准、质量评价后的纳入研究的数目，每个阶段给出排除理由，最好提供流程图
研究特征	18	对于每个研究，列出数据提取的特征（如样本量、PICOS、随访时间），并提供引用来源
研究内偏倚	19	提供每个研究偏倚的数据，如有可能，对结局进行评价（参见 12）

续表

单元/条目	序号	检查项目
每个研究的结果	20	对于所有呈现的结局（危害、有益），每个研究提供以下资料：①每个干预组的简单总结表；②估计效应值和可信区间，最好提供森林图
合成结果	21	提供每个 Meta 分析的结果，包括可信区间和异质性检验
研究间偏倚	22	提供评价研究间的偏倚信息（参见 15）
补充分析	23	提供补充分析的结果（敏感性分析、亚组分析、Meta 回归分析）（参见 16）
讨论		
总结证据	24	总结发现的证据，包括每个主要结局的关联度，考虑到结果对主要利益相关者的影响（医护人员、用户、决策者）
不足	25	讨论在研究和结局上的限制（偏倚）和综述水平的限制（检索不全面、发表偏倚）
结论	26	联合其他证据解释结果，提出改进意见
资金来源		
资金来源	27	提供本综述和其他数据的资金来源（如附加数据），资金提供者所扮演的角色

下载地址：PDF Word document
参考资料：PRISMA 声明：http：//www.prisma-statement.org

附录 3　循证医学证据分级

证据是循证医学的基石，遵循证据是循证医学的本质所在。临床试验为临床诊断和治疗等医疗活动提供了依据，虽同为临床证据，其可靠性是不同的。

一、循证医学证据分级的相关概念

（一）证据分级

证据分级是按照论证强度将证据定性并分成多个级别，以进一步定量评价证据质量的系列方法（附表 3）。

附表 3　牛津循证医学中心临床证据水平和推荐级别的标准

推荐级别	证据水平	临床研究类型					
		治疗（有效/有用/有害）	治疗：某药物较另一同类药物更优	预后	诊断	鉴别诊断/症状现况调查	经济分析和决策分析
A	1a	多个 RCT 的 SR（同质性好）	多个比较传统治疗与新的治疗的 RCT 的 SR	多个起始队列研究的 SR（同质性好）在不同人群中证实的 CDR	多个证据水平 1 的诊断性研究的 SR，来自多个证据水平中心的多个临床水平 1b 研究的 CDR	多个前瞻性队列研究的 SR（同质性好）	多个证据水平 1 的经济学研究的 SR（同质性好）
	1b	单个 RCT（可信区间窄）	单个比较传统治疗与新的治疗的 RCT（重要临床指标）的分析	随访率>80%的单个队列起始研究，在某个人群中证实的 CDR	经确认的具有好的参考标准的队列研究，或经单个临床中心检验的 CDR	高随访率的前瞻性队列研究	基于临床上合理的成本或替代方案的分析；证据的系统评价，包括多因素敏感度分析
	1c	全或无	—	全或无的病例系列报告	绝对 SpPins 和绝对 SnNouts	全或无的病例系列报告	绝对价值更优或值劣的治疗的分析
B	2a	多个队列研究的 SR	单个比较传统治疗与新的治疗的 RCT（使用了经验证的替代指标）	多个回顾性队列研究（对照组未接受干预）的 SR	多个证据水平>2 的诊断性研究的 SR	多个证据水平为 2b 和更高的研究的 SR（同质性好）	多个证据水平>2 经济学研究的 SR（同质性好）
	2b	单个队列研究（包括低质量 RCT，如随访率<80%）	比较相似或不同的患者接受不同药物和接受安慰剂处理的 RCT（使用临床上重要的或经验证的替代指标）	回顾性队列研究或包含有未处理的对照组的一个 RCT 的随访，来自 CDR 或仅经分样验证	根据好的参考标准的探索性队列研究推导出 CDR，或仅经分样或数据库验证	回顾性队列研究或低随访率的队列研究	基于临床上合理的成本或替代方案的分析；对证据进行有限的回顾，或单个研究，包括复合敏感度分析
	2c	结局研究；生态学研究	—	结局研究	—	生态学研究	审计或结局研究

续表

推荐级别	证据水平	临床研究类型					
		治疗（有效/有用/有害）	治疗：某药物较另一同类药物更优	预后	诊断	鉴别诊断/症状现况调查	经济分析和决策分析
B	3a	病例对照研究的 SR	比较相似或不同患者接受不同药物和接受安慰剂处理的 RCT 的亚组分析（使用临床上中药证的替代指标）	—	3b 及更好的研究的 SR（同质性好）	3b 及更好的研究的 SR（同质性好）	3b 及更好的研究的 SR（同质性好）
	3b	单个病例对照研究	比较相似或不同患者接受不同药物和接受安慰剂处理的 RCT（使用未经验证的替代指标）	—	非连续性研究，或未始终应用同一参考标准	非连续性队列研究，或来自很有限的总体	基于有限选择或成本，资料质量差，但包括合并了临床上切合实际的变量的敏感度分析的研究
C	4	病例系列研究（极低质量队列研究和低质量病例对照研究）	使用主要临床指标的非随机研究（观察性研究）数据库研究	病例系列研究和低质量预后队列研究	病例对照研究，低质量的或非独立的参考标准	病例系列研究，或使用已被废除的参考标准	未进行敏感度分析的研究
D	5	未经明确阐述的批判性评价价值的专家观点，或基于生理学、实验室研究或"优先原则"得出的推论未经证实的替代指标的非随机研究	未经明确阐述的批判性评价价值的专家观点，或基于生理学、实验室研究、"优先原则"得出的推论，或使用未经证实的替代指标的非随机研究	未经明确阐述的批判性评价价值的专家观点，或基于生理学、实验室研究或"优先原则"得出的推论	未经明确阐述的批判性评价价值的专家观点，或基于生理学、实验室研究或"优先原则"得出的推论	未经明确阐述的批判性评价价值的专家观点，或基于生理学、实验室研究或"优先原则"得出的推论	未经明确阐述的批判性评价价值的专家观点，或基于生理学、经济学理论或"优先原则"得出的推论

临床证据水平分级和推荐级别：

1. 随机对照试验（randomised controlled trial，RCT）　按随机化方法将研究对象分为研究组和对照组，同时分别给他们规定的治疗措施和安慰剂或不给予任何措施。前瞻性地随访观察一定期限后，比较和分析两组的变量或指标，进一步评价并得出试验的结论。

2. 系统评价（systematic review，SR）　通过使用明确的方法进行全面的文献检索，并对各个研究进行批判性评价，运用合适的统计学技术联合分析（如 Meta 分析）有效的研究，最终形成临床文献。

3. 起始队列研究（inception cohort）　在目标病症接近开始发病之时入组研究的一组患者。

4. 队列研究（cohort study）　又称定群研究、群组研究或追踪研究（follow up study），是将特定的人群按其是否暴露于某因素或按不同暴露水平分为 n 个组群或队列，追踪观察一定时间，比较两组或各组的发病率或死亡率，以检验该因素与某疾病联系的假设。队列研究由于在疾病出现以前分组，向前追踪一段时间观察并对比其结局，故又称追踪研究。

5. 同质性（homogeneity）　指 SR 的各个研究在方向上和结果的等级上无令人忧虑的差异（异质性），并非所有的统计学上有显著异质性的 SR 均应担心，也并非所有的令人忧虑的异质性在统计学上会有差异。如上注释，如果这些研究显示出令人忧虑的异质性时，应在所选定的水平加"-"标志。

6. 临床决策规则（clinical decision rule，CRD）　用于进行预后估计或诊断分类的算法或分级系统。

7. 全或无（all-or-none）　如未经某一干预，所有的患者死亡/失败，给予干预后则有些生存/成功（如抗生素治疗脑膜炎球菌性脑膜炎）；或未经某一干预，许多患者将死亡/失败，而干预后则没有死亡/失败。

8. 低质量队列研究（poor quality cohort study）　指未能清楚地为比较的各组下定义，和/或对于暴露和非暴露的个体未能以相同的（最好是盲法）、客观的方法测量其暴露和结局，和/或未能鉴别或适当地控制已知的混杂因素，和/或未能实施足够长时间并完全随访患者。

9. 低质量病例-对照研究（poor quality case-control study）　指未能清楚地为比较的各组下定义，和/或对于病例组和对照组，未能以相同的（最好是盲法）、客观的方法测量其暴露和结局，和/或未能鉴别或适当地控制已知的混杂因素。

10. 分样验证（split-sample validation）　在一个单一群组分档中收集所有信息，然后人为地将之分为"衍生（derivation）"和"有效（validation）"样本来实现。

11. 绝对 SpPins（Absolute SpPin）　诊断结果发现特异度很高，以致阳性结果可以确认诊断。

12. 绝对 SnNouts（Absolute SnNout）　诊断结果发现敏感度很高，以致阴性结果可以排除诊断。

13. 价值更优的治疗（better-value treatments）　明显的同样好但便宜，或更好而费用相同或更少。

14. 价值更劣的治疗（worse-value treatments）　虽同样好但费用更昂贵，或更差且费用相同或更昂贵。

15. 好的参考标准（good reference standards）　好的参考标准独立于试验，可以盲法应用或客观地应用于所有的患者。

16. 差的参考标准（poor reference standards） 差的参考标准仅适于个别情况，但仍独立于试验。使用非独立的参考标准（当"试验"包括在"参考标准"中，或"试验"影响"参考标准"时），提示该研究属于证据水平4。

17. 确认研究（validating studies） 根据已有的证据，检验某一诊断的质量。即通过收集信息和搜索数据（如应用回归分析），以发现哪个因素是有显著差异的探索性研究。

18. 低质量的预后性队列研究（poor quality prognostic cohort study） 指取样出现对于已有目标结局的患者更有利的偏倚，或<80%进入研究的患者完成结局测量，或通过非盲法、不客观的方法确定结局，或对于混杂因素没有校正。

19. 高随访率（good follow-up） 在鉴别诊断中>80%，并有足够的时间，以便所需鉴别的疾病发病（急性为1~6个月，慢性为1~5年）。

20. 替代指标（surrogate outcomes） 仅当替代指标和重要临床指标的关系通过长期RCT研究确认时才被认为是有效的。

21. 优先原则（first principles） 即按病理生理学原则来决定临床实践。

22. 结局研究（outcomes research） 在一定时间或时间间隔内的一个点对某一群体的观察（暴露和结果同时被确定），研究诊断相同的疾病，将他们的临床或健康结果（如死亡、残废、事件等）与他们所接受的医疗干预（药物治疗、手术治疗或康复治疗等）相联系。结局研究并非RCT。

23. 生态学研究（ecological study） 又称相关性研究或对比调查研究，在群体水平上研究因素与疾病之间的关系，即以群体为基本单位收集和分析资料，通过描述不同人群中某因素的暴露情况与疾病的频率，分析该因素与疾病的关系。

24. 绝对危险度减少（absolute risk reduction，ARR） 也称危险差（risk difference，RD），是指治疗组和对照组结局事件发生概率的绝对差值，即治疗组与对照组结局事件危险度的绝对差值。此值越大，临床意义越大。

（二）证据论证强度

指证据的研究质量高低及结果真实性和可靠性程度（附表4）。

附表4 2001年牛津证据水平分级与推荐强度（治疗部分）

证据级别	类型	推荐强度
1a	同质RCT的SR	A
1b	可信区间窄的RCT	A
1c	全或无	A
2a	同质队列研究的SR	B
2b	单个队列研究（包括质量低的RCT，如随访率<80%）	B
2c	结局研究，生态研究	B
3a	同质病例对照研究的SR	B
3b	单个病例对照研究	B
4	系列病例分析（包括质量低的队列研究/病例对照研究）	C
5	未经严格论证的专家经验	D

（三）推荐强度

指通过对证据的分级和评价，研究者对应用其结果的可行性提出的推荐性意见。

二、循证医学的证据质量分级方法

1. 美国预防医学工作组（U. S. Preventive Services Task Force）的分级方法　可以用于评价治疗或筛查的证据质量。

Ⅰ级证据：来自至少一个设计良好的随机对照临床试验中获得的证据。

Ⅱ-1 级证据：来自设计良好的非随机对照试验中获得的证据。

Ⅱ-2 级证据：来自设计良好的队列研究或病例对照研究（最好是多中心研究）的证据。

Ⅱ-3 级证据：来自多个带有或不带有干预的时间序列研究得出的证据。非对照试验中得出的差异极为明显的结果有时也可作为这一等级的证据。

Ⅲ级证据：来自临床经验、描述性研究或专家委员会报告的权威意见。

2. 英国国家医疗保健服务部（National Health Service）的证据分级体系　上面的美国式分级体系仅适用于治疗或干预，而在评价诊断准确性、疾病自然史和预后等方面也需要多种研究提供证据。为此，牛津循证医学中心（Oxford Centre for Evidence-based Medicine）提出了另外一套证据评价体系，可用于预防、诊断、预后、治疗和危害研究等领域的研究评价。

A 级证据：具有一致性的在不同群体中得到验证的随机对照临床研究、队列研究、全或无结论式研究、临床决策规则。

B 级证据：具有一致性的回顾性队列研究、前瞻性队列研究、生态性研究、结果研究、病例对照研究，或是 A 级证据的外推得出的结论。

C 级证据：病例序列研究或 B 级证据外推得出的结论。

D 级证据：没有关键性评价的专家意见，或是基于基础医学研究得出的证据。

总的来说，指导临床决策的证据质量是由临床数据的质量以及这些数据的临床“导向性”综合确定的。尽管上述证据分级系统之间有差异，但其目的相同：使临床研究信息的应用者明确哪些研究更有可能是最有效的。

3. 临床指南和其他著述中的推荐评价体系　通过衡量医疗行为的风险与获益以及该操作基于何种证据等级来对医疗行为的医患沟通作出指导。以下是美国预防医学工作组（U. S. Preventive Services Task Force）的推荐评价标准：

A 级推荐：良好的科学证据提示该医疗行为带来的获益实质性地压倒其潜在的风险。临床医生应当对适用的患者讨论该医疗行为。

B 级推荐：至少是尚可的证据提示该医疗行为带来的获益超过其潜在的风险。临床医生应对适用的患者讨论该医疗行为。

C 级推荐：至少是尚可的科学证据提示该医疗行为能提供益处，但获益与风险十分接近，无法进行一般性推荐。临床医生不需要提供此医疗行为，除非存在某些个体性考虑。

D 级推荐：至少是尚可的科学证据提示该医疗行为的潜在风险超过潜在获益。临床医生不应该向无症状的患者常规实施该医疗行为。

Ⅰ级推荐：该医疗行为缺少科学证据，或证据质量低下，或相互冲突，例如风险与获益无法衡量和评估。临床医生应当帮助患者理解该医疗行为存在的不确定性。

附录4　中医药临床随机对照试验报告规范

中医药临床随机对照试验报告规范（征求意见稿　2011）
Consolidated Standards for Reporting Trials of Traditional Chinese Medicine
（CONSORT for TCM）

吴泰相（卫生部中国循证医学中心，中国 Cochrane 中心，INCLEN 华西资源与培训中心，中国临床试验注册中心，成都，610041）；李幼平（卫生部中国循证医学中心，中国 Cochrane 中心，INCLEN 华西资源与培训中心，中国临床试验注册中心，成都，610041）；卞兆祥（香港浸会大学中医学院）；李廷谦（卫生部中国循证医学中心，中国 Cochrane 中心，INCLEN 华西资源与培训中心，中国临床试验注册中心，成都，610041）；李静（卫生部中国循证医学中心，中国 Cochrane 中心，INCLEN 华西资源与培训中心，中国临床试验注册中心，成都，610041）；Simon Dagenais（Chalmers Research Group，CRG），University of Ottawa Evidence Based Practice Center（UO-EPC），Department of Pediatrics，Epidemiology & Community Medicine，University of Ottawa，Canada；David Moher（Chalmers Research Group，CRG），University of Ottawa Evidence Based Practice Center（UO-EPC），Department of Pediatrics，Epidemiology & Community Medicine，University of Ottawa，Canada.

临床试验的目的是为医学进步提供证据，促进全人类的健康。为了提高全球临床试验质量，2007 年 5 月，由世界卫生组织领导，在全球正式建立起临床试验注册制度，从入口控制临床试验质量；以 David Moher 等为首的 CONSORT 工作组，致力于制定临床试验报告规范，从出口控制临床试验质量。

2001 年，David Moher 等发表了《随机对照试验报告统一规范（Consolidated Standards for Reporting Trials，CONSORT）》（修订版），针对主流医学（conventional medicine）随机对照试验（RCT）中存在的主要问题，基于证据制定了包括 22 个项目的报告清单，适用于以单个观察对象为单位的简单平行随机对照试验。2004 年又发表了适用于群组随机对照试验的《CONSORT 群组随机对照试验扩展版（CONSORT extension to cluster randomized trials）》。

中医对疾病及其治疗的认识有别于西医，其临床研究因而也具有一些不同于西医的特点。2004 年 10 月，在渥太华召开的 Cochrane 第 13 届年会期间，CONSORT 工作组负责人 David Moher 与中国循证医学中心 Chinese Cochrane Centre 主任李幼平教授和中心骨干对合作制定 CONSORT 中医药扩展版（CONSORT for Chinese Traditional Medicine，CONSORT for TCM）的必要性进行讨论并达成共识。2005 年 6 月，David Moher 应邀亲临成都宣讲 CONSORT 系列并就合作问题进行了现场考察和进一步讨论；代表 CONSORT 工作组正式授权中国循证医学中心和李幼平教授负责组织制定 CONSORT for TCM。7 月 26 日，第一次工作组启动会议在中国循证医学中心举行，中医专家、方法学家、临床流行病学家、中国循证医学杂志编辑部组成工作组，负责 CONSORT for TCM 委员会筹备的工作，并论证了 CONSORT for TCM 制定的必要性和可行性，在已完成的前期研究工作的基础上，制定了工作组的方针，为 CONSORT for TCM 委员会提交

CONSORT for TCM 草案，供委员会决策。

2006 年 2 月，经过广泛征求相关领域专家的意见和推荐，包括中医临床专家、临床流行病学家、植物药学和药理学家、统计学家、方法学家、循证医学专家、核心期刊编辑的 CONSORT for TCM 委员会和工作组成立，委员会和工作组成员来自中国（包括大陆、香港、台湾和澳门）、日本、韩国、加拿大、美国、英国、法国、澳大利亚和 CONSORT 工作组的 4 位成员。

2006 年 4 月，在成都召开的第 4 届亚太地区循证医学学术研讨会上，CONSORT for TCM 委员会召开第一次会议，中国大陆、中国香港、中国台湾、中国澳门、加拿大的 16 名委员和秘书组成员讨论了 CONSORT for TCM 的制定原则和研究计划，Simon Dagenais 代表 CONSORT 工作组参加了会议。

根据 CONSORT "以证据为基础（evidence-based）"的原则，2005 年，中国循证医学中心组织了一个对中医药临床"随机对照试验"的主要研究者进行电话采访调查随机方法正确性的研究，发现从 1995 年 1 月至 2005 年 5 月发表的 1452 个标称"随机对照试验"的文章中，采用正确随机方法的 RCT 仅 103 个，去除重复发表的 32 篇后，采用正确随机方法的 RCT 仅占总数的 7.3%（95%CI 5.9~8.7）。所有错误的"随机对照试验"虽然都提到"随机分配"，但均未在报告中描述随机序列产生的细节；103 个方法正确的随机对照试验中，仅 3 篇文献符合 CONSORT 报告标准条目内容的 80%，6 篇 56%~65%，51 篇 31%~50%，43 篇仅为 9%~30%；由于缺乏许多必要的信息，导致难以客观评估药物疗效的真实性。进一步调查了解到，大多数作者尚不清楚正确的随机序列产生方法，少数作者知道正确的随机方法，但不按正确的方法实施。这种状况将导致对许多药物疗效的评估产生误导的高度可能性。其他研究小组对中医和中西医结合类杂志发表的"随机对照试验"调查也得到类似的结果，绝大多数只写"随机"字样而缺乏对随机方法的描述，甚至随机、半随机、随意的概念混淆不清，致使无法判断随机方法的正确与否，从而无法评估证据质量。

准确描述随机对照试验的细节，对于评价试验结果的真实性、准确描述受试中医药的特点对评价某药物疗效的可重复性和中医药的实用性至关重要，事关医学研究的透明度、诚信和医学服务质量。

工作组根据委员会第一次确定的制定原则，决定 CONSORT for TCM 适用于中医药的药物临床试验，不包括针灸、拔罐、推拿等中医其他治疗方法的临床试验；CONSORT for TCM 以修订版 CONSORT 清单为基础，在原有 22 项条款中补充适合中医药特点的内容，主要修改部分有：

1. 文题和摘要部分，根据中医药临床随机对照试验存在的主要问题，推荐采用标准化的文题格式。

2. 引言和背景部分，要求描述符合中医理论的组方依据和方剂中各中药成分的现代药理学依据。

3. 受试者纳入/排除标准中，要求同时使用西医病名、中医辨证分型，诊断标准应采用公认的中医和西医诊断标准。

4. 干预措施部分，应包括试验组和对照组的全部干预措施的具体内容（药物、剂型、剂量、用法、疗程等）。

5. 测量指标部分，考虑了中医疗效评价的特殊性、实用性及必要性，增加有关中医证候的疗效指标，包括症状积分、舌象、脉象、生活质量等指标。

临床试验报告的作者应清楚地认识到，发表一份临床研究报告，尤其是随机对照试验报告，远非研究者一己之事，而是给广大临床医务工作者、医疗卫生服务的使用者和卫生决策者提供临床和卫生政策决策的证据，是关系到人民健康和生命安全的大事；不真实或不清楚地报告研究设计的类型和研究过程是一种欺诈或不道德的行为，提供虚假的试验结果无异于谋财害命。

与 CONSORT 的宗旨一致，CONSORT for TCM 旨在指导作者提高中医药随机对照试验的质量，鼓励清楚、正确、规范地报告方法与结果，以便准确地解释 RCT 的报告。与 CONSORT 修订版不同，CONSORT for TCM 强调了在报告中需要注意对被研究药物科学背景及其应用条件的描述和介绍，以帮助国内外、行业内外的读者正确应用和引用。

我们倡议各中医类杂志使用统一的 CONSORT for TCM，凡愿意采用 CONSORT for TCM 的中医类杂志可在"中国临床试验注册中心（Chinese Clinical Trial Register，ChiCTR）"网站上注册。为了向作者宣传提高 RCT 报告质量的重要性，我们鼓励杂志在稿约中引用 CONSORT for TCM 以及 ChiCTR 和中国循证医学杂志（Chinese Journal of Evidence—Based Medicine，CJEBM）的网址。CONSORT for TCM 的使用没有版权问题，各杂志、作者和读者都可很容易地从 ChiCTR 和 CJEBM 网站获得 CONSORT for TCM 清单和流程图。

CONSORT for TCM 的作用不仅为作者提高 RCT 报告质量提供指导，也可供杂志审稿人按照清单条款作为审稿的参考标准。

为了更好地集思广益，不断完善 CONSORT for TCM，推动 CONSORT for TCM 的推广应用，我们将在 CJEBM 上开辟专栏，陆续发表，同时在 CJEBM 网络版上和 ChiCTR 网站刊出。

我们还将陆续发表随机对照试验各项技术和术语的定义和解释，这些均可在 ChiCTR 和 CJEBM 网站上找到。这些文件将包括 CONSORT for TCM 清单条款的证据，包括注释清单条款的参考文献。我们鼓励杂志在稿约部分也包括该文件的参考文献。

为了体现 CONSORT 止于至善的特点，CONSORT for TCM 工作组邀请广大读者，特别是中医界同仁们在 ChiCTR 和《中国循证医学杂志》网站上对 CONSORT for TCM 清单和流程图发表评论和意见。

附：ChiCTR 和 CJEBM 网址

ChiCTR：http：// www. Chictr. org

CJEBM：http：// www. cjebm. org. cn

CONSORT for TCM 委员会和工作组名单（以汉语拼音顺序排列）（略）

委员会名单（略）

参考文献（略）

附表 5   CONSORT for TCM 清单

论文部分和主题	项目	描述
文题和摘要 （title&abstract）	1	文题的结构包括干预措施、病名、中医证型、设计方案。推荐文题的结构为：某干预措施治疗某病（证）的随机、双盲、安慰剂对照试验。摘要部分应包括设计方案、观察对象、试验和对照干预措施、主要结果、结论等要素

续表

论文部分和主题	项目	描述
引言背景 （INTRODUCTION background）	2	本研究的科学背景和原理。按照中医理论重点描述所使用中药的组方依据、药味、功能主治和各中药成分或单体的现代药理学依据。方剂中各种中药的名称应采用 3 种文字表示：中文（或拼音）、拉丁文、英文；中药 3 种文字对照表可在 ChiCTR 网站上查到。各种中药的用量用克（g）表示
目的（objectives）	3	研究的特定目的和假设
方法：受试者 （METHODS participants）	4	受试者的纳入/排除标准及资料收集环境和地点，详细描述试验中药的适应病证，同时使用西医病名、中医辨证分型及其证候，诊断标准应采用公认的中医和西医诊断标准
干预措施 （interventions）	5	各组干预措施（治疗组和对照组）的准确资料，如为成药，须包括批号、生产厂家、剂型、规格、原生药含量及实施方法和疗程；药物的质控标准，如指纹图谱或其他质量标识；如为中药成方的变方，如自配方饮片水煎剂，须准确描述加多少升（或毫升）水煎至多少升（或毫升），每次服用煎出液多少升（或毫升）；如为粉剂或胶囊、膏、散、丸，须描述某一特定剂量的成药相当于生药多少克；如为浸膏，须描述采用何种萃取液或浸出液及萃取方法
测量指标 （outcomes）	6	除同时列出西医疗效和安全性测量指标外，应具有中医特色测量指标，如中医症状积分、舌象、脉象、生活质量，调整机体功能，能反映中医病、证疗效特征指标，作为主要指标或次要指标时，应明确地对其定义并说明测量方法和标准，如果可能，说明用于提高测量质量的方法（如多次重复观察、评估人员的培训等）。暂无金标准或较难掌握或重复的中医测量指标，建议设为附加指标（additional outcomes）。规定结果测量时间点及终止试验的原则
样本量（sample size）	7	解释确定样本量的依据
随机化：序列产生方法 （randomization sequence generation）	8	产生随机分配序列的方法，包括所有控制细节，如区组、分层
随机化：隐蔽分组 （randomization allocation concealment）	9	实施隐蔽分组和隐藏分配序列的方法，如小透光的容器或中心电话，说明纳入受试者前是否对随机序列进行了隐藏，谁决定分组序列及决定者是否参与纳入受试对象
随机化：实施 （randomization-implementation）	10	谁产生分配序列，谁登记受试者，谁将受试者分组
盲法（隐蔽） （blinding masking）	11	受试者，实施干预和评估结果的人是否知道分组情况。如果使用了盲法，描述如何设盲，评价盲法是否成功，如双模拟法的详细实施过程，揭盲的方法
统计学方法 （statistical methods）	12	按照各测量指标的资料性质分别列出分析这些资料所采用的统计学方法，如计数资料、计量资料、生存分析、等级资料等，以及附加分析（如亚组分析和校正分析）的方法
结果：受试者的变动情况 （RESULTS participant flow）	13	各阶段受试者的变动情况（强烈推荐一种流程图）。特别是报告各组随机分配、接受治疗、完成研究方案和接受了主要测量指标分析的受试者数量。描述研究计划与实施不符的情况及原因
资料收集（recruitment）	14	说明试验实施地点、开始纳入患者时间、随访时间、资料收集方法
基线资料（baseline data）	15	各组的人口学和临床基线特征
分析的人数 （numbers analyzed）	16	分析各组的受试者数量（作分母）及说明是否采用"意向性分析"。除采用相对数，还应采用绝对数说明结果（如用 10/20，而不是 50%）

论文部分和主题	项目	描述
描述结果和效应量估计 （outcomes and estimation）	17	按照主要和次要测量指标的顺序描述结果，除描述效应量大小外，还应描述精确度，如95%可信区间
辅助分析 （ancillary analyses）	18	说明报告其他分析的多样性，包括亚组分析和校正分析，指出哪些是预期的、哪些是探索性的
不良事件 （adverse events）	19	各组所有重要不良事件或副作用
讨论：解释 （DISCUSSION interpretation）	20	描述研究发现，解释结果，考虑研究假设，分析本研究潜在偏倚和可能导致结果不准确的原因，分析与结果多样性相关的危险性
可推广性（generalizability）	21	试验结果的可推广性（外部真实性）
全部证据（overall evidence）	22	根据现有证据，全面解释结果，说明研究者与试验的有关利益冲突

附录5　诊断试验正确性的报告标准
（STARD 2003）

诊断试验为临床决策提供重要依据。诊断试验准确性研究，是指在用参考试验或"金标准"（gold standard）确诊的患有某病和未患有该病的小样本中实施的一种评价研究，其目的是评价某种或某些诊断技术区分患和不患该患者群的真实性或效力（validity），有时又叫准确性（accuracy），可以用许多指标来表达，包括灵敏度、特异度、似然比、诊断比值比和ROC曲线下面积等。对诊断试验的准确性进行评价是十分必要的，评价报告应该提供研究潜在偏倚和适用性所需要的重要信息，而不规范的报告则限制了对研究准确性的评价。诊断准确性研究报告标准（standards for reporting of diagnostic accuracy，STARD）是目前权威的诊断试验准确性研究报告模板，若相关研究人员采用此模板，必将提高诊断准确性研究报告的质量。

附表6　诊断试验正确性的报告标准（STARD 2003）

项目	条目	描述
题目、摘要、关键词	1	确定该文章是研究诊断试验正确性的（推荐的关键词对PsycINFO为diagnostic efficiency，推荐MeSH为Medline的是敏感性和特异性）
引言	2	陈述研究的问题或目的，例如估计诊断试验的正确性或比较试验之间或不同组别之间的正确性
方法	3	描述研究人群，入选或排除标准，收集资料的场所
	4	描述被研究者情况，是否是基于症状选择患者，从前一项试验结果挑选，被研究者是否同时接受新试验和参考试验
	5	描述被研究者样本，是否是符合上述第3、第4条目标准的连续入选者，如果不是，则是否描述如何进一步选择患者
	6	资料收集的描述，是前瞻性（做新试验和参考试验前计划好）还是回顾性资料
试验方法	7	描述参考试验及成为参考试验的合理性
	8	描述所涉及的材料和方法的技术特点，包括如何和何时测定，新试验和参考试验所引的文献
	9	描述新试验和参考试验结果所确定的单位、临界点、分类的合理性
	10	描述对新试验和参考试验读数和操作人员的人数和培训情况

续表

项目	条目	描述
统计方法	11	对新试验和参考试验进行结果测定者是否设盲，有无提供其他临床信息给他们
	12	计算及比较诊断正确性的测定和统计方法，包括95%可信区间
	13	描述测定试验可重复性的方法
结果	—	——
被研究者	14	报告进入和试验结束时的日期
	15	报告临床和被研究者的一般状况（如年龄、性别、症状谱），同时存在的疾病，目前治疗和纳入的中心
	16	描述有多少符合纳入条件者进入或没能进入这两个试验组，以及为什么他们不能接受试验（最好用图表表示）
试验结果	17	报告从做新试验和参考试验之间间隔的时间，在此间隔时间中有无经过任何治疗
	18	报告疾病严重度的分配情况及对照组的具体情况
	19	报告新试验与参考试验比较的所有结果（包括不确定结果和遗漏的结果），对于连续性结果，报告两种试验情况的分布情况
	20	报告在进行这两种试验时发生的不良反应
评估	21	报告试验的正确性和95%可信区间
	22	报告如何处理新试验出现的不确定结果和遗漏的结果
	23	报告对试验可变性的估计，包括在不同操作者、不同中心或亚组的测定结果
	24	报告对试验可重复性的评估
讨论	25	讨论研究发现的临床适用性

附录6　化学药物临床试验报告的结构与内容技术指导原则

化学药物临床试验报告的结构与内容技术指导原则

（国家食品药品监督管理总局药品审评中心 2005）

一、概述

临床试验报告是对药物临床试验过程、结果的总结，是评价拟上市药物有效性和安全性的重要依据，是药品注册所需的重要文件。

本指导原则的目的是向药品注册申请人（简称申请人）或临床研究者提供合理思路，以便于其能够整理出内容完整、表述明确、结构良好、易于评价的临床试验报告。临床试验报告应该对试验的整体设计及其关键点给予清晰、完整的阐述；对试验实施过程应条理分明地描述；应该包括必要的基础数据和分析方法，以便于能够重现对数据和结果的分析。

本指导原则包括了以下的临床研究：Ⅰ期临床试验（耐受性试验和临床药代动力学试验）、Ⅱ期/Ⅲ期临床试验、生物利用度/生物等效性试验。关于这几类临床研究的技术要求，请参阅相关的指导原则。本指导原则主要针对试验报告的格式和内容进行阐述，也适用于其他以注册为目的的临床研究。

本指导原则只对临床试验报告的结构和内容提出了原则框架，列出了报告中应涵盖的基本点，不可能做到完全细化。鉴于临床研究的复杂性，对格式和内容可根据研究的具体情况进行适当的调整。

二、临床试验报告的结构与内容

（一）首篇

首篇是每份临床试验报告的第一部分内容，所有单个的临床试验报告均应包含该部分内容。

首篇中各标题下的内容均应分页单列。首篇内容不必标注"首篇"的字样。

1. 封面标题　包括受试药物通用名、研究类型、研究编号、研究开始日期、研究完成日期、主要研究者（签名）、研究单位（盖章）、统计学负责人签名及单位盖章、药品注册申请人（盖章）、注册申请人的联系人及联系方式、报告日期、原始资料保存地点。

2. 目录　列出整个临床试验报告的内容目录和对应页码。

3. 研究摘要　对所完成的研究的摘要介绍，应以重要的数据体现结果，而不能仅以文字和 P 值来叙述。如需要，应附有完成的各期临床试验一览表。

4. 伦理学相关资料　须申明完成的临床试验严格遵守赫尔辛基宣言（the declaration of Helsinki）的人体医学研究的伦理准则，须申明本临床试验方案及其修订申请均经伦理委员会（IEC 或 IRB）审核批准，须提供伦理委员会批准件，须提供向受试者介绍的研究信息及受试者的知情同意书样本。

5. 试验研究人员　列出临床试验主要研究人员的姓名、单位、在研究中的职责及其简历（列于附件中），主要研究人员包括主要研究者及各中心主要参加人员、统计学分析的负责人、临床试验报告的撰写人。

6. 缩略语　临床试验报告中所用的缩略语的全称。

（二）正文内容和报告格式

1　基本内容

本部分内容为各类临床试验报告的格式中所包含的主要项目的原则性说明。

1.1　引言

介绍受试药物研发的背景、依据及合理性，所针对的目标适应证人群，目前治疗方法及治疗效果等；说明本研究实施的合法依据及申请人和临床研究单位间的合作情况。

1.2　试验目的

本临床试验所要达到的目的。

1.3　试验管理

对试验的管理结构和实施 GCP 的情况进行描述。

管理结构包括主要研究者、主要参加人员、指导委员会、管理/监察/评价人员、临床试验

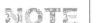

机构、统计分析人员、中心实验室设施、合同研究组织（C. R. O.）及配送管理等。

实施 GCP 的情况指试验参加人员的培训、监察/稽查情况、发生严重不良事件的报告制度、实验室质量控制情况、统计/数据管理情况以及研究中发生的问题及其处理措施等。

1.4　试验设计

1.4.1　试验总体设计及方案的描述

试验的总体设计（如平行设计、交叉设计等）和方案的描述应清晰、简洁，必要时采用图表等直观的方式，试验进行时方案修改的情况和任何方案以外的信息来源也应详细叙述。包括下列方面：治疗方法（药物、剂量和具体用法）、受试研究对象及样本量、设盲方法和程度（非盲、单盲、双盲等）、对照类型、研究设计（平行、交叉）、分组方法（随机、分层等）、试验各阶段的顺序和持续时间（包括随机化前和治疗后、撤药期和单盲、双盲治疗期，应指明患者随机分组的时间，尽量采用流程图的方式以直观表示时间安排情况）、数据稽查及安全性问题或特殊情况的处理预案、期中分析情况。

1.4.2　试验设计及对照组选择的考虑

应阐明所设对照的确定依据及合理性。

对试验设计中涉及的药物的清洗期、给药间隔时间的合理性的考虑应进行说明。如果未采用随机化分组，则应详细解释和说明用以有效克服系统选择性偏倚的其他技术措施。如果研究中不设对照组，应说明原因。

1.4.3　研究对象的选择

确定合理可行的入选标准、排除标准和剔除标准。

根据研究目的确定入选标准，说明适应证范围及确定依据，选择公认的诊断标准，注意疾病的严重程度和病程、病史特征、体格检查的评分值、各项实验室检验的结果、既往治疗情况、可能影响预后的因素、年龄、性别、体重、种族等。必要时进行合理的论证。

从安全性和试验管理便利性考虑的排除标准应进行说明，并注意排除标准对整个研究的通用性及安全有效评价方面的影响。事先确定的剔除标准应从治疗或评价的角度考虑，并说明理由。对剔除的受试者的随访观察措施及随访时间也应进行描述。

1.4.4　试验过程

详细描述试验用药在临床试验中的应用过程及其相关事宜。列出试验用药的名称、剂型、规格、来源、批号（如采用多个批号，对各受试者采用的药物批号应登记）、效期及保存条件，对特殊情况的对照药品应进行说明和评价。对试验用药的用法用量（包括剂量及其确定依据、给药途径、方式和给药时间安排）应详细描述。

详细描述随机化分组的方法和操作，说明随机号码的生成方法，应在附件中提供随机表（多中心的研究应按各中心分别列出）。

描述盲法的具体操作方式（如何标注瓶签、编盲过程、设置应急信件、双模拟技术等）、紧急破盲的条件、数据稽查或期中分析时如何确保盲法的继续、无法设盲或可以不设盲的合理理由并说明如何控制偏倚。

描述除试验药品外的其他药品的使用、禁用、记录情况及其规定和步骤，并评价其对受试药物的结果观察的影响，阐明如何区分和判断其与受试药物对观察指标的不同效应。描述保证受试者良好依从性的措施（如药品计数、日记卡、血/尿等体液标本药物浓度测定、医学事件监测等）。

1.4.5 有效性和安全性指标

包括具体的有效性和安全性指标、实验室检查项目、测定时间安排、检测方法、负责人员、流程图、注意事项、各种指标的定义及其检测结果（如心电图、脑电图、影像学检查、实验室检查等）。说明 AE 数据的获得方法，实验室检查发现的 AE 的判断标准及其处理等。如采用的有效性或安全性指标是非常规、非标准的特殊指标，应当对其准确性、可靠性和相关性进行说明。

判断疗效的主要终点指标应清晰阐述，并提供相应的确定依据（如出版物、研究指导原则等）。如使用替代指标，应提供相应依据。

测定药物浓度时，详细说明生物样本的采样时间和服药时间之间的相隔时间，服药及采取标本时，饮食、合并用药、吸烟、饮酒和喝咖啡等的可能影响。

样本处理和测量方法应进行方法学确证，特殊情况应加以说明。

1.4.6 数据质量保证

对保证指标测量的数据达到准确可靠的质量控制过程进行简要阐述，包括监察/稽查的情况、数据录入的一致性、数值范围和逻辑检查、盲态审核及揭盲过程等。必要时，须提供质量控制的有关文件，如数据一致性检查、数值范围和逻辑检查的原始记录、盲态审核时的原始记录、研究者与监察员间交流的质疑表等。

1.4.7 统计处理方案及样本量确定

应明确列出统计分析集（按意向性分析原则确定的全分析集 FAS、符合方案集 PPS、安全性数据集）的定义、试验比较的类型（如优效性、等效性或非劣效性检验）、主要指标和次要指标的定义、各种指标的统计分析方法（为国内外所公认的方法和软件）、疗效及安全性评价方法等。重点阐述如何分析、比较和统计检验以及离群值和缺失值的处理，包括描述性分析、参数估计（点估计、区间估计）、假设检验以及协变量分析（包括多中心研究时中心间效应的处理）。应当说明要检验的假设和待估计的处理效应、统计分析方法以及所涉及的统计模型。处理效应的估计应同时给出可信区间，并说明估计方法。假设检验应明确说明所采用的是单侧检验还是双侧检验，如果采用单侧检验，应说明理由。

对各种主要和次要指标的定义应清晰明确，分析时对某些有数据病例的剔除应解释原因并加以详细说明。对研究中任何统计方案的修订须进行说明。

提供样本含量的具体计算方法、计算过程以及计算过程中所用到的统计量的估计值及其来源依据。

1.4.8 试验进行中方案的修改

试验方案不宜更改。对进行中的研究进行的任何修改（如治疗组改变、入选标准改变、给药剂量改变、样本量改变等）均应说明，并应有伦理委员会批件。对更改的时间、理由、更改过程及有无备案进行详细阐述，并论证其对整个研究结果评价的影响。

1.4.9 期中分析

说明有无期中分析。如进行期中分析，应按照所确定的试验方案进行并说明 α 消耗函数的计算方法。

1.5　结果

1.5.1　研究对象

1.5.1.1　受试者的描述

参加试验的所有受试者人数可以图表方式加以描述，包括筛选人数、随机化人数、完成试验人数及未完成试验人数。对所有未完成试验的受试者应按中心和试验分组列出随机编码、人口学信息（如年龄、性别）、入组及最后一次访视时间、药物剂量、同时合用其他药物的情况、未完成试验的原因（如失访、AE、依从性差等）、是否对其继续随访及停药时是否破盲等进行分析说明。

1.5.1.2　试验方案的偏离

所有关于入选标准、排除标准、受试者管理、受试者评估和研究过程的偏离均应阐述。报告中应按中心列出以下分类并进行总结分析：①不符合入选标准但进入试验研究的受试者；②符合剔除标准但未剔除的受试者；③接受错误的治疗方案或治疗剂量的受试者；④同时服用禁用的其他药物的受试者。

1.5.2　有效性评价

1.5.2.1　疗效/效应分析数据集

对参加效应分析的受试者应进行明确的定义，如所有用过试验药物的受试者或所有按试验方案完成试验的受试者或某特定依从性的所有受试者。

一般应采用全分析集进行分析。

对使用过受试药物但未归入效应分析数据集的受试者的情况应加以详细说明。

1.5.2.2　人口学和其他基线数据

以主要人口学指标和基线特征数据进行试验组间的可比性分析。基线的可比性分析一般采用全分析集分析，必要时还需采用符合方案集分析。分析的内容应包括年龄、性别、种族等人口学指标和适应证的病情、病程、影响疗效/效应分析的因素和主要疗效指标的基线值。

1.5.2.3　依从性

每个受试者在试验期间对试验方案的依从性应予测评及分析。描述保证和记录依从性的方法和指标，如随访次数、用药计数、日记卡及各项监测指标等。必要时可行血、尿等体液标本的药物浓度测定。

1.5.2.4　合并用药

分组列出试验期间所有受试者的合并用药情况。

1.5.2.5　疗效/效应的分析

所有疗效/效应指标均应给予明确定义。以主要疗效指标和次要疗效指标、药效/药代动力学参数等比较处理组间差异。根据试验方案进行全分析集分析和符合方案集分析。

1.5.2.6　有效性小结

通过主要和次要疗效指标的分析，简要小结受试药的有效性及临床意义。

1.5.3　安全性评价

只要使用过至少一次受试药物的受试者均应列入安全性分析集。包括三个层次：

第一，受试者用药/暴露（exposure）的程度，指试验药物的剂量、使用时程、用药的受试者人数。

　　第二，以合理的方式对常见的 AE 和实验室指标的改变进行归类，以合适的统计分析比较各组间的差异，分析影响不良反应/事件发生频率的可能因素（如时间依赖性、剂量或浓度、人口学特征等）。

　　第三，严重的不良事件和其他重要的不良事件（指需要采取临床处理，如停药、减少剂量和其他治疗手段的 AE）。通常通过分析因 AE 而退出研究的受试者来确定。所有 AE 应明确与药物的因果关系。以图表的方式对出现的 AE 进行总结，对重点关注的 AE 进行详细的描述。受试药和对照药出现的 AE 均应报告。

1.5.3.1　用药/暴露的程度

　　用药/暴露时间以药物使用时间的平均数或中位数来表示，可以采用某特定时程有多少受试者数来表示，同时应按年龄、性别、疾病等列出各亚组的数目。

　　用药/暴露剂量以中位数或平均数来表示，可以表示成每日平均剂量下有多少受试者数。可以将用药/暴露剂量和用药/暴露时间结合起来表示，如用药/暴露至少一个月，某剂量组有多少受试者，同时应按年龄、性别、疾病等列出各亚组的数目。可能时同时提供发生 AE 或实验室检查异常时的药物浓度。

1.5.3.2　不良事件分析

　　对受试药和对照药的所有 AE 均应进行分析，并以图表方式直观表示，所列图表应按 AE 累及系统显示其发生频度、严重程度以及与用药的因果关系。

　　分析时比较受试组和对照组的 AE 的发生率，最好结合事件的严重程度及因果判断分类进行。需要时，尚应分析其与给药剂量、给药时间、基线特征及人口学特征的相关性。

　　每件严重不良事件和主要研究者认为需要报告的重要不良事件应单列开进行总结和分析，并附病例报告。附件中提供发生严重不良事件和重要不良事件的受试者的病例报告，内容包括病例编号、人口学特征、发生的 AE 情况（发生时间、严重程度、持续时间、处理措施、结局）和因果关系判断等。

1.5.3.3　与安全性有关的实验室检查、生命体征及体格检查

　　对每项实验室检查值及生命体征、体格检查指标进行描述，对试验过程中每一时间点（如每次访视时）的每个指标也应描述。提供相应的分析统计表，包括实验室检查出现异常或异常值达到一定程度的受试者人数。

　　根据专业判断，在排除无临床意义的与安全性无关的异常外，对有临床意义的实验室检查异常应逐例加以分析说明，对其改变的临床意义及与受试药物的关系（如与药物剂量、浓度的关系，与合并用药的关系等）进行讨论。

1.5.3.4　安全性小结

　　对受试药的总体安全性进行小结，重点关注导致给药剂量调整的或需给予其他治疗的或导致停药的或导致死亡的 AE。阐述所发生的 AE 对受试药临床广泛应用时的可能意义。

1.5.4　讨论和结论

　　对临床研究的有效性和安全性结果进行总结，讨论并权衡受试药的利益和风险。不要简单地重复结果，也不要引出新的结果。结论应清晰明确，对其意义和可能的问题应结合文献加以评述，阐明对个体患者或针对人群治疗时所获的利益和需注意的问题以及今后进一步研究的意义。

1.5.5　统计分析报告

统计分析报告列于附件中，统计分析报告的内容包括以下几个部分：

1.5.5.1　对整个临床试验中资料的收集和整理过程的简单描述。包括临床试验的目的和研究设计、随机化、盲法及盲态审核过程、主要指标和次要指标的定义、统计分析集的规定以及在资料整理过程中对缺失值和离群值的处理等内容。

1.5.5.2　对统计模型进行准确而完整的描述。包括选用的统计分析软件（注明统计软件全名及版本）、统计描述的内容、对检验水准的规定，以及进行假设检验和建立可信区间的统计学方法的选择及其理由。如果统计分析过程中进行了数据变换，应同时提供数据变换的理由和依据。

1.5.5.3　各组病例入选时的基线特征描述及统计检验结果。

1.5.5.4　疗效/效应的分析，包括各组病例的各类观察指标（主要指标、次要指标等）的统计描述和假设检验结果。应给出每个观察时间点的统计描述结果。列出假设检验中的检验统计量、P 值。例如，两个样本的 t 检验的结果中应包括每个样本的例数、均值和标准差、最小值和最大值、两样本比较的 t 值和 P 值；用方差分析进行主要指标有效性分析时，应考虑治疗、中心和分析指标基线值的影响，进行协方差分析；对于交叉设计资料的分析，应包括治疗顺序资料、治疗顺序中的患者数、每个阶段开始时的基线值、洗脱期及洗脱期长度、每个阶段中的脱落情况，以及用于分析治疗、阶段、治疗与阶段的交互作用方差分析表。

1.5.5.5　各组病例安全性评价，主要以统计描述为主，包括用药/暴露情况（用药持续时间、剂量、药物浓度）、AE 发生率及 AE 的具体描述；实验室检测结果在试验前后的变化情况；发生异常改变及其与试验用药品的关系。

1.5.5.6　多中心研究时，内容应包括各中心受试者的入选情况，试验方案的偏离、人口学等基线数据的描述性分析，主要疗效指标和次要疗效指标的统计描述，发生的 AE 的情况及处理和描述性分析。

以上结果应尽可能采用统计表、统计图表示。统计分析结论应用精确的统计学术语予以阐述。所有统计计算程序应以文件形式保存以便核查。

1.5.6　多中心临床试验中各中心的小结

多中心研究的各中心应提供小结表。各中心小结表一般由该中心的主要研究者填写，须有该单位的盖章及填写人的签名。内容应包括该中心受试者的入选情况、试验过程管理情况、发生的严重和重要不良事件的情况及处理等，各中心主要研究者对所参加的临床试验的真实性的承诺等。

1.6　参考文献

以温哥华格式（Vancouver style）列出研究报告的有关参考文献，其主要文献的复印件列于附件中。

2　I 期临床试验

2.1　耐受性试验的报告格式

2.1.1　首篇

2.1.2　引言

2.1.3　试验目的

2.1.4　试验管理

2.1.5　试验总体设计及方案的描述

2.1.6 对试验设计的考虑

2.1.7 受试者选择（入选标准、年龄、性别、民族、体重、体格检查、排除标准、例数）

2.1.8 受试药物（名称、剂型、来源、批号、规格、有效期、保存条件）

2.1.9 给药途径（包括给药途径的确定依据）

2.1.10 剂量设置（初试剂量、最大试验剂量、剂量分组）及确定依据

2.1.11 试验过程/试验步骤

2.1.12 观察指标（症状与体征、实验室检查、特殊检查）观察表

2.1.13 数据质量保证

2.1.14 统计处理方案

2.1.15 试验进行中的修改

2.1.16 试验结果及分析（受试者一般状况及分析、各剂量组间可比性分析、各项观察指标的结果、数据处理与分析、发生的 AE 的观察及分析）

2.1.17 结论

2.1.18 有关试验中特别情况的说明

2.1.19 主要参考文献目录

2.1.20 附件（1、2、3、4、5、7、9、11、12、14）

2.2　临床药代动力学试验的报告格式

2.2.1 首篇

2.2.2 引言

2.2.3 试验目的

2.2.4 试验管理

2.2.5 试验总体设计及方案的描述

2.2.6 对试验设计的考虑

2.2.7 受试者选择（入选标准、年龄、性别、民族、体重、体格检查、实验室检查、排除标准、例数）

2.2.8 受试药物（名称、剂型、来源、批号、规格、有效期、保存条件）

2.2.9 给药途径及确定依据

2.2.10 剂量设置及确定依据

2.2.11 生物样本采集（样本名称、采集时间、处置方法）及试验过程

2.2.12 生物样本的药物测定：分析方法的详细描述和选择依据（仪器设备、分析条件、所用对照品如被测药物、代谢物、内标物的纯度）及确证（最低定量限、特异性、精密度、准确度、提取回收率、标准曲线等）；样本稳定性考察及测定方法的质量控制数据质量保证。

2.2.13 统计处理方案

2.2.14 试验进行中的修改

2.2.15 研究结果数据（20%受试者的样品色谱图及随行质控样品色谱图、各种生物样本实测数据、数据处理、统计方法及结果、药代动力学参数、药-时曲线）

2.2.16 发生的 AE 的观察及分析（包括实验室检查结果）

2.2.17 结果分析与评价（应包括不良反应观察）

2.2.18 结论

2.2.19 有关试验中特别情况的说明

2.2.20 主要参考文献

2.2.21 附件（1、2、3、4、5、7、9、10、11、12、14）

3 Ⅱ/Ⅲ期临床试验的报告格式

3.1 首篇

3.2 引言

3.3 试验目的

3.4 试验管理

3.5 试验设计及试验过程：试验总体设计及方案的描述；对试验设计及对照组选择的考虑；适应证范围及确定依据；受试者选择（诊断标准及确定依据、入选标准、排除标准、剔除标准、样本量及确定依据）；分组方法；试验药物（包括受试药、对照药的名称、剂型、来源、批号、规格、有效期、保存条件）；给药方案及确定依据（包括剂量及其确定依据、给药途径、方式和给药时间安排等）；试验步骤（包括访视计划）；观察指标与观察时间（包括主要和次要疗效指标、安全性指标）；疗效评定标准；数据质量保证；统计处理方案；试验进行中的修改和期中分析。

3.6 试验结果：受试者分配、脱落及剔除情况描述；试验方案的偏离；受试者人口学、基线情况及可比性分析；依从性分析；合并用药结果及分析；疗效分析（主要疗效和次要结果及分析、疗效评定）和疗效小结；安全性分析（用药程度分析、全部 AE 的描述和分析、严重和重要不良事件的描述和分析、与安全性有关的实验室检查、生命体征和体格检查结果分析）和安全性小结。

3.7 试验的讨论和结论

3.8 有关试验中特别情况的说明

3.9 临床参加单位的各中心的小结

3.10 主要参考文献目录

3.11 附件（1、2、3、4、5、6、7、8、9、11、12、13、14）

4 生物利用度/生物等效性试验的报告格式

4.1 首篇

4.2 引言

4.3 试验目的

4.4 试验管理

4.5 试验总体设计及方案的描述

4.6 对试验设计及参比药选择的考虑

4.7 受试者选择（入选标准、年龄、性别、体重、体格检查、实验室检查、排除标准、例数）

4.8 试验药物（包括受试药和参比药的名称、剂型、来源、批号、规格、有效期、保存条件）

4.9 给药途径及确定依据

4.10 剂量及确定依据

4.11 生物样本采集（样本名称、采集时间、处置方法）及试验过程

4.12 生物样本的药物测定：测定方法（仪器、试剂）及确证（最低定量限、特异性、精

密度、准确度、回收率、标准曲线等）；样本稳定性考察；测定方法的质量控制。

4.13 数据质量保证

4.14 试验进行中的修改和分析

4.15 研究结果数据：20%受试者的样品色谱图及随行质控样品色谱图、血药浓度－时间曲线（个体与平均）；实测数据、数据处理、统计方法和结果；药代动力学参数。

4.16 生物等效性评价

4.17 发生的 AE 的观察及分析（包括实验室检查结果）

4.18 有关试验中特别情况的说明

4.19 主要参考文献

4.20 附件（1、2、3、4、5、6、7、8、9、10、11、12、14）

（三）附件

1. 伦理委员会批准件。

2. 向受试者介绍的研究信息及受试者的知情同意书样本。

3. 临床研究单位情况及资格，主要研究人员的姓名、单位、资格、在研究中的职责及其简历。

4. 临床试验研究方案、方案的修改内容及伦理委员会对修改内容的批准件。

5. 病例报告表（CRF）样本。

6. 总随机表。

7. 试验用药物检验报告书及试制记录（包括安慰剂）。

8. 阳性对照药、受试药（如为已上市药品）的说明书。

9. 试验药物包括多个批号时，需要每个受试者使用的药物批号登记表。

10. 20%受试者样品测试的色谱图复印件，包括相应分析批的标准曲线和 QC 样品的色谱图复印件、受试者个体的药－时曲线。

11. 严重不良事件及主要研究者认为需要报告的重要不良事件的病例报告。

12. 统计分析报告。

13. 多中心临床试验的各中心小结表。

14. 临床研究主要参考文献的复印件。

（四）样表

1. 研究报告封面标题样本（略）

2. 研究报告摘要样表（略）

3. 多中心临床试验的各中心小结样表（略）

三、名词解释

1. 意向性治疗原则（intention to treat principle，ITT） 以想要治疗患者（即计划好的治疗进程）为基础进行评价的处理策略，而不是基于实际给予的治疗。这一原则认为，治疗方案的效果最好是基于治疗患者的意向而不是实际给予患者的处理来判断。其结果是随机到每一个处理组的患者即应作为该组的成员被随访、评价和分析，无论他们是否依从计划的处理过程。

2. 全分析集（full analysis set，FS） 尽可能按意向性治疗原则的理想的病例集，由所有随机化的受试者中排除了最少和不合理的病例而得到。

3. 符合方案集（per protocol set，PS）　又称有效病例、有效样本、可评价病例样本。由充分依从于试验方案以保证这些数据会按所基于的科学模型而表现治疗效果的病例子集所产生的数据集。依从性包括以下一些考虑，如接受治疗、主要指标可以测定，以及没有对试验方案有大的违反等。

4. 安全性分析集（safety analysis set，SAS）　安全性与耐受性评价时，用于汇总的受试者集称为安全性数据集。安全性数据集应包括所有随机化后至少接受一次治疗的受试者。

5. 替代指标（surrogate variable）　是指在直接测定临床效果不可能或不实际时，用于间接反映临床效果的观察指标。

6. 重要不良事件（significant adverse event）　指的是除严重不良事件外，发生的任何导致采用针对性医疗措施（如停药、降低剂量和对症治疗）的 AE 和血液学或其他实验室检查明显异常。

7. 严重不良事件（severe adverse event）　指在任何剂量时发生的不可预见的以下临床事件：死亡；危及生命；需要住院治疗或延长目前的住院治疗时间；导致持续的或显著的功能丧失，或导致先天性畸形或出生缺陷。

四、参考文献

1. FDA："Guideline for the Format and Content of the Clinical and Statistical Sections of an Application"（1988 年 7 月）

2. ICH-E3："Structure and Content of Clinical Study Reports"（1995 年）

3. 欧盟 EMEA："Day 70 Critical Assessment Report"（2002 年 3 月）

4. CFDA：形式审查要点（2003 年）

五、著者

《化学药物临床试验报告的结构与内容技术指导原则》课题研究组。

附录 7　临床试验总结报告的参考格式

临床试验总结报告

定义：临床试验总结报告是反映药物临床研究设计、实施过程，并对试验结果作出分析、评价的总结性文件，是正确评价药物是否具有临床实用价值（有效性和安全性）的重要依据，是药品注册所需的重要技术资料。

基本准则：①真实、完整地描述事实；②科学、准确地分析数据；③客观、全面地评价结局。

结构与内容：

药品名称：

资料项目编号：208-8

<h2 align="center">＊＊＊Ⅱ期临床试验研究报告</h2>

——以＊＊＊为对照药评价＊＊＊治疗＊＊＊安全性有效性的分层区组随机、双盲双模拟、平行对照、多中心临床研究

研究机构名称：_____（负责单位）（盖章）

_____（参加单位）（盖章）

研究机构地址及电话：_____省___市_____

主要研究者：＊＊＊主任医师（签名）：_____

试验起止日期：_____年___月~_____年___月

原始资料保存地点：_____医院

联系人姓名：_____

联系人电话：_____

申报单位：_____（盖章）

报告签名

报告题目：＊＊＊Ⅱ期临床试验研究报告

——以＊＊＊为对照药评价＊＊＊治疗＊＊＊安全性有效性的分层区组随机、双盲双模拟、平行对照、多中心临床研究

主要研究者声明及签名：

我已详细阅读了该报告，该报告客观、准确地描述了试验过程和结果。

_____医院

_____医师（签名）

_____年___月___日

研究负责人签名

_____医院

_____医师（签名）

_____年___月___日

统计分析负责人签名

_____医院

_____医师（签名）

_____年___月___日

申办者声明及签名

我们对该临床试验的全过程进行了监察，试验按临床试方案进行，我们已详细阅读了该报

告，该报告客观、准确地描述了试验过程和结果。

_____公司

负责人：＊＊＊（签名）：_____ 年___ 月___ 日

监察员：＊＊＊（签名）：_____ 年___ 月___ 日

执笔者签名：

_____医院

＊＊＊医师（签名）：_____ 年___ 月___ 日

报告目录

缩略语

缩写	中文全称	英文全称
ALT	丙氨酸氨基转换酶	alanine transaminase
RBC	红细胞	red blood cell
WBC	白细胞	white blood cell
N	中性粒细胞	neutrophilic granulocyte
L	淋巴细胞	lymphocyte
PLT	血小板	blood platelet
Hb	血红蛋白	hemoglobin
BUN	尿素氮	blood urea nitrogen
Cr	肌酐	creatinine

伦理学声明

1. 确认试验实施符合赫尔辛基宣言及伦理学原则。

2. 伦理委员会批准临床试验方案情况说明（附件中提供伦理委员会成员表）。

3. 描述如何及何时获得受试者知情同意书（附件中提供知情同意书样稿）。

报告摘要

试验题目

临床批件文号

临床试验单位及主要研究者

试验的起止日期

试验目的

主要目的

次要目的

观察指标

主要指标

次要指标

试验设计

试验人群

给药方案

疗程

有效性评价标准

安全性评价标准

统计分析方法

受试者入组情况

各组有效性分析结果

各组安全性分析结果

结论

报告正文

1　试验目的

2　试验方法

2.1　试验设计

2.2　受试对象选择

2.3　治疗方案

2.4　疗效观察指标与评价标准

2.5　安全性观察指标与评价标准

2.6　质量控制与保证

2.7　数据管理

2.8　统计分析

3　试验结果

3.1　受试者入组情况

3.1.1　实际入组

3.1.2　剔除

3.1.3　脱落

3.1.4　FAS 集

3.1.5 PP 集

3.1.6 SAFE 集

3.2　组间可比性分析

3.2.1 年龄、性别和种族等人口学指标

3.2.2 病程

3.2.3 病情

3.2.4 临床特征症状

3.2.5 实验室检查

3.2.6 合并疾病

3.2.7 既往病史

3.2.8 其他的试验影响因素（如体重、抗体水平等）

3.2.9 相关指标（如吸烟、饮酒、特殊饮食和月经状况）

3.2.10 依从性分析

3.2.11 合并用药、伴随治疗情况分析

3.3　疗效分析

3.3.1 组间疾病疗效比较

3.3.2 组间证候疗效比较

3.3.3 组间症状体征疗效比较

3.3.4 组间证候积分比较

3.3.5 组间指标疗效比较

3.3.6 分层疗效分析

3.3.7 不同年龄间疗效比较

3.3.8 不同病程间疗效比较

3.3.9 不同病情间疗效比较

3.3.10 不同中心间疗效比较

3.4　安全性分析

3.4.1 用药程度

　　　　用药时间：平均数或中位数

　　　　　　　　　某特定时程有多少受试者数

　　　　用药剂量：平均数或中位数

　　　　　　　　　每日平均剂量下有多少受试者数

3.4.2 不良事件分析

　　　　不良事件列表

　　　　不良事件发生率

　　　　严重不良事件列表

3.4.3 与安全有关的实验室指标分析

　　　　治疗前后变化情况

　　　　正常／正常　　正常／异常　　异常／正常　　异常／异常

正常/异常情况列表

异常/异常情况列表

4　讨论

5　结论

6　参考文献

7　附件

附件 1　CFDA 临床研究批件

附件 2　CRF（样张）

附件 3　药品随机编码表（双盲试验应提供编盲记录）

附件 4　伦理委员会成员表

附件 5　试验单位情况、主要研究人员的简历及职责

附件 6　阳性对照药的说明书、质量标准

附件 7　盲态核查报告及揭盲和紧急破盲记录

附件 8　统计计划书和统计分析报告

附件 9　临床监察员的最终监察报告、稽查员的稽查报告

附件 10　试验药物包括多个批号时，需要每个受试者使用的药物批号登记表

附件 11　严重不良事件报告书

附件 12　药品发放登记表

附件 13　主要参考文献的复印件

附件 14　临床试验流程图

附录 8　不同类型研究的医学报告规范

名称：CONSORT 两组平行的随机对照试验

文章名称：CONSORT 2010 Statement：Updated Guidelines for Reporting Parallel Group Randomized Trails. CONSORT 2010 说明与详述：报告平行对照随机临床试验指南的更新

官方网站：http：//www. consort-statement. org/consort-statement

发表期刊：Ann Intern Med. 2001；152（11）：726-732. 中西医结合学报，2010，8（8）：701-741.

名称：CONSORT for Cluster Trials 群体随机临床试验

文章名称：CONSORT Statement：Extension to Cluster Randomized Trials. 如何撰写高质量的流行病学研究论文：第五讲，群体随机对照临床试验的报告规范——CONSORT 扩展声明

官方网站：http：//www. consort-statement. org/extensions/designs/cluster-trials

发表期刊：BMJ. 2004；328：702-708. 中华流行病学杂志，2007，28（2）：198-202.

名称：CONSORT for Non-inferiority and Equivalence Trials 非劣效性和等效性随机对照试验

文章名称：Reporting of Noninferiority and Equivalence Trials：an Extension of the CONSORT

Statement. 朱成斌，詹思延. 如何撰写高质量的流行病学研究论文：第八讲，非劣效性和等效性随机对照试验的报告规范——CONSORT 声明的扩展

官方网站：http：// www. consort-statement. org/extensions/designs/non-inferiority-and-equivalence-trials

发表期刊：JAMA. 2006；295：1152-1160. 中华流行病学杂志，2007，28（8）：821-825.

名称：**CONSORT for Pragmatic Trials 实效性临床试验**

文章名称：Improving the Reporting of Pragmatic Trials：an Extension of the CONSORT Statement. 提高实效性临床试验报告的质量——CONSORT 声明的扩展

官方网站：http：// www. consort-statement. org/extensions/designs/pragmatic-trials

发表期刊：BMJ. 2008；337：a2390. 中西医结合学报，2009，7（4）：392-397.

名称：**CONSORT for Herbal Medicinal Interventions 草药干预的临床试验**

文章名称：Reporting Randomized，Controlled Trials of Herbal Interventions：an Elaborated CONSORT Statement. 中医药临床随机对照试验报告规范（征求意见稿）

官方网站：http：// www. consort-statement. org/extensions/interventions/herbal-medicinal-interventions

发表期刊：Ann Intern Med. 2006；144：364-267. 中国循证医学杂志，2007，7（8）：601-605.

名称：**CONSORT for Non-pharmacologic treatments 非药物干预的临床试验**

文章名称：Methods And Processes of The Consort Group：Example of an Extension for Trials Assessing Nonpharmacologic Treatments. 报告非药物随机对照临床试验的 CONSORT 扩展声明：说明与详述（一）

官方网站：http：// www. consort-statement. org/extensions/interventions/non-pharmacologic-treatment-interventions

发表期刊：Ann Intern Med. 2008；148（4）：W60-66. 中西医结合学报，2009，7（5）：491-494.

名称：**CONSORT for Acupuncture 针刺干预的临床试验**

文章名称：Revised Standards for Reporting Interventions in Clinical Trials of Acupuncture（STRICTA）. 针刺临床试验干预措施报告标准修订版：CONSORT 声明的扩展

官方网站：http：// www. consort-statement. org/extensions/interventions/acupuncture-interventions

发表期刊：J Evid-based Med. 2010；3（3）：140-155. 中国循证医学杂志，2010，10（10）：1228-1239.

名称：**CONSORT for Harms 临床试验中的不良反应**

文章名称：Better Reporting of Harms in Randomized Trials：an Extension of the CONSORT Statement. 更好地报告随机试验中的危害：CONSORT 声明扩展版

官方网站：http：// www. consort-statement. org/extensions/data/harms

发表期刊：Ann Intern Med. 2004；141：781-788. 中国循证医学杂志，2006，6（9）：682-688.

名称：**CONSORT for Abstract 随机对照试验的期刊或会议摘要写作要求**

文章名称：CONSORT for Reporting Randomized Controlled Trails in Journal and Conference Abstracts：Explanation and Elaboration. 期刊与学术会议论文摘要中报告随机对照试验的 CONSORT 声明：说明与详述

官方网站：http：∥www. consort-statement. org/extensions/data/abstracts

发表期刊：PLoS Med. 2008；5（1）：e20. 中西医结合学报，2008，6（3）：221-232.

名称：PRISMA 随机对照临床试验及其他评估性研究的荟萃分析

文章名称：Preferred Reporting Items for Systematic Reviews and Meta-Analyses：the PRISMA Statement. 系统综述和荟萃分析优先报告的条目：PRISMA 声明

官方网站：http：∥www. prisma-statement. org

发表期刊：PLoS Med. 2009；6（6）：1000097. 中西医结合学报，2009，7（9）：888-895.

名称：MOOSE 流行病学中的观察性研究的荟萃分析

文章名称：Meta-Analysis of Observational Studies in Epidemiology：a Proposal for Reporting. Meta-Analysis of Observational Studies in Epidemiology（MOOSE）Group. 如何撰写高质量的流行病学研究论文：第二讲，遗传关联性研究及其 Meta 分析的报告规范

官方网站：http：∥www. consortstatement. org/mod_ product/uploads/MOOSE%20Statement%202000. pdf

发表期刊：JAMA. 2000；283（15）：2008-2012. 中华流行病学杂志，2006，27（8）：728-730.

名称：STARD 诊断准确性研究

文章名称：Towards Complete and Accurate Reporting of Studies of Diagnostic Accuracy：the STARD Initiative. 如何撰写高质量的流行病学研究论文：第三讲，诊断试验准确性研究的报告规范——STARD 介绍

官方网站：http：∥www. stard-statement. org

发表期刊：Ann Intern Med. 2003；138：40-44. 中华流行病学杂志，2006，27（10）：908-912.

名称：STROBE 流行病学中观察性研究

文章名称：the Strengthening the Reporting of Observational Studies in Epidemiology（STROBE）Statement：Guidelines for Reporting Observational Studies. 如何撰写高质量的流行病学研究论文：第一讲，观察性流行病学研究报告规范——STROBE 介绍

官方网站：http：∥www. strobe-statement. org

发表期刊：J Clin Epidemiol. 2008；61（4）：344-349. 中华流行病学杂志，2006，27（6）：547-549.

报告规范名称：STREGA 遗传关联性研究

文章名称：Strengthening the Reporting of Genetic Association Studies（STREGA）：an Extension of the STROBE Statement. 如何撰写高质量的流行病学研究论文：第二讲，遗传关联性研究及其 Meta 分析的报告规范

官方网站：http：∥www. medicine. uottawa. ca/public-health-genomics/web/assets/documents/STREGA_Final_Report_31Jan2008. pdf

发表期刊：Eur J Clin Invest. 2009；39（4）：247-266. 中华流行病学杂志，2006，27（8）：728-730.

名称：TREND 非随机对照试验

文章名称：Improving the Reporting Quality of Nonrandomized Evaluations of Behavioral and Public Health Interventions：the TREND Statement. 如何撰写高质量的流行病学研究论文：第六讲，非随机对照试验研究

官方网站：http：∥www. trend-statement. org/asp

发表期刊：Am J Public Health. 2004；94（3）：361-366. 中华流行病学杂志，2007，28（4）：408-410.

名称：CONSORT for TCM 中医药临床随机对照试验

文章名称：中医药临床随机对照试验报告规范（征求意见稿）

官方网站：http：∥www. consort-statement. org

发表期刊：中国循证医学杂志，2007，7（8）：601-605.

附录 9　统计分析计划书通用格式和内容

　　统计分析计划书是在临床试验方案和病例报告表确定之后，由统计学专业人员制定的具体的统计分析工作流程。包括统计分析集的选择、主要指标、次要指标、统计分析方法、疗效及安全性的评价方法等，并按预期的统计分析结果列出统计分析表备用。统计分析计划书在临床试验进行过程中可以修改、补充和完善。但是在第一次揭盲之前应以文件形式予以确认，此后不能再作变动。

　　统计分析计划书需根据具体的研究题目来制订，以下只是列出一个通用的格式和内容，仅供参考。

1　研究目的

2　研究设计

3　研究单位和负责人

4　统计单位、统计人员及完成时间

5　数据管理

5.1　数据录入与修改

5.2　数据审核与锁定

6　统计分析数据集

6.1　意向治疗（intent-to-treat，ITT）数据集

6.2　全分析集（full analysis set，FAS）

6.3　符合方案集（per protocol set，PPS）

6.4　安全集（safety set，SS）

7　统计分析方法

7.1　分析软件

附录 10　统计学报告准则简介

1988 年，"国际医学期刊编辑委员会（International Committee of Medical Journal Editors，IC-MJE）"制定了医学研究报告中统计学描述与书写准则，其目的是帮助作者对编辑和评论者的质疑做出反应，提高统计学应用质量，规范科研和科研报告程序，同时有助于读者更好地理解和判断所阅读的科研报告是否可信。

一、国际医学期刊编辑委员会的统计学报告准则的基本内容

1. 应阐明所用统计学方法，使读者能够通过原始资料核实报告结果。若可能，给出测量误差或不确定性（诸如可信区间）的适当指标，避免单独地依赖统计学假设检验，否则，有时可能表达不出重要的数量信息。

2. 适宜地选择实验对象，给出其随机化的细节。

3. 对任何盲法的观察，应描述其试验方法及成功之处。

4. 报告试验观察例数及观察中的脱落（如临床试验中的脱落）情况。

5. 研究设计和统计学方法所引用的参考文献应是标准的出版物（给出所在的页数），如有可能，最好引用报道该设计和方法的原始论文。

6. 指明所用的任何通用计算机程序。

7. 图表仅限于用以说明文章的论据并提供支持，不要使图与表的资料重复。

8. 阐述专业意义时，避免使用专业术语，如"随机化（指随机化的设计）""正常""显著""相关""样本"。

二、统计学报告准则确定的基本原则

基本原则是：科学和技术著作应能使普通的、具有一般素养的读者（而不是研究特殊课题的专家）在初次阅读时就能够看懂。部分准则解释如下：

1. 描述所使用的具体的统计学方法，使有素养的读者能够通过原始资料核实报告的结果研究者应该报告他们所用的是哪一种统计学方法，并讲明为什么使用该方法。应将研究设计中的不足和优势尽可能详细地告诉读者，从而使其对资料的可靠性有正确的理解，同样也应告诉读者对研究和解释所冒的风险。

当统计学目标确定后，研究者应决定哪一种统计学指标和方法是合适的。研究者通常可能选择平均数或中位数，非参数检验或标准近似值，用修正、配对、分层来处理混杂因子，但究竟选择哪一种统计学方法一般需要对问题和资料进行两方面的评价。任何统计学方法被确定后，试用多种方法并仅报告有利于研究者的结果是不合适和不道德的。结果大致相同的方法不必分别介绍，但研究者应陈述他们确实已试用了哪些方法并做了进一步的探讨。当然，不相符的结果同样也应报告。研究者有时可能发现这些不相符的结果起因于一些重要的但又意想不到的方面。

通常应详细说明正文和图表中的单位。若读者对该单位是清楚的，当其多次出现时，就没有必要再次注明，仔细选择测量单位常有助于生物学假设和统计学分析的阐明和统一。

2. 尽可能使研究结果定量化，并用合适的统计学指标对其进行描述研究者应选择一种统计学方法来报告其研究结果。该方法是对实际的结果提供情报的最有效方法，如均数、标准差和可信区间。报告精确的 P 值比"$P<0.05$"或"P 值无显著性"更有利于读者将自己选择的检验水准与已得出的 P 值相比较。在独立的样本中，报告均数、标准差以及样本量的信息易于进行显著性检验，从而获得 P 值。仅知 P 值无法得出其他任何一项，故仅报告 P 值会遗漏重要的信息。

进行统计学检验时，研究者应清楚地阐明无效假设和备择假设。统计学理论要求无效假设应在资料被检验以前甚至在对最初结果进行最简短的观察以前产生。另外，研究者还应详细说明为什么使用单侧检验或双侧检验。

3. 选择合适的研究对象应报告选择患者或其他研究单位的原因和方法，若有可能的选择理由，也应详细报告，同时，应准确地逐项阐明全部的潜在性适宜对象或研究的范围。例如，仅报告说对某种情况的自然病史已先后观察了 100 个患者是不够的。这些患者与其他人按年龄、性别以及其他因素相比如何？来自一个地区或全体居民中的患者有何特殊？患者来自"无选择性"的初诊者还是包括已安排治疗的患者？对最初身体状况相同的两组患者进行外科和内科治疗结果的比较如何？为什么预计的情况未能被证实？另外，在一些特殊情况下将产生许多其他问题。例如，假若研究者研究的患者来自其他或自己工作的医院，关于患者范围的有关问题同样需要回答，如为什么从某年某月某日开始？为什么仅包括从急诊室入院的患者？总之，作者应试图将自己想象为对该研究一无所知的读者。

研究者对每一种统计学的研究都应有一些决定样本的"范围"标准，许多还应有更详细的"适合"标准。样本不应包括下列几种情况：在某特殊的年龄组之外；预先进行过治疗；拒绝随机化或病情太重以致不能回答问题者。

研究报告中还应阐明研究范围和合格标准在何时、怎样进行设计的，范围和合格标准是否在研究开始之前就在研究方案中陈述？它们在研究过程中是否有所发展？某些合格标准是否是为了处理未预见的某些问题而在最后加入的？例如，一份书面研究设计可能要求研究"所有"患者，但若女性患者仅占5%，此时最好将这部分女性患者排除，以消除混杂因素的影响，确保样本的"纯度"。

4. 给出随机化的细节　随机化的报告需要注意两方面的因素。首先，应简略地告诉读者该随机化是怎样进行的（抛掷硬币决定、随机数字表或者其他方法）。其次，随机化可应用于随机抽样、随机分组、随机安排实验顺序等方面。例如，一个样本是从较大的总体中随机抽取，或对研究的患者随机分配到不同的组别进行治疗，或治疗的患者随机安排进行一种或多种试验。因此，仅仅说一项研究是"随机化的"是不够的，详细报告随机化的细节是保证不发生模棱两可的解释的前提条件。

假若随机化是"分区组的"（如通过安排每一个连续进入研究中的6位患者，3位指定用某种疗法，其他3位用另一种疗法），应报告分区组的原因和要素。分区组可能影响常规的统计学分析，作者应阐明在自己的分析中怎样利用分区组或为什么不分区组。

5. 对任何盲法的应用，应描述其实施方法及成功之处　"盲法"有时能在研究阶段从患者或研究组的成员中获得某些隐蔽资料，能起到减少偏性的作用。但由于有多种遮蔽的方法，研究报告应阐明什么措施对谁是隐蔽的。仅说该研究是"盲法"或"双盲"，而不加任何解释，则很少能满足需要。

6. 给出观察的例数　在医学研究中，不同的研究对象接受同一处理称为重复，重复的次数称为重复数，统计术语为样本量（sample size），统计符号是 n。

根据统计学原理，用样本信息推断相应总体的统计学特征，应保证从该总体中随机抽取的研究单位有足够多的数量，即样本量应足够大。如果仅仅从少数或极有限的研究对象获取关于疾病病因、临床过程、诊治效能的信息，并据此作出推导结论，显然是片面的、不完整的，有时甚至可能是错误的。理论上认为，当样本量趋近于总体的单位数量时，其样本统计量值将趋近于总体参数真值。实际上，我们无法也无需花费巨大的研究成本来获得总体参数的真值，但是，我们可以通过有一定数量的样本信息来推断相应总体参数的最可能的估计值，即用样本统计量作为总体参数的无偏估计值。然而，样本统计量的这种无偏性的统计学特征只有在样本量足够大的条件下才具有，当样本量较小时就变得极不稳定。所以，当样本量较小时，计算出的统计量并不具有统计学推断的价值。为确保研究样本获取的研究结论具有外推性，样本除了具有同质性、随机性和代表性之外，还应有足够的样本量。研究结论只有在随机分组和足够的样本量的基础上，才能使非处理因素均衡一致，才能增强样本对总体的代表性，才能尽量减少抽样误差、偏倚，并能控制或识别一些非处理因素的影响。

一般来说，在完全随机分组的前提下，样本量越大，各组之间非处理因素的均衡性越好。但当样本量太大时，又会给整个实验的质量控制工作带来更多的困难，同时也会造成浪费。

为此，应在实验设计时，确定出在保证实验结果具有一定可靠性的前提下所需的最少样本量，即样本量应减至满足统计分析需求的最低程度，统计学家称之为"精选小样本"原则。具体的实施方法是：在研究设计阶段，预先根据研究目的和统计学要求，按适宜的估计样本量的方法计算出适宜的样本量。因此，适宜的样本量具有先验的性质，那种先进行试验，然后根据现有的病例作出的统计分析结论只能是数字游戏。

7. 研究设计和统计学方法所引用的参考文献应是标准的出版物（给出所在的页数），如有可能，最好引用报道该设计和方法的原始论文　原始论文的方法学对研究者有很大的参考价值，但自从第一次报告该方法后，常较少解释该方法及其内含或计算结果及其意义的次要部分。标准出版物，如教科书或综述文章，常会给出清楚的说明、介绍该方法的前因后果，并给出有帮助的例子。符号应采用通用的标准。宁愿解释适应读者需要的该方法的一般用法，而不解释第一次报告的具体的和有时独特的用法。除了使用教科书、综述文章或其他标准出版物的一般性建议外，使用原始的说明最有利于交流，并且是唯一可行的。

8. 指明所用的任何通用计算机程序　应指明计算机程序及其操作方法，因为有时会发现这些程序有错误。读者也希望了解这些程序，以便于他们自己使用。相反，为特殊任务所编的程序不需要提供文件，因为读者已对在特定的或"保密的"程序中产生错误的可能性有所警惕，同时他们也不能在自己的工作中使用同样的程序。

9. 在方法部分应对所用的统计学方法进行综合描述，在结果部分总结数据时应详细说明分析资料所采用的统计学方法　应在何处描述统计学方法？通常放在论文的方法部分，但我们常常偏爱在使用的统计学方法第一次出现时即描述它。在一篇文章中，各处应用的方法可能略有不同，一般根据资料和分析的早期步骤决定哪些结果应详细地报告，或在探查临界或意外的研究结果中应使用哪些方法。详述统计学方法，使其接近于应用的观点，有时对在特殊的途径中为什么要选择特殊方法，会引发更多的想法和进一步的讨论。

附录 11　研究论文统计学项目自查清单

为提高医学论文统计学报告的质量，国内统计学专家特制成"随机对照临床试验论文统计学项目自查清单"（附表 7）和"观察性流行病学研究报告的自查清单"（附表 8）。该清单可供医学研究者在项目申报或投稿时自查。其中，A 代表摘要，I 代表引言，M 代表材料与方法，R 为结果（R3～R8 的例数可以流程图的方式给出），D 为讨论部分。

附表 7　随机对照临床试验论文统计学项目自查清单

编号	项目
A1	分组的具体方法，应说明如何"随机分组"
A2	实验的实施与评价是否实行盲法及谁对什么"盲"
A3	样本总量与分组样本量
A4	应说明分析的主要指标
A5	对主要指标使用的统计检验方法
A6	主要指标的集中趋势（如均数或比值）与离散趋势（如标准差或可信区间）

编号	项目
A7	主要指标比较的精确 P 值
A8	关于两组主要指标差异的临床结论
I1	研究类型的定性陈述（"探索"或"确证"）
I2	清楚陈述研究目的及研究假设（优效、非劣效或等效性检验）
M1	目标人群描述，如人口、地理、医院性质、是否转诊、诊断
M2	明确的诊断标准
M3	入选标准与排除标准
M4	确定样本量及确定理由
M5	确定有临床意义的最小差值或比值
M6	抽样的具体方法
M7	分组的具体方法
M8	是否盲法及谁"盲"
M9	试验和对照因素肓法效果的描述，如外观、剂量、用法、时程等
M10	实施者和实验过程可比性的说明，如术者经验、个体化干预
M11	研究的单位，如人、肿瘤、眼……
M12	效果评价的主要指标
M13	主要指标的测量方法与精确度
M14	负性反应或事件的测量范围与方法
M15	数据收集的方法与质量保证措施
M16	个体观察终点与整体研究终点的定义
M17	控制可能偏倚的努力，如混杂变量
M18	统计学方法使用的软件及版本
M19	对主要指标拟行比较的统计学方法
M20	对主要指标拟行单侧检验还是双侧检验，若单侧检验则说明其理由
M21	对主要指标进行检验的 α 水平
R1	研究或实验的起止时间
R2	随访的起止时间
R3	征集对象的例数
R4	符合研究标准数
R5	实际行分组数
R6	完成干预例数
R7	偏离计划数及偏离原因
R8	随访数、失访数
R9	效果分析采取的数据集及各组样本量
R10	负性反应或事件的分析集
R11	各组人口学及临床特征的基线水平的可比性与不同
R12	分析主要指标的各组例数与样本数（人、牙、眼……）
R13	干预前后主要指标的集中与离散趋势描述并明确标记
R14	主要指标干预前后差值或比值的均数与可信区间
R15	有无进行特殊数据处理（如异常值、数据转换等）
R16	主要指标统计检验的实际方法

续表

编号	项目
R17	主要指标检验的统计量值
R18	主要指标检验的精确 P 值，而不是大于或小于某界值
R19	对引言的假设作接受或拒绝的决定
R20	负性反应或时间的各族人数、次数、性质、程度及统计分析
R21	计划内多重比较的具体方法
R22	图示是否符合复制图原则（图形性质、坐标刻度、变异度显示等）
R23	"a±b" 中 b 有无明确标记
R24	比率中分母清楚吗
D1	与引言对应，说明本研究的性质
D2	对主要指标结果的临床结论或生物医学解释
D3	对设计中可能存在偏倚的说明
D4	比较利弊，得出总的临床性结论
D5	临床结论的适用性/外推性说明
D6	结合其他文献，加强或平衡本文结论

摘自：刘清海，方积乾 . 应重视医学临床试验论文统计学问题——统计学报告项目自查清单的研制 . 中华医学杂志，2007，87（34）：2446-2448.

附表 8　观察性流行病学研究报告的自查清单

项目	队列研究	病例对照研究	横断面研究
1. 题目和摘要	①在题目或摘要中有"队列研究"；②摘要应当是全文的一个内容丰富、结构化的摘要，包括了清单里的重要项目	在题目或摘要中有"病例对照研究"	在题目或摘要中有"横断面研究"
前言			
2. 背景/原理	对所报告的研究背景和原理进行解释		
3. 目标	阐明研究目标，包括任何预先确定的假设		
方法			
4. 研究设计	陈述研究设计中的重要内容，如果文章是来自正在进行研究的系列文章之一，应陈述原始研究的目的		
5. 研究现场	描述研究现场、数据收集的具体场所和时间范围		
6. 研究对象	①描述纳入和排除标准，以及研究对象的来源和选择方法；②描述随访的时间范围和方法	①分别给出病例和对照的纳入和排除标准，以及来源和选择方法；②给出精确的病例诊断标准和对照选择原理；③对匹配研究，应描述匹配标准和每个病例匹配的对照数	描述纳入和排除标准，以及研究对象的来源和选择方法
7. 研究变量	对所有感兴趣的研究变量列出明确定义，并区分结局、暴露、潜在预测因子、潜在的混杂因子或效应修正因子		
8. 测量偏倚	对每个研究变量，描述详细的测量方法，还应描述各组之间测量方法的可比性		
9. 测量偏倚	对可能的潜在偏倚进行描述		
10. 样本大小	描述决定样本大小的原理，包括统计学计算和实际考虑		
11. 统计学方法	①描述统计方法，包括控制混杂的方法；②描述对失访和缺失值的处理；③如果可能，应描述亚组分析和敏感性分析的方法	描述匹配和缺失值的处理	描述设计效应和缺失值的处理

续表

项目	队列研究	病例对照研究	横断面研究
12. 计量变量	①解释计量变量如何分析，如怎样选择分组；②如果可能，给出连续分析和分组分析的结果		
13. 资助	给出当前研究的资助来源和资助者（如果可能，给出原始研究的资助情况）		
结果			
14. 研究对象	*①报告研究的各个阶段研究对象的数量，如可能合格的数量、被检验是否合格的数量、证实合格的数量、纳入研究的数量、完成随访的数量和分析的数量；②描述各个阶段未能参与者的原因；③推荐使用流程图；④报告研究对象征集的时间范围；⑤匹配研究应给出每个病例对应对照数量的分布		
15. 描述性资料	*①描述研究对象的特征（如人口学、临床和社会特征）以及关于暴露和潜在混杂因子的信息；②指出每个研究变量数据的完整程度；③总结平均的和总的随访数量以及随访时间		
16. 结局资料	*报告发生结局事件的数量或综合指标	报告各个暴露类别的数量	报告结局事件的数量或综合指标
17. 主要结果	①陈述未调整的和按照混杂因子调整的关联强度、精确度（如95%CI），阐明按照哪些混杂因素进行调整以及选择这些因素而未选择其他因素的原因；②对计量变量分组进行的比较要报告每组观察值的范围或中位数；③对有意义的危险因素，可以把相对危险度转化成绝对危险度；④报告按照实际目标人群的混杂因子和效应修正因子的分布进行标化的结果		
18. 其他分析	报告进行的其他分析，如亚组分析和敏感性分析		
讨论			
19. 重要结果	概括与研究假设有关的重要结果		
20. 局限性	①结合潜在偏倚和不精确的来源，讨论研究的局限性以及分析、暴露和结局存在多样性时出现的问题，讨论所有可能偏倚的方向和大小；②关于研究局限性的讨论，不应取代定量的敏感性分析		
21. 可推广性	讨论研究结果的可推广性（外推有效性）		
22. 解释	结合当前证据和研究局限，谨慎给出一个总体的结果解释，并注意其他可替代的解释		

　　*在病例对照研究中分别给出病例和对照的信息，如果可能，在队列研究和横断面研究里给出暴露组和未暴露组的信息。

附录 12　百分率的 95% 可信区间

阳性数 x	样本含量，n											
	10	15	20	25	30	40	50	60	70	80	90	100
0	0~31	0~22	0~17	0~14	0~12	0~9	0~7	0~6	0~6	0~5	0~4	0~4
1	0~45	0~32	0~25	0~20	0~12	0~13	0~11	0~9	0~8	0~7	0~6	0~5
2	3~56	2~41	1~32	1~26	1~22	1~17	1~14	1~11	0~10	1~9	0~8	0~7
3	7~65	4~48	3~38	3~31	2~27	2~21	2~17	1~14	1~12	1~11	1~10	1~8
4	12~74	8~55	6~44	5~36	4~31	3~24	2~19	2~16	2~14	2~13	1~11	1~10
5	19~81	12~62	9~49	7~41	6~35	4~27	3~22	3~18	3~16	2~13	2~13	2~11
6		16~68	12~54	9~45	8~39	6~30	5~24	4~20	3~18	3~16	3~14	2~12
7		21~73	15~59	12~49	10~42	8~33	6~26	5~23	4~20	4~18	1~15	3~14
8		27~79	19~64	15~54	12~46	9~35	7~29	6~25	5~21	5~19	4~17	4~15
9			23~69	18~58	15~49	11~38	9~31	7~27	6~23	5~20	5~18	4~16
10			27~73	21~61	17~53	13~41	10~34	8~29	7~25	6~22	6~20	5~18

续表

阳性数 x	样本含量，n											
	10	15	20	25	30	40	50	60	70	80	90	100
11				24~65	20~56	15~44	11~36	10~30	8~26	7~23	6~21	6~19
12				28~69	23~59	17~47	13~38	11~32	9~28	8~25	7~22	6~20
13				31~72	26~63	19~49	15~41	12~34	10~30	9~26	8~23	7~21
14					28~66	21~52	16~43	13~36	11~31	10~27	9~25	8~22
15					31~69	23~54	18~45	15~38	13~33	11~29	10~26	9~23
16						25~57	20~47	16~40	14~34	12~30	11~27	10~24
17						27~59	21~49	18~41	15~36	13~32	12~28	10~25
18						29~62	23~51	19~43	16~37	14~33	12~30	11~27
19						32~64	25~53	20~45	17~39	15~34	13~31	12~28
20						34~66	26~55	22~47	18~41	16~36	14~32	13~29
21							28~57	23~49	20~42	17~37	15~33	13~30
22							30~59	25~50	21~43	18~39	16~35	14~31
23							32~61	26~52	22~45	19~40	17~36	15~32
24							34~63	28~53	23~46	20~41	18~37	16~33
25							36~65	29~55	25~48	21~43	19~38	17~34
26								31~57	26~49	23~44	20~39	18~35
27								32~58	27~51	24~45	21~40	19~37
28								34~60	29~52	25~46	22~42	20~38
29								35~62	30~54	26~48	23~43	20~39
30								37~63	31~55	27~49	24~44	21~40
31									33~57	28~50	25~45	22~41
32									34~58	29~51	26~46	23~42
33									35~59	31~53	27~47	24~43
34									36~61	32~54	28~48	25~44
35									38~62	33~55	29~50	26~45
36										34~56	30~51	27~46
37										35~58	31~52	28~47
38										36~59	32~53	29~48
39										37~60	33~54	29~49
40										39~61	34~55	30~50
41											35~56	31~51
42											36~57	32~52
43											37~59	33~53
44											38~60	34~54
45											39~61	35~55
46												36~56
47												37~57
48												38~58
49												39~59
50												40~60

附录 13　随机数字表

	1~10					11~20					21~30					31~40					41~50				
1	22	17	68	65	81	68	95	23	92	35	87	02	22	57	51	61	09	43	95	06	58	24	82	03	47
2	19	36	27	59	46	13	79	93	37	55	39	77	32	77	09	85	52	05	30	62	47	83	51	62	74
3	16	77	23	02	77	09	61	87	25	21	28	06	24	25	93	16	71	13	59	78	23	05	47	47	25
4	78	43	76	71	61	20	44	90	32	64	97	67	63	99	61	46	38	03	93	22	69	81	21	99	21
5	03	28	28	26	08	73	37	32	04	05	69	30	16	09	05	88	69	58	28	99	35	07	44	75	47
6	93	22	53	64	39	07	10	63	76	35	87	03	04	79	88	08	13	13	85	51	55	34	57	72	69
7	78	76	58	54	74	92	38	70	96	92	52	06	79	79	45	82	63	18	27	44	69	66	92	19	09
8	23	68	35	26	00	99	53	93	61	28	52	70	05	48	34	56	65	05	61	86	90	92	10	70	80
9	15	39	25	70	99	93	86	52	77	65	15	33	59	05	28	22	87	26	07	47	86	96	98	29	06
10	58	71	96	30	24	18	46	23	34	27	85	13	99	24	44	49	18	09	79	49	74	16	32	23	02
11	57	35	27	33	72	24	53	63	94	09	41	10	76	47	91	44	04	95	49	66	39	60	04	59	81
12	48	50	86	54	48	22	06	34	72	52	82	21	15	65	20	33	29	94	71	11	15	91	29	12	03
13	61	96	48	95	03	07	16	39	33	66	98	56	10	56	79	77	21	30	27	12	90	49	22	23	62
14	36	93	89	41	26	29	70	83	63	51	99	74	20	52	36	87	09	41	15	09	98	60	16	03	03
15	18	87	00	42	31	57	90	12	02	07	23	47	37	17	31	54	08	01	88	63	39	41	88	92	10
16	88	56	53	27	59	33	35	72	67	47	77	34	55	45	70	08	18	27	38	90	16	95	86	70	75
17	09	72	95	84	29	49	41	31	06	70	42	38	06	45	18	64	84	73	31	65	52	53	37	97	15
18	12	96	88	17	31	65	19	69	02	83	60	75	86	90	68	24	64	19	35	51	56	61	87	39	12
19	85	94	57	24	16	92	09	84	38	76	22	00	27	69	85	29	81	94	78	70	21	94	47	90	12
20	38	64	43	59	98	98	77	87	68	07	91	51	67	62	44	40	98	05	93	78	23	32	65	41	18
21	53	44	09	42	72	00	41	86	79	79	68	47	22	00	20	35	55	31	51	51	00	83	63	22	55
22	40	76	66	26	84	57	99	99	90	37	36	63	32	08	58	37	40	13	68	97	87	64	81	07	83
23	02	17	79	18	05	12	59	52	57	02	22	07	90	47	03	28	14	11	39	79	20	69	22	40	98
24	95	17	82	06	53	31	51	10	96	46	92	06	88	07	77	56	11	50	81	69	40	23	72	51	39
25	35	76	22	42	92	96	11	83	44	80	34	68	35	48	77	33	42	40	90	60	73	96	53	97	86
26	26	29	13	56	41	85	47	04	66	08	34	72	57	59	13	82	43	80	46	15	38	26	61	70	04
27	77	80	20	75	82	72	82	32	99	90	63	95	73	76	63	89	73	44	99	05	48	67	26	43	18
28	46	40	66	44	52	91	36	74	43	53	30	82	13	54	00	78	45	63	98	35	55	03	36	67	68
29	37	56	08	18	09	77	53	84	46	47	31	91	18	95	58	24	16	74	11	53	44	10	13	85	57
30	61	65	61	68	66	37	27	47	39	19	84	83	70	07	48	53	21	40	06	71	95	06	79	88	54
31	93	43	69	64	07	34	18	04	52	35	56	27	09	24	86	61	85	53	83	45	19	90	70	99	00
32	21	96	60	12	99	11	20	99	45	18	48	13	93	55	34	18	37	79	49	90	65	97	38	20	46
33	95	20	47	97	97	27	37	83	28	71	00	06	41	41	74	45	89	09	39	84	51	67	11	52	49
34	97	86	21	78	73	10	65	81	92	59	58	76	17	14	97	04	76	62	16	17	17	95	70	45	80
35	69	92	06	34	13	59	71	74	17	32	27	55	10	24	19	23	71	82	13	74	63	52	52	01	41

续表

	1~10					11~20					21~30					31~40					41~50				
36	04	31	17	21	56	33	73	99	19	87	26	72	39	27	67	53	77	57	68	93	60	61	97	22	61
37	61	06	98	03	91	87	14	77	43	96	43	00	65	98	50	45	60	33	01	07	98	99	46	50	47
38	85	93	85	86	88	72	87	08	62	40	16	06	10	89	20	23	21	34	74	97	76	38	03	29	63
39	21	74	32	47	45	73	96	07	94	52	09	65	90	77	47	25	76	16	19	33	53	05	70	53	30
40	15	69	53	82	80	79	96	23	53	10	65	39	07	16	29	45	33	02	43	70	02	87	40	41	45
41	02	89	08	04	49	20	21	14	68	86	87	63	93	95	17	11	29	01	95	80	35	14	97	35	33
42	87	18	15	89	79	85	43	01	72	73	08	61	74	51	69	89	74	39	82	15	94	51	33	41	67
43	98	83	71	94	22	59	97	50	99	52	08	52	85	08	40	87	80	61	65	31	91	51	80	32	44
44	10	08	58	21	66	72	68	49	29	31	89	85	84	46	06	59	73	19	85	23	65	09	29	75	63
45	47	90	56	10	08	88	02	84	27	83	42	29	72	23	19	66	56	45	65	79	20	71	53	20	25
46	22	85	61	68	90	49	64	92	85	44	16	40	12	89	88	50	14	49	81	06	01	82	77	45	12
47	67	80	43	79	33	12	83	11	41	16	25	58	19	68	70	77	02	54	00	52	53	43	37	15	26
48	27	62	50	96	72	79	44	61	40	15	14	53	40	65	39	27	31	58	50	28	11	39	03	34	25
49	33	78	80	87	15	38	30	06	38	21	14	47	47	07	26	54	96	87	53	32	40	36	40	96	76
50	13	13	92	66	99	47	24	49	57	74	32	25	43	62	17	10	97	11	69	84	99	63	22	32	98

附录 14　随机排列表（$n=20$）

编号	1	2	3	4	5	6	7	8	9	10	11	12	13	14	15	16	17	18	19	20	r_k
1	8	6	19	13	5	18	12	1	4	3	9	2	17	14	11	7	16	15	10	0	-0.0632
2	8	19	7	6	11	14	2	13	5	17	9	12	0	16	15	1	4	10	18	3	-0.0632
3	18	1	10	13	17	2	0	3	8	15	7	4	19	12	5	14	9	11	6	16	0.1053
4	6	19	1	5	18	12	4	0	13	10	16	17	7	14	11	15	8	3	9	2	-0.0842
5	1	2	7	4	18	0	15	13	5	12	19	10	9	14	16	8	6	11	3	17	0.2000
6	11	19	2	15	14	10	8	12	1	17	4	3	0	9	16	6	13	7	18	5	-0.1053
7	14	3	16	7	9	2	15	12	11	4	13	19	8	1	18	6	0	5	17	10	-0.0526
8	3	2	16	6	1	13	17	19	8	14	0	15	9	18	11	5	4	10	7	12	0.0526
9	16	9	10	3	15	0	11	2	1	5	18	8	19	13	6	12	17	4	7	14	0.0947
10	4	11	18	6	0	8	12	16	17	3	2	9	5	7	19	10	15	13	14	1	0.0947
11	5	15	18	13	7	3	10	14	16	1	8	2	17	6	9	4	0	12	19	11	-0.0526
12	0	18	10	15	11	12	3	13	14	1	17	2	6	9	16	4	7	8	19	5	-0.0105
13	10	9	14	18	12	17	15	3	5	2	11	19	8	0	1	4	7	13	6	16	-0.1579
14	11	9	13	0	14	12	18	7	2	10	4	17	19	6	5	3	8	15	1	16	-0.0526
15	17	1	0	16	9	12	2	4	5	18	14	15	7	19	6	8	11	3	10	13	0.1053
16	17	1	5	2	8	12	15	13	19	14	7	16	2	3	9	10	4	11	0	18	0.0105
17	5	16	15	7	18	10	12	9	11	6	13	17	14	1	0	4	3	2	19	8	-0.2000
18	16	19	0	8	6	10	13	17	4	3	15	18	11	1	12	9	5	7	2	14	-0.1368

续表

编号	1	2	3	4	5	6	7	8	9	10	11	12	13	14	15	16	17	18	19	20	r_k
19	13	9	17	12	15	4	3	1	16	2	10	18	8	6	7	19	14	11	0	5	-0.1263
20	11	12	8	16	3	19	14	17	9	7	4	1	10	0	18	15	6	5	13	2	-0.2105
21	19	12	13	8	4	15	16	7	0	11	1	5	14	18	3	6	10	9	2	17	-0.1368
22	2	18	8	14	6	11	1	9	15	0	17	10	4	7	13	3	12	5	16	19	0.1158
23	9	16	17	18	5	7	12	2	4	10	0	13	8	3	14	15	6	11	1	19	-0.0632
24	15	0	14	6	1	2	9	8	18	4	10	17	3	12	16	11	19	13	7	5	0.1789
25	14	0	9	18	19	16	10	4	5	1	6	2	12	3	11	13	7	8	17	15	0.0526

注：r_k为随机数列与1~20等级数列间的Kendall等级相关系数。

附录 15 t 分布界值表

ν	单侧：0.25 双侧：0.50	0.20 0.40	0.10 0.20	0.05 0.10	0.025 0.05	0.01 0.02	0.005 0.010	0.0025 0.0050	0.001 0.002	0.0005 0.0001
1	1.000	1.376	3.078	6.314	12.706	31.821	63.657	127.321	318.309	636.619
2	0.816	1.061	1.886	2.920	4.303	6.965	9.925	14.089	22.327	31.599
3	0.765	0.978	1.638	2.353	3.182	4.540	5.841	7.453	10.215	12.924
4	0.741	0.941	1.533	2.132	2.776	3.747	4.604	5.597	7.173	8.610
5	0.727	0.920	1.476	2.015	2.570	3.365	4.032	4.773	5.893	6.868
6	0.718	0.906	1.440	1.943	2.447	3.143	3.707	4.317	5.208	5.959
7	0.711	0.896	1.415	1.895	2.365	2.998	3.499	4.029	4.785	5.408
8	0.706	0.889	1.397	1.859	2.306	2.896	3.355	3.833	4.501	5.041
9	0.703	0.883	1.383	1.833	2.262	2.821	3.250	3.690	4.297	4.781
10	0.700	0.879	1.372	1.812	2.228	2.764	3.169	3.581	4.144	4.587
11	0.697	0.876	1.363	1.796	2.201	2.718	3.106	3.496	4.025	4.437
12	0.695	0.873	1.356	1.782	2.179	2.681	3.055	3.428	3.930	4.318
13	0.694	0.870	1.350	1.771	2.160	2.650	3.012	3.372	3.852	4.221
14	0.692	0.868	1.345	1.761	2.145	2.624	2.977	3.326	3.787	4.140
15	0.691	0.866	1.341	1.753	2.131	2.602	2.947	3.286	3.733	4.073
16	0.690	0.865	1.337	1.746	2.120	2.583	2.921	3.252	3.686	4.015
17	0.689	0.863	1.333	1.740	2.110	2.567	2.898	3.222	3.646	3.965
18	0.688	0.862	1.330	1.734	2.101	2.552	2.878	3.197	3.610	3.922
19	0.688	0.861	1.328	1.729	2.093	2.539	2.861	3.174	3.579	3.883
20	0.687	0.860	1.325	1.725	2.086	2.528	2.845	3.153	3.552	3.849
21	0.686	0.859	1.323	1.721	2.080	2.518	2.831	3.135	3.527	3.819
22	0.686	0.858	1.321	1.717	2.074	2.508	2.819	3.119	3.505	3.792
23	0.685	0.858	1.319	1.714	2.069	2.500	2.807	3.104	3.485	3.768
24	0.685	0.857	1.318	1.711	2.064	2.492	2.797	3.091	3.467	3.745

（表头）概率，P

续表

ν	单侧：0.25	0.20	0.10	0.05	0.025	0.01	0.005	0.0025	0.001	0.0005
	双侧：0.50	0.40	0.20	0.10	0.05	0.02	0.010	0.0050	0.002	0.0001
25	0.684	0.856	1.316	1.708	2.060	2.485	2.787	3.078	3.450	3.725
26	0.684	0.856	1.315	1.706	2.056	2.479	2.779	3.067	3.435	3.707
27	0.684	0.855	1.314	1.703	2.052	2.473	2.771	3.056	3.421	3.690
28	0.683	0.855	1.313	1.701	2.048	2.467	2.763	3.047	3.408	3.674
29	0.683	0.854	1.311	1.699	2.045	2.462	2.756	3.038	3.396	3.659
30	0.683	0.854	1.310	1.697	2.042	2.457	2.750	3.030	3.385	3.646
31	0.683	0.853	1.309	1.696	2.040	2.453	2.744	3.022	3.375	3.633
32	0.682	0.853	1.309	1.694	2.037	2.449	2.738	3.015	3.365	3.622
33	0.682	0.853	1.308	1.692	2.035	2.445	2.733	3.008	3.356	3.611
34	0.682	0.852	1.307	1.691	2.032	2.441	2.728	3.002	3.348	3.601
35	0.682	0.852	1.306	1.690	2.030	2.438	2.724	2.996	3.340	3.591
36	0.681	0.852	1.306	1.688	2.028	2.434	2.719	2.990	3.332	3.582
37	0.681	0.851	1.305	1.687	2.026	2.431	2.715	2.985	3.325	3.574
38	0.681	0.851	1.304	1.686	2.024	2.429	2.712	2.980	3.319	3.565
39	0.681	0.851	1.304	1.685	2.023	2.426	2.708	2.976	3.313	3.558
40	0.681	0.851	1.303	1.684	2.021	2.423	2.704	2.971	3.307	3.551
50	0.679	0.849	1.299	1.676	2.009	2.403	2.678	2.937	3.261	3.496
60	0.679	0.848	1.296	1.671	2.000	2.390	2.660	2.915	3.232	3.460
70	0.678	0.847	1.294	1.667	1.994	2.381	2.648	2.899	3.211	3.435
80	0.678	0.846	1.292	1.664	1.990	2.374	2.639	2.887	3.195	3.416
90	0.677	0.846	1.291	1.662	1.987	2.368	2.632	2.878	3.183	3.402
100	0.677	0.845	1.290	1.660	1.984	2.364	2.626	2.871	3.174	3.390
200	0.676	0.843	1.286	1.653	1.972	2.345	2.601	2.839	3.131	3.340
∞	0.675	0.842	1.282	1.645	1.960	2.326	2.576	2.807	3.090	3.290

概率，P

参考文献

［1］魏高文．卫生统计学［M］．北京：中国中医药出版社，2015.

［2］刘仁权．SPSS 软件分享教程［M］．北京：中国中医药出版社，2014.

［3］史周华，何雁．中医药统计学与软件应用［M］．北京：中国中医药出版社，2014.

［4］申杰，徐宗佩．医学科研思路与方法［M］．北京：科学出版社，2013.

［5］沈洪兵，齐秀英．流行病学［M］．第 8 版．北京：人民卫生出版社，2013.

［6］林华，周玲．基因组医学与临床医学研究进展［J］．现代诊断与治疗，2013，24（17）：3901-3903.

［7］刘涛，王净净．科研思路与方法［M］．北京：中国中医药出版社，2012.

［8］赵宗江．细胞生物学［M］．北京：中国中医药出版社，2012.

［9］陈青山．Excel 统计分析［M］．广州：暨南大学出版社，2012.

［10］申杰．中医统计学［M］．第 2 版．北京：科学出版社，2012.

［11］申杰．预防医学［M］．第 2 版．上海：上海科学技术出版社，2012.

［12］高巧林．医学文献检索［M］．北京：人民卫生出版社，2012.

［13］霍仲厚．医学答辩技巧［M］．北京：人民军医出版社，2012.

［14］吴欣芳，李影华，王朋倩．基因组学与中医药研究［J］．辽宁中医药大学学报，2012，14（5）：53-55.

［15］任翔，田生湖．范式、研究范式与方法论——教育技术学学科的视角［J］．现代教育技术，2012，22（1）：10-13.

［16］张天桥，李东方．学位论文（设计）信息检索与写作指南［M］．北京：国防工业出版社，2012.

［17］贾长恩．医学科研思路方法与程序［M］．北京：人民卫生出版社，2011.

［18］张红武，杨帆．学位论文写作［M］．北京：中国医药科技出版社，2010.

［19］王琪．撰写文献综述的意义、步骤与常见问题［J］．学位与研究生教育，2010，（11）：48-52.

［20］阿基业．代谢组学数据处理方法——主成分分析［J］．中国临床药理学与治疗学，2010，15（5）：481-489.

［21］王家良．临床流行病学——临床科研设计、测量与评价［M］．第 3 版．上海：上海科学技术出版社，2009.

［22］刘建平．循证中医药临床研究方法［M］．北京：人民卫生出版社，2009.

［23］汤先忻．医学写作与评价［M］．第 2 版．北京：科学出版社，2009.

［24］肖东发，李武．北京大学研究生学术规范与创新能力建设丛书：学位论文写作与学

术规范 ［M］．北京：北京大学出版社，2009.

　　［25］魏高文．护理科研 ［M］．郑州：河南科学技术出版社，2008.

　　［26］于河，刘建平．定性研究方法及其在医学领域内的应用 ［J］．循证医学，2008，8（5）：292-300.

　　［27］屈伸，刘志国．分子生物学实验技术 ［M］．北京：化学工业出版社，2008.

　　［28］李幼平．医学实验技术的原理与选择 ［M］．北京：人民卫生出版社，2008.

　　［29］刘建平．队列研究的设计、实施及方法学问题 ［J］．中西医结合学报，2008，6（4）：331-335.

　　［30］申杰，韩萍，何伟．医用科研方法学 ［M］．北京：人民军医出版社，2007.

　　［31］来茂德，马景娣．医学研究必备手册——文献与评价信息快速获取 ［M］．杭州：浙江大学出版社，2007.

　　［32］邢建宇，许波．蛋白质组学与中医药现代化研究 ［J］．中医药信息，2006，23（2）：3-6.

　　［33］李炳汝，羡秋盛，纪承寅．医学论文专著写作必备 ［M］．北京：军事医学科学出版社，2006.

　　［34］王瑞辉．中医药科研方法 ［M］．西安：第四军医大学出版社，2004.

　　［35］孟庆仁．实用医学论文写作 ［M］．第2版．北京：人民军医出版社，2004.

　　［36］申杰．可信区间及其在中医药研究中的应用 ［J］．上海中医药杂志，2004，38（5）：49-50.

　　［37］强亦忠．医学学位论文写作指南 ［M］．上海：华东理工大学出版社，2001.

　　［38］陈向明．质的研究方法与社会科学研究 ［M］．北京：教育科学出版社，2000.

　　［39］詹莹，张世平，瞿融，等．当归芍药散化学成分、剂量配比与药效学研究——改善学习记忆功能的配伍比例研究 ［J］．中药药理与临床，1999，15（1）：1-3.

　　［40］医学论文 ［EB/OL］．http：//baike. baidu. com/view/1004531. htm? fr=aladdin